# Umsorgt
## wohnen

Hamburger Abendblatt

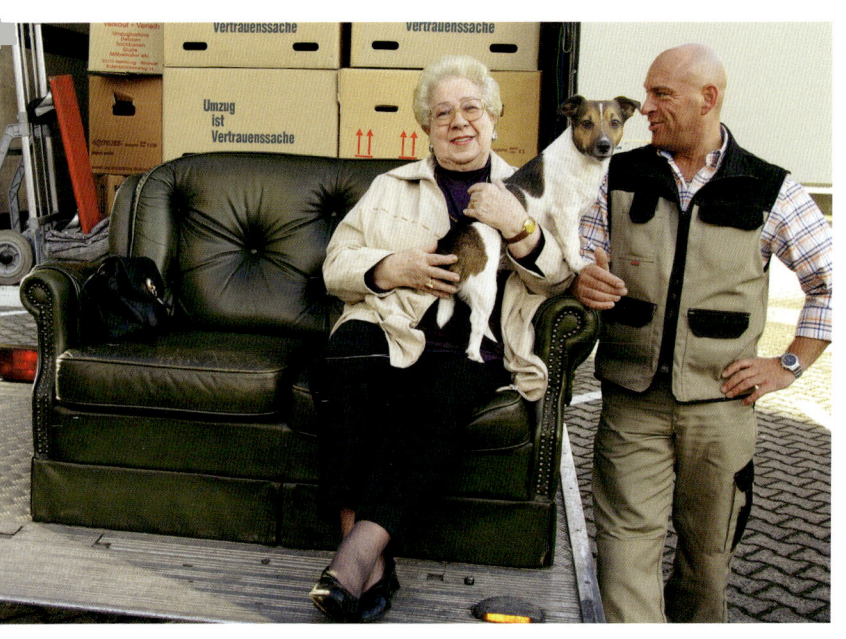

Jochen Mertens | Thomas Wendt

# Umsorgt wohnen
# in und um Hamburg

Altenheime, Seniorenwohnungen und
Betreuung zu Hause

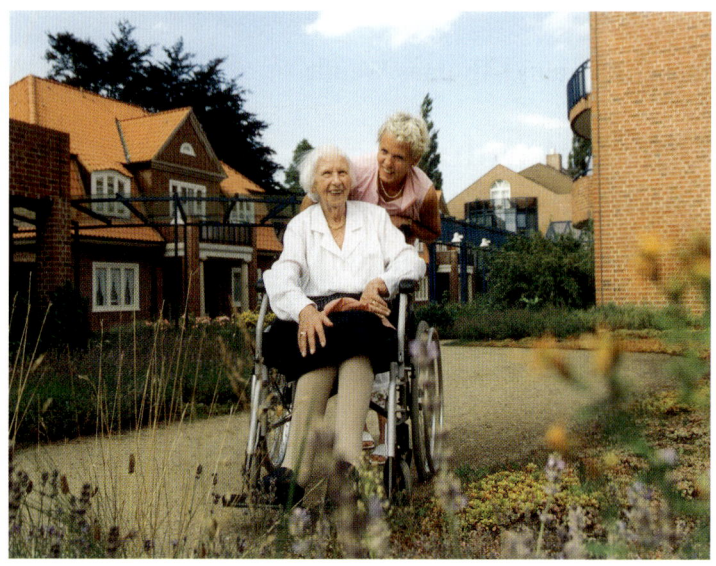

## Dank

Wir möchten uns bei den Seniorenwohnanlagen und den weiteren Anbietern, die in diesem Buch vorgestellt werden und mit uns im Verlag »Umsorgt wohnen« zusammenarbeiten, herzlich bedanken. Nicht nur, weil durch ihr Fachwissen und ihre Unterstützung die Weiterentwicklung dieses Ratgebers ermöglicht wird, sondern auch, weil wir durch ihre hohe Professionalität und ihr Einfühlungsvermögen für die Senioren gemeinsam immer gute Lösungen gefunden haben.

# Inhalt

Vorwort . . . . . . . . . . . . . . . . . . . . . . . . . . . . . . . . . . . . . . . . 11
Einleitung . . . . . . . . . . . . . . . . . . . . . . . . . . . . . . . . . . . . . 13
   Rechtzeitig informieren: Dieser Ratgeber hilft . . . . . . . . 13
   »Umsorgt wohnen« – immer aktuell . . . . . . . . . . . . . . . . 14
**Eine wichtige Entscheidung** . . . . . . . . . . . . . . . . . . . . . . 15
   Den persönlichen Standpunkt bestimmen . . . . . . . . . . . . 16
**Der Sprung ins kalte Wasser** . . . . . . . . . . . . . . . . . . . . . . 16
**Verschweigen nützt nichts** . . . . . . . . . . . . . . . . . . . . . . . 18
   Grenzen aufzeigen . . . . . . . . . . . . . . . . . . . . . . . . . . . . . 19
**Gemeinsam Lösungen entwickeln** . . . . . . . . . . . . . . . . . . 20
   Neue Möbel und bauliche Veränderungen . . . . . . . . . . . . 20
   Erste Hilfen im Haushalt . . . . . . . . . . . . . . . . . . . . . . . . . 23
**Plötzlich kommt alles auf einmal** . . . . . . . . . . . . . . . . . . 24
**Die Eltern brauchen Hilfe** . . . . . . . . . . . . . . . . . . . . . . . . 26
   Der Familienrat tagt . . . . . . . . . . . . . . . . . . . . . . . . . . . . 26
   Können die Eltern bei den Kindern einziehen? . . . . . . . . 27
   Das Altenheim kann die Familie nicht ersetzen . . . . . . . . 29
   Die Umstellung in der neuen Umgebung fällt schwer . . 30
**Der große Hamburger Pflegeratgeber** . . . . . . . . . . . . . . 31
**Der Umzug ins Altenheim** . . . . . . . . . . . . . . . . . . . . . . . 32
   Ein vollendetes Leben . . . . . . . . . . . . . . . . . . . . . . . . . . 36
**Hunde sind die besten Therapeuten** . . . . . . . . . . . . . . . 38
**Hospizbewegung im Altenheim** . . . . . . . . . . . . . . . . . . 40
**Bestattungsvorsorge** . . . . . . . . . . . . . . . . . . . . . . . . . . . 42
   Geschickt mit dem Ersparten umgehen . . . . . . . . . . . . . 44
   Ein wichtiges Gerichtsurteil . . . . . . . . . . . . . . . . . . . . . . 44
   Familiendokumente rechtzeitig bereitlegen . . . . . . . . . . 46
**Ich bin da, wenn Du mich brauchst** . . . . . . . . . . . . . . . . 48

**Nach dem Tod des Ehepartners** .................. 49
**Unterstützung bei der Trauerarbeit** ................ 51
**Ein Trauertagebuch führen** ........................ 53
**Demenz aus medizinischer Sicht**................... 55
   Definition von Demenz............................ 56
   Ursachen der unterschiedlichen Demenzformen ...... 57
   Stadieneinteilung ................................. 63
   Symptome ........................................ 65
   Diagnostik ....................................... 69
   Begriffsverwirrung und Differenzialdiagnose ......... 70
   Was kann man tun? ............................... 71
**Tipps von Pflegeprofis** ............................ 76
   Langsam an neue Bewohner herantasten ............ 78
**Das Betreuungsrecht**.............................. 80
   Vorsorgevollmacht ................................ 80
   Betreuungsverfügung ............................. 81
   Patientenverfügung................................ 82
   Informationen und Beratung ....................... 83
**Ergänzung zu den Vorsorgedokumenten** ........... 84
   Das Logbuch für die Pflege......................... 85
**Pflegeversicherung 2017** ......................... 86
   Für Einsteiger: das MDK-Gutachten................. 86
   Zur Selbsteinschätzung: das MDK-Gutachten......... 88
   Gezählte in gewichtete Punkte umrechnen............ 90
   Widerspruch ..................................... 100
**Häusliche Pflege**................................. 101
   Sachleistungen................................... 101
   Pflegegeld....................................... 102
   Kombinationsleistungen .......................... 102
   Tages- und Nachtpflege........................... 103
   Zusätzliche Entlastungsleistungen.................. 104

## Inhalt 7

**Unterstützung für Angehörige** .................... 104
   Renten- und Unfallversicherung. ................. 105
   Freistellung von der Arbeit ....................... 105
   Familienpflegezeit. ............................... 107

**Wohnungsanpassung** ............................ 108
   4.000 Euro von der Pflegekasse ................... 108
   KfW-Förderbank-Programm Nr. 159 ............... 108

**Vollstationäre Pflege** ............................ 109
   Heimpflegebedürftigkeit .......................... 110
   Leistungen der Pflegekasse ....................... 110
   Vorbereitung auf die Begutachtung ................ 110
   Kurzzeitpflege ................................... 111
   Verhinderungspflege. ............................. 111

**Der schwere Gang zum Sozialamt**. .............. 112
   Selbstbehalt: Was bleibt einer Tochter zum Leben? ... 113
   Häufige Fragen zur Sozialhilfe .................... 115

**Wie hoch ist die Witwenrente?**. .................. 118
   Berechnung der Witwenrente .................... 119

**Zu Hause** ....................................... 122

**Die Pflege zu Hause hat ihren Preis** ............... 122

**Unterstützung durch einen Pflegedienst** .......... 126

**Mit der Altenpflegerin unterwegs** ................ 128

**Senioren-Assistenz**. .............................. 130
   Eine anspruchsvolle Ausbildung .................. 131
   Gut betreut nach dem Klinikaufenthalt ............ 133
   Kompetente Dementenbetreuung. ................. 135
   Büroarbeiten übernehmen. ....................... 137

**Ich bin mir so fremd geworden** .................. 140

**Entlastung für die Familien** ..................... 142

**Tagespflege im Überblick**. ....................... 144

**8**  Inhalt

**Tagesbetreuung im Haus Alstertal** ............... 156
**Kurzzeitpflege** ....................................... 157
  Entlastung für pflegende Angehörige .............. 157
  Pflege nach einem Krankenhausaufenthalt. .......... 158
**Kurzzeitpflege im Überblick**...................... 160
**Die Fallpauschale im Krankenhaus.** ............... 168
**Hilfe beim Duschen.** ............................... 169
**Sicherheit auf Knopfdruck** ....................... 170
**Was kostet die Pflege zu Hause?** .................. 173
  Pflege auf Bestellung ............................... 174
  Was kostet die Pflege von Peter A.? ................ 175
  Pflegezeit buchen ................................... 175
  Wie viele Punkte hat ein Leistungskomplex?......... 177
  Punktzahlen der Leistungskomplexe................. 177
  Abrechnung nach Zeitaufwand ..................... 178
**Pflege ist Vertrauenssache**........................ 179
  Bei der Begutachtung hilft der Pflegedienst ......... 180
  Die Pflegedienste rechnen auch
  mit den Krankenkassen ab ........................ 181
  Notruf ............................................. 182
  Pünktlichkeit ...................................... 182
  Pflegemitarbeiter vor Ort .......................... 183
**Pflegedienste im Überblick**........................ 184
**Gute Noten für die ambulante Pflege**.............. 196
**Mittagstisch im Altenheim** ....................... 197
**Seniorenwohnungen** ............................... 198
**Neuanfang im Service-Wohnen**................... 200
  Cornelis van Beek führt seinen Haushalt selbst ...... 200
  Ingrid Marquardt ist rundum glücklich ............. 201
  Hannelore Spottke hat ihr Nest gefunden ........... 203

## Inhalt

»Mieter führen Haushalt selbst« . . . . . . . . . . . . . . . . . 204
**Seniorenwohnungen kompakt** . . . . . . . . . . . . . . . . . . . . . 206
   Was ist Service-Wohnen? . . . . . . . . . . . . . . . . . . . . . . . . 206
   Grenzen des »Service-Wohnens« . . . . . . . . . . . . . . . . . 208
   Miete und Servicepauschale . . . . . . . . . . . . . . . . . . . . . 208
   Pflege auf Bestellung . . . . . . . . . . . . . . . . . . . . . . . . . . . . 208
   Wie bekomme ich einen § 5-Schein? . . . . . . . . . . . . . . . 209
**Seniorenwohnungen im Überblick** . . . . . . . . . . . . . . . 212
**Residenzen** . . . . . . . . . . . . . . . . . . . . . . . . . . . . . . . . . . . . . 274
**Der Umzug in eine Seniorenresidenz** . . . . . . . . . . . . 276
   Ehepaar Koch: »Zu zweit ist es leichter« . . . . . . . . . . . 276
   Harald Dolz: »Man muss loslassen können!« . . . . . . . 279
   Sibylle Wiedemann: »Den Absprung wagen« . . . . . . . 281
**Wie lebt man in einer Residenz?** . . . . . . . . . . . . . . . . . 284
**Residenzen kompakt** . . . . . . . . . . . . . . . . . . . . . . . . . . . 286
   Die Annehmlichkeiten innerhalb des Hauses . . . . . . . 286
   Preise . . . . . . . . . . . . . . . . . . . . . . . . . . . . . . . . . . . . . . . . . . 286
   Pflege auf Bestellung . . . . . . . . . . . . . . . . . . . . . . . . . . . . 287
   Pflege im Appartement . . . . . . . . . . . . . . . . . . . . . . . . . 287
   Betreuung bei Krankheit . . . . . . . . . . . . . . . . . . . . . . . . 289
   Probewohnen . . . . . . . . . . . . . . . . . . . . . . . . . . . . . . . . . . 289
   Selbstverständlichkeiten in Residenzen . . . . . . . . . . . . 289
**Residenzen im Überblick** . . . . . . . . . . . . . . . . . . . . . . . 290
**Alten- und Pflegeheime** . . . . . . . . . . . . . . . . . . . . . . . . 326
**Der Umzug ins Altenheim** . . . . . . . . . . . . . . . . . . . . . . 328
   »Ich vermisse absolut gar nichts« . . . . . . . . . . . . . . . . . 332
   Das Einleben dauert bis zu einem halben Jahr . . . . . . 333
**Ausbildung zum Altenpfleger** . . . . . . . . . . . . . . . . . . . 336
**Quereinstieg in die Altenpflege** . . . . . . . . . . . . . . . . . 338
**Neue Wege in der Küche** . . . . . . . . . . . . . . . . . . . . . . . 339

**Sensible Therapeuten mit Fell und Federn** ........ 341
**Zu viele Medikamente** ........................... 343
**Wege aus der Altersdepression**.................... 345
**Schlagermove im Altenheim**...................... 347
**Altenheime kompakt**............................. 349
  Was bietet ein Alten- und Pflegeheim? .............. 350
  Unterkunft....................................... 350
  Betreuung und Therapie .......................... 351
  Verpflegung...................................... 352
  Dementenbetreuung.............................. 353
  Haustiere ........................................ 353
  Pflegeversicherung ............................... 353
  Beihilfe für Beamte............................... 354
  Selbstverständlichkeiten im Altenheim ............. 354
**Qualität in der Altenpflege** ....................... 354
  Was ist ein Pflegestandard?........................ 355
  Rückmeldungen der Bewohner .................... 356
**Noten für gute Altenpflege** ....................... 357
  Bedingte Aussagekraft der MDK-Noten............. 358
**Rund um den Einzug** ............................. 359
  Wie finde ich ein gutes Altenheim?................. 360
  In die Nähe der Kinder ziehen..................... 361
**Alten- und Pflegeheime im Überblick**............. 364
**Facheinrichtungen**................................ 518
**Pflege zu Hause von A–Z**......................... 520
**Die Häuser von A–Z** ............................. 521
**Impressum**....................................... 527

## Vorwort 11

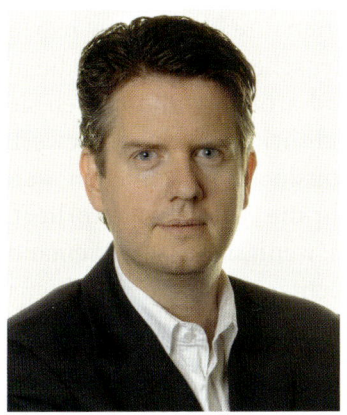

Lars Haider, Chefredakteur
Hamburger Abendblatt

Liebe Leserinnen und Leser,

als dieser Altenheim-Ratgeber am 15. Dezember 1998 in der ersten Auflage in den Buchhandel kommen sollte, gab es im Vorwege auch Kritik: »Wollen Sie alte Menschen ins Heim bringen?«, wurden die Autoren gefragt. Doch kurz nach dem Verkaufsstart waren diese Stimmen schnell verstummt. Denn die Senioren hatten bereits selbst entschieden, was sie wollten und was nicht.

Die Menschen haben wohl ein gutes Gespür dafür, sich auf den nächsten Lebensabschnitt vorzubereiten. Für die ältere Generation ist es offenbar kein Tabuthema, einen Neuanfang in einer Seniorenwohnung aktiv in Angriff zu nehmen, oder sich schon einmal mit den Kosten für ein Apartment im Alten- und Pflegeheim vertraut zu machen. Genau richtig, denn wer bereits pflegebedürftig ist, wird Schwierigkeiten haben, sich zum Beispiel mit der komplizierten Materie rund um die Pflegeversicherung vertraut zu machen. Bei diesem Teil Ihrer persönlichen Altersvorsorge möchte dieser Ratgeber behilflich sein.

»Umsorgt wohnen«, das Standardwerk, das vor Ihnen liegt, beantwortet auch wichtige finanzielle, betreuungsrechtliche und gesundheitliche Fragen. Es entstand, weil Thomas Wendt und Jochen Mertens, die Autoren, sich um einen Altenheimplatz für ihre Tante kümmern mussten. Dabei gemachte Erfahrungen bestärkten sie in dem Entschluss, ein Nachschlagewerk für Hamburg und das nähere Umland zusammenzustellen. Sie erweiterten ihre Recherchen, haben vor Ort Reportagen über die Menschen geschrieben, die in Seniorenwohnanlagen leben und arbeiten, und fassten sie systematisch zu diesem übersichtlichen Nachschlagewerk zusammen. Welche Informationslücke zu schließen war, zeigt die Tatsache, dass nunmehr die elfte Auflage vorliegt. Und ich stimme den Autoren zu, wenn sie sagen: »Niemand wird dadurch, dass er sich rechtzeitig mit dem Thema ›Wohnen im Alter‹ beschäftigt, schneller alt oder pflegebedürftig.«

Ihr

Lars Haider
Hamburger Abendblatt, Chefredakteur

## Einleitung

Die Entstehung dieses Buches geht zurück auf das Jahr 1996, als wir von unserer damals 80-jährigen Tante gebeten wurden, Informationen rund ums Altenheim zusammenzutragen. Damals ahnten wir nicht, dass daraus ein erfolgreiches und viel gelesenes Buch werden würde. Tante Gretel wollte nur wissen, was ein Altenheim kostet, wo sie im Pflegefall einziehen kann und wie die Pflegeversicherung funktioniert – als Vorbereitung für den Notfall. Aus dem Zusammentragen von Fakten und der Recherche über allgemein Wissenswertes zum Thema entstand dann die Idee zu diesem Buch, das nun bereits in der 11. Auflage vorliegt.

### Rechtzeitig informieren: Dieser Ratgeber hilft

Alter ist keine Krankheit, dennoch kann man im Alter krank oder pflegebedürftig werden. Wie lässt sich sicherstellen, in diesem Fall gut versorgt zu sein? Ein wichtiger Schritt ist, sich über die Kosten und die Finanzierung der Pflege zu informieren. Dazu wird die Pflegeversicherung anschaulich erklärt: Wie erhalte ich einen Pflegegrad? Die Versicherten lernen selbst einzuschätzen, ob ihr Antrag auf Leistungen aus der Pflegekasse Aussicht auf Erfolg hat. Falls das Geld nicht ausreichen sollte, stellen sich Fragen zur Sozialhilfe: Was müssen Kinder für ihre Eltern zahlen? Muss das Ersparte für die Eltern ausgegeben und das eigene Häuschen verkauft werden? Das Sachbuch gibt mit verständlichen Zahlenbeispielen die Antworten.

Was bieten Altenheime – und zu welchem Preis? Kommt eine Residenz oder das Service-Wohnen für mich infrage? Mit diesem Buch können Sie auf Wohnungssuche gehen und Kontakt mit den Wohnanlagen aufnehmen, für die Sie sich interessieren. Seitdem »Umsorgt wohnen« im Buchhandel erhältlich ist – die 1. Auflage kam am 15. Dezember 1998 auf den Markt –, haben viele Hamburger mit Hilfe dieses Altenheim-Ratgebers einen Neuanfang gewagt und sind umgezogen. Auch zu den zahlreichen Angeboten für daheim lebende Senioren – von der Kurzzeit- über die Tagespflege bis zu den ambulanten Diensten – enthält der vorliegende Ratgeber alle wichtigen Fakten.

## »Umsorgt wohnen« – immer aktuell

Bitte beachten Sie bei allen Angaben von Leistungen, Preisen, Pflegenoten und Telefonnummern, dass der Redaktionsschluss für dieses Buch im Februar 2017 war. Selbstverständlich kann es danach zu Änderungen kommen, die wir tagesaktuell im Internet unter www.umsorgt-wohnen.de veröffentlichen. Auch am Service-Telefon geben wir gern Auskunft: ☎ 040/600 898 40.

Das Anliegen dieses Altenheim-Ratgebers ist es, sich mit den wichtigen Themen rund um die Pflege eines alten Menschen vertraut zu machen. Diese Übersicht ist sowohl bei der rechtzeitigen Vorbereitung als auch im akuten Notfall eine große Hilfe. Bei einem Besuch der verschiedenen Häuser können Sie so Ihr Augenmerk ganz darauf richten, ob Ihnen die Wohnanlage zusagt und ob Sie sich vorstellen können, dort zu leben.

In diesem Sinne: Viel Spaß beim Lesen!
Hamburg, im Februar 2017

## Eine wichtige Entscheidung
### Die Frage »Wo und wie werde ich leben?« muss sich jeder stellen

Mit zunehmendem Alter ergeben sich immer wieder Anlässe, sich mit der eigenen Wohnsituation zu beschäftigen. Die Haushaltsführung beginnt beschwerlich zu werden. Das Bücken und Knien beim Wischen der Fußböden, das Stehen auf der Trittleiter beim Fensterputzen sowie das Treppensteigen mit schweren Einkaufstaschen machen immer mehr Mühe. Außerdem sind Haus und Garten bereits zur Belastung geworden. Viele ältere Hausbesitzer denken mit Panik an den Herbst, weil sie nicht wissen, wie sie das Laub vom Grundstück bekommen sollen. Mitunter geben auch gesundheitliche Einschränkungen oder Erfahrungen im Familien- und Freundeskreis den Anstoß, sich mit dem Thema auseinanderzusetzen.

Trotzdem gibt es genügend Gründe, den Entschluss vor sich herzuschieben. Mit der Planung des Umzugs in eine Seniorenwohnanlage ist auch immer der Gedanke verbunden, etwas aufzugeben. So hat etwa eine alte Dame mehr als ein halbes Jahrhundert in ihrem eigenen Haus gelebt. Im Garten pflanzte ihr verstorbener Mann vor Jahrzehnten Bäume, die heute auf der Terrasse Schatten spenden. Hier sind ihre Kinder groß geworden. Es sind die zahlreichen Erinnerungen, die sie davon abhalten, das Haus aufzugeben, obwohl sie immer deutlicher spürt, dass es notwendig ist.

Hinzu kommt die Furcht vor dem Neubeginn. Sorgen bereiten die unbekannte Umgebung und die Vorstellung, sich an viele fremde Menschen gewöhnen zu müssen. Festhalten an liebgewonnenen Gewohnheiten und Veränderungen wagen – darum geht es in den Gedanken.

## Den persönlichen Standpunkt bestimmen

Die Suche nach einer geeigneten Wohnmöglichkeit im Alter beginnt oft mit der Frage: »Welche Angebote gibt es für mich?« Informationen über Preise und Leistungen helfen wohl, sich einen Überblick zu verschaffen, doch gleichzeitig ist der persönliche Standpunkt zu bestimmen. Dabei ist vor allem die Frage zu beantworten, wann ein Umzug infrage kommt. So schnell wie möglich, um in einer neuen Gemeinschaft Anschluss zu finden oder um bequemer zu wohnen? Ebenso sinnvoll kann die Entscheidung sein, solange wie möglich in der eigenen Wohnung zu bleiben und erst bei einsetzender Pflegebedürftigkeit umzuziehen.

Unabhängig von dieser Entscheidung ist es in jedem Fall ein beruhigendes Gefühl, sich geeignete Einrichtungen selbst ausgesucht und auf diesem Weg Vorsorge getroffen zu haben. Niemand wird dadurch, dass er sich mit dem Thema beschäftigt, schneller alt oder pflegebedürftig.

## Der Sprung ins kalte Wasser
### Frühzeitige und bewusste Entscheidung für eine Einrichtung

Die eigene Wohnung ist mittlerweile zu groß, die Miete steigt zudem viel schneller als die Rente. Eine kleinere, seniorengerechte Wohnung würde den Alltag erheblich erleichtern, vielleicht bliebe sogar Geld übrig, um beschwerliche Wege auch einmal mit dem Taxi zurückzulegen oder eine Haushaltshilfe zu beschäftigen.

Umzug bedeutet immer auch Verlust. Die vertraute Umgebung mit nachbarschaftlichen Kontakten muss aufgegeben werden. Das kann schmerzhaft sein. Wie schön ist es doch, im kleinen Lebensmittelgeschäft gegenüber einzukaufen und in dieser Klatsch- und Nachrichtenzentrale das Neueste aus dem Stadtteil zu erfahren.

Doch aus Gründen der Vorsorge reift der Entschluss, einen Neuanfang zu wagen. Eine ausgiebige Erkundung mit Spaziergängen rund um die Seniorenwohnanlage hilft, sich mit der neuen Umgebung anzufreunden: mit dem Wochenmarkt und den Geschäften gleich nebenan, der Bushaltestelle vor der Tür und nicht zuletzt der zentralen Lage, »damit auch mal Besuch herfindet«. Zur Vorfreude gehört schließlich auch die konkrete Planung: vom Studieren der Wohnungsgrundrisse bis zum Kauf neuer Möbel. Nach der obligatorischen Wartezeit kommt dann irgendwann der Anruf: »Wir haben für Sie eine Wohnung frei, Sie können jetzt einziehen …«.

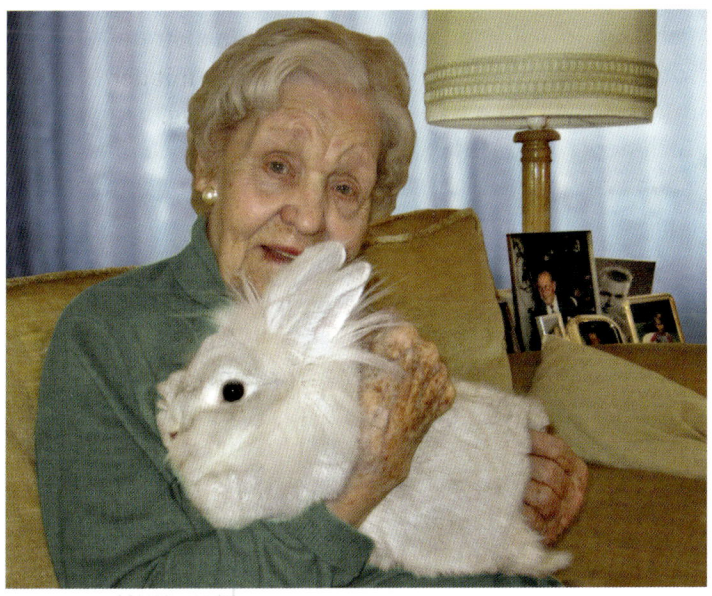

In vielen Altenheimen leben auch Haustiere, die bei den Bewohnern sehr beliebt sind.

Nach dem Umzug wird zunächst zwar alles ungewohnt sein, doch der Wechsel bietet auch Chancen, sein Leben noch einmal zu bereichern. Neue Kontakte ergeben sich im nachbarschaftlichen Miteinander, bei den organisierten Ausflügen in die nähere Umgebung, bei Urlaubsfahrten und jahreszeitlichen Festen.

## Verschweigen nützt nichts
### Abklären der Lebenssituation

Viele kennen die Situation: Bei fast jedem Besuch fällt auf, dass es der alt gewordenen Mutter wieder ein wenig schlechter geht. Bis die Tür geöffnet wird, dauert es immer länger. Der Kaffeetisch ist nicht wie früher gedeckt und der Kuchen nicht mehr selbst gebacken. Der Blumenstrauß auf der Kommode fehlt, Zeitungen und Post liegen ungelesen herum. Die Wohnung wirkt nicht mehr so frisch wie früher. Auch der traditionelle Spaziergang um den See muss heute schon wieder ausfallen. Die gespielte Leichtigkeit ist nicht lange durchzuhalten, das Alltagsgesicht kommt zum Vorschein und kann Sorgen und eine gewisse Müdigkeit nicht mehr verbergen.

Das Alter kostet von Tag zu Tag mehr Kraft. Doch einzuschätzen, ob die Mutter bereits Hilfe benötigt, ist ohne ein offenes Gespräch mit ihr unmöglich. Für dieses sensible Thema sind der richtige Moment und die passenden Worte zu finden. Am Anfang steht die Unsicherheit, ob das Ansprechen des im Raum stehenden Problems bereits als Bevormundung empfunden und daher abgewehrt wird.

Dabei bietet jedes Gespräch immer Chancen – für alle Beteiligten. Die meisten alten Menschen sind dankbar dafür, dass ihre Beschwerlichkeiten und Sorgen endlich einmal

## Verschweigen nützt nichts 19

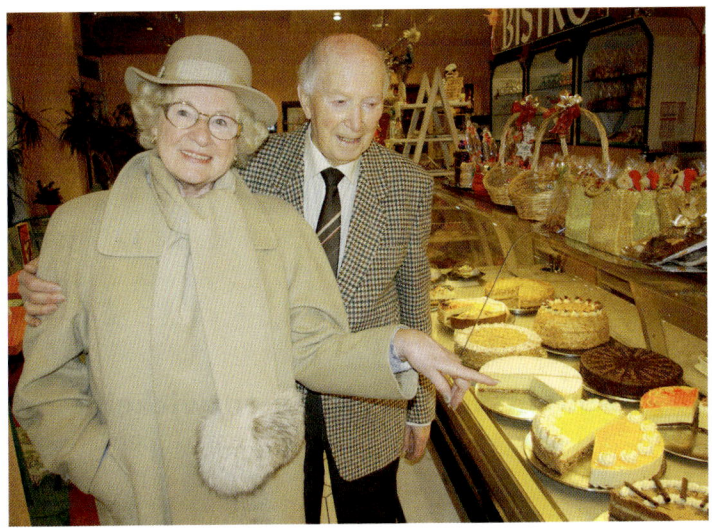

Gerda und Rudi Streit stehen mitten im Leben und haben sich entschieden, solange wie möglich in der vertrauten Umgebung zu bleiben.

angesprochen werden. Sie selbst haben bisher nur Andeutungen gemacht, auf die die Familie nicht weiter eingegangen ist. Ein Satz wie »Fürs Altenheim bist du doch noch viel zu jung« hat jedes Mal das aufkommende Gespräch beendet. Es kann geklärt werden, wobei Hilfe benötigt wird. Dabei ist es möglich, dass die Betroffenen zunächst jede Unterstützung ablehnen, weil sie um ihre Selbstständigkeit fürchten. Gleichzeitig wären sie aber dankbar, jederzeit um Hilfe bitten zu können.

## Grenzen aufzeigen

Jeder hat das Recht, frei zu entscheiden, ob und zu welchem Zeitpunkt er Unterstützung in Anspruch nehmen möchte. Im Gespräch müssen Wünsche geäußert und Grenzen aufgezeigt werden. Das gilt ebenso für die Angehörigen. Sie sind es schließlich, die über einen langen Zeitraum gefordert sein werden, die Bereitschaft zeigen müssen, Einschränkungen des eigenen Lebens hinzunehmen. Möglichen Überforderungen ist zu begegnen, indem man Professionalität von außen, sei es durch eine Haushaltshilfe oder einen ambulanten Pflegedienst, nicht von vornherein ausschließt.

## Gemeinsam Lösungen entwickeln
### Für ein Leben in Selbstständigkeit

Die mit dem Alter verbundenen gesundheitlichen Einschränkungen verlaufen oftmals schleichend. Daher steht ausreichend Zeit zur Verfügung, um gemeinsam herauszufinden, mit welcher – jeweils genau angemessenen – Unterstützung auf solche Verschlechterungen reagiert werden kann. Lange bevor Hilfe beim Anziehen und Waschen notwendig ist, fallen bereits alltägliche Dinge des Lebens schwer. Diese lassen sich mit einfachen Mitteln erleichtern.

### Neue Möbel und bauliche Veränderungen

Vielen älteren Menschen fällt das Aufstehen und Hinsetzen schwer, die niedrigen Sitzhöhen oder modernen Polstermöbel bereiten Probleme. In solch einem Fall bringt beispielsweise ein neuer Seniorensessel mit elektrischer Aufstehhilfe erhebliche Entlastung. Ebenso ein in der Liegehöhe verstellbares Seniorenbett. Für das Badezimmer sind vor allem Haltegriffe und das Senioren-WC zu nennen. Die Sitzhöhe beträgt 52 Zentimeter: Die entscheidenden zehn Zentimeter mehr, um leichter hoch- und dadurch län-

## Gemeinsam Lösungen entwickeln 21

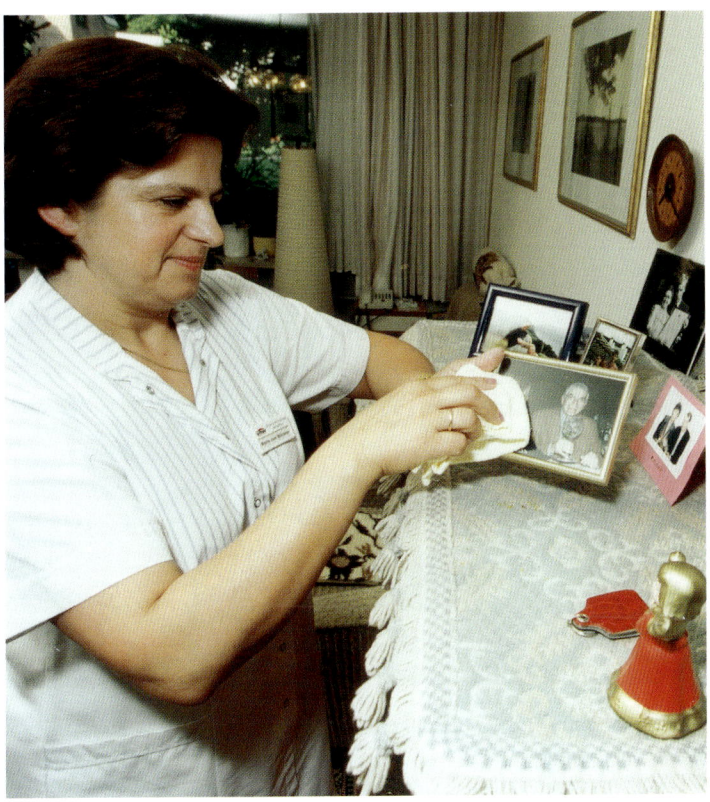

Pflege- und Reinigungskräfte umsorgen den Bewohner in seinem persönlichen Bereich. Der Betrieb im Altenheim funktioniert aber nur dann, wenn auch Heimleiter, Sekretärin, Hausmeister, Koch, Gärtner, Therapeuten, Buchhalter, Qualitätsmanager, Empfangsdamen, Arzt, Friseur und Fußpfleger ihre Arbeit leisten.

ger allein zurechtzukommen. Ganz wichtig: Den Seniorenmöbeln sieht man nicht an, dass sie mit dem Wissen um altersbedingte Leiden gestaltet wurden. In eine Dusche lässt sich leichter einsteigen als in die Badewanne. Nach einem entsprechenden Umbau des Bades ist Körperpflege also länger ohne fremde Hilfe möglich.

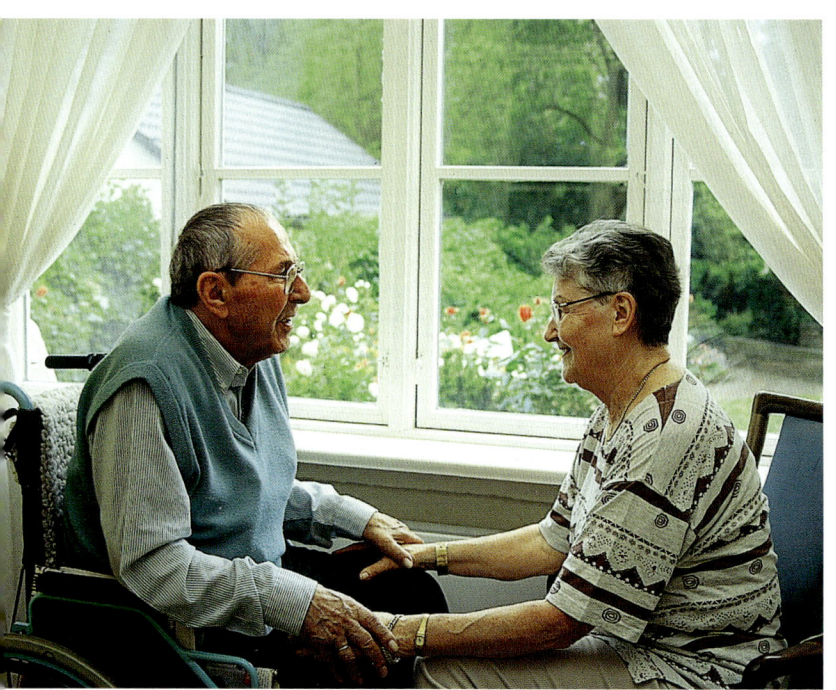

Das Altenheim kann die Familie nicht ersetzen.

Eine persönliche Beratung in Hamburg bietet:

Barrierefrei leben e.V.
Richardstraße 45, 22081 Hamburg
☎ 040/29 99 56-0
www.barrierefrei-leben.de

Empfehlenswert ist auch ein Umzug in eine Erdgeschosswohnung. Vermieter, die eine große Anzahl Wohneinheiten verwalten, bieten bereits eine »Wohnungstauschbörse« an. Auch der Tausch innerhalb des Hauses ist möglich, sollte allerdings rechtzeitig angemeldet werden.

## Erste Hilfen im Haushalt

Eine große Hilfe ist es, wenn einem wenigstens schwere Tätigkeiten im Haushalt abgenommen werden. Dazu gehören der monatliche Einkauf von Vorräten und Getränken, das Wischen der Fußböden, das Reinigen der Fenster sowie das Hochtragen der Kohlen für den Ofen.

Große Erleichterungen im täglichen Leben bieten auch Kleinigkeiten wie etwa ein Greifstab, mit dem man auf den Boden gefallene Dinge hochheben kann. Alte Menschen, die rechtzeitig Unterstützung annehmen können, bewahren sich auf lange Sicht ihre Selbstständigkeit, weil sie sich nicht übermäßig belasten. Der Gang zum Markt, der Kontakt mit anderen Menschen beim Einkaufen und somit die Eigenständigkeit bleiben so noch lange erhalten.

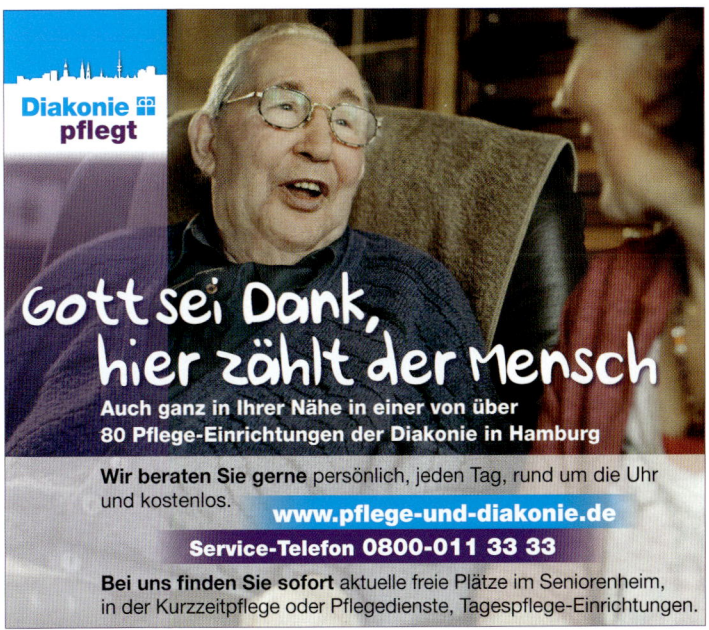

## Plötzlich kommt alles auf einmal
### Der akute Pflegefall

Am Anfang kann noch niemand sagen, ob der Schlaganfall des Großvaters nach wenigen Wochen überwunden sein oder aber weitreichende Konsequenzen für ihn und seine Familie haben wird. Medizinisch ist alles getan worden, die Genesungsphase hat begonnen, der Patient ist jedoch noch sehr schwach. Die alltäglichen Dinge rund um den Krankenhausaufenthalt müssen von den Angehörigen organisiert werden. Regelmäßig müssen, vom Waschzeug bis zum Bademantel, Dinge ins Krankenhaus gebracht werden. Gespräche mit den behandelnden Ärzten sind zu führen. Ein

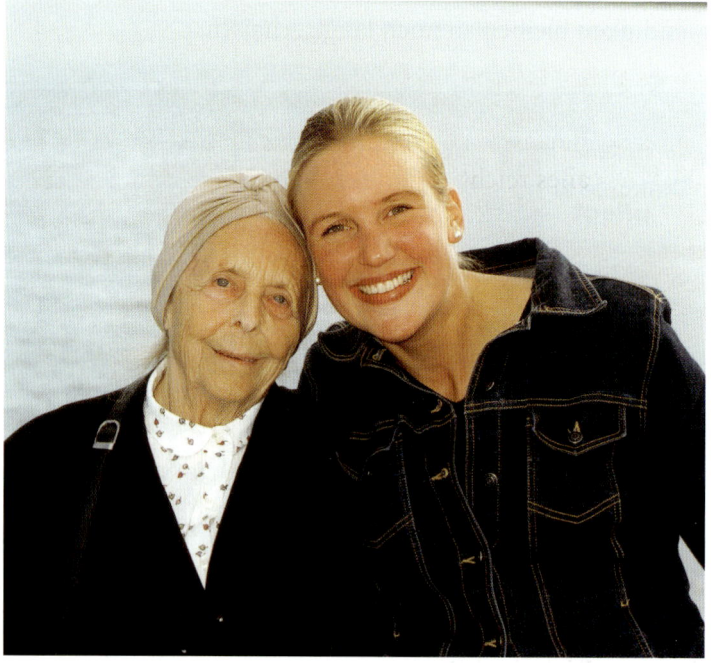

Jung und Alt haben sich durchaus etwas zu sagen.

Mitarbeiter vom Sozialdienst der Klinik nimmt Kontakt mit der Familie auf. Das Warten und Hoffen beginnt.

Die Situation ist so erdrückend, dass Angehörige kaum an etwas Anderes denken können. Der Schock sitzt tief, die Ungewissheit ist zermürbend. Niemand weiß, in welchem Ausmaß die Familie gefordert sein wird, ob der Großvater wieder in seiner Wohnung leben kann oder in einem Alten- und Pflegeheim untergebracht werden muss. In den ersten Tagen ist noch alles offen. Während der Zeit im Krankenhaus und der Rehabilitation können die Angehörigen lediglich Informationen zusammentragen, um sich auf den bevorstehenden Entlassungstag vorzubereiten. Erst dann können die notwendigen Entscheidungen getroffen werden.

Leider zeigt sich am Ende der Krankenhaus- und Rehabilitationsbehandlung, dass der Schlaganfall nicht ohne Folgen geblieben ist. Zwar hat der Großvater das Laufen wieder erlernt und kann jetzt am Rollator gehen, auch mit der Sprache ist es dank dem Logopäden wesentlich besser geworden, doch das alles reicht nicht aus, um künftig wieder allein in der eigenen Wohnung zu leben. Die Angehörigen müssen ihm also vermitteln, dass er in ein Heim ziehen muss, trotz aller ärztlichen Bemühungen und seiner großen Anstrengungen in den vergangenen Wochen.

Hoffnungslosigkeit macht sich breit. An den notwendigen Entscheidungen beteiligt sich der Großvater nicht. Es kommt nur der Satz: »Ach, das überlasse ich euch, ihr werdet schon das Richtige finden.« Ist es Überforderung, dass er selbst keine Wahl über eine geeignete Einrichtung treffen mag? Ist es die Verzweiflung, in ein Alten- und Pflegeheim einziehen zu müssen? Oder steht hinter dem Schweigen der unausgesprochene Wunsch, bei den Kindern aufgenommen zu werden? Die Familie steht in der Verantwortung und muss eine Lösung finden.

# Die Eltern brauchen Hilfe

Lange Zeit sind die Eltern, trotz erster gesundheitlicher Einschränkungen, in ihrer Wohnung zurechtgekommen. Die Unterstützung von den Kindern und einer Hauswirtschafterin reichte aus, um den Haushalt aufrechtzuerhalten. Von einem Tag auf den anderen verschlechterte sich jedoch der gesundheitliche Zustand des Vaters, sodass er nun auf Pflege angewiesen ist. Seine Frau ist aufgrund ihrer eigenen gesundheitlichen Probleme nicht in der Lage, ihren Mann zu betreuen – auch nicht mit der Unterstützung eines ambulanten Pflegedienstes. Jetzt gilt es zu entscheiden, wo die Eltern künftig leben werden, ob bei den Kindern oder im Alten- und Pflegeheim.

## Der Familienrat tagt

Am Anfang steht meist der Wunsch, die Eltern bei sich aufzunehmen und für sie da zu sein. Eine Möglichkeit, etwas von dem zurückzugeben, was man von den Eltern bekommen hat: Zusammenhalt, Vertrautheit und Geborgenheit in der Großfamilie. Auch die Eltern hoffen oft, bei den Kindern unterzukommen.

Die Überlegung, dass die Eltern auch in ein Alten- und Pflegeheim umziehen könnten, spielt zunächst noch keine Rolle. Die Kinder möchten ihre alten Eltern nicht in eine unbekannte Umgebung mit fremden Menschen »abschieben«. Hinzu kommen die Ängste vor einer stationären Einrichtung – bei der ganzen Familie. Das Altenheim steht für alle negativen Aspekte des Alters. Es wird in der Regel mit der Preisgabe der Selbstständigkeit verbunden.

Selbstverständlich gibt es im Alten- und Pflegeheim Unterhaltung und Betreuung für die Bewohner, aber starke

## Die Eltern brauchen Hilfe 27

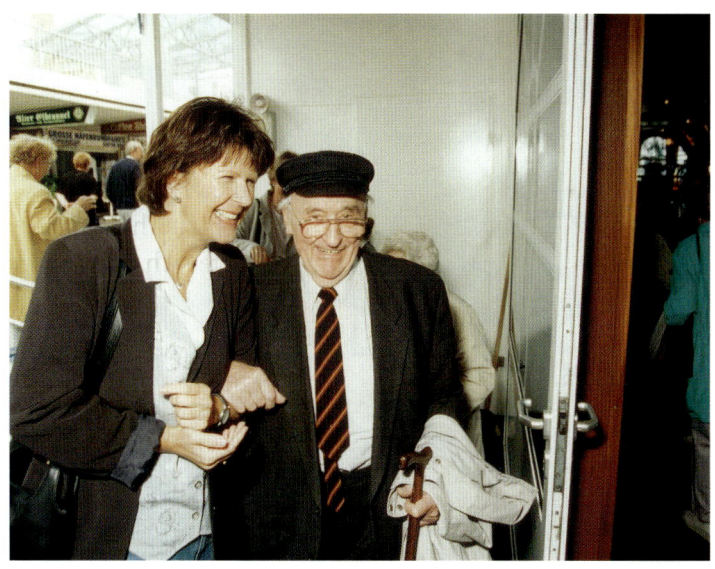

Für Ausflüge legen die Mitarbeiter besonderes Engagement an den Tag. Sie erkunden, ob das Ausflugsziel behindertengerecht ist, organisieren den Bus, sorgen für Kaffee und Kuchen. Am Ausflugstag selbst beginnt der Arbeitstag morgens um 7 Uhr und endet abends nicht vor 22 Uhr.

Pflegebedürftigkeit, die daraus resultierende Verzweiflung der kranken Menschen und der Tod gehören ebenfalls zum Alltag. Da erscheint es zunächst schwer, dieser Idee Positives abzugewinnen.

### Können die Eltern bei den Kindern einziehen?

Der Wunsch, die Eltern aufzunehmen, sollte – wo immer möglich – realisiert werden. Zu prüfen ist dabei, welche Belastungen und Einschränkungen auf die Familie zukommen und was jeder Einzelne bereit ist mitzutragen.

Schnell wird klar, dass die Lasten nicht auf alle Schultern gleichermaßen verteilt werden können. In vielen Fällen

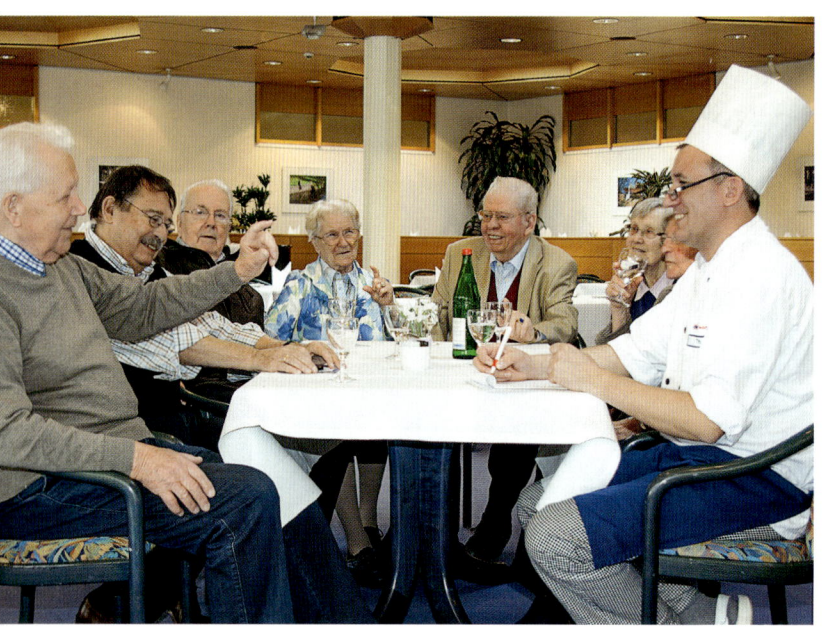

Regelmäßig besprechen die Bewohner mit Küchenleiter Thomas Oldach, was demnächst gekocht werden soll.

muss die Tochter oder Schwiegertochter ihre Berufstätigkeit aufgeben, sie trägt in der Regel die Hauptverantwortung. Die räumlichen Unzulänglichkeiten sind meist offenkundig. Die Familie muss zusammenrücken, um ein Zimmer frei zu machen. Es darf nicht der kleinste Raum sein, da für den Vater ein Krankenzimmer mit Pflegebett notwendig geworden ist. Hinzu kommen die Treppen innerhalb des Reihenhauses. Es wird jedes Mal ein Kraftakt werden, der gehbehinderten Mutter beim Treppensteigen behilflich zu sein. Die Belastungen und Umstellungen sind erheblich. Nicht unterschätzt werden darf die Verantwortung: 24 Stunden am Tag, an sieben Tagen in der Woche. Es ist nicht leicht, mit der ständigen Überforderung fertig zu werden. Das schlechte Gewissen stellt sich schnell ein, weil in allen Lebensbereichen ständig Kompromisse erforderlich sind: in der Ehe, der Kindererziehung, der Haushaltsführung und bei den sozialen Kontakten. Eine Familie kann sich nicht zerreißen. So kann es zu Ungerechtigkeiten und Streitigkeiten kommen. Für eine liebevolle Betreuung fehlt am Ende dann schlicht die Kraft.

Auch müssen pflegende Angehörige damit fertig werden, dass sie für ihre aufopfernde Tätigkeit nicht immer gelobt werden. Sie müssen mitunter auch eine gewisse Unzufriedenheit der Pflegebedürftigen ertragen, die mit ihrer neuen Lebenssituation nur schwer zurechtkommen. Die Krankheit schlägt sich auf deren Gemütszustand nieder. Zur Tätigkeit des Pflegenden gehört es, auch diesen Unmut zu erdulden.

Dass die alten Eltern bei den Kindern einziehen, entspricht dem Wunsch vieler Familien. Sie sind gern dazu bereit. Je besser die Belastungen vorher abgeschätzt werden, je besser sich pflegende Angehörige darauf vorbereiten, desto länger ist die Gemeinschaft in der Lage, die dauerhaften Anstrengungen im Umgang mit den pflegebedürftigen Angehörigen zu verkraften.

## Das Altenheim kann die Familie nicht ersetzen

Auch in einer intakten Familie kann die Situation eintreten, dass die Professionalität eines Alten- und Pflegeheimes in Anspruch genommen werden muss. Sei es, dass sich der Gesundheitszustand des Pflegebedürftigen verschlechtert oder dass die pflegenden Angehörigen dauerhaft überfordert sind.

Die Familiensituation wird bereits dadurch erheblich entspannt, dass Pflege und Hauswirtschaft vom Alten- und Pflegeheim übernommen werden. Altenpfleger, Krankenschwestern, Hauswirtschafts-, Pflegedienst- und Heimleiter sind aufgrund ihrer Ausbildung in der Lage, auch schwierige Situationen zu meistern. Das Alten- und Pflegeheim wird die Liebe und Zärtlichkeit der Familie jedoch nicht ersetzen können. Die Angehörigen bleiben genau an dieser Stelle gefordert.

## Die Umstellung in der neuen Umgebung fällt schwer

Die Entscheidung für den Umzug ist über viele Monate gereift. Das Aussortieren und Einpacken, der Abschied von der vertrauten Umgebung, die Unruhe in diesen Tagen sowie der Umzug selbst haben viel Kraft gekostet. Doch die Umstellung beginnt erst jetzt. Jeder Handgriff in der ungewohnten Umgebung ist neu, muss noch in Fleisch und Blut übergehen. Ob die Entscheidung richtig war?

Eine, die es geschafft hat, ist Alma Baule. Als die heute 90-Jährige vor sechs Jahren ins Altenheim zog, war die Umstellung groß. Ihr Mann lebte damals noch, sie hatte ihn gepflegt, wurde selbst krank und musste ins Krankenhaus. So beschloss das Ehepaar, gemeinsam in eine Seniorenwohnanlage zu ziehen, »damit ich mehr bei ihm sein konnte«. Kurz nach dem Umzug verstarb ihr Mann. Sollte sie in ihre alte Wohnung zurück? Nach einem Urlaub in Bad Meinberg und langen Überlegungen beschloss die Witwe: »Hier in der neuen Wohnung ist dein Zuhause!« Heute hält sie sich mit Gymnastik und Gedächtnistraining fit, hat Kontakt zu den Mitbewohnern und Freunde gefunden.

»Man muss Interesse zeigen und auf die Menschen zugehen«, empfiehlt die gewählte Heimbeirätin, die ihre Aufgabe auch darin sieht, die neuen Bewohner im Haus zu besuchen. Manche trauen sich am Anfang kaum, etwas zu sagen, scheuen den Kontakt mit den Mitbewohnern, kommen noch nicht mit der ihnen unbekannten Umgebung zurecht. Zu groß ist oft die Hemmschwelle, zum Beispiel zum Gedächtnistraining zu gehen, meist aus Angst, nicht mithalten zu können. Am liebsten möchte man wieder in die alte Wohnung zurück. »Dort hat man aber genau wieder diese Einsamkeit«, weiß Alma Baule aus eigener Erfahrung – und dass das Einleben Zeit braucht. »Man darf sich nicht hängen lassen!«

## Der große Hamburger Pflegeratgeber
### Einen Überblick verschaffen

Das Thema Pflege wird für immer mehr Menschen bedeutsamer! Schon jetzt leben in Hamburg über 61.000 Menschen, die Leistungen aus der Pflegeversicherung beziehen. »Der große Hamburger Pflegeratgeber« vom Hamburger Abendblatt beschäftigt sich ausführlich mit der Pflege in der Hansestadt: von der Pflege zu Hause oder im Altenheim über die zahlreichen Beratungsangebote bis zu den Wohnalternativen wie der Pflege unter Palmen oder in Wohngemeinschaften.

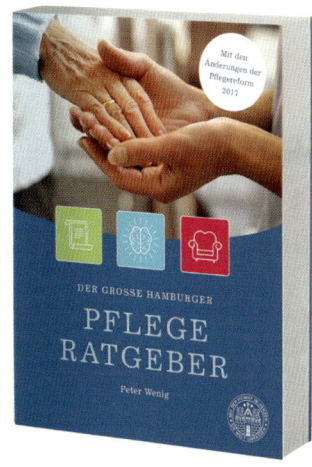

„Der große Hamburger Pflegeratgeber" hat 320 Seiten und ist für € 19,95 in der Geschäftsstelle vom Hamburger Abendblatt, Großer Burstah 18 – 32, per Telefon unter 040 / 333 66 999, im Internet auf www.abendblatt.de/shop (zzgl. Versandkosten) und im Buchhandel erhältlich.

## **Der Umzug ins Altenheim**
### Auch die Mutter von Autor Jochen Mertens leidet unter Demenz

Seit fast einem Jahr beschäftige ich mich mit der Demenzerkrankung meiner 88-jährigen Mutter. Über ein Vierteljahr hat sie trotz dieser schweren Erkrankung des Gehirns allein zu Hause gewohnt, doch dann musste sie ins Altenheim ziehen. Dort hat sie sich erstaunlich schnell eingelebt.

Es begann an einem kalten Sonntag im Februar. Meine Mutter war ziemlich verzweifelt und hatte Kopfschmerzen: »Ich habe Blitze im Kopf und kann nicht mehr denken.« Wir haben sie beruhigt und sie wollte im Bett liegen bleiben, solange ihr Gehirn Aussetzer habe. In den darauffolgenden zwei Wochen war die beginnende Demenz dann nicht mehr zu übersehen. Personalausweis, Kontokarte, Krankenversicherungskarte sowie die Zahnprothese waren verschwunden. Meine Mutter hatte den Bezug zur Realität verloren und stellte zur Erklärung die Frage: »Wozu brauche ich in meinem Alter noch einen Ausweis?« Gute Frage, auf die ich zunächst auch keine Antwort wusste.

Der langjährige Gärtner meiner Mutter hat tagsüber die Betreuung übernommen, gekocht und geputzt. Abends war ein Pflegedienst beim Waschen und Ausziehen behilflich. Über drei Monate hat das funktioniert. Gut, wir mussten erfinderisch sein und zum Beispiel die Sicherungen vom Herd herausdrehen. Tee ohne Wasser in der Bratpfanne zu erhitzen, war damit nicht mehr möglich. Streichhölzer und Kerzen hatten wir zwar aus der Wohnung entfernt, doch meine Mutter ging immer mal wieder ins Einkaufszentrum, kaufte sich Zigaretten und Feuerzeug. Nach 40 Jahren Abstinenz hatte sie wieder mit dem Rauchen angefangen. Damit verbunden war eine nicht unerhebliche Feuergefahr, wie

## Der Umzug ins Altenheim

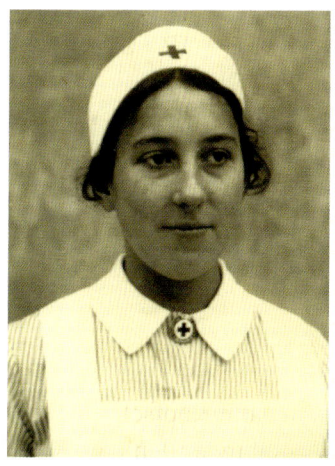

Marianne Mertens war Säuglings- und Gemeindeschwester.

man an den zahlreichen Brandlöchern sehen konnte. Manchmal waren Lebensmittel im Kleiderschrank versteckt. An aktiven Tagen hat meine Mutter die nasse Wäsche aus der Waschmaschine genommen und in die Büsche gehängt. »Das trocknet schneller«, erklärte sie uns.

Marianne hielt uns ganz schön auf Trab, bis sie in einer Nacht im Juni die Wohnung verließ, um mit dem Taxi an die Ostsee zu fahren. Weit ist sie nicht gekommen. Keine hundert Meter von ihrer Wohnung entfernt stürzte sie. Jugendliche, die sie fanden, kümmerten sich um meine Mutter und riefen die Polizei. Zum Glück war nichts gebrochen, es gab nur eine schmerzhafte Prellung an der Hüfte.

Der Traum, bis zum Lebensende in der vertrauten Umgebung zu leben, war damit ausgeträumt. Trotz dieses Sturzes wollte meine Mutter nicht ins Heim ziehen. Ich musste sie erst davon überzeugen, dass sie nicht mehr allein leben konnte. Zwei Anläu-

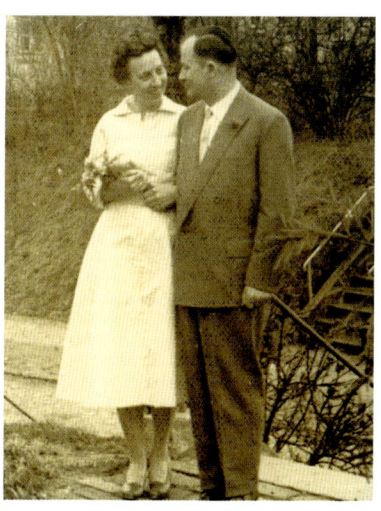

Marianne und Erhard Mertens an ihrem Hochzeitstag am 8. April 1958.

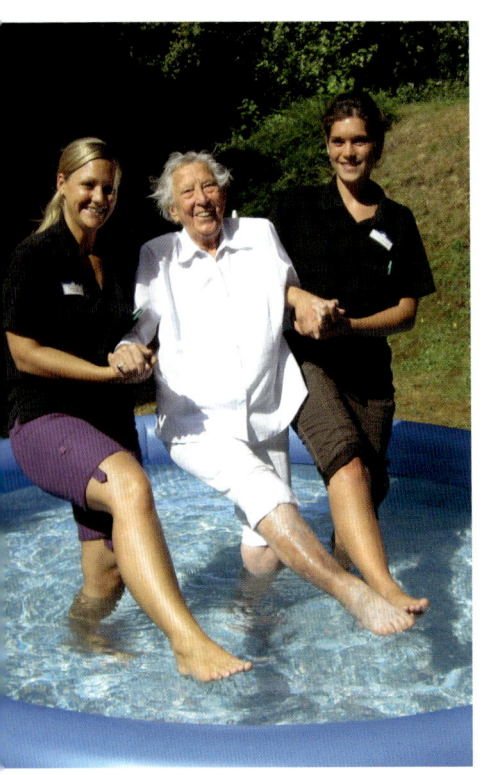

Die Ergotherapeutinnen Marlen Maas (links) und Dorothe Dassmann haben Spaß beim Wasserballett mit Marianne Mertens.

fe habe ich dazu gebraucht. Es gab Streit und Tränen, doch dann hat sich Marianne von mir ins Heim begleiten lassen. Bis heute wundere ich mich darüber, wie stark der Wille eines Demenzkranken sein kann. Gekennzeichnet durch Sturheit und Uneinsichtigkeit, kann es doch wenige Stunden später so etwas wie Einsicht und Vernunft geben. Findet man den richtigen Zugang zum Betroffenen, dann ist es plötzlich ganz einfach.

In den ersten drei Tagen im Heim konnte meine Mutter aufgrund der Prellung mit dem rechten Bein noch nicht auftreten. Sie war auf den Rollstuhl angewiesen, ließ sich aber bereitwillig von den Pflegekräften ins Bett, auf einen Stuhl oder auf die Toilette umsetzen. Der Lebenswille meiner Mutter war ungebrochen. Am dritten Tag im Heim stand sie einfach auf und machte humpelnd die ersten Schritte nach ihrem Sturz. Irgendwie ist sie mit der neuen Situation gut zurechtgekommen. Wahrscheinlich fühlte sie sich in ihrer Wohngruppe sofort geborgen und angenommen. In solch einer Gruppe ist auch viel mehr los als zu Hause. Vom Wassertreten über das Singen bis zum

Kuchen backen – Marianne ist immer dabei. Außerdem haben sie die Erfolgserlebnisse in der neuen Umgebung ermutigt: Meine Mutter ist zum Beispiel aufgefordert worden, ihr Brot selbst zu schmieren und sich Käse oder Wurst auszusuchen. Das hatte sie sich zu Hause allein nicht mehr zugetraut. Diese neu gefundene Selbstständigkeit gefällt ihr bis heute.

In den ersten Wochen glaubte meine Mutter, dass sie in einer Wohngemeinschaft mit jungen und alten Menschen lebt. Inzwischen spricht sie davon, in einem Heim zu leben. Trotzdem äußert sie immer wieder den Wunsch, »in ihr blaues Haus an der Elbe zu ziehen«. An den Namen der Straße, in der sie wohnte, kann sie sich nicht mehr erinnern. Ihr Wunsch nach dem Umzug »nach Hause« ist für mich immer ein kleiner Stich ins Herz. Ich glaube, dass meine Mutter einerseits zwar begriffen hat, dass das Altenheim ihr Zuhause ist, sich andererseits aber wünscht, noch einmal ganz selbstständig zu sein, so wie früher. Und diese Hoffnung möchte ich ihr auch nicht nehmen.

Der Umzug ins Altenheim ist jetzt ein halbes Jahr her. Ich dachte immer, dieser Schritt leite für Senioren den unausweichlich letzten Lebensabschnitt ein. So ist es aber nicht. Meine Mutter hat in dieser Zeit unerwartet schöne Dinge erlebt. Sie hat viele Sonnenstunden auf ihrem neuen Balkon verbracht, hat den fünftägigen Bewohnerurlaub auf der Ostseeinsel Usedom mitgemacht und genießt es, einmal in der Woche zum Schwimmen zu gehen. Ich freue mich, wenn sie mir erzählt, wie gern sie beim Singen und Backen mitmacht. Außerdem kümmern sich die Pflegekräfte rührend um die seelischen Probleme der hier lebenden Menschen. Als meine Mutter neulich nachts schlecht geträumt hatte, war sofort eine Mitarbeiterin zur Stelle, um sie zu trösten.

Trotzdem sehe ich natürlich den unaufhaltsamen Fort-

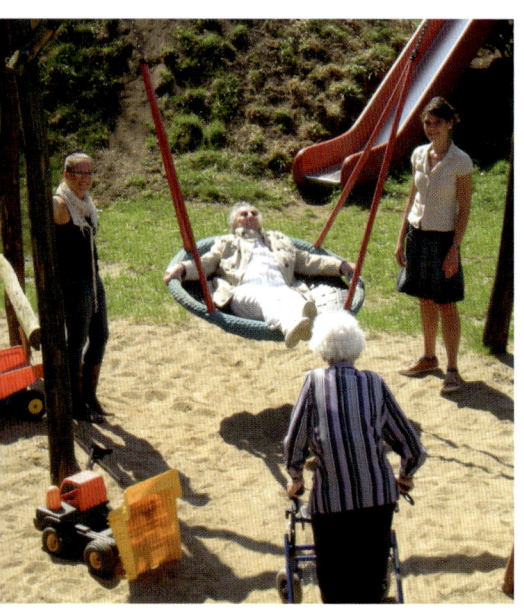

Es gibt viele Ideen, damit sich Altenheimbewohner geborgen fühlen.

schritt der Demenz. Meine Mutter ist viel ruhiger geworden, spricht leiser und weniger, der Blick ist oft leer. Es wird langsam dunkel in ihrem Kopf. Wir kommen mit diesem langen Abschied irgendwie zurecht und haben trotzdem eine gute Zeit. Denn: Meine Mutter lebt im Hier und Jetzt, macht sich kaum Gedanken über ihre Krankheiten und genießt die Zeit. Über die Demenz hat sie selbst einmal gesagt: »Ich habe Gestrüpp im Kopf.« Trotzdem ist ihr liebevolles Wesen noch immer dasselbe wie vor dem Ausbruch dieser schweren Erkrankung. Sie ist und bleibt meine Mutter!

## Ein vollendetes Leben

Dankenswerterweise waren wir in den vergangenen zwei Jahren mit der Demenz meiner inzwischen 90-jährigen Mutter ganz gut zurechtgekommen. Sie lebte in ihrer eigenen Welt und war glücklich – wahlweise als Kinderbuchautorin oder als Kinderärztin. Als junge Frau durfte sie damals nicht studieren, wahrscheinlich hat sie sich im Rahmen der Demenz ihr Leben schön geträumt. Einmal in der Woche holte ich Marianne zu mir nach Hause. Von der Autofahrt bis zum Spaziergang am Hafen genoss sie die Geselligkeit immer sehr. Einmal stand in der Pflegedokumentation: »Frau Mertens ist von ihrem Sohn zum Abendbrot abgeholt worden und kam bester Laune gegen 21 Uhr zurück.«

Ja, und dann ist meine Mutter gestürzt – Oberschenkelhalsbruch. Die Medizin ist inzwischen so weit, dass die Operation nur etwa 40 Minuten dauert, die Patienten werden bereits nach zwölf Tagen entlassen. Zum Glück konnte die Reha im Altenheim durchgeführt werden. In der vertrauten Umgebung konnte meine Mutter das Sitzen und Stehen üben. Außerdem schaffte sie es sogar wieder, ein paar Schritte zu laufen. Das war eine tolle Leistung vom »Gymnastiker«, wie Marianne den Physiotherapeuten nannte.

Doch irgendwie muss meine Mutter gespürt haben, dass ihre Lebensuhr bald abläuft. Sie hörte auf zu essen. Nach einigen Wochen hatte sie nicht mehr die Kraft, in ihrer Wohngruppe zu sitzen. In so einer Situation muss das gesamte Team umschalten. Es geht dann nicht mehr darum, bei der Reha gut mitzuarbeiten. Auch die Ermutigung, anständig zu essen, um wieder zu Kräften zu kommen, ist kein Ziel mehr. Zum Glück hatte meine Mutter rechtzeitig verfügt, dass in keinem Fall eine Magensonde gelegt werden soll. Vom Hausarzt und den Pflegekräften wurde diese klare Ansage problemlos akzeptiert. Und selbstverständlich gehörten zur Palliativpflege ausreichend Schmerzmittel, sodass die sterbende Patientin nicht unter Schmerzen leiden musste. Alle Beteiligten wussten, dass jetzt die letzte Lebensphase eingeläutet worden war. Wir haben sie jeden Tag besucht, mussten den rapiden gesundheitlichen Verfall mit ansehen und aushalten. Hospizpflege ist eine spezielle Form der Altenpflege, in der Pflegekräfte, Ärzte und die Familie nur noch dabei behilflich sein können, einen Menschen gehen zu lassen, weil sich sein Leben vollendet.

So tüdelig meine Mutter auch war – dass sie sterben würde, hat sie genau gespürt. Etwa zwei Monate vor ihrem Tod meinte sie: »Ich glaube, ich komme bald in den Himmel, weil ich so müde bin.« Das hat uns sehr bewegt. Doch meine Mutter hatte in dieser Zeit auch noch schöne Erlebnisse, zum Beispiel als ihre 84-jährige Schwester zu Besuch kam. Manches ist so typisch für Sterbende und ihre Perspektive ist alles andere als negativ. Ich wollte von meiner Mutter wissen, wie es ihr geht. In ihrer Antwort klang so viel Hoffnung mit: »Mir geht es nicht gut. Aber morgen holt mich mein Mann hier raus. Dann ziehen wir in unsere Wohnung in einem Haus ganz nach oben in der Sternstraße. So lange halte ich das hier noch aus.« Meine Mutter hatte bereits abgeschlossen, das Weltliche hinter sich gelassen, sie war bereit zu gehen.

In den letzten Tagen konnte ich ihr nur noch dabei behilflich sein, etwas zu trinken. Wenn sie dann schlafen wollte, hat sie mich weggeschickt: »Geh nach Hause, ich bin so müde.« Es ist nicht einfach, so eine Situation über viele Wochen auszuhalten. Am Ende ist meine Mutter dann ganz friedlich eingeschlafen. Schön war die Aussegnung durch den Pastor in ihrem Zimmer. Inzwischen hat sie ihr Seemannsgrab in der Ostsee. Ich vermisse sie, denke oft an unsere gemeinsame Zeit und bin froh darüber, dass ich ihr über einen Zeitraum von drei Jahren, vom Ausbruch der Demenz bis zu ihrem Tod, beistehen konnte.

## Hunde sind die besten Therapeuten
### Golden Retriever Willi öffnet die Herzen der Menschen

Schon als Willi klein war, hat sich gezeigt, dass er der sensibelste von acht Welpen in diesem Wurf war. Ganz vorsichtig tastete er sich ins Leben vor, drängelte seine Geschwister nie zur Seite. Das war für seine Besitzerin, Dr. Caro Carstens (68), die ideale Voraussetzung, um ihn als Therapiehund in der Altenpflege auszubilden. Seit 16 Jahren ist die in klassischer Tibetologie promovierte Altindologin in der Hospizbewegung aktiv. Nach der Pensionierung ist das ihre Lebensaufgabe geworden. Sie besucht ehrenamtlich Altenheimbewohner und unterstützt sie auf ihrem nicht immer ganz einfachen Lebensabschnitt. Seit zwei Jahren ist ihr junger Hund Willi dabei.

Willi hat ein ausgeprägtes Gespür für kranke und schutzbedürftige Menschen. Im Dementenwohnbereich geht er behutsam auf die Menschen zu, aber auch im Rahmen der Hospizarbeit hat das Tier einen siebten Sinn für Menschen in ihrem letzten Lebensabschnitt. »Willi verhält sich ganz ruhig, wedelt nicht mit dem Schwanz, legt seinen Kopf aufs Bett und bietet ganz still seine Nähe an«, berichtet Caro Carstens. Das ist eine unerklärliche Ebene zwischen Mensch und Tier. »Einer der letzten Eindrücke einer Dame war es, das weiche Fell von Willi zu spüren. Erinnerungen an ihre eigenen Hunde kamen noch einmal hoch. Das war für uns ein großer Glücksmoment und gleichzeitig ein Abschied für immer«, erinnert sich Carstens.

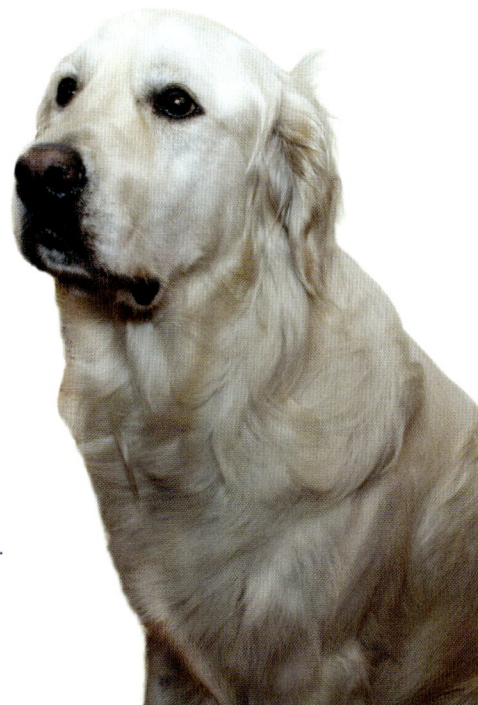

Willi (2) hat ein sensibles Wesen.

Der Weg zur Hospizbegleiterin war für Caro Carstens von ihrer ganz persönlichen Neugierde geprägt. »Ich wollte etwas über das Leben lernen – von Menschen, die sich in ihrem letzten Abschnitt befinden. Das ist mir in den vielen Jahren auch gelungen. Ich konnte ihnen in dieser schwierigen Phase beistehen und beim Sortieren, Abschließen und Loslassen behilflich sein. Diese Erfahrungen bereichern mein Leben.«

Zugegeben: In unserem westlichen Kulturkreis sind Krankheit, Sterben und Tod ein großes Tabu. Doch wer sich darauf einlässt, kann oft erleben, über wie viel Glück sterbende Menschen an ihrem Lebensende berichten können. Und genau diese erlebten Glücksmomente übertragen sich auf den Hospizbegleiter.

## Hospizbewegung im Altenheim
### Ein würdiges Lebensende

Elvira Pittelkau arbeitet seit 1968 in der Kranken- und Altenpflege. Als ihre Großmutter im Sterben lag, wollte die junge, engagierte Schwester alles Menschenmögliche in die Wege leiten, um das Leben der geliebten Oma zu retten. Doch diese meinte: »Kindchen, mach das mal mit deinen Patienten. Ich brauche gar nichts mehr und will einfach nur hier zu Hause sterben.« Damit hatte ein wichtiger Lernprozess für Elvira Pittelkau begonnen. Man kann um das Leben eines Menschen kämpfen, doch irgendwann spüren die Betroffenen: »Meine Lebensuhr läuft ab.«

Fachwissen und Lebenserfahrung sind hilfreich, um sterbenden Menschen einen würdevollen letzten Lebensabschnitt zu ermöglichen. Dazu werden Hospizkurse angeboten, in denen die Teilnehmer in 160 Stunden alles

Wissenswerte zum Thema lernen. Es geht um Schmerztherapie sowie das Essen und Trinken am Lebensende. Behandelt werden die spirituellen und seelsorgerischen Aspekte, aber auch die persönliche Haltung zu Sterben, Tod und Trauer ist ein wichtiger Punkt.

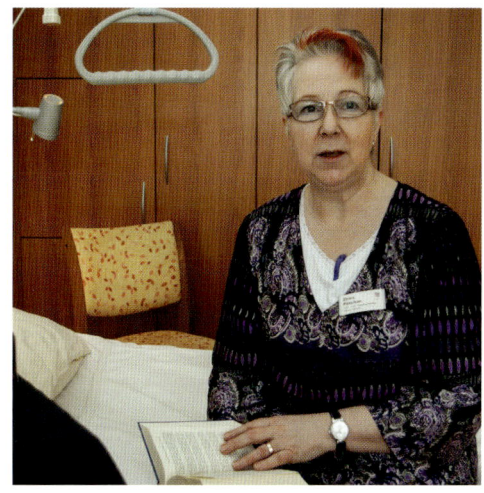

Oft sitzt Elvira Pittelkau auf der Bettkante und singt mit dem Sterbenden ein Lied.

Die Kommunikation mit Sterbenden und deren Angehörigen ist ein weiterer Unterrichtsschwerpunkt. Oft bringen die Betroffenen indirekt zum Ausdruck, dass ihr Leben bald enden wird. Sie sprechen davon, dass sie auf eine Reise gehen, oder warten auf Angehörige. Für sie wird plötzlich alles hell und schön, sie sehen den Himmel. Manchmal schicken sie sogar den Ehepartner und die Kinder weg, um allein zu sein. Für die Angehörigen ist dieser oft wochen- oder monatelange Prozess schwer zu ertragen. »Man muss erklären, dass der Betroffene nicht nur einen schlechten Tag hat«, weiß Elvira Pittelkau. Immer wieder erlebt die engagierte Pflegerin vorwurfsvolle Angehörige, die zum Beispiel das Personal im Altenheim dafür verantwortlich machen, dass der Sterbende über Tage und Wochen nichts isst. Auch das gehört zum Können der Mitarbeiter, eine Familie seelisch in so einer emotionalen Ausnahmesituation zu unterstützen.

In den vergangenen Jahren hat sich ein anderer Umgang mit dem Sterben durchgesetzt. Das ist gut. Im Altenheim werden die Menschen so angenommen, wie sie sind. Hier dürfen sie auch ihren letzten Lebensabschnitt würdig verbringen.

## Bestattungsvorsorge
### In einem Vertrag können alle Details festgelegt werden

Den meisten Menschen fällt es schwer, sich mit der eigenen Vergänglichkeit auseinanderzusetzen. Das Ehepaar Töpffer sieht das jedoch ganz pragmatisch. »Wir möchten, dass im Falle eines Falles alles geregelt ist«, so Theodor Töpffer (73). Das Paar schloss deshalb im vergangenen Jahr einen Bestattungsvorsorgevertrag ab.

Die Idee kam auf, als Theodors Schwägerin plötzlich verstarb. Diese hatte bereits vor Jahren einen Vorsorgevertrag abgeschlossen, in dem sämtliche Details ihrer Beisetzung festgelegt waren: von der Art der Beisetzung bis zum Rahmen der Trauerfeier. Darüber hinaus übernahm das Bestattungsinstitut sämtliche Formalitäten und Behördengänge. So wurde dafür gesorgt, dass der Witwer zügig seine ihm zustehende Hinterbliebenenrente bekam.

### Den eigenen Abschied planen

Die Töpffers haben ihr Leben lang nichts dem Zufall überlassen. Der ehemalige Schlachter und die pensionierte Verwaltungs-Angestellte tragen beide einen Herzschrittmacher, darum haben Theodor und Heide eine Patientenverfügung für den medizinischen Ernstfall. »Da war es doch ein logischer Schritt, auch einen Bestattungsvorsorgever-

## Bestattungsvorsorge 43

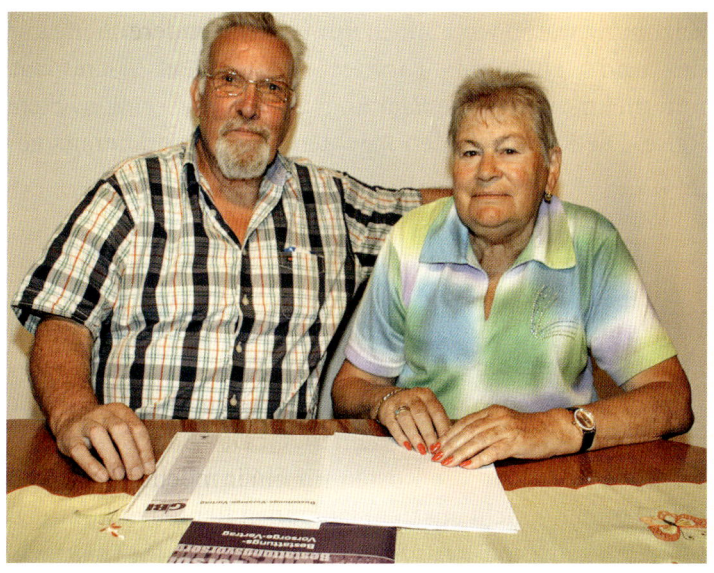

Nach dem Abschluss ihres Bestattungsvorsorgevertrages waren Theodor und Heide Töpffer »unendlich erleichtert«.

trag abzuschließen«, sagt die 72-Jährige und wirkt dabei ganz entspannt. »Uns war wichtig, dass sich unsere Familie nach unserem Ableben nicht mit lästigen Details beschäftigen muss«, erläutert Theodor Töpffer.

Das Beerdigungsunternehmen GBI wird sich nun im Todesfall darum kümmern, dass die Wünsche der Töpffers umgesetzt werden. Die Hinterbliebenen sind damit nicht nur emotional, sondern auch finanziell entlastet, denn im Vorwege ist bereits alles bezahlt worden. Zu beachten ist, dass das Beerdigungsunternehmen eine Preisgarantie übernimmt und eine Bankbürgschaft anbietet, damit das Geld bei einer Insolvenz des Bestatters nicht verloren ist. Beim GBI gibt es beides.

War es nicht schmerzhaft, sich mit der eigenen Sterblichkeit auseinanderzusetzen? »Nein, nach der Vertragsunterzeichnung waren wir einfach nur erleichtert«, betonen Heide und Theodor Töpffer. Jetzt freut sich das unternehmungslustige Paar aber erstmal auf seine nächste Reise. Die Koffer für den Ägypten-Urlaub sind bereits gepackt.

## Geschickt mit dem Ersparten umgehen

Es gibt einen weiteren, finanziellen Grund, sich bereits zu Lebzeiten um die eigene Beerdigung zu kümmern und diese auch im Rahmen eines Vorsorgevertrages zu bezahlen, gerade für Menschen mit kleinem Geldbeutel. Wer pflegebedürftig wird und die Kosten für einen Pflegedienst oder ein Altenheim nicht aus dem laufenden Renteneinkommen bezahlen kann, muss zunächst das Ersparte dafür einsetzen. Erst dann springt das Sozialamt ein.

Ein Zahlenbeispiel: 20.000 Euro sind auf dem Sparbuch. 1.000 Euro sind davon pro Monat für die Pflege auszugeben. Das Sozialamt springt erst ein, wenn nicht mehr als 2.600 Euro (Freibetrag) auf dem Konto sind. Sollten im Rahmen der Bestattungsvorsorge bereits 4.000 Euro bezahlt worden sein, sind nur noch 16.000 Euro auf dem Konto. Im Pflegefall würde das Sozialamt vier Monate früher einspringen. Das sogenannte Schonvermögen hätte der Betroffene zur freien Verfügung, müsste davon nicht seine Beerdigung bezahlen.

## Ein wichtiges Gerichtsurteil

Das Bundessozialgericht bekennt sich in seinem Urteil vom 18. März 2008 (B 8/9b SO 9/06 R) ausdrücklich zu dieser gängigen Praxis. Das Gericht würdigt den Wunsch des Menschen, für die Zeit nach seinem Tod durch eine angemesse-

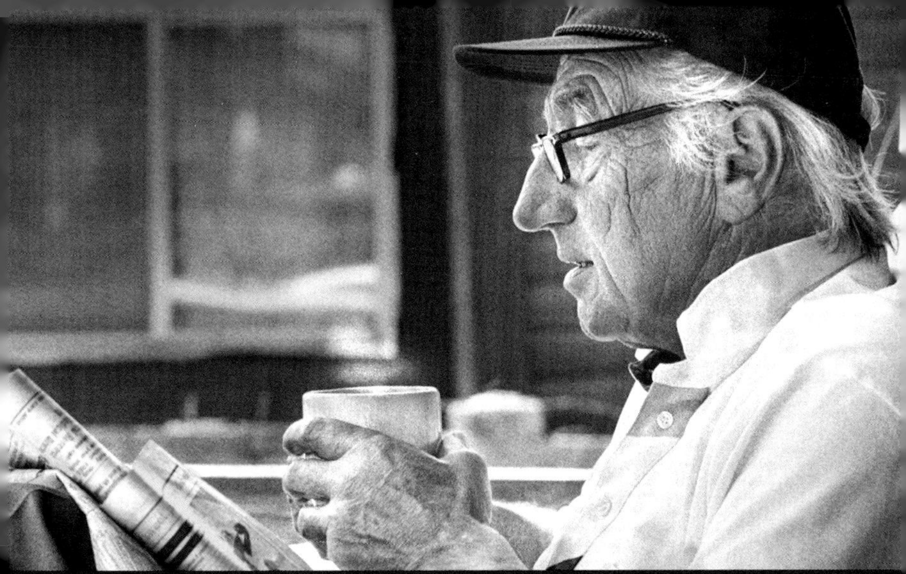

# Ich bin ein Vorsorger!

Ich geh' gern auf Nummer sicher –
auch bei meinem Finale auf Erden.
Komme, was wolle: Alles ist jetzt
in besten Händen.

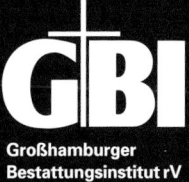

Großhamburger
Bestattungsinstitut rV

## Wir sind für Sie da – 24 Stunden, täglich:

| | | |
|---|---|---|
| **Fuhlsbüttler Str. 735** | **Ohlsdorf** | **24 84 00** |
| Scheel-Plessen-Straße 1 | Altona | 319 32 55 |
| Holtenklinker Straße 12 | Bergedorf | 721 39 70 |
| Osterstraße 70 | Eimsbüttel | 40 66 65 |
| Steendiek 8 | Finkenwerder | 742 65 36 |
| Sand 29 | Harburg | 77 03 67 |
| Besenbinderhof 57b | Innenstadt | 28 05 39 84 |
| Eckhoffplatz 16 | Lurup | 83 60 49 |
| Niendorfer Marktplatz 16 | Niendorf | 555 991 72 |
| Manshardtstraße 153 | Öjendorf | 731 35 25 |
| Paul-Roosen-Straße 13 | St. Pauli | 317 23 04 |
| Wandsbeker Chaussee 171 | Wandsbek | 25 69 19 |
| Ochsenzoller Straße 211 | Norderstedt | 528 12 97 |
| Am Markt 11 | Kaltenkirchen | 04191/770497 |

ne Bestattung und Grabpflege vorzusorgen. Dies entspreche dem Gedanken der Selbstbestimmung und Menschenwürde. Vermögen, das dafür bereitgehalten wird, müsse daher als Schonvermögen im Sinne der sozialrechtlichen Härtefallregelungen angesehen werden.

Übrigens: Damit es nach dem Tod keine bösen finanziellen Überraschungen für die Hinterbliebenen gibt, ist darauf zu achten, dass das Beerdigungsinstitut eine Preisgarantie übernimmt. Zudem bieten einige Firmen Bankbürgschaften an, damit das Geld bei einer Insolvenz des Bestatters nicht verloren ist.

## Familiendokumente rechtzeitig bereitlegen

Wenn im Familien- oder Freundeskreis ein Trauerfall eintritt, ist der Schmerz groß. Doch trotz Trauer um einen nahestehenden Menschen muss die Beerdigung organisiert werden. Es stehen Entscheidungen zu Fragen wie Feierlichkeiten, Beisetzungsart und Grabpflege an. Ein wichtiger Aspekt wird im Vorwege häufig vergessen: Um eine Beerdigung überhaupt in die Wege leiten zu können, müssen die wichtigsten Familiendokumente vorliegen, um den Verstorbenen beim Standesamt, der Krankenkasse und der Rentenversicherung abzumelden. »Dazu gehören Personalausweis, Krankenversicherungskarte sowie die Rentenversicherungsnummer«, fasst Melanie Regenberg vom Beerdigungsunternehmen GBI zusammen.

Ihr Tipp: »Legen Sie rechtzeitig das Stammbuch – wenn vorhanden – oder eine Mappe bereit, in der alle relevanten Dokumente, am besten im Original, enthalten sind.« Darüber hinaus sollte man Angehörige darüber informieren, wo diese Dokumente verwahrt werden. Die Bürokratie nimmt keine Rücksicht auf trauernde Menschen. »Leider gibt es

## Bestattungsvorsorge 47

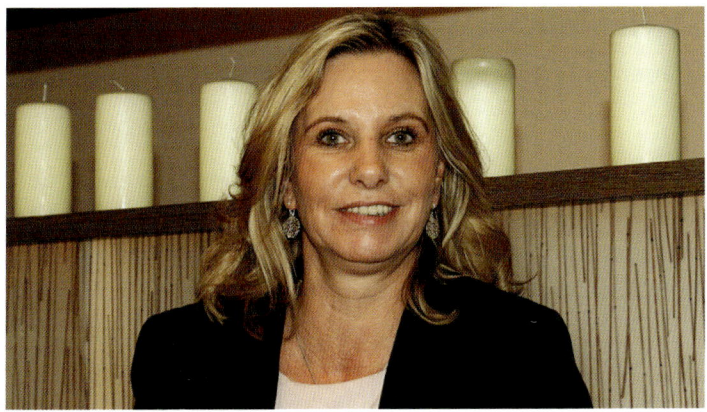

»Wenn die Familiendokumente fehlen, kann sich die Beerdigung verzögern«, weiß Melanie Regenberg.

auch in dieser schwierigen Zeit von Behördenseite Auflagen, die wir erfüllen müssen«, so Melanie Regenberg. Mit Personalausweis und Totenschein wird die Identität des Verstorbenen gegenüber dem Standesamt nachgewiesen. Bei Ledigen reicht die Geburtsurkunde. Bei verwitweten Personen verlangen die zuständigen Ämter die Vorlage der Heiratsurkunde sowie die Sterbeurkunde des Ehepartners. Bei Geschiedenen ist ein rechtsgültiges schriftliches Urteil vorzulegen.

»Sollte es beim Auffinden der Familiendokumente Probleme geben, helfen wir selbstverständlich weiter«, verspricht Melanie Regenberg. Sie weiß, wie man im Notfall die benötigten Papiere beschafft. Allerdings kann es in diesen Fällen zu Verzögerungen kommen. So kann der Erbschein erst ausgestellt werden, wenn die Sterbeurkunde vorliegt. Darüber hinaus können ohne dieses unerlässliche Dokument auch die Konten des Verstorbenen nicht aufgelöst werden. Die Beerdigungsexpertin rät eindringlich: »Legen Sie die nötigen Familiendokumente bitte rechtzeitig bereit.«

## Ich bin da, wenn Du mich brauchst

### Trauer-Experte spricht über angemessenes Verhalten im Trauerfall

Häufig reagieren wir mit Sprachlosigkeit, wenn wir mit dem Tod eines Angehörigen, Freundes, Arbeitskollegen oder Nachbarn konfrontiert werden – egal, ob wir die traurige Botschaft per Brief, aus einer Traueranzonce in der Zeitung oder in einem persönlichen Gespräch erfahren haben. So eine Nachricht verschlägt uns buchstäblich die Sprache. Aus Angst, das Falsche zu sagen, schweigen wir. »Doch diese Verunsicherung kann mit dem einfachen Satz ‚Ich möchte mein herzliches Beileid ausdrücken' überwunden werden«, weiß Trauer-Experte Dr. Horst Sebastian.

Durch den Ausdruck der Anteilnahme oder des Mitgefühls kommt man mit dem Hinterbliebenen wieder ins Ge-

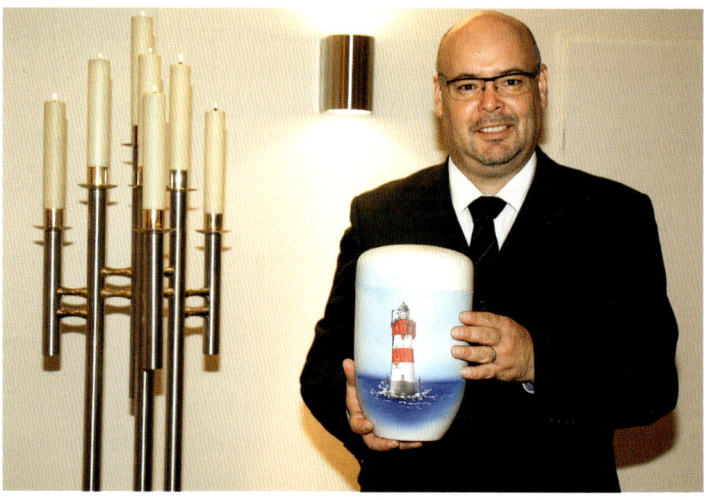

Theologe Dr. Horst Sebastian rät Angehörigen, dem Trauernden einfach nur zuzuhören.

spräch. Wer Menschen in einer Krise helfen möchte, erreicht viel, wenn er einfach nur zuhört und auf die Erteilung gut gemeinter Ratschläge verzichtet. Der Betroffene wünscht sich meist einen verständnisvollen Zuhörer, dem er erzählen kann, was ihm selbst gerade auf der Seele brennt. Falls die Beziehung zu dem Verstorbenen nicht eng war, zum Beispiel bei Bekannten oder Arbeitskollegen, rät Dr. Sebastian zu einer Trauerkarte. Mit ein paar schriftlichen Worten könne man signalisieren: »Ich denk an Dich«. Als Trauerredner beim Beerdigungsinstitut GBI kommt der 44-jährige Theologe mit vielen Hinterbliebenen ins Gespräch und kennt deren Gemütszustand. Seine Erfahrung: »Jeder geht mit seiner Trauer anders um, das muss man akzeptieren.« Der eine zieht sich in sein Schneckenhaus zurück, der andere reagiert mit Wut und Tränen.

Das Umfeld kann eine große Hilfe bieten, indem es die Reaktionen des Trauernden aushält und diesem das Gefühl vermittelt: »Ich bin da, wenn Du mich brauchst.« Mit etwas Fingerspitzengefühl lässt sich herausfinden, welche Art von Zuwendung gewünscht wird. Behutsame Fragen bringen ans Licht, ob der Hinterbliebene gerade Nähe oder Distanz benötigt. Aber auch lange nach dem Todesfall ist die Frage erlaubt: »Wie geht es Dir heute?« Denn oft können die Hinterbliebenen erst Wochen oder sogar Monate nach der Beerdigung über den Verlust sprechen.

## Nach dem Tod des Ehepartners
### Die Macht der Gefühle ist gewaltig

Vor zwei Jahren mussten Heidi und Heinz F. mit einer erschütternden ärztlichen Diagnose zurechtkommen: Heinz F. hatte Darmkrebs. »Wir dachten, jetzt geht die Welt unter«,

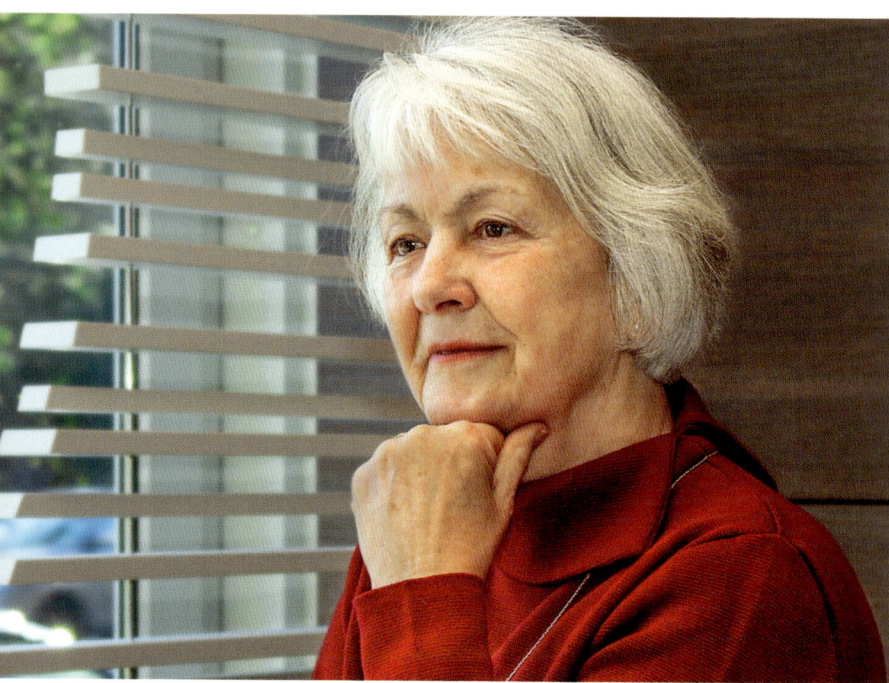

»Niemand muss seine Trauer allein bewältigen«, berichtet Heidi F.

erinnert sich Ehefrau Heidi, »trotzdem haben wir unser Leben auf die Krankheit eingestellt. Alle 14 Tage hat mein Mann die Chemotherapie über sich ergehen lassen. In der Zeit dazwischen haben wir sogar noch eine Kreuzfahrt nach England, Spanien, Portugal und Frankreich unternommen.« Doch der gesundheitliche Zustand des 75-Jährigen verschlechterte sich und er verstarb am 3. November 2013.

Heidi F. wusste nicht, wie sie nach 52 gemeinsamen Ehejahren allein mit der Trauer fertigwerden sollte. Geholfen hat der 72-Jährigen eine Trauergruppe. Die Hemmschwelle, sich vor fremden Menschen zu offenbaren, war groß. Außerdem muss man sich auf die Trauergeschichten der anderen Teilnehmer einlassen. Gleichzeitig verbindet es, vergleichbare Schicksale gemeinsam zu durchleben und sich gegenseitig zu unterstützen. So eine Trauergruppe trifft sich über einen Zeitraum von einem halben Jahr – zehn Termine von jeweils zwei Stunden.

Die Erfahrung zeigt, dass die Menschen erst lernen müssen, ohne den Partner weiterzuleben. Die Macht der Gefühle ist gewaltig. Sie zu ertragen und zu kanalisieren, ist ein langer Prozess.

Heidi F. berichtet inzwischen von einem großen, für sie sehr wichtigen Schritt: »Leider haben mein Mann und ich es nicht geschafft, uns den Kölner Dom anzuschauen. Deshalb habe ich mich allein mit der Bahn auf den Weg gemacht. Fünf Stunden habe ich mir das Kölner Wahrzeichen angesehen.« Eine Reise, ein Besuch im Restaurant oder am Sonntag etwas zu unternehmen – all das will allein erst einmal gelernt sein. Heidi F. ist mit ihrer Trauererfahrung ungern an die Öffentlichkeit gegangen, aber sie möchte Menschen in einer vergleichbaren Situation auf die Möglichkeit von Trauergruppen aufmerksam machen.

## Unterstützung bei der Trauerarbeit
### Eine Gruppe kann eine große Hilfe sein

Im Laufe unseres Lebens müssen wir alle in den unterschiedlichen Lebensbereichen Verlusterfahrungen sammeln. Dennoch setzen wir uns mit Themen wie Krankheit, Tod und Trauer nur ungern auseinander. Hinterbliebene finden daher bei Freunden und Verwandten nicht immer Trost und das benötigte Verständnis. Andere möchten ihre Angehörigen nicht mit ihrem Schmerz behelligen und kämpfen sich lieber allein durch diese dunkle Zeit. »Jeder geht anders mit seiner Trauer um. Eine Trauergruppe kann

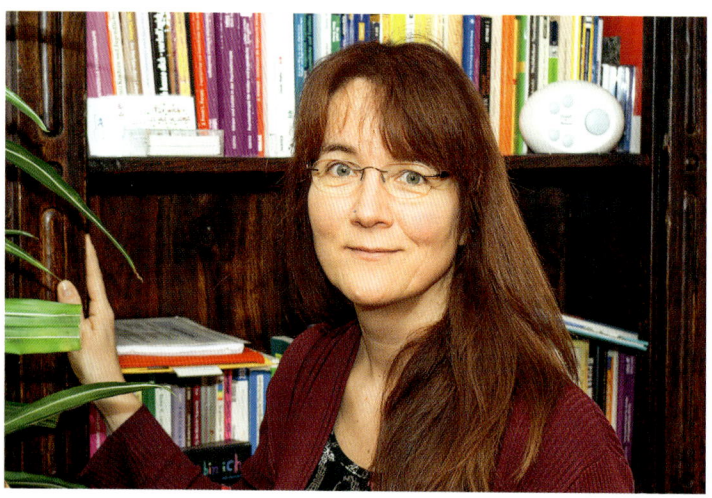

»Jeder trauert anders, deshalb gibt es kein Patentrezept«, weiß Trauerbegleiterin Dr. Claudia Heinemann.

ein geeigneter Weg sein, um zurück ins Leben zu finden«, macht Trauerbegleiterin Dr. Claudia Heinemann Mut.

Das Umfeld vergisst oft, wie groß die Lücke ist, die der Verstorbene hinterlassen hat. Gerade bei Paaren, die viele Jahre gemeinsam durch gute und schlechte Zeiten gegangen sind, ist der Verlust des Partners nur schwer zu ertragen. Angehörige sind bisweilen überfordert mit der Situation. Aus Unsicherheit oder aus Angst, etwas Falsches zu sagen, ziehen sie sich zurück und lassen die Trauernden mit ihrer Qual allein. »In einer Welt, in der alles möglich scheint, fällt es uns schwer zu akzeptieren, dass das Leben nicht unendlich ist«, hat Trauerbegleiterin Heinemann beobachtet. »Tod und Trauer werden deshalb zu etwas Bedrohlichem, mit dem wir uns nur ungern beschäftigen.«

In einer Gruppe müssen sich manche Trauernde schlicht gestatten, ihren Tränen freien Lauf zu lassen. Andere möchten sich ihren Schmerz von der Seele reden oder empfinden es als hilfreich, ihre Gefühle mit anderen Betroffenen zu teilen. In jeder der zehn Doppelstunden erarbeitet Dr. Claudia Heinemann mit den Teilnehmern ein Thema. So steht zum Beispiel die Erinnerungsarbeit auf dem Programm. Die Gruppe bringt ihre Erfahrungen ein, hört zu, schweigt und hält den Trauerschmerz gemeinsam aus. »Es gibt keine fertigen Patentrezepte«, weiß die 48-jährige Kursleiterin aus Erfahrung. Auch wenn der Verlust für immer bleibt, dürfen Hinterbliebene durchaus ihre Lebensfreude wiederfinden.

Trauerbegleitung in Einzelsprechstunden oder Gruppen gibt es bei öffentlichen Stellen oder Vereinen, zum Beispiel bei Charon oder dem Institut für Trauerarbeit.

Das Beerdigungsinstitut GBI bietet seinen Kunden und deren Angehörigen die Trauerbegleitung von Dr. Claudia Heinemann kostenlos an. »Es ist uns ein Anliegen, die Hinterbliebenen nach der Bestattung nicht alleine zu lassen«, erklärt Holger Wende vom GBI.

## Ein Trauertagebuch führen

### Das Schreiben kann beim Abschiednehmen helfen

Nach dem Tod eines Angehörigen fühlen sich viele Menschen einsam und isoliert, auch wenn sie Freunde haben, die sich um sie kümmern. Die Freunde fühlen zwar mit, aber für sie geht das Leben in der Regel normal weiter, während der Trauernde eine große Leere in seinem Alltag spürt. Er braucht jetzt Zeit für sich, um zu verstehen, was sich hinter dem unermesslichen Schmerz verbirgt. Angst oder Wut, Mutlosigkeit oder Schuldgefühle, vor allem aber Orientierungslosigkeit wollen erst einmal erkannt werden. »Ein Trauertagebuch kann beim Sortieren der Gefühle eine große Hilfe sein«, rät Holger Wende vom Beerdigungsunter-

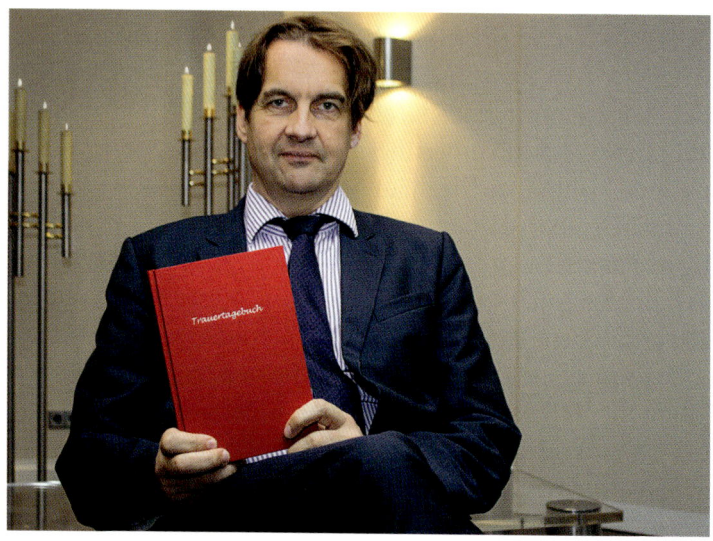

»Ein Trauertagebuch ist eine hervorragende Möglichkeit, seine Gedanken zu sortieren«, weiß Holger Wende aus Erfahrung.

nehmen GBI. Das Bestattungsinstitut kümmert sich auch nach der Beerdigung um die Hinterbliebenen und bietet ihnen zum Beispiel Trauerkurse an.

Holger Wende weiß, dass so ein Tagebuch hervorragend geeignet ist, um den innerlichen Prozess des Abschiednehmens in Gang zu bringen. »Viele Menschen wissen gar nicht, dass das Schreiben ein wichtiges Trauerritual sein kann«, macht der erfahrene Trauerbegleiter Mut. Man kann die erste Begegnung mit dem Verstorbenen zu Papier bringen, ihm einen Abschiedsbrief schreiben oder einfach nur Fragen nach dem Warum stellen. Für die Öffentlichkeit oder die Familie ist das Tagebuch nicht bestimmt, folglich darf es auch zu Wiederholungen kommen. »Es ist jedoch nur scheinbar immer dasselbe, was die Menschen erzählen. Im Laufe der Zeit verändern sich die Trauergefühle – vom unerträglichen Schmerz hin zu einer Trauer im Sinne von Erinnerung«, gibt Holger Wende zu bedenken. Außerdem würden trauernde Menschen nach einigen Monaten feststellen, dass sie immer seltener etwas aufschreiben wollen. Das Trauertagebuch hat seine Aufgabe dann bereits zu großen Teilen erfüllt. Es bietet die Möglichkeit, zu reflektieren und den großen Verlust ins eigene Leben zu integrieren. Einen Versuch ist es wert, sich so ein kleines Schreibheft zu kaufen und mit dem ersten Eintrag zu beginnen.

## Demenz aus medizinischer Sicht
### Hoffentlich werde ich nicht tüdelig!

Der Begriff »Demenz« leitet sich vom lateinischen »demens« ab (de: »weg von« und mens: »Geist«) und bedeutet sinngemäß »weg vom Geist«. Demenz ist heute der Oberbegriff für mehr als 50 Krankheitsformen.

Weltweit leiden etwa 0,5 bis 1 Prozent aller Menschen im Alter von 60 bis 64 Jahren an einer Demenzerkrankung. Die Anzahl der an Demenz erkrankten Personen steigt in der zweiten Lebenshälfte mit zunehmendem Alter an. Nichtsdestotrotz ist Demenz keine zu erwartende Alterserscheinung, z.B. sind in Deutschland bei den 65- bis 69-Jährigen nur etwa 1,2 Prozent betroffen, bei den 80- bis 84-Jährigen etwa 13,3 Prozent und bei den über 90-Jährigen ca. 35 Prozent. Für Frauen ist das Risiko, an einer Demenz zu erkranken, höher als für Männer – das Verhältnis liegt statistisch gesehen etwa bei 3:2.

In der Bundesrepublik leben laut Deutscher Alzheimer Gesellschaft derzeit etwa 1,6 Millionen Demenzpatienten. Sofern kein Durchbruch in Prävention und Therapie gelingt, wird sich die Zahl der Erkrankten bis zum Jahr 2050 auf drei Millionen erhöhen. Die Befürchtung vieler Men-

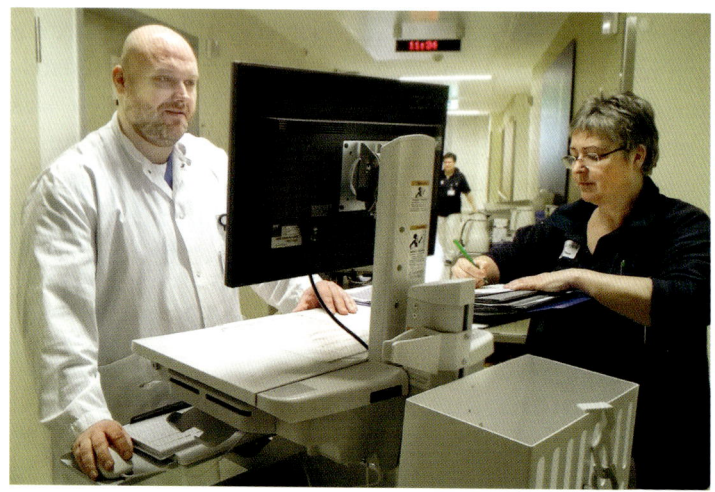

Privatdozent Dr. Dr. Lars Marquardt schaut sich das Computertomogramm (CT) vom Gehirn eines Patienten an.

schen, selbst einmal betroffen zu sein, ist daher nicht unbegründet. Zweifellos ist die Zahl der Demenzkranken in den letzten Jahrzehnten stark angestiegen, doch lässt sich dieser Anstieg durch die höhere Lebenserwartung erklären. Wer sich rechtzeitig informiert, über den Verlauf und die Erscheinungsformen der Krankheit Bescheid weiß, kann sachgerechte, wohlüberlegte Entscheidungen treffen. Angehörige können lernen die Grenzen des Machbaren zu akzeptieren. Privatdozent Dr. Dr. Lars Marquardt, Facharzt für Neurologie und Altersheilkunde (Geriatrie) in der Asklepios Klinik Wandsbek, hat im folgendem Beitrag die Fakten zusammengefasst.

## Definition von Demenz

Demenz ist eine chronische Krankheit, die zu Einschränkungen der Hirnleistungsfähigkeit wie zum Beispiel des

Gedächtnisses und des Denkvermögens führt. Doch erst, wenn solche Beeinträchtigungen mindestens sechs Monate anhalten, spricht man von einer Demenz. In einem solchen Fall bestehen die Symptome dauerhaft und erreichen ein Ausmaß, welches zu Einschränkungen bei der Bewältigung des täglichen Lebens führt (zum Beispiel beim Einkaufen oder Umgang mit Geld, bei der Orientierung, Haushaltsführung oder der persönlichen Hygiene), sodass der Erkrankte zunächst Unterstützung und Hilfe braucht und im späten Krankheitsstadium pflegebedürftig wird.

Vermehrte Vergesslichkeit im Alter und Probleme, sich an Ereignisse zu erinnern, die noch nicht lange zurückliegen, führen nicht zwangsläufig zu einer Demenz. Derartige milde Einschränkungen der Hirnleistungen treten ab dem 65. Lebensjahr bei rund 15 bis 35 Prozent aller Menschen auf. Die Betroffenen verlieren nicht ihre Alltagskompetenz, sie behalten ihr Leben im Griff. Dennoch sollte man sich vergewissern, ob es sich nicht doch um das Frühstadium einer Demenz handelt. Spezielle Untersuchungs- und Testverfahren beim Haus- oder Facharzt bringen Klarheit. Die Symptome der verschiedenen Demenzerkrankungen ähneln sich, doch es gibt auch große Unterschiede.

## Ursachen der unterschiedlichen Demenzformen

### 1. Primäre Demenz

Primäre Demenzen haben ihren Ursprung im Gehirn. Dort sterben Nervenzellen nach und nach ab, die Verbindungen zwischen den Zellen gehen dauerhaft verloren. 80 Prozent aller demenziellen Erkrankungen sind primäre Demenzen. An erster Stelle steht die Alzheimer-Demenz – benannt nach dem Erstbeschreiber Alois Alzheimer. Beinahe zwei Drittel aller Demenzkranken sind von dieser Diagnose betroffen. Meist beginnt die Erkrankung im 7. Lebensjahrzehnt mit Gedächtnisstörungen. In etwa 5 Prozent aller Fälle beginnt eine Alzheimer-Krankheit schon vor dem 65. Lebensjahr. Bisher sind keine Unterscheidungsmerkmale der früh und der spät beginnenden Alzheimer-Krankheit bekannt, Diagnostik und Therapie sind für beide Formen gleich. Bei jüngeren Betroffenen spielen meist genetische Faktoren eine Rolle. Bei Alzheimer sind es bestimmte Eiweißablagerungen im Gehirn, die den Stoffwechsel der Nervenzellen stören.

Häufig wird Demenz mit Alzheimer gleichgesetzt. Tatsächlich ist die Alzheimer-Krankheit aber lediglich eine von vielen Formen der Demenzerkrankung – wenn auch die mit

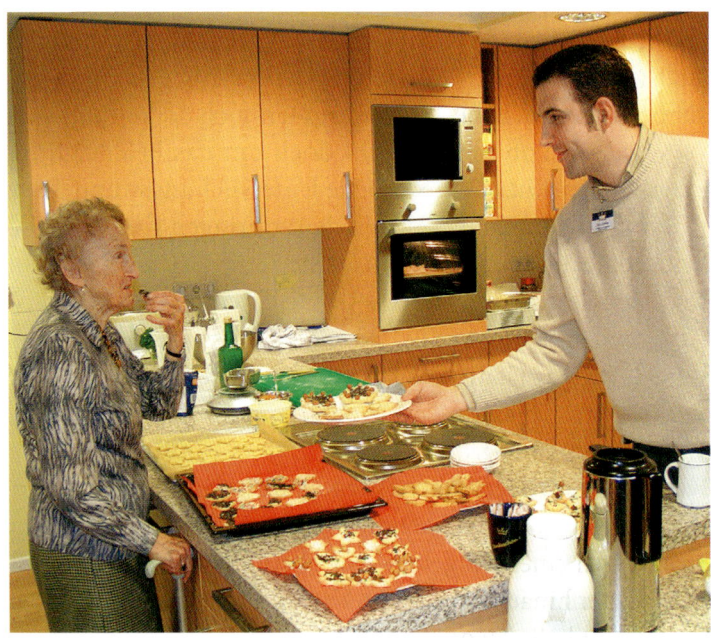

In der Adventszeit wird im Altenheim gebacken. Anschließend knabbern die Bewohner die selbst gebackenen Kekse in gemütlicher Runde.

Abstand häufigste. Die Alzheimer-Demenz ist eine chronische, langsam fortschreitende Erkrankung des Gehirns. Der Beginn ist schleichend. Von der ersten Diagnose bis zum Tod vergehen durchschnittlich sieben bis zehn Jahre. Heilbar ist diese Form der Demenzerkrankung bislang nicht, durch die richtige Therapie lässt sich ihr Verlauf jedoch verzögern.

Die genaue Ursache ist bisher noch ungeklärt. Die alzheimertypischen Veränderungen im Gehirn werden jedoch mit der Ablagerung von schädlichen Eiweißen (Amyloid-Plaques) an den Nervenzellen und mit einer Störung der Übermittlung von Nervenimpulsen in Verbindung gebracht. Die Übermittlung von Informationen von einer Nervenzelle zur nächsten erfolgt durch chemische Botenstoffe, sogenannte Neurotransmitter. Bei der Alzheimer-Krankheit entsteht in der Hirnrinde ein Mangel des Botenstoffs Acetylcholin und ein Überschuss des Botenstoffes Glutamat, beides führt zu Funktionsstörungen der Nervenzellen. Die Eiweißablagerungen und die Glutamat-Überproduktion führen darüber hinaus vermutlich zur Schädigung der Nervenzellen.

Diese Veränderungen sind der Grund für nachlassende Denkleistungen, Veränderungen des Verhaltens, des Wesens und für körperliche Störungen wie ein schlurfender oder schwankender Gang oder Inkontinenz. Es ist nicht selten, dass Alzheimer-Erkrankungen in Familien gehäuft vorkommen, es besteht allerdings meist nur ein sehr geringes Risiko der Vererbung, sodass sich Verwandte von Alzheimer-Patienten nicht unnötig sorgen sollten. Eine detaillierte Beratung durch einen Facharzt bringt auch hier Klarheit.

Darüber hinaus gibt es eine erbliche Variante der Alzheimer-Krankheit, bei der es zu Mutationen auf verschiedenen Genen kommt, die die Entwicklung der Krankheit begünstigen. Der Gesamtanteil der erblichen Fälle unter allen Alzheimer-Erkrankten beträgt weniger als 5 Prozent, meist finden sie sich unter den früh erkrankten Alzheimer-Patienten. Von einer erblichen Variante kann man ausgehen, wenn der Krankheitsbeginn vor dem 65. Lebensjahr liegt und in zwei vorhergehenden Generationen ebenfalls eine Alzheimer-Erkrankung früh aufgetreten ist.

Am Verlust der Nervenzellen bei der Alzheimer-Krankheit sind chronisch-entzündliche Vorgänge beteiligt, wie zum Beispiel bei Rheumaerkrankungen. Es geht nicht um akute Entzündungen im Sinne einer ansteckenden Erkrankung. Wissenschaftler haben beobachtet, dass Rheumapatienten, die über einen langen Zeitraum mit entzündungshemmenden Medikamenten behandelt werden, einen gewissen Schutz vor der Alzheimer-Krankheit haben. Ein Allheilmittel sind diese Arzneimittel allerdings nicht. Darüber hinaus haben Forscher festgestellt, dass es einen Zusammenhang zwischen Alzheimer-Demenz und geringer Schulbildung sowie Schädelhirnverletzungen gibt, insbesondere in Verbindung mit Bewusstlosigkeit. Auch Umwelteinflüsse können Auswirkungen auf Entstehung und den Verlauf dieser Demenz haben.

Leitsymptome der Alzheimer-Erkrankung
- ausgeprägte (Neu-) Gedächtnisstörung
- Störung des visuell-räumlichen Denkens
- Sprachstörung (v.a. Wortfindungsstörung)
- Störung der Handlungsplanung: Schwierigkeiten bei komplexen Tätigkeiten (z.B. Kochen, Finanzen, Gerätebedienung)

**Vaskuläre Demenz**

Bei etwa jedem fünften Patienten, der an Demenz erkrankt, liegt die Ursache in Durchblutungsstörungen. Die sogenannte »vaskuläre Demenz« ist damit nach Alzheimer die häufigste Form der Demenz.

Vaskuläre Hirnschädigungen, die zu einer Demenz führen, entstehen durch (meist kleine)Hirninfarkte, z.B. aufgrund von Thrombosen, Embolien oder Blutungen im Gehirn. Die Demenz kann nach einer Reihe von Schlaganfällen plötzlich, als Folge der Anhäufung vieler kleiner Infarkte aber auch erst allmählich einsetzen (Multiinfarkt-Demenz). Der Beginn liegt meist im späteren Lebensalter. Heilbar ist auch die vaskuläre Demenz nicht. Betroffene sollten sich aber so früh wie möglich in ärztliche Behandlung begeben. Die vaskuläre Demenz verwechseln Laien häufig mit Alzheimer: Häufig wirken die Patienten verwirrt, weil es ihnen schwerfällt, zusammenhängend zu reden, aufmerksam zuzuhören und sich zu orientieren. Diese Symptome treten oft früher und heftiger auf als bei der tatsächlichen Alzheimer-Krankheit. Das Gedächtnis kann bei einer vaskulären Demenz deutlich länger erhalten bleiben als bei Alzheimer. Diese Form der Demenz verläuft oft unter dem klinischen

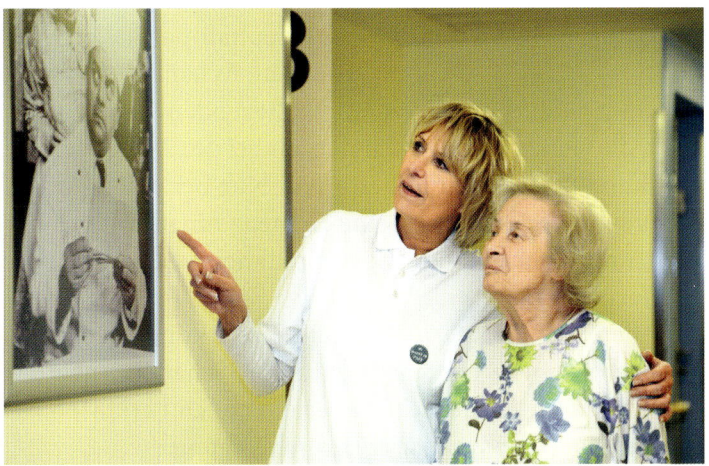

Das Pflegepersonal in der Geriatrie leistet auch Orientierungshilfe, damit sich die Patienten in der unbekannten Umgebung zurechtfinden.

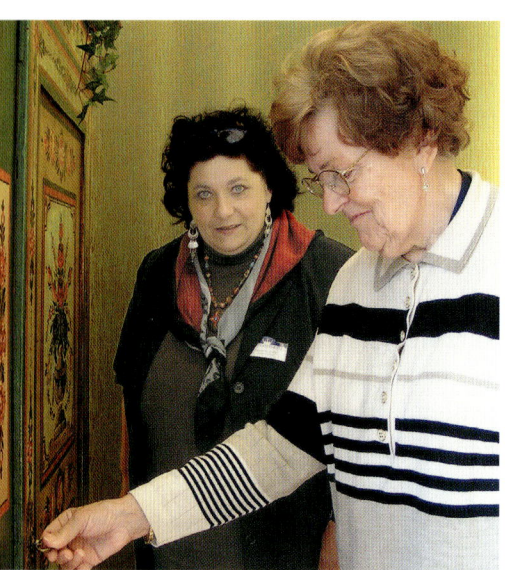

»Es ist ein Erfolg, wenn sich ein Demenzkranker zurechtfindet und weiß, wie eine Schranktür geöffnet wird«, erklärt Heimleiterin Susanne Lorenz.

Bild eines Schlaganfalls. Die vaskuläre Demenz ist ebenfalls chronisch, der Zustand des Patienten verschlechtert sich aber eher in Etappen, zwischen den Schüben kommt es zur Stabilisierung und auch zu leichten Verbesserungen. Neben der Multiinfarkt-Demenz und der Demenz nach Schlaganfall tritt eine gefäßbedingte Demenz häufig als Folge einer sogenannten subkortikalen arteriosklerotischen Enzephalopathie (SAE) auf. Es handelt sich hierbei um eine Erkrankung von tiefer liegenden Gehirnbereichen; die Gehirnrinde ist – anders als bei der Alzheimer-Erkrankung – meist kaum betroffen. Nur bei einer starken Ausprägung der SAE tritt eine Demenz hinzu, wie bei der Alzheimer-Erkrankung ist der Krankheitsverlauf prozesshaft fortschreitend.

Andere, seltenere Gehirnerkrankungen können ebenfalls zu einer Demenz führen: Hirntumor, Schädelhirnverletzung, Epilepsie, Multiple Sklerose oder auch Parkinson.

**Leitsymptome bei vaskulärer Hirnschädigung:**
- Verlangsamung
- Konzentrationsschwäche
- Antriebsminderung

**2. Sekundäre Demenzen**
Krankheiten außerhalb des Nervensystems (des Gehirns) bedingen ebenfalls einen demenziellen Prozess durch Störung der Sauerstoff- und Nährstoffversorgung der Nervenzellen. Dazu zählen:
- fortgeschrittene Herz-Kreislauf-Erkrankungen wie Herzschwäche, Herzinfarkt oder Bluthochdruck
- unbefriedigend eingestellte Blutzuckerkrankheit (Diabetes mellitus)
- mangelhafte Vitaminzufuhr
- starke Veränderungen der Blutsalzzusammensetzung
- chronischer Alkoholmissbrauch

## Stadieneinteilung

Auch die Demenz wird, wie andere chronische Erkrankungen, nach verschiedenen Schweregraden eingeteilt. Ärzte sprechen von einer leichten, einer mittelschweren und einer schweren Demenz.

Bei einer Demenz im Anfangsstadium spürt der Betroffene selbst geringfügige Veränderungen und Unsicherheiten: Vergesslichkeit, Probleme mit dem Kurzzeitgedächtnis, Orientierungsprobleme, Passivität und Antriebslosigkeit. Bei komplizierten Anforderungen des Alltags, zum Beispiel bei Behörden- und Bankangelegenheiten oder der Buchung einer Reise benötigt er Hilfe.

Bei einer fortgeschrittenen demenziellen Erkrankung mittelschwerer Ausprägung sind die Gedächtnisstörungen sehr viel schwerwiegender: Der Patient ist verwirrt, findet sich weder zeitlich oder räumlich noch in der aktuellen Situation zurecht. Verhalten und Reaktion sind unangemessen, die Fähigkeit, sich in das soziale Leben zu integrieren, lässt rapide nach.

Im Endstadium der schweren Demenz ist der Erkrankte vollständig verwirrt und von Hilfe und Pflege abhängig. Körperliche Symptome wie Inkontinenz, Sprech- und Schluckstörungen sind sehr häufig.
**Risikofaktoren:**
In epidemiologischen Studien wurden folgende Risikofaktoren für die Entwicklung einer Demenz gefunden:
- Weibliches Geschlecht: Frauen sind häufiger von Demenz betroffen als Männer, was nur teilweise mit der höheren Lebenserwartung und hormonellen Unterschieden erklärbar ist
- Demenz bei Verwandten ersten Grades
- Schädel-Hirn-Trauma
- Leichte kognitive Störung (»Mild Cognitive Impairment«= MCI)
- Vorliegen bestimmter neurologischer Erkrankungen:

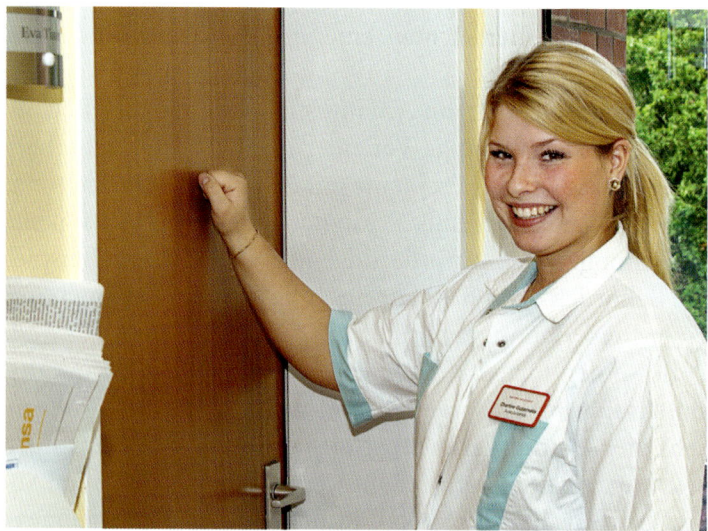

Charline Gubernatis (3. Lehrjahr) will Altenpflegerin werden. Wenn die 22-Jährige anklopft, freuen sich die von ihr betreuten Bewohner.

zum Beispiel Parkinson-Krankheit, Down-Syndrom, Chorea Huntington
- Schlaganfall (auch weiter zurückliegend), insbesondere in Kombination mit weiteren kardiovaskulären Risikofaktoren
- Geringe psychosoziale Betätigung und geringe geistige Aktivität: Menschen mit höherem Bildungsniveau und einem intellektuell anregenden sozialen Netz scheinen weniger zur Entwicklung einer Demenz zu neigen. Dabei ist es vermutlich eher so, dass die Demenz durch die größere »geistige Reserve« erst später zum Vorschein kommt.
- Riskanter Alkoholkonsum und Alkoholabhängigkeit
- Vaskuläres Risikoprofil: zum Beispiel Bluthochdruck, Diabetes mellitus, Fettleibigkeit oder Rauchen

**Vorbeugung**
Zur Vorbeugung einer Demenz empfiehlt sich die gezielte Beeinflussung der Risikofaktoren durch entsprechende Maßnahmen:
- Rege geistige Aktivität
- Regelmäßige körperliche Bewegung
- Ausgewogene Ernährung (z.B. mediterrane Diät)
- Ein aktives soziales Leben
- Senkung der vaskulären Risikofaktoren

## Symptome

Typische Beeinträchtigungen betreffen die geistige und körperliche Leistungsfähigkeit sowie das Verhalten im Alltag. Kein einzelnes Symptom ist für eine Demenz spezifisch, sondern nur die Gesamtheit der Ausfallerscheinungen:
**Nachlassen des Kurzzeitgedächtnisses:** Das Aufnehmen, Verarbeiten und der Abruf neuer Informationen wird zu-

nehmend schwierig. Betroffene sind »tüdelig«, verlegen Gegenstände, und es fällt ihnen schwer, sich zu konzentrieren.
**Wortfindungsstörungen:** Wörter für Alltagsgegenstände fallen dem Erkrankten nicht mehr ein. Die Sätze werden kürzer. Es wird zusehends schwieriger, präzise Formulierungen zu finden. Das Sprechen wird undeutlich, die Lesefähigkeit und das Rechenvermögen lassen nach.
**Orientierungsstörungen:** Der Demente kann sich in fremder Umgebung immer schlechter orientieren. Nach dem Einkauf im Supermarkt findet er nicht den vertrauten Weg nach Hause oder verläuft sich innerhalb der eigenen vier Wände, findet zum Beispiel nicht mehr zum WC. Eingeliefert in ein Krankenhaus, weiß der Patient nicht, wo er sich befindet (räumliche Orientierung). Die Grenzen zwischen Werktagen, Wochenenden und Feiertagen verschwimmen, wie auch die jahreszeitliche Einordnung. Das Zeitgefühl geht verloren (zeitliche Orientierung). An seine persönlichen Daten erinnert sich der Demenzkranke noch am besten: Alter, Geburtsdatum, verheiratet, Kinder? Je aktueller der zeitliche Bezug ist, desto eingeschränkter sind die Fähigkeiten des Patienten, sich zu orientieren (Orientierung zur Person). Besonders schmerzlich für liebevoll betreuende Angehörige ist, dass sie in diesem Stadium häufig vom Kranken nicht mehr erkannt werden. Dessen Möglichkeiten, sich in neuen Situationen zurechtzufinden oder angemessen zu reagieren, nehmen zusehends ab (situative Orientierung).
**Antriebsminderung und Interessenlosigkeit** machen sich bemerkbar. Eine allgemeine Tendenz, sich zurückzuziehen, ist zu beobachten.
**Kein Interesse an Hobbys, Enkelkindern oder Haustieren:** Diese Symptome sind gerade in den früheren Stadien der Erkrankung sehr häufig.

## Demenz aus medizinischer Sicht 67

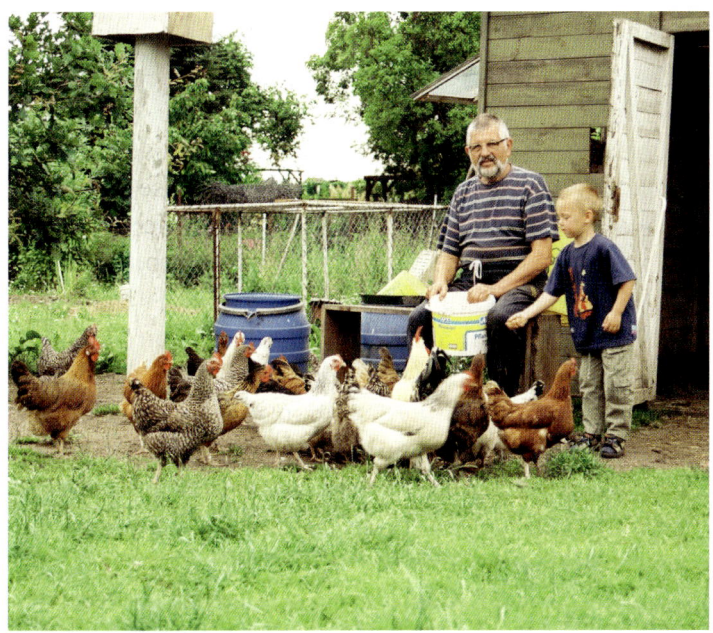

Wer sich Aufgaben sucht und Freude hat, tut viel für seine Gesundheit.

**Innere Unruhe:** In einer Übergangsphase von der mittleren zur späten Demenz schlägt die Stimmung mancher Patienten bisweilen jäh um: Stundenlang kann ein demenzkranker Mensch reglos am Fenster sitzen – um dann urplötzlich aufzustehen und ruhelos in der Wohnung auf und ab zu gehen. Angehörige sollten sicherstellen, dass die Haustür gut verschlossen ist. Verirren sich Demenzkranke auf die Straße, finden sie kaum zurück – und sind den Gefahren des Autoverkehrs ausgeliefert.

**Das Verhalten des Patienten ändert sich vollständig:** Für die Familie kann es sehr belastend sein, wenn sich das Verhalten des Demenzkranken verändert. Der früher so besonnene Vater reagiert plötzlich gereizt, ängstlich oder abweisend. Die Mutter fühlt sich verfolgt, rastlos und ungeliebt. Viele

Erkrankte versuchen verzweifelt, sich zu orientieren und sind unglücklich, weil diese Versuche scheitern. Dieser Frust macht sich nicht selten in Form von Aggressionen gegenüber seiner Umwelt bemerkbar. Ein Stadium, für das Angehörige viel Kraft und Geduld aufbringen müssen.

**Sich bedroht fühlen:** Der Erkrankte nimmt seine Umwelt oft als fremd wahr, er fühlt sich bedroht. Was er als beängstigend erlebt, wird mit Abwehr und Gegenwehr beantwortet, zum Beispiel mit dem drohend erhobenen Gehstock. Verzweiflung, Weinen und Hoffnungslosigkeit sind mindestens ebenso häufig. Sinnestäuschungen und Halluzinationen, das Sehen, Hören und Wahrnehmen von Personen, Tieren und Dingen, die nicht real sind, machen die Umwelt für den Erkrankten unkontrollierbar.

**Die Urteilsfähigkeit** ist zunehmend eingeschränkt.

**Unangemessene Offenheit** über Persönliches und Intimes, unangebrachtes Lachen und lächerliches Verhalten sind weitere Facetten. Auf solche Enthemmungen angemessen zu reagieren, ist für Pflegende oft sehr schwierig.

**Die körperlichen Symptome** treten im Verlauf der Krankheit zunehmend deutlicher auf. Der Gang wird unsicher, kleinschrittig, schlurfend, der Oberkörper ist nach vorn gebeugt. So kommt es häufig zu Stürzen. Es entwickelt sich eine zunehmende Geh- und Bewegungsunfähigkeit, gefolgt von Bettlägerigkeit mit Gefahr der Ausbildung von Druckgeschwüren. Die Kontrolle über Blase und Darm geht verloren. Die Nahrungsaufnahme kann problematisch werden. Reduziertes Durst- und Hungergefühl können Austrocknung und Unterernährung bewirken. Auch Schluckstörungen mit häufigem Verschlucken und dadurch bedingten Lungenentzündungen sind ernst zu nehmende Probleme.

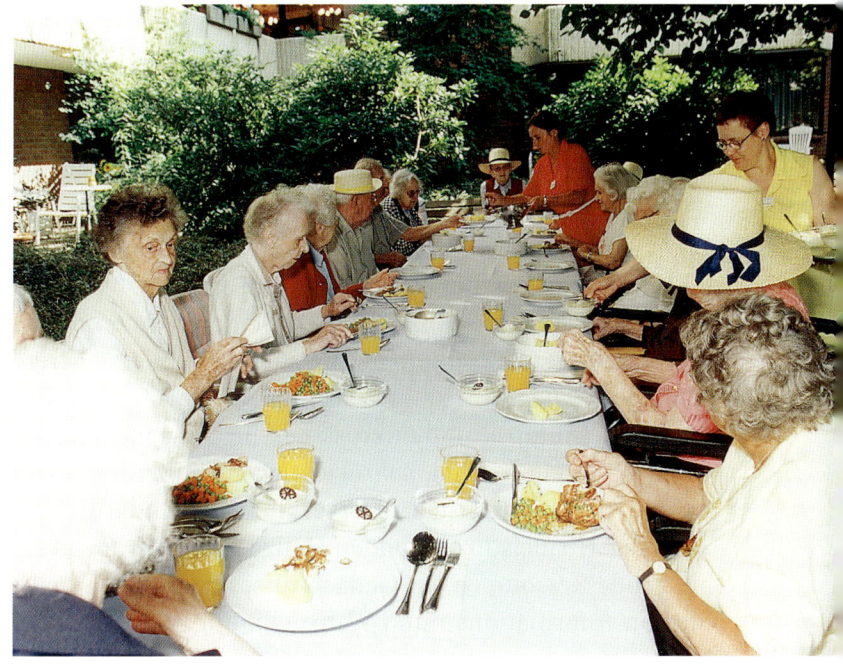

Den Sommer fühlen, zusammen sein, das Vogelgezwitscher wahrnehmen – für diese Atmosphäre ist jeder empfänglich.

## Diagnostik

Wer über Monate hinweg an Vergesslichkeit leidet, sollte sich untersuchen lassen. Die Ursache könnte eine Krankheit sein, die behandelt werden muss. Damit Ärzte die richtige Therapie empfehlen können, ist eine exakte Diagnose wichtig. Meist führt der erste Weg in die Hausarztpraxis. Weisen die Symptome auf Alzheimer oder eine andere Form der Demenz hin, können im Einzelfall Spezialisten weiterhelfen, zum Beispiel mit neuropsychologischen Tests. Eine gründliche Erhebung der individuellen Krankheitsvorgeschichte, gezieltes Fragen nach Gedächtnisstörungen und Alltagskompetenz, ergänzt durch die ärztliche Befragung von Angehörigen oder Freunden, sind die Grundlage der Diagnostik. Es folgt die körperliche Untersuchung mit besonderer Berücksichtigung des internistischen und neurologischen Status. Sie dient dem Erkennen anderer Krankheiten, die sekundär zu einer Demenz führen.

Die häufigste Untergruppe, die Demenz vom Alzheimer-Typ, zeigt bei diesen Untersuchungen keine typischen Merkmale. Der Ausschluss anderer Demenzformen macht eine Alzheimer-Erkrankung wahrscheinlich. Eine sicherere Alzheimer-Diagnose kann allerdings erst nach dem Tod durch eine Autopsie und mikroskopische Untersuchung des Gehirns gestellt werden. Sehr wichtig sind außerdem sogenannte psychometrische Testverfahren. Standardisierte Tests der Hirnleistungen bilden Defizite ab, aber auch verbleibende Ressourcen des Gedächtnisses oder der Aufnahme von Informationen und Wahrnehmung. Als Tests sind beispielhaft der Syndromkurztest (SKT), die Mini-Mental-State-Examination nach Folstein (MMST) oder der Test zur Früherkennung von Demenzen und Depressionsabgrenzung von Ihl (TFDD) zu nennen. Doch gerade in den frühen Stadien der Demenzen sind diese Testverfahren leider noch recht unpräzise, sodass ein von der Norm abweichendes Testergebnis keine Diagnose zulässt. Oft wird der Hausarzt mit Fachärzten aus den Bereichen Neurologie, Psychiatrie und Innere Medizin und auch in Zusammenarbeit mit (Neuro-)Psychologen bei der Diagnosestellung zusammenarbeiten.

## Begriffsverwirrung und Differenzialdiagnose

Wenn ein Mensch kürzlich Erlebtes schnell vergisst und sich selbst bei einfachen Tätigkeiten kaum konzentrieren kann, muss nicht immer eine Demenz schuld sein. Es gibt Krankheiten, die ähnliche Symptome auslösen, aber ganz andere Ursachen haben. Bei Verwechslung besteht die Gefahr einer nicht ausreichenden oder falschen Behandlung. Bei einem alten Menschen, der beispielsweise verwirrt wirkt, nachts aktiv ist und sich schlecht orientieren kann, vermutet man schnell Demenz. Dabei könnte dafür auch eine schwere Depression verantwortlich sein. Ärzte müssen diese Möglichkeiten bei der Diagnose in Betracht ziehen. Milde Hirnleistungsschwächen kommen in zunehmendem Alter häufig vor. Sie bedeuten jedoch keine Einschränkung der Alltagskompetenz. Ein Übergang in eine Demenz ist möglich, muss aber nicht stattfinden. Der Betroffene sollte den Hausarzt zurate ziehen. Oftmals werden auch Angehörige die Initiative übernehmen müssen.

Eine weitere Störung, die manchmal mit Demenz verwechselt wird, ist das Delir oder Delirium. Damit bezeichnen Mediziner akut auftretende Zustände der Verwirrung, die oft mit weiteren demenzartigen Symptomen einhergehen. Dazu gehört unter anderem, dass sich die Betroffenen kaum situativ orientieren können und nachts »herumgeistern«. Das Delir hat aber ganz andere Ursachen als eine Demenz und muss deshalb auch anders behandelt werden. Die Symptome können beispielsweise Folge von Fieber, Stoffwechselstörungen, Leber- oder Nierenschäden sein. Aber auch Mangelerscheinungen, beispielsweise Flüssigkeitsmangel, und bestimmte Medikamente können Delirien auslösen. Wird die Ursache des Delirs gefunden und behoben, klingen die Beschwerden meist rasch ab.

## Was kann man tun?

Die Befürchtung wird zur Realität – die Ärzte diagnostizieren Demenz. Für die meisten ist diese Nachricht ein großer Schock, der erst einmal verdaut werden muss. Ein offenes Gespräch mit Freunden und der Familie kann helfen, die verständlichen Ängste und Sorgen zu verarbeiten. Das Leben geht auch mit Alzheimer oder einer anderen Form der Demenz weiter. Aber die Schädigungen des Gehirns können nicht rückgängig gemacht werden. Im Gegenteil: Sie werden im Laufe der Zeit zunehmen. Umso wichtiger ist es, schon jetzt vorzusorgen und rechtliche, gesundheitliche und finanzielle Angelegenheiten für die Zukunft in gute Hände zu geben.

Doch auch ein Demenzkranker, dessen Wesen und Verhalten nicht mehr wiederzuerkennen sind, der die Fähigkeit, ein selbstbestimmtes Leben zu führen, verloren hat und pflegebedürftig geworden ist, verliert nicht seine Menschenwürde. Freundlichkeit, sanfte Berührungen, mensch-

Tätigkeiten, die an alte Gewohnheiten erinnern, helfen in der therapeutischen Arbeit.

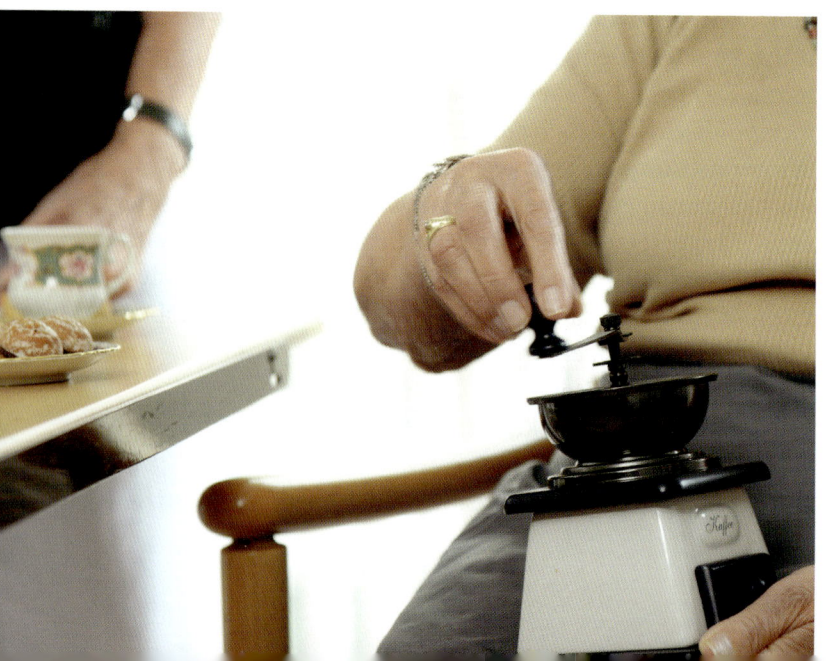

liche Wärme, Nähe und Geborgenheit wird der Kranke weiter spüren. Damit Angehörige immer wieder die Kraft finden, die Würde des Kranken zu erhalten, sind folgende Hinweise hilfreich:

**Wissen über die Krankheit erwerben:** Sich über die Krankheit zu informieren macht sie kalkulierbar. Angehörige können sich auf das Kommende einstellen und Lösungen aktiv planen und gestalten.

**Die Krankheit als Tatsache annehmen:** Es gibt noch keine Heilung für Demenzkranke, die Krankheit verläuft chronisch. Nur die Linderung vieler Symptome durch gezielte Medikamentengabe ist möglich: bei Unruhe beruhigende, bei trauriger Stimmung aufhellende, bei Aggressivität ausgleichende und bei Antriebslosigkeit aktivierende Medikamente. Arzneimittel, die an den Nervenzellen im Gehirn und an den Botenstoffen die Übertragung von Informationen fördern, können die Denkleistung eine Zeit lang stabilisieren und vielleicht verbessern. Der Krankheitsverlauf kann also verlangsamt werden. Dafür sollte die Behandlung möglichst im frühen Stadium der Demenz beginnen, dann sind die Erfolge am wahrscheinlichsten und am größten.

**Den Kranken verstehen:** Dem Pflegenden erscheinen viele Verhaltensweisen als unangemessen, zum Beispiel Gereiztheit oder Passivität. Durch Gespräche sind Lösungen kaum noch möglich. Pflegende Angehörige sollten herausfinden, wovor der Kranke Angst hat, was ihn wütend oder ungeduldig macht. Häufig können körperliche Nähe, vertraute Musik oder Streicheln den Patienten beruhigen und seine Anspannungen lösen.

**Das eigene Verhalten an den Kranken anpassen:** Ruhe, Freundlichkeit, Bestimmtheit und Geduld, eine klare Sprache, kurze Sätze sowie einfache Formulierungen verbessern die Verständigung.

**Die äußeren Lebensbedingungen anpassen:** Die fremde Umgebung eines Pflegeheims oder Krankenhauses verunsichert den Patienten. Vertraute Möbel, Bilder aber auch Musik helfen ihm, zur Ruhe zu kommen. Bezugspersonen sollten nicht wechseln. Ein vertrautes Gesicht sollte die täglichen Abläufe möglichst in gleicher Art und Weise verrichten. Das schafft einen sicheren und strukturierten Tagesablauf. Ein Demenzkranker, der beruflich immer sehr früh aufstehen musste, wird dies mit großer Wahrscheinlichkeit auch weiterhin tun wollen. Änderungen der Lebensgewohnheiten sind kaum noch möglich. Pflegende müssen für Sicherheit in der Umgebung des Kranken sorgen, zum Beispiel Stolperfallen wie Kabel, Stühle und Teppiche aus dem Weg räumen und für ausreichende Beleuchtung sorgen.

**Fähigkeiten erhalten:** Ein Demenzpatient möchte nicht wie ein Kleinkind behandelt werden, sondern freut sich über sinnvolle Beschäftigung. Indem man die Kranken in den Alltag einbindet, können Fertigkeiten integriert und erhalten werden. Ob es möglich ist, dass sie den Tisch decken, den Gartenweg fegen oder Wäsche aufhängen, muss im Einzelfall probiert werden. Eine ständige Überforderung ist allerdings nicht empfehlenswert, genauso wenig wie eine ständige Unterforderung. Das Aufsagen von Zahlenreihen ist zum Beispiel nicht geeignet, die Hirnleistung anzuregen. Wer tut dies schon im normalen Alltagsleben! Folglich würde sich der Kranke eher als Schulkind behandelt fühlen und nicht als erwachsener Mensch mit vielen Jahrzehnten Lebenserfahrung.

**Körperliche Bewegung** tut jedem Menschen gut. Experten wissen, dass sich im fortgeschrittenen Krankheitsstadium einer Demenz Stürze häufen. Daher ist es gut, frühzeitig mit dem Training der Koordination von Bewegungsabläufen zu beginnen. Durch Gymnastikübungen und Spaziergänge

## Demenz aus medizinischer Sicht 75

wird die Muskulatur gekräftigt und die körperliche Beweglichkeit erhalten. Nach ärztlicher Verordnung kann der Patient gemeinsam mit einem Physiotherapeuten gezielt an seiner Kraft und Ausdauer arbeiten. In der Ergotherapie werden alltagsrelevante Handlungsabläufe trainiert, beispielhaft zu nennen ist das Küchentraining.

**Für sich selbst etwas tun:** Nur wer belastbar und ausgeglichen ist und sein eigenes Befinden nicht aus den Augen verliert, kann dem Demenzkranken wirklich dauerhaft helfen. Körperlich und seelisch überlastete Angehörige schaden sich selbst. Der Verzicht von Beruf, Freizeit und Urlaub führt oft zu eigenen gesundheitlichen Problemen wie Schlafstörungen, Depressionen, Rückenschmerzen. Schuld- und Versagensgefühle stellen sich fast zwangsläufig ein. Um

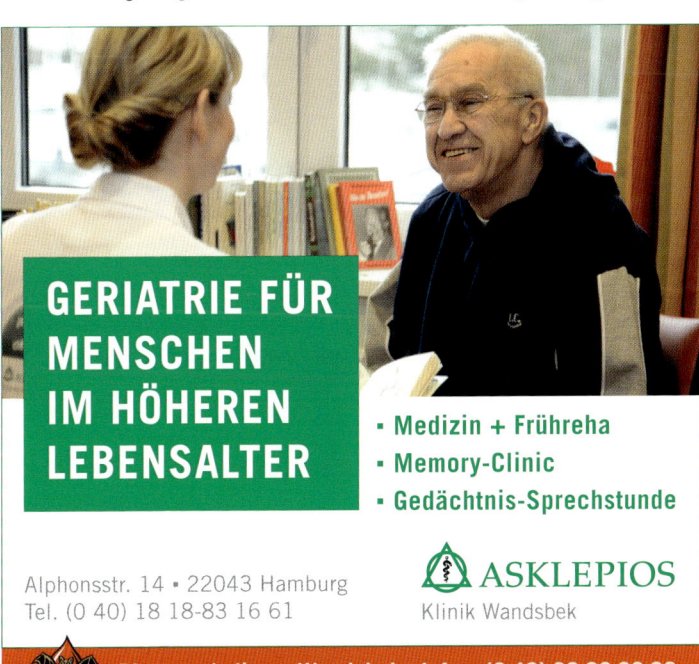

sich vor Überforderung zu schützen, sollte man sich nicht scheuen, professionelle Pflege in Anspruch zu nehmen. Ambulante Pflegedienste, Pflegeheime, Kurzzeitpflege, Tages- oder Nachtpflegeeinrichtungen bieten die in vielen Fällen dringend notwendige Entlastung und Unterstützung. Die Kurzzeitpflege ermöglicht es Angehörigen zum Beispiel, einen Urlaub oder eine Kur zu machen, auszuspannen und seine eigenen Batterien wieder aufzutanken. Neben der körperlichen sollte auch die psychische Überanstrengung nicht auf die leichte Schulter genommen werden. Angehörigen fällt es oft schwer, sich ihre Erschöpfung aufgrund der 24-stündigen Dauerbelastung einzugestehen und über ihre Sorgen und Nöte offen zu sprechen. Der Austausch mit anderen Betroffenen, zum Beispiel in Gesprächskreisen oder einer Selbsthilfegruppe, kann helfen die eigene Seele zu entlasten.

## Tipps von Pflegeprofis
### Die Lust auf den Tag wecken

Innere Unruhe, Ängste, Aggressivität und eine Wesensveränderung sind typische Begleiterscheinungen der Demenz. Dadurch entstehen oft Streitigkeiten in der Familie. Ein Blick über die Schulter der Profis hilft Ehepartnern und Kindern.

»Wir lassen unsere Bewohner morgens ausschlafen«, erklärt der Pflegedienstleiter im Stadtdomizil, Holger Carstensen. »Beim Wachwerden ist erst einmal wichtig, dass wir wahrgenommen werden«, ergänzt Johannes van Dijk, Fachkraft für Gerontopsychiatrie. Diese drei Minuten, in denen der Pfleger auf der Bettkante sitzt und langsam Kontakt aufnimmt, wirken Wunder. Zum Ritual gehört auch der Hin-

## Tipps von Pflegeprofis 77

weis auf frische Brötchen und Kaffee. Das ermöglicht einen entspannten Start in den Tag. Die Bewohner haben dann mehr Lust und Kraft aufzustehen, sich zu waschen und anzuziehen. So wird die Selbstständigkeit gefördert. Wenn es zum Frühstück geht, finden einige Bewohner den Weg sofort. Andere verlaufen sich, finden ihr Ziel aber trotzdem. Geholfen wird nur, wenn sich ein Bewohner gar nicht mehr zurechtfindet.

Bei fortgeschrittener Demenz sind einige Menschen mit einem fertig gedeckten Frühstückstisch überfordert. »Das Brötchen landet in der Tasse, die Milch auf dem Brot«, erklärt van Dijk, »wir übernehmen dann die Koordination und sind die Schutzengel.« So wird zunächst nur der Brötchenkorb gereicht, danach die Butter, der Käse, die Wurst oder die Marmelade. Diese Übersichtlichkeit ermöglicht, sich das Frühstück selbst zuzubereiten. »In der Gruppe hilft

Was mögen die Menschen? Johannes van Dijk hat herausgefunden, dass dieser Bewohner gern badet. Damit ist die Körperpflege einfacher.

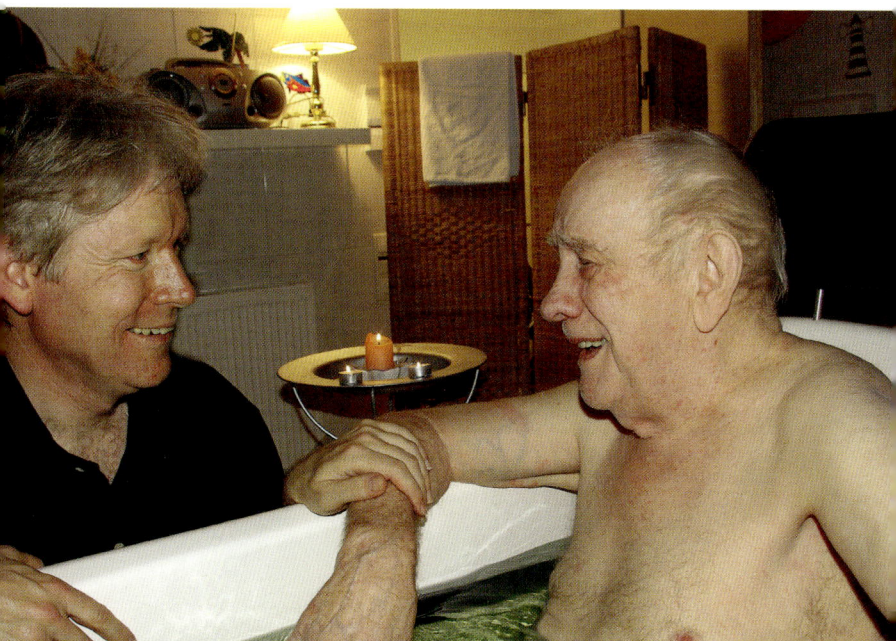

man sich gegenseitig«, ergänzt Carstensen. Außerdem gehören das Tischdecken und der Abwasch zum Tagesablauf. Beide Tätigkeiten ermöglichen Erfolgserlebnisse: »Das kann ich noch, ich habe etwas für die Gemeinschaft getan.«

## Langsam an neue Bewohner herantasten

Angehörige sind schnell überfordert, wenn ein Familienmitglied tüdelig geworden ist. Doch wer das Prinzip der Krankheit verstanden hat, kann den richtigen Umgang mit Demenz lernen. Regine le Francois arbeitet als Altenpflegerin in der Seniorenwohnanlage Langenhorn der Vereinigten Hamburger Wohnungsbaugenossenschaft (vhw). Sie ist Fachkraft für Gerontopsychiatrie (psychische Erkrankun-

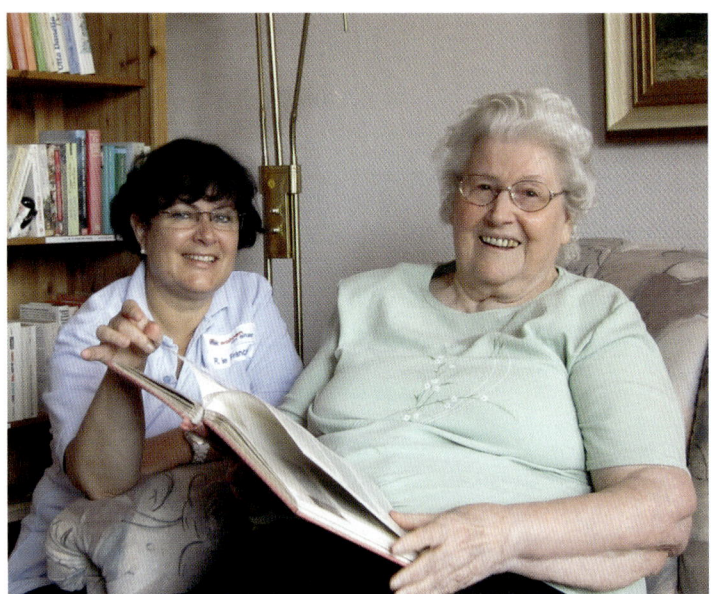

Regine le Francois freut sich, wenn Bewohnerin Antonia Ganz ihr Fotoalbum durchblättert.

gen von älteren Menschen) und gibt praktische Tipps.

Zu Beginn einer Demenzerkrankung haben die Menschen häufig Probleme mit dem Denken, dem Kurzzeitgedächtnis, oder sie können nicht mehr rechnen. Aber der Antrieb, etwas tun zu wollen, und die Gefühle sind noch da. Und so erleben die entsetzten Angehörigen oft, dass der Demenzkranke unruhig ist, ständig seine Sachen packt und weglaufen will. An diesem Punkt kommt es nun darauf an, einen Zugang zu diesem Menschen zu finden. »Wenn ein demenzkranker Bewohner bei uns eingezogen ist und wegläuft, um in seine alte Wohnung zu kommen, unternehme ich mit ihm gemeinsam einen Rundgang im Stadtteil. Wenn wir zurückkommen, ist derjenige froh, sich hinsetzen und erholen zu können.« Tipp von Regine le Francois: »Spaziergänge sind ideal, um Bewegungsmangel und innere Unruhe zu bekämpfen.«

Wenn der Therapiehund ins Altenheim kommt, stehen die Bewohner auf und wollen ihn streicheln. Es ist kaum zu erklären, warum die Menschen nach einer Stunde mit dem Hund vollkommen ruhig und ausgeglichen sind. Tipp: Gehen Sie mit einem Demenzkranken dorthin, wo Tiere sind. Zu Freunden, die eine Katze haben, oder in einen Streichelzoo.

Es geht nicht um die Heilung dieser schweren Erkrankung des Gehirns, sondern darum, den Moment zu genießen. Tipp: Schöne Erinnerungen können mit einfachen Mitteln geweckt werden, zum Beispiel mit Musik oder einem Fotoalbum. Sie werden sehen, worauf Ihr Angehöriger positiv reagiert.

Regine le Francois versucht, die Gefühle ihrer Bewohner zu teilen, Misstrauen abzubauen und sich Vertrauen zu erarbeiten. Ihr Tipp: Auch Menschen, die ihr Leben lang immer etwas distanziert waren, mögen im Alter körperliche Nähe. Eine Umarmung wirkt oft Wunder.

## Das Betreuungsrecht
### Vorsorgevollmacht, Betreuungsverfügung und Patiententestament

Das Betreuungsrecht bietet die Möglichkeit der persönlichen Vorsorge. Jeder Bundesbürger kann bestimmen, von wem und wie er im Notfall versorgt werden möchte. Dazu ist es möglich, eine Vorsorgevollmacht, eine Betreuungsverfügung oder ein Patiententestament zu verfassen und gegebenenfalls Bankvollmachten zu erteilen.

### Vorsorgevollmacht

In der Vorsorgevollmacht kann eine Person genannt werden, die mein absolutes Vertrauen genießt. Dieser Freund oder Familienangehörige kann dann in meinem Sinne handeln. Das Betreuungsgericht bleibt außen vor. Allerdings werden von zahlreichen Banken die Vorsorgevollmachten nicht akzeptiert, parallel sollten daher Kontovollmachten erteilt werden. Falls im Ernstfall Grundstücke oder Immobilien verkauft werden müssen, sollte die Vorsorgevollmacht notariell beurkundet sein.

Dieses Vorsorgedokument ist schnell ausgefüllt. Damit ist der Sohn oder die Tochter bevollmächtigt, zum Beispiel Rechnungen für einen Pflegedienst oder ein Altenheim zu bezahlen. Doch immer wieder werden Vollmachtnehmer bei den Banken abgewiesen, so auch Tochter Petra W. Mit dem Hinweis auf die allgemeinen Geschäftsbedingungen haben sich die Mitarbeiter geweigert, Geld vom Girokonto oder Sparbuch der an Demenz erkrankten Mutter auszuzahlen. Die 52-jährige Tochter musste auf ihr eigenes Sparvermögen zurückgreifen, um die Rechnungen für das Altenheim und die Wohnungsauflösung zu bezahlen, insgesamt

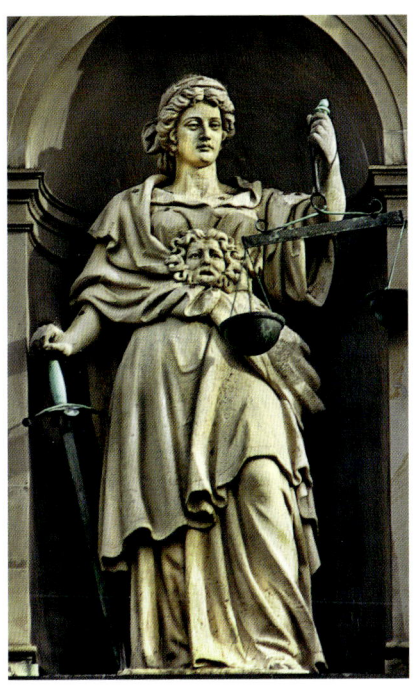

Was über die Vorsorgevollmacht geregelt werden kann, muss nicht vom Betreuungsgericht entschieden werden.

15.000 Euro innerhalb von vier Monaten. Der Weg über die Vorsorgevollmacht führte in eine Sackgasse. Petra W. blieb nichts anderes übrig, als eine Betreuung beim Betreuungsgericht zu beantragen und das dauerte. Inzwischen ist Petra W. vom Amtsgericht als ehrenamtliche Betreuerin für ihre Mutter eingesetzt worden und kann jetzt bei der Bank im Sinne der Mutter handeln.

Vorsorgevollmacht plus Bankvollmachten sind sinnvolle Maßnahmen. Voraussetzung ist jedoch, dass absolutes Vertrauen dem Vollmachtnehmer gegenüber besteht.

## Betreuungsverfügung

In der Betreuungsverfügung kann ebenfalls der Name einer vertrauenswürdigen Person stehen. Im Betreuungsfall entscheidet dann ein Betreuungsrichter beim Amtsgericht und setzt diesen Angehörigen als Betreuer ein. Nur in begründeten Ausnahmefällen kann dieser Wunsch abgelehnt werden. Im Gegensatz zur Vorsorgevollmacht muss der Angehörige dem Gericht gegenüber Rechenschaft über seine Tätigkeit ablegen.

Für das Betreuungsgericht beginnt die Arbeit, wenn ein Schreiben eines besorgten Nachbarn, Angehörigen oder Pflegedienstes eingeht, in dem die Betreuung einer Person angeregt wird. Zunächst klärt ein Mitarbeiter der Betreuungsbehörde die Lage. Dann wird ein ärztliches Gutachten angefordert. Außerdem lernt der Richter zunächst den Betroffenen und den von ihm benannten künftigen Betreuer persönlich kennen, ehe er eine Betreuung einrichtet.

Im Rahmen von Betreuungsverfügung, Vorsorgevollmacht und Patientenverfügung kann jeder Bundesbürger auch über die verschiedenen Teilbereiche der Betreuung entscheiden. Diese sind: Finanzen, Gesundheitssorge und Aufenthaltsbestimmungsrecht.

## Patientenverfügung

Für viele Bundesbürger ist es schwierig, eine Patientenverfügung zu erstellen, weil sie noch keine Details festlegen können. Oft wissen sie nicht, an welcher Krankheit sie irgendwann einmal leiden werden, welche Einstellung sie dazu im Laufe der Zeit entwickeln und welche Fortschritte die Medizin machen wird. Hilfreich ist in diesen Fällen eine rechtliche Beratung bei der Formulierung, damit der Patientenwille unmissverständlich zu Papier gebracht wird, und dieser im Notfall von den Ärzten umgesetzt und von den Gerichten anerkannt wird.

Wer sich noch nicht auf Details festlegen will, sollte dieses wichtige Vorsorgedokument dennoch ausfüllen und darin wenigstens eine vertraute Person benennen, die im Notfall Entscheidungen treffen kann. »Bei einem plötzlichen Krankenhausaufenthalt brauchen wir dringend eine Vollmacht des Patienten, in dem er einen Angehörigen oder eine vertraute Person benennt, der oder die ihn in allen Fragen der Gesundheitssorge vertreten soll, Operationen zustimmen kann und dem wir Auskünfte geben dürfen«, erklärt Privatdozent Dr. Dr. Lars Marquardt, Chefarzt in der Asklepios Klinik Wandsbek. Dieses formlose Schreiben mit ein bis zwei Sätzen ist schnell verfasst und unterschrieben. »Bei lebenserhaltenden Maßnahmen können wir zwar ohne Vollmacht handeln, aber bei allen anderen Behandlungen müssen wir, wenn keine Vollmacht vorliegt, das Vormundschaftsgericht einschalten. Das kann notwendige Operationen und weitere medizinische Behandlungen verzögern«, erklärt der Facharzt für Neurologie und Geriatrie.

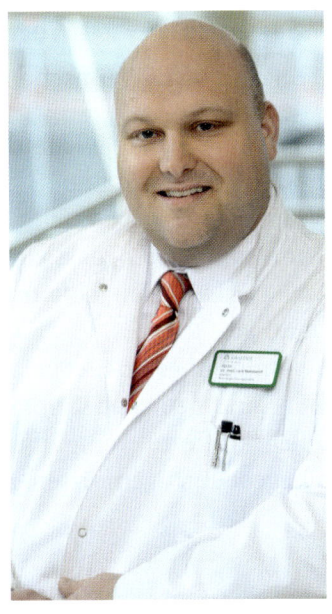

Dr. Dr. Lars Marquardt rät dringend zur Vorsorge.

## Informationen und Beratung

Die 50-seitige Broschüre »Ich sorge vor!« der Behörde für Gesundheit und Verbraucherschutz Hamburg ist hilfreich, um sich mit der Thematik der Vorsorgedokumente vertraut zu machen: ☏ 040/428 37-23 68. Individuelle Beratung, Betreuungsstammtische sowie Angehörigentreffen werden von den Betreuungsvereinen angeboten: ☏ 040/20 11 11.

## Ergänzung zu den Vorsorgedokumenten
Persönliche Wünsche für den Notfall aufschreiben

Über eine Vorsorgevollmacht, Betreuungsverfügung oder ein Patiententestament kann jeder Bundesbürger seine Wünsche für den Notfall verbindlich festhalten. Doch dabei kann es passieren, dass vieles nicht zu Papier gebracht wird, weil ein Leitfaden fehlt und man deshalb zahlreiche Details vergisst.

Thilo Sobel arbeitet bei einem Betreuungsverein in Hamburg und beobachtet immer wieder, dass Angehörige und Pflegekräfte zu wenig über die Lebensgewohnheiten eines Pflegebedürftigen wissen. Aus dieser praktischen Erfahrung ist Thilo Sobel gemeinsam mit Co-Autorin Ivonne zum Felde auf die Idee zu einem tollen Buch gekommen. Herausgekommen ist ein 144-seitiger Ratgeber mit dem Titel „DENK DRAN!«. In Form eines Notizbuchs wird darin Punkt für Punkt abgefragt, wie die Lebensgewohnheiten im Pflegefall von Familie oder Pflegekräften fortgesetzt werden sollen.

Beim Thema Ernährung können Be-

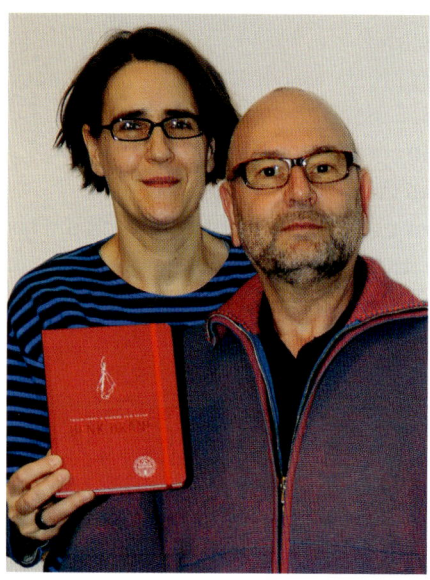

Thilo Sobel und Ivonne zum Felde bieten mit dem Ratgeber »DENK DRAN« praktische Handlungsanweisungen für Freunde, Angehörige und Pflegekräfte.

troffene aufschreiben, was sie zum Frühstück essen möchten, ob sie bei der Hauptmahlzeit Fleisch oder Fisch mögen, Vegetarier sind, bestimmte Lebensmittel gar nicht essen wollen oder sogar Allergien dagegen haben. Details zur Körperpflege werden genauso abgefragt wie zur Kleidung, zu Schlaf-, Fernseh- und Lesegewohnheiten. Wenn der Kontakt zur Familie nicht so eng ist, oder Senioren alleinstehend sind, ist die Kommunikation über so ein ausgefülltes Buch hilfreich. Man stelle sich vor, was bei Unverträglichkeiten von Medikamenten passiert, wenn die Pflegekräfte oder der neue Arzt im Altenheim darüber nicht Bescheid wissen.

Es werden Fragen zu rund 40 Aspekten des täglichen Lebens gestellt, zu persönlichen Wünschen, Vorlieben und Ritualen. Die Antworten können handschriftlich in das Buch eingetragen oder angekreuzt werden. Die Autoren geben allen Senioren den Rat, Angehörige darüber zu informieren, wo das ausgefüllte »DENK DRAN!«-Buch zu finden ist. Damit wird ein wichtiger Baustein zur besseren Kommunikation im Notfall geleistet.

## Das Logbuch für die Pflege

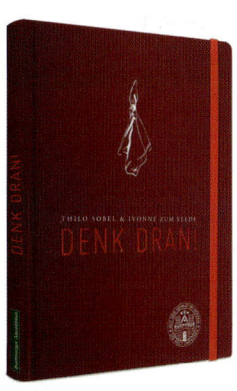

DENK DRAN!
ist für € 19,95 in der Geschäftsstelle vom Hamburger Abendblatt, Großer Burstah 18 – 32, per Telefon unter 040 / 333 66 999, im Internet unter www.abendblatt.de/shop (zzgl. Versandkosten) und im Buchhandel erhältlich.

# Pflegeversicherung 2017
## Wie erhalte ich einen Pflegegrad?

Neulich hat uns eine Leserin angerufen: »Ich bin 80 Jahre alt und mir wird immer schwindelig. Zahlt dafür schon die Pflegeversicherung?« Wir haben dann nachgefragt, wobei der Dame schwindelig wird. Die Antwort: »Immer wenn ich meine Gardinen aufhänge und auf der Leiter stehe. Da muss jetzt ein Pflegedienst kommen, der von der Pflegekasse bezahlt wird.« Ob dieser Antrag Aussicht auf Erfolg hat? Welche Voraussetzungen müssen erfüllt sein, um einen Pflegegrad zu erhalten?

### Für Einsteiger: das MDK-Gutachten

Um Leistungen zu erhalten, muss der Versicherte einen Antrag bei der Pflegekasse seiner Krankenkasse stellen. Entscheidend ist dabei der Tag der Antragstellung. Stelle ich den Antrag zu früh, wird dieser abgelehnt. Wird der Antrag zu spät gestellt, verzichtet der Versicherte auf Geld.

Hat der Versicherte einen Antrag auf Leistungen aus der Pflegekasse gestellt, meldet sich der Medizinische Dienst der Krankenkassen (MDK) zu einem Hausbesuch an. In diesem etwa einstündigen Gespräch werden viele Fragen gestellt, anschließend wird ein Gutachten angefertigt. Innerhalb von fünf Wochen entscheidet die Krankenkasse aufgrund dieses Gutachtens, welcher Pflegegrad und welche Leistungen bewilligt werden – rückwirkend ab dem Tag der Antragstellung.

Im MDK-Gutachten geht es insgesamt um sechs pflegerelevante Module. Zu jedem Modul werden Punkte verteilt, anhand der Gesamtpunktzahl wird ein Pflegegrad bewilligt. Je mehr Punkte, desto höher der Pflegegrad.

**Modul 1: Mobilität**
Ist der Versicherte in der Lage, sich im Bett umzudrehen und aufzurichten, aufzustehen, sich im Wohnbereich fortzubewegen oder die Treppen zu steigen? Hier geht es um Körperkraft, Balance und Bewegungskoordination. Bei dieser Abfrage gibt es zwischen 0 und 10 Punkte.

**Modul 2: Kognitive und kommunikative Fähigkeiten**
Liegt eine Demenz vor, wie weit ist sie fortgeschritten und welche Fähigkeiten sind noch vorhanden? Von der zeitlichen und örtlichen Orientierung über das Erkennen von Risiken und Gefahren (Strom, Feuer, Verkehr, Treppen) bis zum Mitteilen von Bedürfnissen (Hunger, Durst, Frieren, Schmerzen) erfasst der MDK-Gutachter zahlreiche Details.

**Modul 3: Verhaltensweisen und psychische Problemlagen**
In diesem Modul werden psychische Erkrankungen erfasst, um eine mögliche Pflegebedürftigkeit zu bestätigen. Erfasst werden zum Beispiel selbstschädigendes Verhalten, nächtliche Unruhe, das Beschädigen von Gegenständen oder die Verweigerung von Nahrung und Medikamenten.
Die Module 2 und 3 ergeben bis zu 15 Punkte.

**Modul 4: Selbstversorgung**
Zur Selbstversorgung gehören das Essen und Trinken, die Körperpflege, die Toilettengänge sowie das An- und Auskleiden. Bei der Abfrage werden die Punkte nach dem Grad der Selbstständigkeit vergeben. Maximalwert: 40 Punkte.

**Modul 5: Krankheits- oder therapiebedingte Arbeiten**
Wer krank ist, hat damit eine ganze Reihe von »krankheitsbezogenen« Arbeiten zu erledigen. Schafft es der Patient, ärztliche Anweisungen durchzuführen? Ist er in der Lage, seine Tabletten selbstständig zu nehmen? Macht er regelmäßig seine Atemübungen? Schafft er den Weg zum Arzt oder zum Therapeuten? Es geht um die Selbstständigkeit des Versicherten – mit maximal 20 Punkten.

**Modul 6: Gestaltung des Alltags und sozialer Kontakte**
Im Modul 6 wird bewertet, ob der Antragsteller seinen Tagesablauf gestaltet, sich beschäftigen oder etwas planen kann und Kontakte mit anderen Menschen pflegt. Macht bis zu 15 Punkte.

**Wie viele Punkte werden für einen Pflegegrad benötigt?**

| Grad 1 | Grad 2 | Grad 3 | Grad 4 | Grad 5 |
|---|---|---|---|---|
| 12,5–<27 | 27–<47,5 | 47,5–<70 | 70–<90 | 90–100 |

## Zur Selbsteinschätzung: das MDK-Gutachten

Ein Blick in das MDK-Gutachten hilft bei der Selbsteinschätzung. Zahlreiche Details werden abgefragt. Hilfreich ist es, die Fragen einmal für sich ganz persönlich zu beantworten. Damit bekommt man ein Gespür dafür, ob der Antrag bei der Pflegekasse Aussicht auf Erfolg hat.

Im MDK-Gutachten geht es insgesamt um sechs Themenbereiche (Module). Zu jedem Modul werden zunächst die Punkte gezählt, die dann umgerechnet und gewichtet werden. Erst anhand der gewichteten Punkte wird ein Pflegegrad bewilligt. Zum besseren Verständnis rechnen wir ein anschauliches Beispiel vor.

**Wie viele Punkte gibt es pro Modul**
**Modul 1:** Mobilität [0 bis 10 gewichtete Punkte]
**Modul 2:** Kognitive und kommunikative Fähigkeiten
**Modul 3:** Verhaltensweisen und psychische Problemlagen
Aus den Modulen 2 und 3 zählt nur der Maximalwert, der dann gewichtet wird [0 bis 15 gewichtete Punkte]
**Modul 4:** Selbstversorgung [0 bis 40 gewichtete Punkte]
**Modul 5:** Krankheits- oder therapiebedingte Arbeiten
[0 bis 20 gewichtete Punkte]
**Modul 6:** Gestaltung des Alltags und sozialer Kontakte
[0 bis 15 gewichtete Punkte]

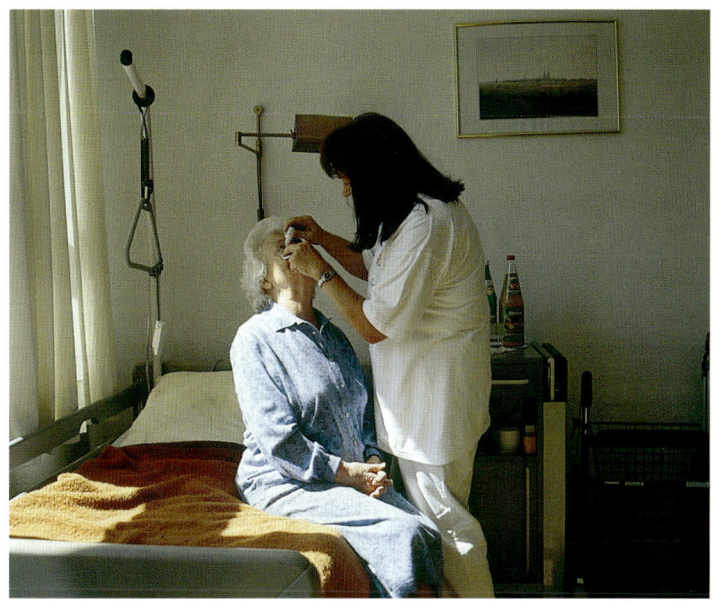

Das Verabreichen von Augentropfen wird im Modul 5 erfasst.

**Modul 1 Mobilität**

Die Punkte werden nach dem Grad der Selbstständigkeit vergeben.
- selbstständig: 0 gezählte Punkte
- überwiegend selbstständig: 1 gezählter Punkt
- überwiegend unselbstständig: 2 gezählte Punkte
- unselbstständig: 3 gezählte Punkte

Bei dieser Abfrage zur Mobilität geht es um fünf Kriterien.
1. Positionswechsel im Bett [0, 1, 2, 3 gezählte Punkte]
2. Stabile Sitzposition [0, 1, 2, 3 gezählte Punkte]
3. Umsetzen [0, 1, 2, 3 gezählte Punkte]
4. Fortbewegen innerhalb des Wohnbereichs [0, 1, 2, 3 gezählte Punkte]
5. Treppensteigen [0, 1, 2, 3 gezählte Punkte]

> **Beispiel:** Ein Patient kann sich im Pflegebett umdrehen und sich mit Hilfe des Bettgalgens aufrichten. Dafür gibt es 0 Punkte. Er kann auf der Bettkante sitzen, ergibt 0 Punkte. Hilfe von einer Pflegekraft benötigt er beim Umsetzen vom Bett in den Sessel (1 Punkt). Er kann nur wenige Schritte gehen und muss sich dabei bei der Pflegekraft einhaken (1 Punkte). Fürs Treppensteigen fehlt ihm die Muskelkraft, deshalb muss er gestützt werden (2 Punkte). Macht zusammen <u>4 Punkte</u>.

## Gezählte in gewichtete Punkte umrechnen

Der neue Ansatz der Pflegeversicherung lautet: Wie steht es um die Selbstständigkeit des Versicherten? Körperliche Handicaps werden genauso berücksichtigt wie geistige Einschränkungen. Doch die Module fließen unterschiedlich in das Gesamtergebnis ein: Die Punkte werden gewichtet. Die Mobilität (Modul 1) zählt im Gesamtergebnis weniger als die Selbstversorgung (Modul 4). Deshalb werden die gezählten Punkte in gewichtete Punkte umgerechnet.

### Modul 1: Umrechnung gezählte in gewichtete Punkte

| gezählt:    | 0–1 | 2–3 | <u>4–5</u> | 6–9 | 10–15 |
|-------------|-----|-----|------------|-----|-------|
| gewichtet:  | 0   | 2,5 | <u>5</u>   | 7,5 | 10    |

> Im **Beispiel** hat unser Patient bei der Mobilität (Modul 1) 4 gezählte Punkte erreicht. Diese werden laut Tabelle zu 5 gewichteten Punkten umgerechnet. In der Gesamtrechnung schlagen <u>die 5 gewichteten Punkte</u> zu Buche, um einen Pflegegrad zu erhalten.

### Modul 2: Kognitive und kommunikative Fähigkeiten

Die gezählten Punkte werden nach den vorhandenen Fähigkeiten vergeben.

- Die Fähigkeit ist vorhanden: jeweils 0 Punkte
- Die Fähigkeit ist größtenteils vorhanden: jeweils 1 Punkt
- Die Fähigkeit ist in geringem Maß vorhanden: je 2 Punkte
- Die Fähigkeit ist nicht vorhanden: jeweils 3 Punkte

Modul 2 hat 11 Kriterien zur Demenz:
1. Erkennen von Personen aus dem näheren Umfeld
2. Örtliche Orientierung
3. Zeitliche Orientierung
4. Erinnerungsvermögen
5. Steuern von mehrschrittigen Alltagshandlungen (Tischdecken, Anziehen)
6. Entscheidungen im Alltag: dem Wetter angemessene Kleidung
7. Verstehen von Sachverhalten und Informationen
8. Erkennen von Risiken und Gefahren (Strom, Feuer, Verkehr, Treppen)
9. Mitteilen von Bedürfnissen (Hunger, Durst, Frieren, Schmerzen)
10. Verstehen von Aufforderungen (Essen, Trinken, sich kleiden)
11. Beteiligen an einem Gespräch

**Modul 3: Verhaltensweisen und psychische Problemlagen**
Die Punkte werden nach der Häufigkeit des Verhaltens vergeben.
- Nie oder sehr selten: 0 Punkte
- Selten: 1 Punkte
- Häufig: 3 Punkte
- Täglich: 5 Punkte

Die acht Verhaltensauffälligkeiten dieses Moduls können sowohl auf demenzielle Erscheinungen als auch auf geistige Erkrankungen hinweisen.

1. Motorisch geprägte Verhaltensauffälligkeiten
2. Nächtliche Unruhe
3. Selbstschädigendes und autoaggressives Verhalten
4. Beschädigen von Gegenständen
5. Physisch aggressives Verhalten gegenüber Personen
6. Verbale Aggression
7. Vokale Auffälligkeiten (Schreien, Schimpfen)
8. Abwehr pflegerischer, unterstützender Maßnahmen (Nahrung, Medikamente)

> Zurück zu unserem Patienten aus dem **Beispiel**: Er hat demenzielle Erscheinungen. Aus dem Modul 2 ergeben sich <u>6 gezählte Punkte</u> (örtliche Orientierung: 1 Punkt, zeitliche Orientierung 1 Punkt, Erinnerungsvermögen 2 Punkte, Beteiligen am Gespräch 2 Punkte).
> Aus dem Modul 3: Unser Patient ist nachts unruhig und erhält dafür <u>1 gezählten Punkt</u>.

### Es zählt der Maximalwert aus Modul 2 oder 3

Bei den Modulen 2 und 3 werden nur die gezählten Punkte aus dem Modul mit der höheren Punktzahl berücksichtigt.

### Modul 2/3: Umrechnung gezählte in gewichtete Punkte

| | | | | | |
|---|---|---|---|---|---|
| gezählt 2: | 0–1 | 2–5 | <u>6–10</u> | 11–16 | 17–33 |
| gezählt 3: | 0 | 1–2 | 3–4 | 5–6 | 7–65 |
| gewichtet: | 0 | 3,75 | <u>7,5</u> | 11,25 | 15 |

> Unser Patient nimmt <u>6 gezählte Punkte</u> aus dem Modul 2 für die Gesamtrechnung mit, der eine Punkt aus dem Modul 3 bleibt damit unberücksichtigt. Aus der Umrechnungstabelle ergeben sich <u>7,5 gewichtete Punkte</u>.

**Modul 4:**
**Selbstversorgung**

Bei dieser Abfrage werden die Punkte nach dem Grad der Selbstständigkeit vergeben. Es gibt jedoch eine Ausnahme: Beim Kriterium 13 (Ernährung parenteral oder über Sonde) wird nach der Häufigkeit gefragt.

1. Waschen des vorderen Oberkörpers [0, 1, 2, 3 Punkte]
2. Körperpflege am Kopf (Kämmen, Zahnpflege, Reinigung der Zahnprothese, Rasieren) [0, 1, 2, 3 Punkte]
3. Waschen des Intimbereichs [0, 1, 2, 3 Punkte]

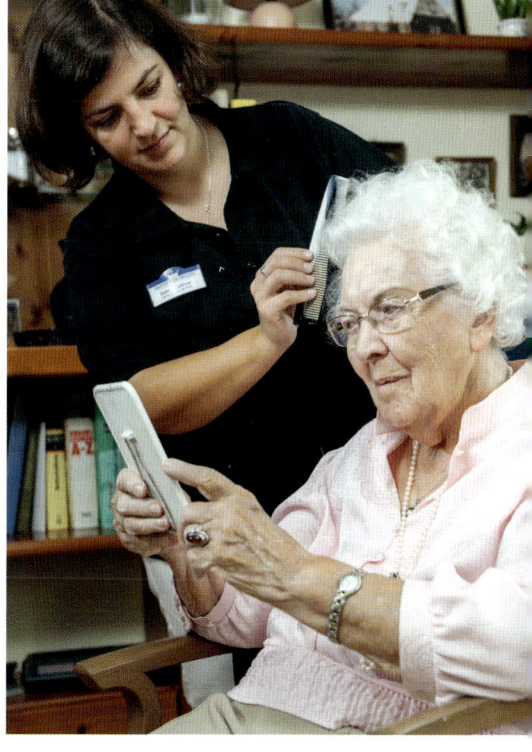

Auch das Kämmen gehört zur Pflege.

4. Duschen, Baden inkl. Haare waschen [0, 1, 2, 3 Punkte]
5. An- und Auskleiden des Oberkörpers [0, 1, 2, 3 Punkte]
6. An- und Auskleiden des Unterkörpers [0, 1, 2, 3 Punkte]
7. Mundgerechtes Zubereiten der Nahrung und Eingießen von Getränken [0, 1, 2, 3 Punkte]
8. Essen [0, 3, 6, 9 Punkte]
9. Trinken [0, 2, 4, 6 Punkte]
10. Toilettenbenutzung [0, 2, 4, 6 Punkte]
11. Bewältigung der Folgen einer Harninkontinenz, Um

gang Katheter Urostoma [0, 1, 2, 3 Punkte]
12. Bewältigung der Folgen einer Stuhlinkontinenz, Um gang mit Stoma [0, 1, 2, 3 Punkte]
13. Ernährung parenteral oder über Sonde [nicht täglich, nicht auf Dauer: 0 Punkte, täglich, zusätzlich zu oraler Ernährung: 3 Punkte, ausschließlich oder nahezu aus schließlich: 6 Punkte]

**Modul 4: Umrechnung gezählte in gewichtete Punkte**

| gezählt: | 0–2 | 3–7 | <u>8–18</u> | 19–36 | 37–54 |
|---|---|---|---|---|---|
| gewichtet: | 0 | 10 | <u>20</u> | 30 | 40 |

> Unser **Beispiel**-Patient erhält <u>14 gezählte Punkte</u>. Rund um die Körperpflege benötigt er Anleitungen und Hilfe, macht 12 Punkte. Bei der Toilettenbenutzung gibt es 2 Punkte. Laut der Umrechnungstabelle ergeben sich <u>20 gewichtete Punkte</u>.

**Modul 5: Krankheits- oder therapiebedingte Arbeiten**

Bei den »krankheitsbezogenen« Arbeiten geht es um Fragen der Häufigkeit und der Selbstständigkeit. Schafft es der Patient, ärztliche Anweisungen durchzuführen? Ist er in der Lage, seine Tabletten selbstständig zu nehmen? Macht er regelmäßig seine Atemübungen? Kann er zum Beispiel seinen Blutdruck, Puls, Blutzucker sowie seine Körpertemperatur kontrollieren? Zieht er aus diesen Messungen die richtigen Schlüsse und spritzt sich die erforderliche Insulindosis? In welchen Fällen muss er den Arzt anrufen?

Bei den Kriterien 1 bis 7 geht es um die Häufigkeit. Dabei werden monatliche und wöchentlich vorkommende Maßnahmen durch 30 bzw. durch 7 geteilt und damit in einen Durchschnittswert pro Tag umgerechnet.

- Gar nicht oder seltener als einmal täglich: 0 Punkte
- Mindestens ein bis maximal dreimal täglich: 1 Punkt

- Mehr als dreimal bis maximal achtmal täglich: 2 Punkte
- Mehr als achtmal täglich: 3 Punkte

1. Medikation [0, 1, 2, 3 Punkte]
2. Injektionen [0, 1, 2, 3 Punkte]
3. Versorgung intravenöser Zugänge [0, 1, 2, 3 Punkte]
4. Absaugen und Sauerstoffgabe [0, 1, 2, 3 Punkte]
5. Einreibungen oder Kälte- und Wärmeanwendungen [0, 1, 2, 3 Punkte]
6. Messung und Deutung von Körperzuständen [0, 1, 2, 3 Punkte]
7. Körpernahe Hilfsmittel (Hörgerät, Prothesen, Kompressionsstrümpfe) [0, 1, 2, 3 Punkte]

Bei den Kriterien 8 bis 11 geht es ebenfalls um die Häufigkeit der Maßnahme. Auch hier werden monatliche und wöchentlich vorkommende Maßnahmen durch 30 bzw. durch 7 geteilt und damit in einen Durchschnittswert pro Tag umgerechnet.

- Nie oder seltener als einmal wöchentlich: 0 Punkte
- Ein- bis mehrmals wöchentlich: 1 Punkt
- Ein- bis zweimal täglich: 2 Punkte
- Mindestens dreimal täglich: 3 Punkte

8. Verbandwechsel und Wundversorgung [0, 1, 2, 3 Punkte]
9. Versorgung mit Stoma [0, 1, 2, 3 Punkte]
10. Regelmäßige Einmalkatheterisierung und Nutzung von Abführmethoden [0, 1, 2, 3 Punkte]
11. Therapiemaßnahmen in häuslicher Umgebung (Krankengymnastik, Atmen) [0, 1, 2, 3 Punkte]

> Unser Patient braucht einmal täglich Hilfe beim Anziehen der Kompressionsstrümpfe – ergibt <u>1 gezählten Punkt</u>.

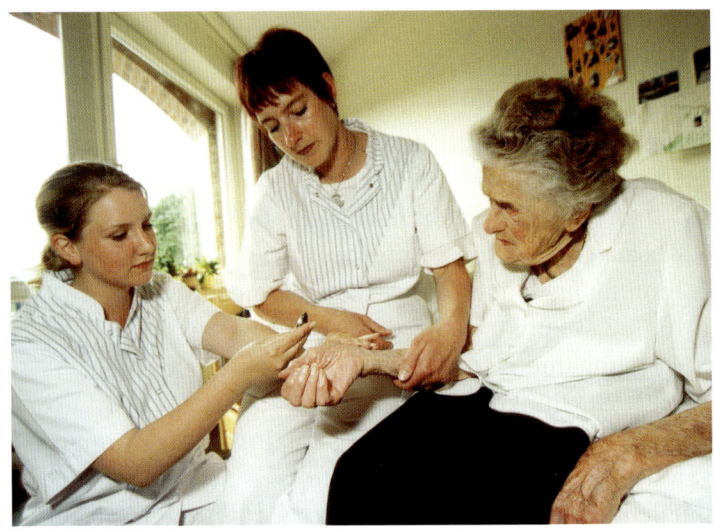

Qualität in der Altenpflege beginnt mit einer soliden Ausbildung. Fachwissen, Teamarbeit, gute Organisation und menschliche Zuwendung machen professionelle Altenpflege aus.

Bei den Kriterien 12 bis 15 geht es um die Häufigkeit – vom Besuch beim Arzt oder Therapeuten über die Heimbeatmung bis zur Dialyse. Die Punkte werden nach den Kriterien gar nicht, täglich, wöchentlich oder monatlich vergeben.

12. Zeit- und technikintensive Maßnahmen in der häuslichen Umgebung, z.B. bei invasiver Beatmung [selbstständig oder gar nicht: 0 Punkte, täglich: 60 Punkte, wöchentlich: 8,6 Punkte, monatlich: 2 Punkte]
13. Arztbesuche [selbstständig oder gar nicht: 0 Punkte, wöchentlich: 4,3 Punkte, monatlich: 1 Punkt]
14. Besuche anderer medizinischer oder therapeutischer Einrichtung (bis zu drei Stunden) [selbstständig oder gar nicht: 0 Punkte, wöchentlich: 4,3 Punkte, monatlich: 1 Punkt]

15. Zeitlich ausgedehnte Besuche anderer medizinischer oder therapeutischer Einrichtungen (länger als drei Stunden, z.B. bei Dialyse) [selbstständig oder gar nicht: 0 Punkte, täglich: 60 Punkte, wöchentlich: 8,6 Punkte, monatlich: 2 Punkte]

**Zwischenergebnis**
Die bei den Kriterien 12 bis 15 ermittelten Punkte werden zu einem Zwischenergebnis addiert und den nachstehenden Einzelpunkten zugewiesen:
0 bis unter 4,3 = 0 gezählte Punkte
4,3 bis unter 8,6 = 1 gezählter Punkt
8,6 bis unter 12,9 = 2 gezählte Punkte
12,9 bis unter 60 = 3 gezählte Punkte
60 und mehr = 6 gezählte Punkte

> **Beispiel:** Unser Muster-Patient geht einmal monatlich zu einem »zeitlich ausgedehnten Besuch in eine therapeutische Einrichtung« (1 Punkt) und einmal wöchentlich zum Arzt (4,3 Punkte), ergibt 5,3 Punkte. Hieraus resultiert ein Wert von <u>1 Punkt</u> laut Zwischenergebnis für die Kriterien 12 bis 15.

16. Einhaltung einer Diät und anderer krankheits- oder thrapiebedingter Verhaltensvorschriften

Bei manchen Erkrankungen werden Diäten oder Essvorschriften vom Arzt angeordnet. Dazu zählen auch ärztlich angeordnete Nahrungs- und Flüssigkeitszufuhr, zum Beispiel bei Stoffwechselstörungen, Nahrungsmittelallergien, Essstörungen wie Appetitlosigkeit. Es kann jedoch auch um eine Langzeit-Sauerstoff-Therapie bei unruhigen Patienten gehen. Bewertet wird der Grad der Selbstständigkeit des Patienten bei der Einhaltung dieser Vorschriften und der daraus resultierende Bedarf an personeller Unterstützung.

- Selbstständig: 0 Punkte
- Überwiegend selbstständig: 1 Punkt
- Überwiegend unselbstständig: 2 Punkte
- Unselbstständig: 3 Punkte

Um die gezählten Punkte für das Modul 5 zu ermitteln, werden die Zwischenergebnisse addiert und in gewichtete Punkte umgerechnet.

**Modul 5: Umrechnung gezählte in gewichtete Punkte**

| gezählt: | 0 | 1 | <u>2–3</u> | 4–5 | 6–15 |
|---|---|---|---|---|---|
| gewichtet: | 0 | 5 | <u>10</u> | 15 | 20 |

> Die 2 gezählten Punkte (1 Punkt fürs Anziehen der Kompressionsstrümpfe sowie 1 Punkt für Arzt- und Therapiebesuche) werden in <u>10 gewichtete Punkte</u> umgerechnet.

**Modul 6: Gestaltung des Alltagslebens und sozialer Kontakte**

Die Punkte werden nach dem Grad der Selbstständigkeit vergeben: Die Person ist …
- … selbstständig: 0 Punkte
- … überwiegend selbstständig: 1 Punkt
- … überwiegend unselbstständig: 2 Punkte
- … unselbstständig: 3 Punkte

Im Modul 6 wird bewertet, ob der Antragsteller seinen Tagesablauf gestaltet, sich beschäftigen oder etwas planen kann und Kontakte mit anderen Menschen pflegt.
1. Gestaltung des Tagesablaufs und Anpassung an Veränderungen [0, 1, 2, 3 Punkte]
2. Ruhen und Schlafen [0, 1, 2, 3 Punkte]
3. Sich beschäftigen [0, 1, 2, 3 Punkte]
4. Vornehmen von in die Zukunft gerichteten Planungen [0, 1, 2, 3 Punkte]

5. Interaktionen mit Personen im direkten Kontakt [0, 1, 2, 3 Punkte]
6. Kontaktpflege zu Personen außerhalb des direkten Umfelds [0, 1, 2, 3 Punkte]

**Modul 6: Umrechnung gezählte in gewichtete Punkte**

| gezählt: | 0 | 1–3 | 4–6 | <u>7–11</u> | 12–18 |
|---|---|---|---|---|---|
| gewichtet: | 0 | 3,75 | 7,5 | <u>11,25</u> | 15 |

> Unser Patient ist ein ruhiger Vertreter und auffallend passiv geworden, deshalb erhält er bei der Gestaltung des Tagesablaufs und beim Kriterium »sich beschäftigen« jeweils 2 Punkte. Er hat kaum noch Kontakt mit anderen Menschen, deshalb gibt es auch hier jeweils 2 Punkte. Macht insgesamt 8 gezählte Punkte. Nach der Umrechnung ergeben sich <u>11,25 gewichtete Punkte</u>.

**Einteilung in einen Pflegegrad**

| Grad 1 | Grad 2 | Grad 3 | Grad 4 | Grad 5 |
|---|---|---|---|---|
| 12,5–<27 | 27–<47,5 | 47,5–<70 | 70–<90 | 90–100 |

> Ergebnis für unseren **Beispiel**-Patienten:
> 
> | | |
> |---|---:|
> | Modul 1 Mobilität: | 5 Punkte |
> | Modul 2 Demenz: | 7,5 Punkte |
> | Modul 3 psychische Erkrankungen: | 0 Punkte |
> | Modul 4 Selbstversorgung: | 20 Punkte |
> | Modul 5 Krankheitsbedingte Arbeit: | 10 Punkte |
> | <u>Modul 6 Alltagsgestaltung:</u> | <u>11,25 Punkte</u> |
> | | **53,75 Punkte** |
> 
> Mit 53,75 gewichteten Punkten erhält dieser Versicherte den Pflegegrad 3.

**Modul 7: Außerhäusliche Aktivitäten**
**Modul 8: Haushaltsführung**
Mit den »außerhäuslichen Aktivitäten« sind zum Beispiel das Verlassen der Wohnung, die Nutzung öffentlicher Verkehrsmittel oder die Teilnahme an Veranstaltungen gemeint. Bei der Haushaltsführung geht es um das Einkaufen, Putzen oder Behördengänge. Diese Lebensbereiche werden zwar in den Modulen 7 und 8 erfasst, fließen aber nicht in die Einstufung der Pflegebedürftigkeit ein. Sie dienen der Anpassung der Pflegeplanung und der Erfassung des Rehabilitations- und Präventionsbedarfs.

Unsere 80-jährige Leserin, der beim Aufhängen der Gardinen schwindelig wurde, hat offenbar erste Probleme bei der Haushaltsführung. Pflegebedürftig ist diese Dame jedoch nicht.

## Widerspruch

Wenn der Versicherte mit der Entscheidung der Pflegekasse über Leistungen aus der Pflegeversicherung nicht einverstanden ist, kann er dagegen Widerspruch einlegen. Der Widerspruch muss innerhalb eines Monats nach Bekanntgabe des Pflegegrades schriftlich bei der Pflegekasse erhoben werden.

Es reicht nicht aus, deshalb den Sachbearbeiter anzurufen. Allerdings muss die Pflegekasse den Widerspruch schriftlich aufnehmen, wenn der Versicherte dort persönlich vorspricht. Mit dieser Niederschrift bei der Pflegekasse soll denjenigen Versicherten die Wahrnehmung ihrer Rechte erleichtert werden, die im Verfassen von Schriftstücken ungeübt sind.

Der Versicherte hat einen Anspruch darauf, in die Akten der Pflegekasse Einsicht zu nehmen, insbesondere in das

MDK-Gutachten. Dies ergibt sich aus § 25 SGB X (Sozialgesetzbuch, 10. Buch). Nur so kann der Widerspruch sinnvoll begründet werden. Es reicht also, zunächst Widerspruch innerhalb der vorgegebenen Frist einzulegen und gleichzeitig das Gutachten anzufordern, sofern es nicht bereits mitgeschickt worden ist. Die Begründung kann dann nachgereicht werden.

Sollte die Pflegekasse an ihrer ursprünglichen Entscheidung festhalten, muss sie einen schriftlichen Widerspruchsbescheid erlassen. Darin müssen eine Begründung für die Zurückweisung des Widerspruchs und eine Belehrung über die Möglichkeit einer Klage vor dem Sozialgericht enthalten sein.

## Häusliche Pflege
### Sach- und Geldleistungen

Zu Hause, im Residenz-Appartement oder in einer Seniorenwohnung werden Leistungen zur häuslichen Pflege gewährt. Pflegebedürftige und ihre Angehörigen können sich entscheiden, ob sie mit dem Pflegedienst Leistungspakete oder ein Zeitkontingent vereinbaren möchten. Beim Zeitkontingent entscheidet die Familie, welche Leistungen erbracht werden sollen.

### Sachleistungen

Wird ein ambulanter Pflegedienst beauftragt, rechnet er diese Sachleistungen direkt mit der Pflegekasse ab, und zwar bis zur maximalen Zuschusshöhe des jeweiligen Pflegegrades. Leistungen, die darüber hinausgehen, muss der Versicherte selbst zahlen.

**Monatliche Sachleistungen bis zu:**

| Grad 1 | Grad 2 | Grad 3 | Grad 4 | Grad 5 |
|---|---|---|---|---|
| 125,–* | 689,– | 1.298,– | 1.612,– | 1.995,– |

*Die Euro 125,– werden nur gegen Rechnung für zusätzliche Entlastungsleistungen erstattet, siehe Seite 104.

## Pflegegeld

Hierbei handelt es sich um eine Geldleistung. Angehörigen, Nachbarn und Freunden soll damit eine materielle Anerkennung für ihren Einsatz zukommen. Oft wird die häusliche Pflege in der Familie in geeigneter Weise und in ausreichendem Umfang sichergestellt, ohne Hilfe von außen. Dem Versicherten wird dann der Zuschuss in voller Höhe, der abhängig vom Pflegegrad ist, überwiesen.

**Monatliche Geldleistungen:**

| Grad 1 | Grad 2 | Grad 3 | Grad 4 | Grad 5 |
|---|---|---|---|---|
| 125,–* | 316,– | 545,– | 728,– | 901,– |

*Die Euro 125,– werden nur gegen Rechnung für zusätzliche Entlastungsleistungen erstattet, siehe Seite 104.

## Kombinationsleistungen

Die Pflegekasse rechnet einen Teil direkt mit einem Pflegedienst ab, der Rest wird anteilig als Geldleistung ausgezahlt. Zu beachten ist aber, dass die Investitionskosten nicht durch die Versicherung übernommen werden. Beispiel für Pflegegrad 3: Der Versicherte nimmt Leistungen eines Pflegedienstes von € 1.068,40 in Anspruch. Davon müssen die Investitionskosten von 1 €/Tag abgezogen werden (1.068,40 – 30 = 1.038,40). Das sind 80 % von € 1.298,–. Bleibt ein Anteil von 20 % vom Pflegegeld (€ 545,–): € 109,00.

## Tages- und Nachtpflege

Unter Tages- und Nachtpflege, der sogenannten teilstationären Pflege, versteht man die zeitweise Betreuung in einer Pflegeeinrichtung.

**Monatliche Zuschüsse bis zu:**

| Grad 1 | Grad 2 | Grad 3 | Grad 4 | Grad 5 |
|---|---|---|---|---|
| 0,– | 689,– | 1.298,– | 1.612,– | 1.995,– |

Außerdem können für die Finanzierung der Tages- und Nachtpflege auch die zusätzlichen Entlastungsleistungen in Höhe von € 125 ausgegeben werden, siehe Seite 104.

Kürbisernte aus dem eigenen Kleingarten eines Altenheims

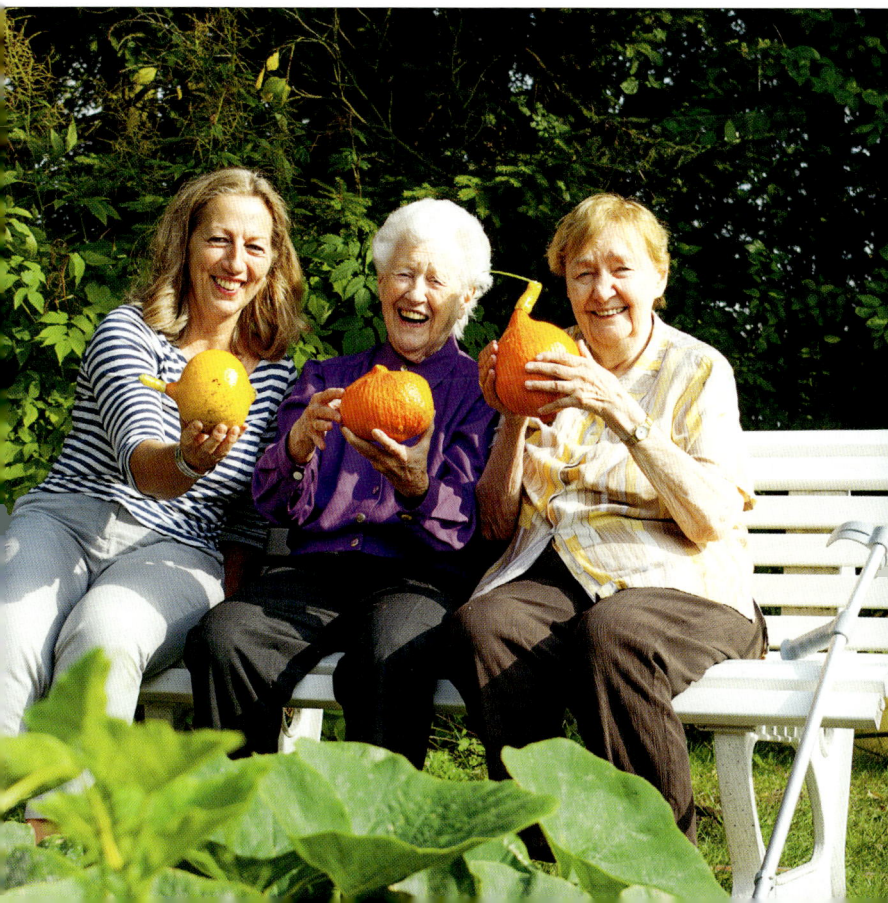

## Zusätzliche Entlastungsleistungen

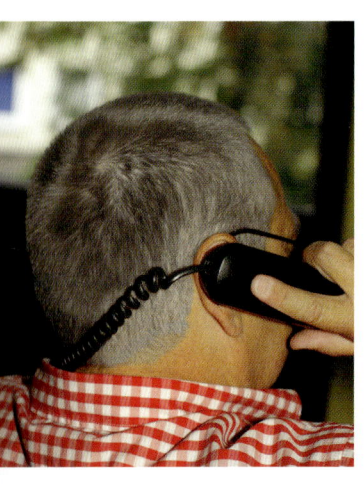

Demenz-Patienten brauchen viele Anleitungen, um zum Beispiel telefonieren zu können.

Die Betreuung eines Pflegebedürftigen reduziert sich nicht nur auf die Körperpflege, das An- und Ausziehen und Zubereiten der Mahlzeiten. Oft sind Ehepartner oder Kinder den ganzen Tag über damit beschäftigt, den Betroffenen zu beaufsichtigen, ihn zu unterhalten oder für Anregungen zu sorgen. Doch auch die Angehörigen brauchen Pausen von diesem harten 24-Stunden-Job. Deshalb stellt die Pflegeversicherung allen Pflegebedürftigen monatlich zusätzlich 125 Euro für Entlastungsleistungen zur Verfügung.

Das Geld kann für professionelle Betreuung ausgegeben werden, zum Beispiel für tagesstrukturierende Maßnahmen eines Pflegedienstes oder für den Eigenanteil bei der Kurzzeit-, Tages- oder Nachtpflege. Die Entlastungsleistungen werden nur gegen Vorlage einer Rechnung von der Pflegekasse erstattet.

## Unterstützung für Angehörige

Pflege und Betreuung erfordern einen hohen Einsatz von Familie, Freunden oder Nachbarn. Oft können die Angehörigen ihren Beruf nur noch eingeschränkt oder gar nicht mehr ausüben. Deshalb wird die soziale Absicherung dieses Personenkreises per Gesetz besonders berücksichtigt. Damit soll die Pflegebereitschaft gefördert, der hohe Einsatz anerkannt sowie ein Ausgleich für einen möglichen Verzicht auf Berufstätigkeit geschaffen werden.

## Renten- und Unfallversicherung

Die Pflegekasse zahlt für Pflegepersonen unter bestimmten Voraussetzungen Beiträge zur gesetzlichen Renten- und Unfallversicherung. Dazu sind die entsprechenden Anträge bei der Pflegekasse zu stellen. Nähere Informationen gibt:
- die Pflegekasse
- die Broschüre »Rente für Pflegepersonen – Ihr Einsatz lohnt sich«, die kostenlos erhältlich ist bei:
  *Deutsche Rentenversicherung-Bund* ☎ *0800/100 004 80 70*
  *Vertriebs-Callcenter*
  *10704 Berlin*
  *www.deutsche-rentenversicherung-bund.de*
- das kostenlose Faltblatt »Gesetzliche Unfallversicherung für häusliche Pflegepersonen«, erhältlich bei:
  *Unfallkasse Nord* ☎ *0431/640 70*
  *Seekoppelweg 5 a, 24113 Kiel*
  *www.uk-nord.de*

## Freistellung von der Arbeit

Die meisten pflegebedürftigen Senioren werden von der Familie zu Hause betreut und gepflegt. Um die Pflege von nahen Angehörigen und den Beruf besser miteinander zu verbinden, gibt es verschiedene Möglichkeiten der beruflichen Auszeit.

### Kurzfristige Arbeitsverhinderung bis zu 10 Tage
Manchmal müssen Angehörige plötzlich bei der Pflege innerhalb der Familie einspringen. Die Pflegeversicherung er-

möglicht Arbeitnehmern, sich bis zu zehn Tage ganz oder teilweise von der Arbeit befreien zu lassen. Dieser Anspruch auf Pflegezeit besteht, wenn ein pflegebedürftiger naher Angehöriger aufgrund einer akuten gesundheitlichen Krise gepflegt werden muss oder eine entsprechende Pflege zu organisieren ist. Hierzu zählt auch das Zusammentragen von Informationen, um die Pflege zu planen. Der Medizinische Dienst der Krankenkassen stellt in so einem Fall eine Bestätigung aus, die beim Arbeitgeber einzureichen ist. Diese Regelung gilt für alle Betriebe, egal, wie viele Mitarbeiter dort beschäftigt sind. Der Arbeitgeber zahlt für diese Zeit kein Gehalt. Für die bis zu zehntägige Auszeit erhalten berufstätige Angehörige von der Pflegekasse des Pflegebedürftigen als Lohnersatzleistung das Pflegeunterstützungsgeld. Der Antrag ist vom Beschäftigten bei der Pflegekasse des Pflegebedürftigen zu stellen. Wie viel Pflegeunterstützungsgeld gezahlt wird, richtet sich nach dem Einkommen. Gezahlt werden 70 Prozent des Bruttoverdienstes, maximal 90 Prozent vom Nettoverdienst.

**Pflegezeit bis zu 6 Monate**
Wer über einen längeren Zeitraum seinen Angehörigen zu Hause pflegen möchte, kann sich ganz oder teilweise bis zu sechs Monate von der Arbeit freistellen lassen. Die Pflegezeit muss zehn Tage vorher angemeldet werden. Dazu ist eine Bescheinigung vorzulegen, in der mindestens der Pflegegrad 1 bestätigt wird.

Für die bis zu sechsmonatige Freistellung von der Arbeit, wird weder das Gehalt weitergezahlt, noch gibt es eine Lohnersatzleistung von der Pflegekasse. Zur teilweisen Finanzierung des eigenen Lebensunterhalts kann beim Bundesamt für Familie ein zinsloses Darlehen beantragt werden. Die Auszahlung des Darlehens erfolgt in monatlichen Raten. Die Rückzahlung beginnt mit dem Ende der Pflegezeit.

Wer kein Gehalt bezieht, ist auch nicht kranken- oder pflegeversichert. Hier ist es ratsam, für die Pflegezeit bei der eigenen Krankenkasse eine freiwillige Versicherung abzuschließen. An den Kosten beteiligt sich die Pflegekasse des Pflegebedürftigen mit einem Beitragszuschuss. Diese Regelung gilt nur für Betriebe mit mindestens 16 Beschäftigten.

## Familienpflegezeit

Wer einen Angehörigen zu Hause über längere Zeit pflegen will und berufstätig ist, kann mit seinem Arbeitgeber eine schriftliche Vereinbarung schließen, die das Einkommen bei reduzierter Arbeitszeit weitgehend sichert. Einen Rechtsanspruch auf Familienpflegezeit gibt es nur bei Betrieben mit mindestens 26 Mitarbeitern. In der Pflegephase kann für maximal 24 Monate die Arbeitszeit auf bis zu 15 Stunden pro Woche reduziert werden.

Wer zum Beispiel die Arbeitszeit seiner Vollzeitbeschäftigung halbiert, erhält in der Pflegephase weiterhin 75 Prozent seines Bruttoeinkommens. In der Nachpflegephase arbeitet man wieder Vollzeit und erhält weiterhin 75 Prozent vom Lohn, bis das Zeitkonto wieder ausgeglichen ist. Zur teilweisen Finanzierung des eigenen Lebensunterhalts kann beim Bundesamt für Familie ein zinsloses Darlehen beantragt werden. Die Auszahlung des Darlehens erfolgt in monatlichen Raten. Die Rückzahlung beginnt mit dem Ende der Familienpflegezeit.

Für den Fall, dass der Arbeitnehmer während der Familienpflegezeit erwerbsunfähig wird oder stirbt, muss eine private Familienpflegezeitversicherung abgeschlossen werden, die den Arbeitgeber vor einem Ausfall schützt. Weitere Informationen finden Sie im Internet unter: www.familien-pflege-zeit.de

# Wohnungsanpassung

Wenn die körperliche Bewegungsfreiheit nachlässt, merkt man schnell, wie mühsam es sein kann, die Wohnung oder das eigene Haus zu nutzen. Es ist nicht mehr möglich, allein zu duschen, da der Einstieg in die Badewanne mittlerweile zu hoch geworden ist. Das Bad und das Schlafzimmer im ersten Stockwerk sind nur über eine Treppe zu erreichen, die man nicht mehr sicher herauf- und herunterkommt. Hier gilt es, Abhilfe zu schaffen. Zusätzliche Einbauten wie ein Treppenlift, die Umgestaltung des Badezimmers mit einer Dusche oder seine Verlegung ins Erdgeschoss kosten Geld. Dafür gibt es folgende Fördermaßnahmen.

## 4.000 Euro von der Pflegekasse

Wenn ein Pflegegrad vorhanden ist, zahlt die Pflegekasse einen Zuschuss. Unter Berücksichtigung einer angemessenen Eigenbeteiligung werden bis zu 4.000 Euro pro Maßnahme bezahlt. Der gleichzeitige Einbau eines Treppenlifts und der Umbau des Bades gelten als eine Maßnahme.

Eine Baumaßnahme darf erst begonnen werden, wenn die Pflegekasse den Zuschuss bewilligt hat. Wer schon vorher mit dem Umbau anfängt, erhält im Nachhinein keinen Zuschuss.

## KfW-Förderbank-Programm Nr. 159

Die Kreditanstalt für Wiederaufbau fördert den altersgerechten Umbau mit zinsgünstigen Krediten, um unabhängig von Alter und Einschränkung eine selbstbestimmte Lebensführung zu ermöglichen. Dazu zählen alle Maßnahmen zur Barrierereduzierung in der Wohnung, im Wohngebäude

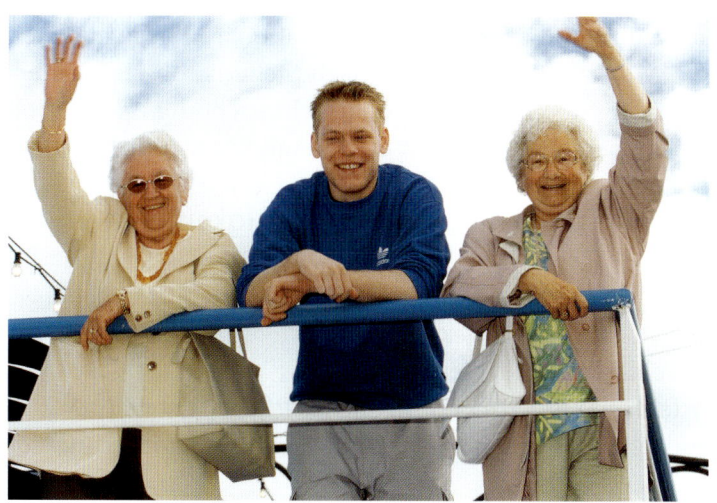

Das Engagement von jungen Menschen im Rahmen des Freiwilligen Sozialen Jahres ist wichtig: Sie helfen bei hauswirtschaftlichen Tätigkeiten, machen Boten- und Fahrdienste, begleiten bei Ausflügen und Spaziergängen.

und im Umfeld. Privatpersonen oder Mieter können mit schriftlicher Zustimmung des Vermieters 100 Prozent der förderfähigen Kosten, maximal 50.000 Euro pro Wohneinheit, beantragen. Die Baumaßnahme darf auch hier erst beginnen, nachdem der Antrag genehmigt worden ist. Die Zinsen beginnen ab 0,75 Prozent per anno. Ein Antrag auf Leistungen des KfW-Förderbank-Programms Nr. 159 erfolgt immer über die eigene Hausbank.

## Vollstationäre Pflege

Im Alten- und Pflegeheim sowie im Pflegebereich einer Residenz werden Zuschüsse für vollstationäre Pflege gewährt.

Beantragt der Versicherte vollstationäre Pflege, nehmen die MDK-Mitarbeiter auch dazu Stellung, ob eine Unterbringung in einer vollstationären Einrichtung erforderlich ist. Sie bescheinigen dann die »Heimpflegebedürftigkeit«.

## Heimpflegebedürftigkeit

Unter folgenden Voraussetzungen wird Heimpflegebedürftigkeit von der Pflegekasse attestiert:
- Fehlen einer Pflegeperson
- fehlende Bereitschaft möglicher Pflegepersonen
- drohende oder bereits eingetretene Überforderung der Pflegeperson
- drohende oder bereits eingetretene Verwahrlosung des Pflegebedürftigen
- Eigen- oder Fremdgefährdungstendenzen des Pflegebedürftigen
- Räumliche Unzulänglichkeiten lassen die Pflege nicht zu

## Leistungen der Pflegekasse

| Grad 1 | Grad 2 | Grad 3 | Grad 4 | Grad 5 |
|---|---|---|---|---|
| 125,-* | 770,- | 1.262,- | 1.775,- | 2.005,- |

*Die Euro 125,– werden nur gegen Rechnung für zusätzliche Entlastungsleistungen erstattet, siehe Seite 104.
Die Pflegekassen übernehmen dabei maximal 75 Prozent des Heimentgeltes.

## Vorbereitung auf die Begutachtung

Bevor die Pflegekasse eine Entscheidung über die Pflegebedürftigkeit trifft, findet ein angemeldeter Besuch des Medizinischen Dienstes der Krankenkassen statt. Die Gutachter haben den Umfang der Pflegebedürftigkeit festzustellen und sind dabei auf die Angaben der Pflegebedürftigen und Angehörigen angewiesen. Zur Entscheidungsfindung werden Einzelheiten über alle Hilfestellungen und Pflegeleistungen benötigt, die am Tag und in der Nacht erbracht werden.

Hilfreich ist es, eine Woche lang ein Pflegetagebuch zu führen, das dem MDK bei der Begutachtung vorgelegt werden sollte. Dies ermöglicht eine detaillierte Aufzeichnung der Hilfs- und Pflegetätigkeiten. Das ist eine gute Gedächtnisstütze, um beim Besuch des Gutachters nichts zu vergessen. Ein Pflegetagebuch kann bei den Krankenkassen angefordert werden.

## Kurzzeitpflege

Wer pflegebedürftig im Sinne der Pflegeversicherung ist, hat ab Pflegegrad 2 Anspruch auf 28 Tage Kurzzeitpflege im Jahr. Das kann nach einem Krankenhausaufenthalt nötig sein oder zur Bewältigung von Krisensituationen bei der häuslichen Pflege. Hierfür steht ein Zuschuss in Höhe von bis zu 1.612 Euro für die Pflegekosten zur Verfügung. Unterkunft, Verpflegung und die Investitionskosten bezahlt man selbst. Mit der Übertragung der Ansprüche aus der Verhinderungspflege können bis zu 56 Tage Kurzzeitpflege mit einem Gesamtzuschuss von 3.224 Euro gewährt werden. Während der Kurzzeitpflege wird das hälftige Pflegegeld (siehe Seite 102) bis zu vier Wochen weitergezahlt.

Kurzzeitpflege-Einrichtungen finden Sie ab Seite 160.

## Verhinderungspflege

Ist der pflegende Angehörige im Urlaub oder krank, wird eine externe Pflegekraft oder Vertretung benötigt. Die Verhinderungspflege wird bis zu 28 Tage bezuschusst. Hierfür stehen pro Jahr 1.612 Euro zur Verfügung. Mit der Übertragung von Ansprüchen aus der Kurzzeitpflege können Zuschüsse bis zu 2.418 Euro für 42 Tage Verhinderungspflege gewährt werden. Während der Verhinderungspflege wird das hälftige Pflegegeld bis zu vier Wochen weitergezahlt.

Tipp: Wer erst nach Ablauf der Kurzzeitpflege die Verhinderungspflege, oder umgekehrt, beantragt, dem wird das hälftige Pflegegeld nicht nur für vier Wochen, sondern bis zu acht Wochen weitergezahlt. Möglich ist es außerdem, die »zusätzlichen Entlastungsleistungen« zu nutzen, um die Rechnung zu begleichen. Trotzdem wird immer ein Eigenanteil zu zahlen sein. Kurzzeitpflege-Einrichtungen, siehe Seite 160, und Pflegeheime, siehe Seite 364, bieten Kurzzeit- und Verhinderungspflege an.

## Der schwere Gang zum Sozialamt
### Was zahlen Kinder für ihre Eltern?

Für viele pflegebedürftige Senioren stellt sich nicht die Frage: Möchte ich lieber von den Kindern betreut werden, soll der Pflegedienst dreimal am Tag kommen oder ist es in einem Altenheim schöner? Es geht vielmehr um die Finanzierung: Kann ich das bezahlen? Ein Beispiel: Für einen Bewohner mit Pflegegrad 2 stellt das Altenheim jeden Monat eine Rechnung über 2.844,34 Euro aus. Die Pflegekasse übernimmt davon 770 Euro, sodass ein Eigenanteil in Höhe von 2.074,34 Euro übrig bleibt. Doch viele Menschen haben eine geringere Rente und sind nicht in der Lage, das Geld für die Pflege selbst aufzubringen. In diesen Fällen springt der Staat für seine Bürger ein. Doch der Gang zum Sozialamt bleibt den Betroffenen nicht erspart, sie müssen ihr

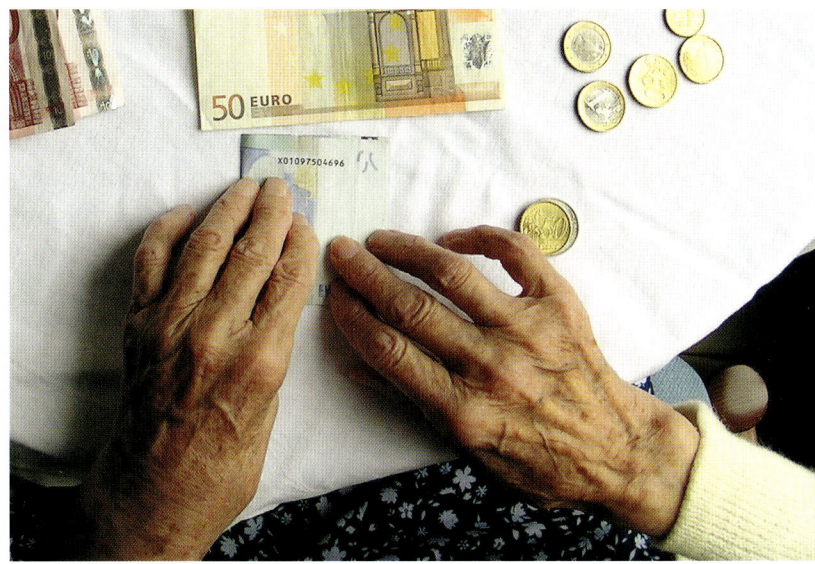

Diese Hände haben in ihrem Leben viel gearbeitet. Dennoch schaffen es viele Rentner nicht, die hohen Pflegekosten für sich selbst von der eigenen Rente aufzubringen.

Einkommen, Vermögen und ihre Eigentumsverhältnisse offenlegen. Auch bei den Kindern wird geprüft, ob von ihnen Geld zurückgefordert werden kann. Viele besorgte Senioren fragen sich nun: Was müssen Kinder für ihre Eltern zahlen?

## Selbstbehalt: Was bleibt einer Tochter zum Leben?

Unterhaltspflichtig sind Familienangehörige ersten Grades: Dazu gehören Kinder, nicht aber Enkel oder Geschwister. Gemäß der Düsseldorfer Tabelle wird jedem Kind ein »Selbstbehalt« zugebilligt: 1.800 Euro pro Monat. Das heißt: Wer ein Nettoeinkommen bis zu dieser Höhe hat, braucht keine Zahlungen an das Sozialamt für die Pflege seiner Eltern zu leisten. Bei der Berechnung des Selbstbehalts können die Warmmiete beziehungsweise Wohngeld und Darlehen bei Eigentumswohnungen geltend gemacht werden. Allerdings nur, wenn die Kinder hier auch selbst wohnen. Auch monatliche Raten für Kredite werden bei der Unterhaltsprüfung anerkannt, die alle zwei Jahre erfolgt. Berücksichtigung finden weiterhin Versicherungsbeiträge, Fahrtkosten zum Arbeitsplatz und vorrangige Unterhaltszahlungen.

Ein Fallbeispiel: Eine Tochter hat ein monatliches Gesamteinkommen in Höhe von 2.351,65 Euro. Darin enthalten sind Urlaubs- und Weihnachtsgeld, abgezogen wurden Kranken-, Renten- und Pflegeversicherung sowie vermögenswirksame Leistungen. Nach Abzug berufsbedingter Ausgaben (Fahrtkosten, Gewerkschaftsbeiträge, Arbeitsmittel) in Höhe von 128,55 Euro, Versicherungsbeiträgen 100,40 Euro sowie Ratenzahlungen 88 Euro ergibt sich ein »bereinigtes monatliches Nettoeinkommen« in Höhe von 2.434,70 Euro.

**Beispiel**

€ 2.351,65 Gesamtnettoeinkommen

– € 128,55 Berufsbedingte Ausgaben

– € 100,40 Versicherungsbeiträge        Selbstbehalt: € 1.800,00

– € 88,00 Ratenzahlungen        Differenz zur Mietkostenpauschale: €   235,00

€ 2.034,70 bereinigtes monatliches Nettoeinkommen   <   Selbstbehalt: € 2.035,00

Als Selbstbehalt werden der 57-Jährigen 1.800 Euro im Monat zugestanden, wobei eine Mietkostenpauschale in Höhe von 480 Euro berücksichtigt wurde. Ihre tatsächliche Miete beträgt 715 Euro. Aufgrund dieser Differenz erhöht sich der Selbstbehalt um 235 Euro auf insgesamt 2.035 Euro. Das heißt: Das bereinigte monatliche Nettoeinkommen liegt unter dem Selbstbehalt. Damit muss die Tochter keine Zuzahlung für die Pflegekosten der Mutter leisten. In vielen Fällen müssen die Kinder also nichts zuzahlen.

## Häufige Fragen zur Sozialhilfe

*Muss ein Schwiegersohn für die Pflege der Schwiegereltern zahlen?*
Grundsätzlich gilt die Regelung nach § 1601 BGB (Bürgerliches Gesetzbuch). Gesetzliche Unterhaltsansprüche zwischen Verwandten bestehen nur bei Verwandtschaft in gerader auf- oder absteigender Linie. Ein Schwiegersohn steht seitlich davon und muss deshalb nicht für die Schwiegereltern zahlen.

*Mit wie viel Geld muss sich ein Sohn an den Pflegekosten seiner Eltern beteiligen?*
Ein alleinstehender Sohn hat ein »bereinigtes monatliches Nettoeinkommen« in Höhe von 2.250 Euro. Ihm stünde ein Selbstbehalt von 1.800 Euro zu. Damit stünden 450 Euro als »unterhaltsrelevantes Einkommen« zur Verfügung. Das Sozialamt darf davon allerdings nur die Hälfte einfordern, nämlich 225 Euro. Durch den Elternunterhalt soll die eigene Lebensweise des zahlenden Kindes langfristig nicht eingeschränkt werden.

*Warum will das Sozialamt einen Einkommensnachweis von einem Schwiegersohn haben? Schließlich ist der gegenüber der im Heim lebenden Schwiegermutter doch gar nicht unterhaltspflichtig.*
Auch der Schwiegersohn muss über seine finanzielle Situation Auskunft geben, um das Familieneinkommen berechnen zu können. Denn auch sein Einkommen ist maßgeblich, um zu errechnen, inwieweit sich die Tochter an den Pflegekosten ihrer Mutter beteiligen muss. Ein Fallbeispiel: Eine Tochter hat ein monatliches bereinigtes Nettoeinkommen in Höhe von 1.220 Euro, der Schwiegersohn hat 2.440 Euro monatlich. Also zusammen 3.660 Euro. Für Ehegatten gibt es einen weiteren Selbstbehalt in Höhe von 1.440 Euro, so-

dass sich ein »Familienselbstbehalt« in Höhe von 3.240 Euro (1.800 + 1.440) ergibt.

Von den 3.660 Euro werden 3.240 Euro (Familienselbstbehalt) abgezogen. Auf die verbleibenden 420 Euro werden 10 Prozent, also 42 Euro, als »Haushaltsersparnis« aufgeschlagen. Das Ehepaar liegt mit 462 Euro über dem Familienselbstbehalt. Davon würde genau die Hälfte (231 Euro) für Unterhaltszahlungen herangezogen. Da die unterhaltspflichtige Tochter jedoch nur ein Drittel (1.220 von 3.660 Euro) zum Gesamtfamilieneinkommen beiträgt, muss sie auch nur in diesem Verhältnis, nämlich 77 Euro, an das Sozialamt für die Pflege der Mutter zahlen.

*Muss ein Rentner sein Häuschen verkaufen, um die Pflegekosten für seine Eltern zu bezahlen, die beide von einem ambulanten Dienst versorgt werden?*

Ein normales, selbst bewohntes Haus ist grundsätzlich geschütztes Vermögen. Es muss weder verkauft noch beliehen werden. So hat der Bundesgerichtshof (BGH) in seinem Urteil vom 7.8.2013 entschieden (AZ: XII ZR 269/12).

*Nicht nur die Kinder, sondern auch die gesunden Ehepartner sind von einem Pflegefall finanziell betroffen. Was bleibt dann eigentlich dem gesunden Ehepartner zum Leben? Muss er seine Wohnung aufgeben?*

In unserem Fallbeispiel lebt der Ehemann im Pflegeheim. Das Ehepaar hat zusammen ein Renteneinkommen in Höhe von 2.000 Euro. Es ist zunächst das Ersparte für die Heimkosten einzusetzen. Erst wenn dieses unter dem Sockelbetrag von 3.214 Euro liegt, springt die Sozialhilfe ein. Zur Ermittlung des Beitrags für die Heimkosten werden der gesunden Ehefrau insgesamt 1.725,00 Euro für Ausgaben vom Familieneinkommen anerkannt, und zwar Grundfreibetrag (818 Euro), Familienzuschlag (287 Euro), Kaltmiete (600 Euro), Versicherungsprämien (20 Euro pro Monat für

## Der schwere Gang zum Sozialamt

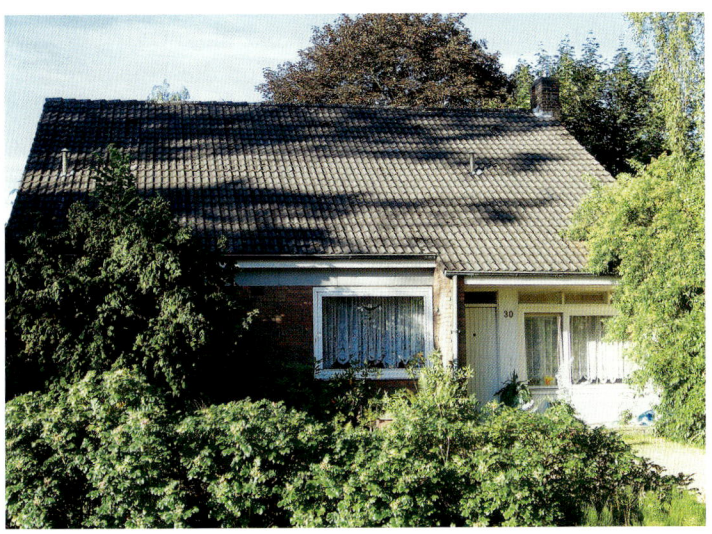

Ein Häuschen muss nicht beliehen oder verkauft werden, um die Pflegekosten für die Eltern zu bezahlen – sofern die Kinder dort selbst wohnen.

### Rechtsprechung vom Bundesgerichtshof
#### Das Recht der Kinder auf eine eigene Altersvorsorge

Der Bundesgerichtshof (BGH) hat am 30. August 2006 einer wirtschaftlichen Überforderung der Kinder, die für ihre Eltern einen Teil der Pflegekosten übernehmen sollen, eine Grenze gesetzt. Die eigene Altersvorsorge soll nicht für die Pflege der Eltern aufgebraucht werden. Deshalb urteilt der BGH, dass neben der gesetzlichen und einer privaten Rentenversicherung auch ein weiteres Vermögen in Form von Bargeld, Wertpapieren und Girokontoguthaben für die eigene Altersvorsorge vom Sozialamt nicht eingefordert werden darf. Der BGH hält es für angemessen, dass die Kinder regelmäßig fünf Prozent ihres Bruttoeinkommens für die eigene Altersversorgung zurücklegen können. Im Laufe eines Arbeitslebens können so leicht 100.000 Euro oder mehr angespart werden.

Haftpflicht, Hausrat, Glas) sowie Schuldverpflichtungen und Kosten für eine Haushaltshilfe. Von diesem »bereinigten Nettoeinkommen« in Höhe von 275 Euro (2.000 – 1.725 Euro) werden 70 Prozent als Kostenbeitrag gefordert (192,50 Euro) zuzüglich 229 Euro für die Einsparung der Verpflegung. Grund: Der Ehemann wird ja bereits im Heim mit Essen und Trinken versorgt.

Das heißt: Von 2.000 Euro Rente bleiben dem gesunden Ehepartner 1.578,50 Euro zum Leben. 421,50 Euro (192,50 + 229 Euro) sind für die Heimkosten des pflegebedürftigen Ehemanns abzuzweigen. Den Rest übernimmt das Sozialamt.

```
  2.000,00 Rente
-   818,00 Grundfreibetrag
-   287,00 Familienzuschlag
-   600,00 Kaltmiete
-    20,00 Hausrat- und Haftpflichtversicherung
=   275,00 bereinigtes Nettoeinkommen
              hiervon 70 Prozent
=   192,50 geforderter Kostenbeitrag für das Heimentgelt
+   229,00 Einsparung der Verpflegung
=   421,50 Kostenbeitrag für das Heimentgelt
```

## Wie hoch ist die Witwenrente?
### Das wollen viele Paare wissen

Für Ehepaare und eingetragene Lebenspartnerschaften ist es wichtig zu wissen, wie sich nach dem Tod des Partners die Witwenrente berechnet. Welche monatlichen Zahlungen sind dann von den Rentenkassen zu erwarten? Kann davon beispielsweise noch die Miete für die große Wohnung bezahlt werden oder muss man sich verkleinern?

Wenn der Ehemann allein für die Familie gesorgt hat, die Ehefrau kein eigenes Einkommen und keine eigene Rente bezieht, ist die Rechnung ganz einfach. Ein Zahlenbeispiel: Der verstorbene Ehemann hatte eine Rente in Höhe von 1.400 Euro monatlich. Sofern das Paar vor dem 1.1.2002 geheiratet hat, werden 60 Prozent Witwenrente gezahlt. Bei Ehepaaren, die danach geheiratet haben, sind es 55 Prozent. Danach erhält die Witwe 840 bzw. 770 Euro monatlich. Wer noch nicht so lange verheiratet ist, muss sich also auf eine um fünf Prozent gekürzte Hinterbliebenenrente einstellen.

Ursprünglich war die Witwenrente für unversorgte Hinterbliebene gedacht. Sofern diese jedoch über eigene Einkünfte (Arbeitseinkommen, Vermögen oder Renten) verfügen, wird die Witwenrente gekürzt.

Ein Zahlenbeispiel: Rita und Willi sind seit 1978 verheiratet. Willi bekommt 1.400 Euro monatliche Rente. Nach Willis Tod würde Rita eine Witwenrente, so wie oben vorgerechnet, erhalten. Diese wird jedoch gekürzt, weil sie eine eigene Rente in Höhe von 960 Euro (netto) bekommt. In den alten Bundesländern wird darauf ein Freibetrag (742,90 Euro) anerkannt. Von den über dem Freibetrag liegenden 217,10 Euro werden 40 Prozent (also 86,84 Euro) von der Witwenrente abgezogen. Damit erhält Rita eine gekürzte Witwenrente in Höhe von 753,16 Euro (840 – 86,84). Mit ihrer eigenen Rente kommt sie auf insgesamt 1.713,16 Euro (753,16 + 960).

## Berechnung der Witwenrente

| | | | |
|---|---|---|---|
| Ritas Rente: | 960,00 € | Willis Rente: | 1.400,00 € |
| Freibetrag: | −742,90 € | 60% von Willi: | 840,00 € |
| | 217,10 € | 40% von 217,10 €: | −86,84 € |
| | | **Witwenrente:** | **753,16 €** |

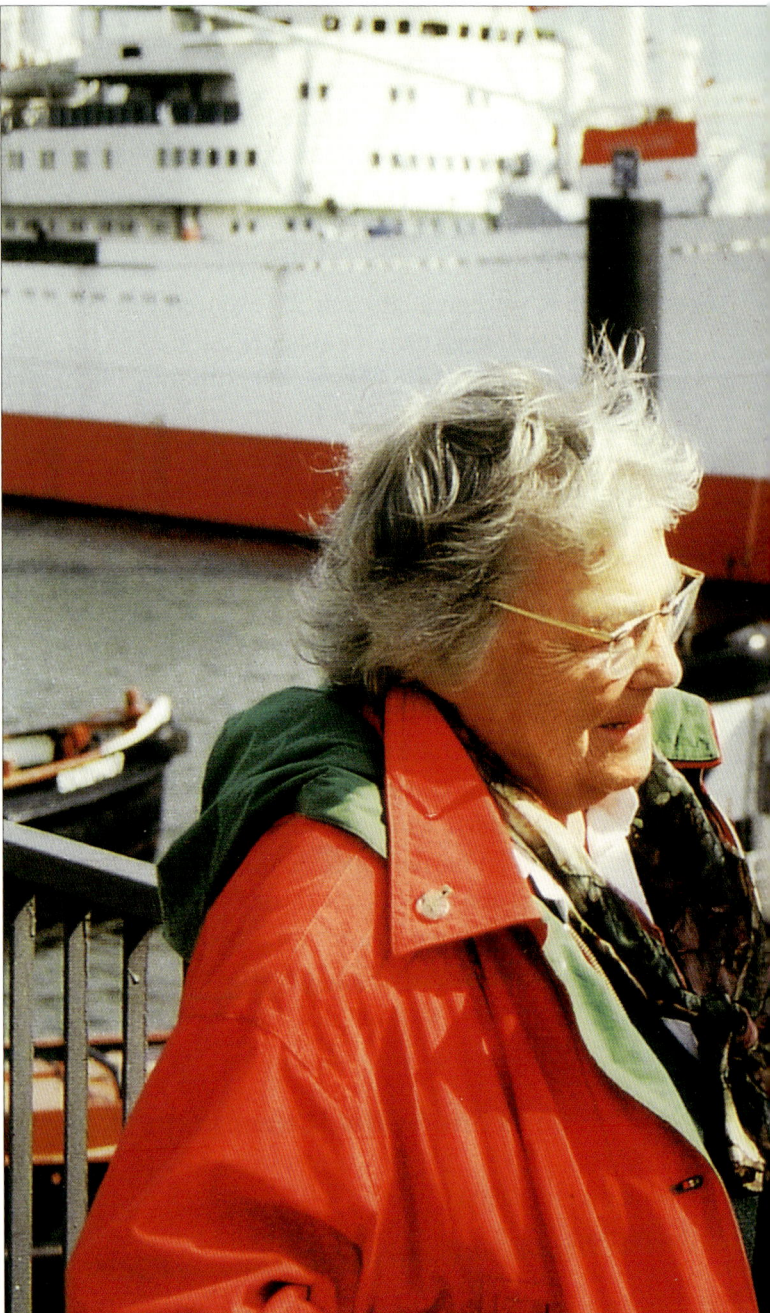

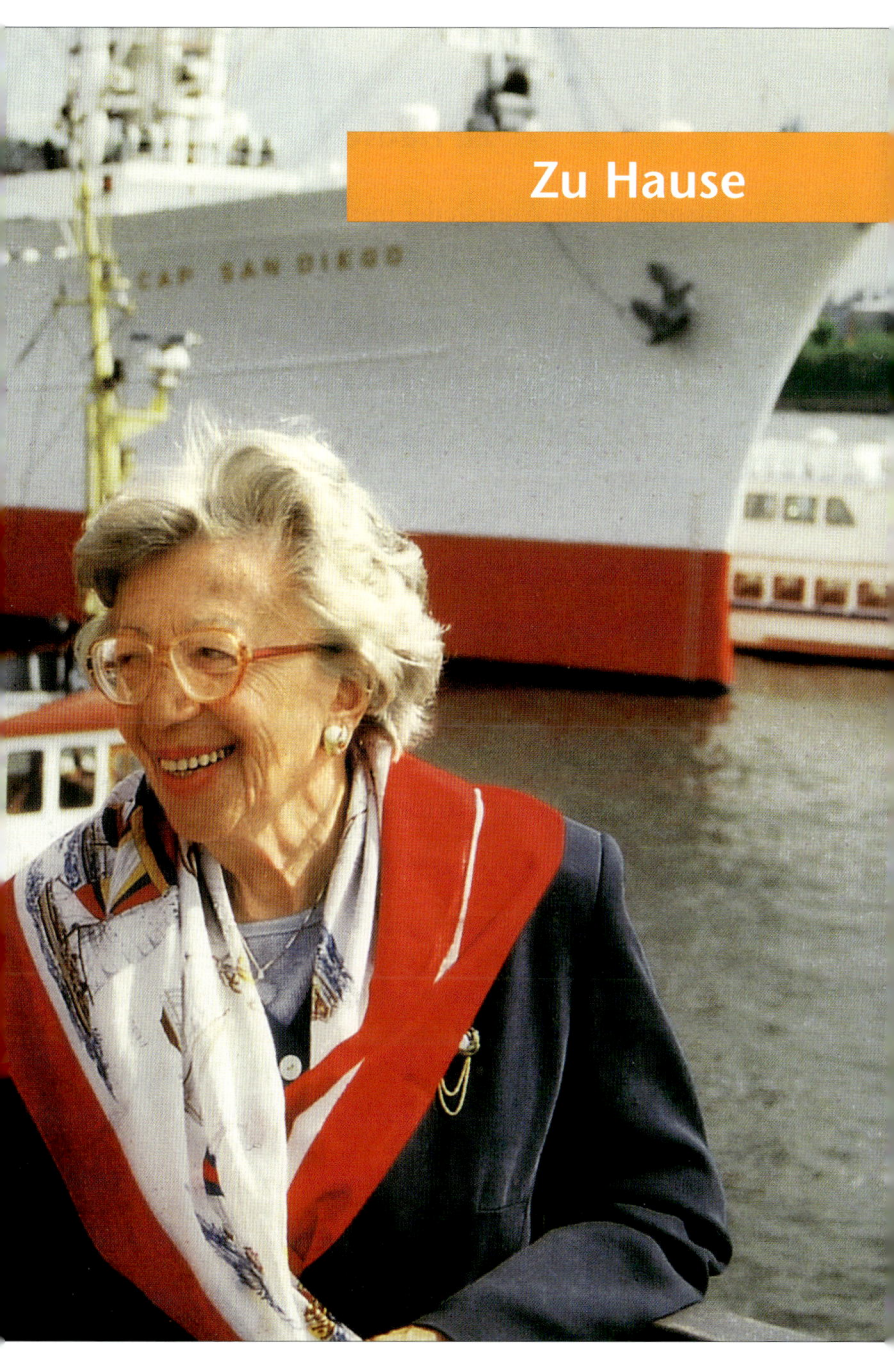

# Zu Hause

## Zu Hause

Es entspricht dem Wunsch der meisten Menschen, solange wie möglich in den eigenen vier Wänden zu leben. Diese Entscheidung, ausdrücklich nicht in eine Seniorenwohnung oder bei einsetzender Pflegebedürftigkeit nicht gleich ins Pflegeheim zu ziehen, ist richtig. Denn auch zu Hause lassen sich Pflege und Betreuung organisieren. Dabei ist es sinnvoll, sich rechtzeitig einen Überblick zu verschaffen, welche Möglichkeiten es gibt, um in einem Notfall schnell handeln zu können. »Ein Umzug ins Heim ist nur dann notwendig, wenn man aufgrund einer Demenz nicht mehr allein zurechtkommt, die Einsamkeit nicht mehr erträgt oder im Notfall nicht in der Lage ist, Hilfe zu rufen«, erklärt Privatdozent Dr. Dr. Lars Marquardt, Facharzt für Neurologie und Geriatrie.

## Die Pflege zu Hause hat ihren Preis
### Ein Paar hält zusammen

Seit über 20 Jahren übernimmt Karin Hellmigk die Pflege ihres Ehemanns. Der ehemalige Chemiemeister fiel damals häufig in Ohnmacht und hatte erhebliche Gleichgewichtsstörungen. Zeitweise war er auf den Rollstuhl angewiesen. Mehrere Stürze und Knochenbrüche waren zu beklagen, ebenso eine starke Vergesslichkeit. Karin Hellmigk sorgte rund um die Uhr für ihren Mann, auch nachts. Arztbesuche und Krankenhausaufenthalte standen auf der Tagesordnung. Erst viele Jahre später ist die Ursache für die neurologischen Probleme diagnostiziert worden: Epilepsie. Im Lauf der Jahrzehnte sind Herzrhythmusstörungen und Diabetes hinzugekommen. »Mein Mann ist inzwischen 86 Jah-

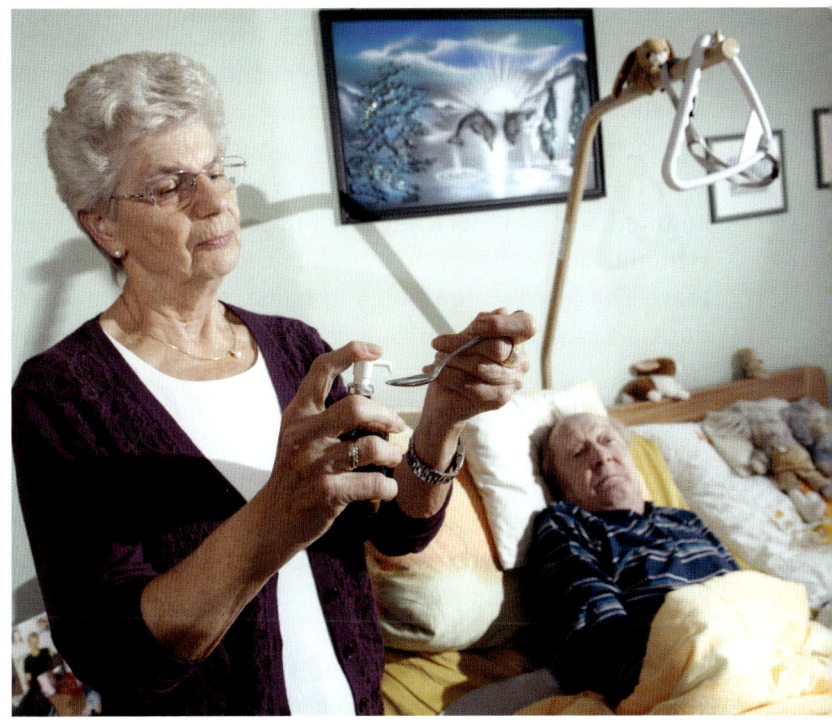

Karin Hellmigk pflegt ihren Ehemann Gerhard seit mehr als 20 Jahren zu Hause mit großem Einsatz und all ihrer Kraft.

re alt. Er schläft viel und hat bereits den zweiten Herzschrittmacher«, erklärt Karin Hellmigk die gesundheitliche Entwicklung.

Die Krankheit ist eine große Herausforderung für Karin Hellmigk, die selbstständig und stark geworden ist. »Wenn ich meinen Mann im Krankenhaus besuchen wollte, stand das Auto vor der Tür. Aber ich musste den Bus nehmen. Also habe ich den Führerschein gemacht – mit 52 Jahren.« Leider zieht sich auch der Kampf gegen die Krankenkassen wie ein roter Faden durch die vergangenen Jahre. Der Antrag auf Leistungen von der Pflegekasse wurde im ersten

Anlauf abgelehnt. »Ich war so enttäuscht und traurig, weil der Gutachter überhaupt nicht verstanden hatte, wie viel Arbeit mit der Pflege meines Mannes verbunden ist«, erinnert sich die heute 74-Jährige. Unterstützung gab es jedoch vom Pflegeteam »to huus«. »Im Widerspruchsverfahren konnten wir den tatsächlichen Pflegebedarf für Gerhard Hellmigk durchsetzen«, freut sich Pflegedienstchef Thomas Pfarr. Die Nachzahlung für ein halbes Jahr betrug 2.520 Euro. Das sollte anderen Patienten Mut machen, nicht aufzugeben!

Karin Hellmigk hat Tränen vor Wut in den Augen, wenn sie an ihre Kur denkt. »Ich bin nicht mehr ganz gesund. Meine Batterien sind restlos aufgebraucht, deshalb muss ich dringend in einer Kur wieder zu Kräften kommen.« Die 74-Jährige hat Arthrose in den Handgelenken sowie erhebliche Probleme mit dem Rücken und den Hüften. Doch die Krankenkasse hat den Antrag auf eine Reha zweimal abgelehnt. Begründung vom Medizinischen Dienst der Krankenkassen (MDK): Wenn Sie sich weiter so für Ihren Mann aufopfern, bringt eine Kur gar nichts. Geben Sie Ihren Mann in ein Altenheim. Solange die familiäre Situation so bleibt, wird der Antrag auf eine Kur abgelehnt. »Ich ärgere mich darüber, dass mir von der Krankenkasse immer wieder Knüppel zwischen die Beine geworfen werden!« Unterstützung kam vom Sozialverband Deutschland. Im dritten Anlauf ist die Reha endlich bewilligt worden. Nun geht es für vier Wochen auf die Ostseeinsel Usedom. Gerhard Hellmigk wohnt in dieser Zeit in der Kurzzeitpflege im Altenheim. Das macht das Ehepaar immer so, wenn Karin Hellmigk Urlaub macht. »Aber ob ich meinen Mann in ein Altenheim abschiebe, entscheide ich immer noch selbst«, erklärt Ehefrau Karin kämpferisch, »das bringe ich zurzeit nicht übers Herz.«

Der Tagesablauf der Hellmigks kann etwa so beschrieben werden: Um 8 Uhr kommt der Pflegedienst und hilft Gerhard Hellmigk beim Aufstehen und Waschen, sodass er um 9 Uhr in seinem Rollstuhl im Wohnzimmer sitzt und es Kaffee und Frühstück gibt. Medikamente geben, Toilettengänge, Einkäufe erledigen, das Mittagessen kochen – das alles macht seine Frau selbst. Dazu gehört auch das körperlich anstrengende Umsetzen vom Rollstuhl ins Pflegebett. Unterstützung hat sie von der Familie: »Meine Enkeltochter hilft mir oft, und mein Sohn wohnt auch gleich nebenan. Die unterstützen mich, wo sie nur können.«

Über das Thema Einsamkeit berichtet Karin Hellmigk, dass es Menschen gegeben hat, die sich zurückgezogen haben. Aber das Ehepaar ist auch selbst im Lauf der Zeit in die Isolation geraten. »Einmal in der Woche gehe ich zum Yoga. Die Gruppe trifft sich einmal im Monat zum Kaffeetrinken oder im Restaurant. Da kann ich oft nicht mit, weil ich mich um meinen Mann kümmern muss.«

Die Hellmigks wissen, dass die Pflege zulasten der Ehefrau geht. Manchmal glauben beide, dass sich ein Umzug ins Altenheim bald nicht mehr vermeiden lässt. Wie wäre es, wenn beide in eine Seniorenwohnanlage ziehen? Dort hätte ihr Mann einen Platz im Pflegeheim und sie eine kleine Seniorenwohnung mit Küche, Bad und Balkon. Dann könnte das Ehepaar weiterhin unter einem Dach leben. »Das ist eine tolle Idee«, sagt Karin Hellmigk voller Hoffnung.

Wenige Wochen nach dem Interview ist Gerhard Hellmigk verstorben. Das ist jetzt ein Jahr her. Anruf bei Karin Hellmigk. Wie geht es Ihnen? »Mir geht es den Umständen entsprechend. Das Loslassen fällt mir so schwer. Ich versuche mich abzulenken, heute bin ich zum Beispiel zum Geburtstag eingeladen. Da lachen wir auch, aber danach falle ich wieder in die Trauer. Ich brauche noch viel Zeit.«

## Unterstützung durch einen Pflegedienst
### Zu Hause fühlen wir uns wohl

Marianne (88) und Volker Röer sind seit 50 Jahren verheiratet. Zwei Kinder haben sie großgezogen, die in Berlin beziehungsweise New York leben. Gemeinsam mit seinem Schwager hatte der gelernte Farblithograf eine eigene Firma, die in der Druckvorstufe tätig war. Sein großes Hobby ist aber die Schifffahrt und deren Geschichte. Etwa 620 Schiffsmodelle hat Volker Röer in seiner Sammlung katalogisiert.

Vor drei Jahren dann der Schicksalsschlag: Volker Röer brach beim Hausarzt zusammen. Wochen vorher fühlte er sich schon unwohl und so wurden geplante Untersuchungen vorgezogen. Dabei wurde ein großer Tumor in der Leber gefunden. Für die Eheleute änderte sich das Leben von einem auf den anderen Moment. »Von Freunden erfuhr ich, dass es bei uns in Volksdorf einen Pflegedienst gibt. Ich hatte mich ja vorher nie mit dem Thema befasst«, erzählt Marianne Röer. Umso mehr freute sie sich, dass der Dienst innerhalb von wenigen Stunden vor Ort war und das weitere Vorgehen besprochen werden konnte. Carsten Hackamp ist Geschäftsführer vom PTW Pflegeteam und kann sich noch gut erinnern: »Die ersten Maßnahmen konnten schnell getroffen werden, außerdem mussten Anträge bei der Pflegekasse gestellt werden.« Nach der Begutachtung durch den MDK gab es problemlos Leistungen aus der Pflegekasse.

Inzwischen hat Volker Röer acht Chemotherapien hinter sich gebracht und deshalb lange im Krankenhaus gelegen. »Wenn man dann wieder nach Hause kommt und in den Garten schaut, sieht alles ganz neu aus – ich erfreue mich an der Schönheit der Natur«, sagt der 84-Jährige. Die Krankheit hat ihre Spuren hinterlassen. »Mein Mann schläft sehr viel«, erzählt Marianne Röer. Etwa um 9 Uhr kommt jeden

Zu Hause

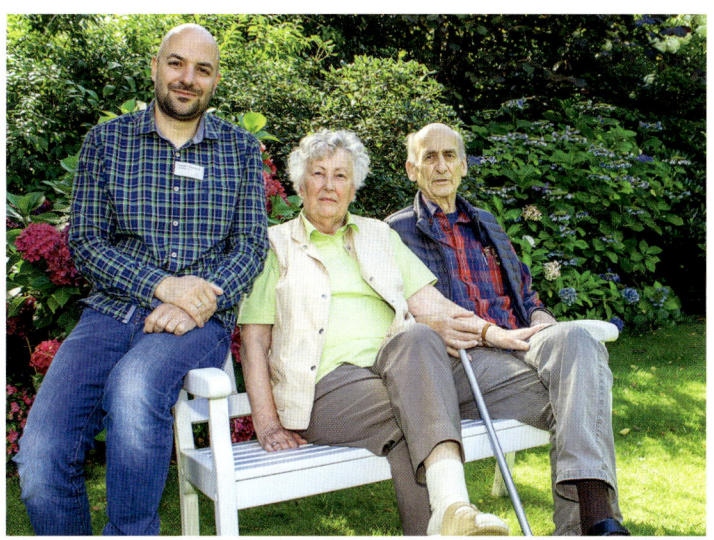

Carsten Hackamp ist beim Ehepaar Röer im Garten zu Gast.

Morgen der Pflegedienst. Bis dahin hat sie schon das Frühstück vorbereitet und versucht, ihren Mann zu wecken. »Manchmal ist er etwas mürrisch und geht nach dem Frühstück wieder zu Bett.« Nachmittags schafft sie es aber, mit ihm einen Spaziergang zu machen. Bei strömendem Regen liest Volker Röer in seinen Büchern über Schiffe und Geschichte. Gegen 19 Uhr kommt wieder der Pflegedienst, um Spritzen zu geben, zweimal in der Woche sind die Mitarbeiter beim Duschen behilflich.

Bis zum Ausbruch der Krankheit hatte das Ehepaar die ganze Welt bereist. Die Erinnerung daran hilft, diese schwere Zeit zu durchleben. »Damit Ehefrau Marianne sich bei einem Tagesausflug erholen kann, können wir ihren Mann im Rahmen der Verhinderungspflege mehrmals am Tag besuchen« erzählt Carsten Hackamp. Marianne Röer ist dankbar für diese Unterstützung: »Die Mitarbeiter sind sehr nett und ich freue mich, dass es meinem Mann trotz der Umstände gut geht«. Besonders froh ist sie aber über den medizinischen Fortschritt, denn »dadurch sind uns schon drei gemeinsame Lebensjahre geschenkt worden«. Und Volker Röer fügt hinzu: »Man muss positiv denken und optimistisch nach vorne schauen.«

## Mit der Altenpflegerin unterwegs
### Ina Dunkel hat heute elf Patienten versorgt

Mit dem Fahrrad ist Krankenpflegehelferin Ina Dunkel jeden Tag im Stadtteil unterwegs – so wie früher die Gemeindeschwester. Elf Patienten hatte die 29-Jährige im Laufe des heutigen Vormittags zu versorgen: Hilfe beim Aufstehen, Waschen, Duschen und Ankleiden, Frühstück zubereiten. Aber auch kurze Einsätze waren dabei, so musste sie einer älteren Dame Kompressionsstrümpfe anziehen, Patienten Medikamente geben und Insulin spritzen.

Bei der ambulanten Pflege wird zügig gearbeitet, die Zeiten und Preise sind bei den sogenannten Leistungskomplexen fest vorgegeben. Die Mitarbeiter tragen Verantwortung. Doch selbstverständlich wird während der Pflege und medizinischen Versorgung auch geklönt und gelacht. Außerdem werden von der Pflegekasse Zuschüsse für Betreuungszeiten (125 Euro für »zusätzliche Entlastungsleistungen« pro Monat, siehe Seite 104) gezahlt. »Das nutzen unsere Patienten auch«, berichtet Ina Dunkel. »Ein älterer Herr hat mir das Schachspielen beigebracht. Er war ganz stolz!« Ina Dunkel und ihre Kollegen lesen vor, spielen Rummikup, machen Spaziergänge oder gehen mit den Patienten zum Einkaufen. Auch das Gedächtnistraining ist beliebt.

Viele pflegebedürftige Senioren leben allein, können kaum ohne fremde Hilfe die Wohnung verlassen. Es gibt nur wenige Kontakte zur Familie, zu Nachbarn und Freunden. Es fällt den Menschen schwer, an dieser Situation etwas zu ändern. Man muss erst einmal lernen, mit der Einsamkeit zu leben. »Die Menschen fühlen sich trotzdem in den eigenen vier Wänden wohl, weil es ihr eigenes Reich ist«, hat Ina Dunkel beobachtet. Umso wichtiger ist es, dass die Mitarbeiter der ambulanten Altenpflege ihre Patienten aufmuntern und ihnen Zuwendung schenken. Ina Dunkel freut sich jetzt auf ihren wohlverdienten Feierabend, will zu Hause die Beine hochlegen und entspannen: »Das musste ich auch erst einmal lernen, von der Arbeit abzuschalten.«

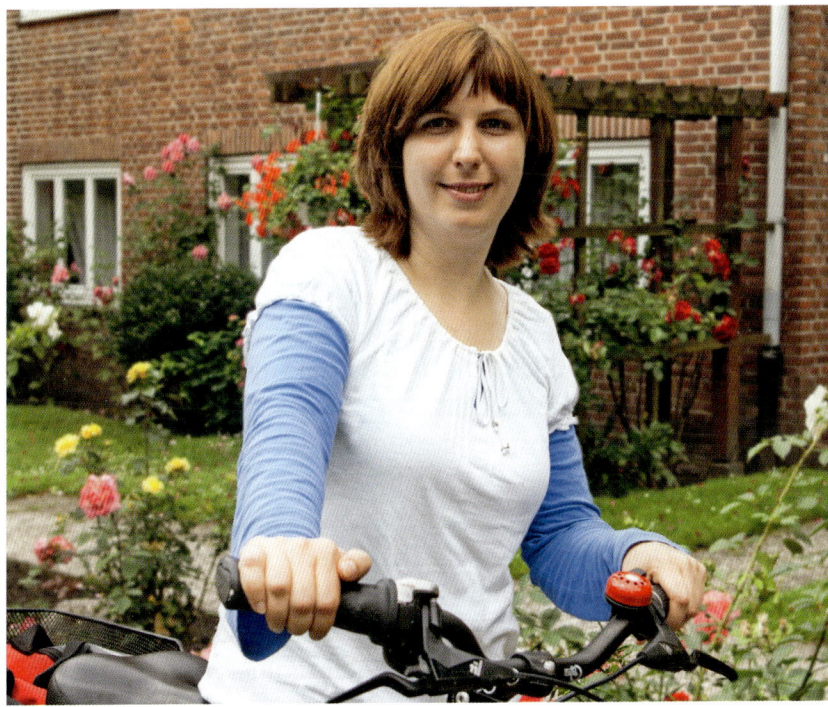

Ina Dunkel ist mit dem Fahrrad im Stadtteil unterwegs, um ihre Patienten zu versorgen.

**Zu Hause**

# Senioren-Assistenz
## Unterstützung und Zuwendung im Alter

Wer solange wie möglich in der vertrauten Umgebung leben möchte, kann sich zahlreiche Dienstleistungen – vom Pflegedienst über die Fußpflege bis zur Putzfrau – ins Haus holen. Um den Rest wird sich dann wohl die Familie kümmern. Doch was tun, wenn die Kinder für die Betreuung ihrer Eltern ausfallen? Weil sie in einer anderen Stadt wohnen, berufstätig sind, ihr eigenes Leben führen und daher wenig Zeit haben. Die verantwortungsvolle Aufgabe der Seniorenbetreuung kann auch in gute Hände außerhalb der Familie gegeben werden.

Die Idee zur Senioren-Assistenz ist aus persönlicher Betroffenheit entstanden. Der Vater von Ute Büchmann brauchte nach dem Tod seiner Frau dringend Unterstützung – bei den kleinen Dingen des Alltags genauso wie bei der Trauerarbeit. Doch Tochter Ute wohnte nicht vor Ort und konnte dadurch nicht täglich für ihren Vater da sein. Ute Büchmann wird nie vergessen, wie hilflos sie dieser Situation damals gegenüberstand. Aus der Idee, dass es anderen Familien ähnlich gehen müsse, hat Ute Büchmann mit Pioniergeist und Weitsicht inzwischen ein staatlich anerkanntes Ausbildungsinstitut gegründet, das »Qualifizierte Senioren-Assistenten nach dem Plöner Modell« zertifiziert.

Diese Senioren-Assistenten – inzwischen mehr als 1.000 in Deutschland – ergänzen Anforderungen und Wünsche, die über Pflege und Haushaltsführung hinausgehen. Ganz nach Bedarf: stundenweise oder auch längerfristig. Sie begleiten ihre Kunden zum Arzt, informieren über Rechtsfragen rund um die Pflegeversicherung, sorgen für das leibliche Wohl und leisten Gesellschaft ganz nach den individuellen Bedürfnissen der Senioren.

**Zu Hause**

## Eine anspruchsvolle Ausbildung

Heide Volz hat vor vielen Jahren ihre Eltern bis zum Lebensende begleitet. Erst nach deren Tod hat die ehemalige kaufmännische Angestellte eine Ausbildung zur Senioren-Assistentin absolviert und sagt: »Hätte ich das vorher gemacht, wäre mit meinen Eltern vieles besser gelaufen.« Als Beispiel nennt Heide Volz die Sprachlosigkeit zwischen ihr und ihrer Mutter rund um das Thema Kriegserlebnisse. »Ich habe heute mehr Verständnis für die psychologische Situation damals und das Hintergrundwissen, solche Themen anzusprechen.«

Im Rahmen der 120-stündigen Ausbildung steht zum Beispiel das Thema Biografiearbeit auf dem Stundenplan. Es geht darum, ein Gespür dafür zu entwickeln, wenn alte

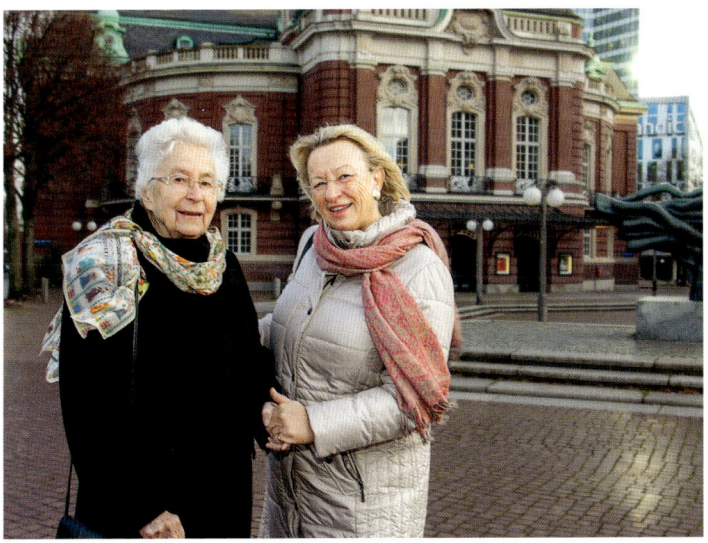

Nach einem Besuch in der Laeiszhalle wollen Heide Volz und ihre Kundin das Konzert bei einem Glas Wein Revue passieren lassen.

**Zu Hause**

Menschen etwas klären wollen. Senioren-Assistenten lernen dabei behilflich zu sein, das Leben zu sortieren. Dazu gehört auch, die schwierigen Dinge innerhalb eines Lebenslaufs auszuhalten – wie zum Beispiel Krankheiten, Schicksalsschläge oder Streit in der Familie.

Die Ausbildung ist breit gefächert. Zum Grundwissen gehören ein Erste-Hilfe-Kurs, Grundlagen zur Ernährung, Umgang mit Trauer oder die Psychologie des Alters. Auch die Pflegeversicherung ist fester Bestandteil des Lernprogramms, sodass dem Kunden bei der Antragstellung genauso wie beim Widerspruch geholfen werden kann.

Heide Volz ist inzwischen auch Dozentin und bildet Senioren-Assistenten aus. Mit ihren Kunden besucht sie gern kulturelle Veranstaltungen. Dabei geht es nicht nur um Begleitung. Nach einem Konzert in der Laeiszhalle oder einer Ballettaufführung in der Staatsoper möchten die Menschen vielleicht noch etwas trinken und über die Veranstaltung sprechen. Dieser Austausch setzt gleiche Interessen und Wissen rund um das kulturelle Angebot in Hamburg voraus.

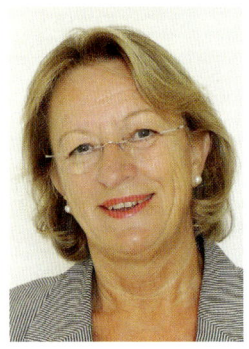

**Heide Volz** ☏ 040 / 55 62 10 03
in Winterhude und rund um die Alster
volz@seniorenassistenz-alster.de
Begleitung zum Arzt, zum Schwimmen, zur Therapie, zu kulturellen Veranstaltungen und auf Reisen, Unterstützung im Alltag, Hilfe beim Schriftverkehr und bei moderner Technik, Vertrauensperson für die Angehörigen
www.die-senioren-assistenten.de/heide-volz

Zu Hause

## Gut betreut nach dem Klinikaufenthalt

Kennengelernt hat Andrea Otto ihren 88-jährigen Kunden Karl-Heinz K. im Krankenhaus. Nach dem Tod seiner Frau lebte der Rentner zurückgezogen, war etwas eigenwillig. Nach einem Sturz in seiner Wohnung lag er mit einer Platzwunde in der Klinik. Mit den Worten »Ihre Tochter hat mich geschickt. Ich bin nicht dazu da, Sie ins Heim zu bringen, sondern, wenn Sie wieder nach Hause wollen, werde ich dafür sorgen, dass das möglich ist«, hatte sich die Senioren-Assistentin am Krankenbett vorgestellt. Damit war das Eis gebrochen. Von einem guten Pflegedienst über die Mahlzeitenversorgung, das Sauberhalten der Wohnung, die Organisation eines Gehwagens bis zu regelmäßigen Besuchen hat Andrea Otto die Dinge für ihren Schützling in die Hand genommen. Für die in Spanien lebende Tochter war es eine große Erleichterung, den Vater gut betreut zu wissen.

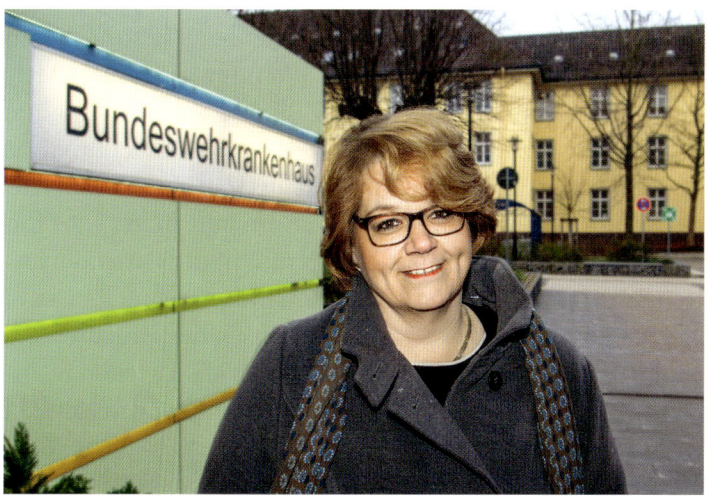

Andrea Otto besucht ihre Kunden in der Klinik.

Zu Hause

Was machen Alleinstehende bei einem mehrwöchigen Klinik- und Reha-Aufenthalt? Senioren-Assistenten fahren den Patienten ins Krankenhaus und besuchen ihn nach der Operation. Sie sind die helfenden Hände, wenn es um die Korrespondenz mit der Krankenkasse geht, sorgen für saubere Wäsche oder versorgen Haustiere. Nachdem der Betroffene zurück in die vertraute Umgebung entlassen worden ist, helfen sie ihm dabei, zu Hause wieder zurechtzukommen. Denn oft geht es den Menschen nach einer Krankenhausbehandlung noch nicht wieder so gut, dass sie ihren Haushalt selbst führen können. Die Senioren-Assistenten füllen vorübergehend oder auf Dauer die Lücke, wenn Familie und Freunde diese Aufgabe nicht übernehmen können oder es schlicht keine mehr gibt.

Ein Jahr konnte Karl-Heinz K. in seiner vertrauten Umgebung bleiben. Doch dann kam es zu einem erneuten Krankenhausaufenthalt. Karl-Heinz K. hatte zu wenig gegessen und getrunken. Im Anschluss musste Andrea Otto ihrem Kunden ein Apartment im Altenheim besorgen, den Umzug organisieren und die alte Wohnung auflösen. »Meine Aufgabe war es, sein neues Zuhause aus seinem alten Wohnzimmer zu machen«, erinnert sich Andrea Otto. Das ist ihr gelungen. »Das sieht hier ja aus wie bei mir zu Hause«, freute sich Karl-Heinz K. Doch ein Jahr später warf ihn ein zweiter Sturz völlig aus der Bahn. Mit der Patientenverfügung in der Hand und nach etlichen Gesprächen zum Thema konnte Andrea Otto den Wunsch des Patienten gegenüber den Ärzten durchsetzen, sodass keine weiteren Untersuchungen und Intensivmaßnahmen mehr durchgeführt wurden. Im Alter von 90 Jahren hat sich das Leben von Karl-Heinz K. dann vollendet. Andrea Otto hat ihm in dieser schwierigen Lebensphase ein selbstbestimmtes Leben ermöglicht. Als helfende Hand für die Angehörigen regelte sie die komplette Bestattung und löste das Apartment im Altenheim auf. Dadurch konnte sich die Familie auf ihre Trauer konzentrieren und Abschied nehmen.

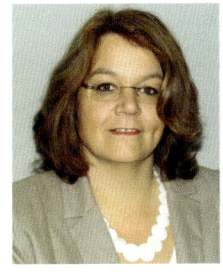

**Andrea Otto** ☏ 040 / 59 45 92 01
im Osten von Hamburg
A.Otto@Ihre-Senioren-Assistenz.de
Begleitung und Betreuung aller Art, Regelung der Formalitäten rund um die Vorsorgedokumente, Wohnungsauflösungen, Organisation von Beerdigungen
www.ihre-senioren-assistenz.de

## Kompetente Dementenbetreuung

Fast 25 Jahre hat Thomas Bartel seine Mutter umsorgt und begleitet, bis sie im Alter von über 101 Jahren verstarb. »Jemand wie Sie hätte ich auch gern«, hatte ihre befreundete Nachbarin in der Senioren-Residenz immer zu ihm gesagt. Dieser Satz bewegte ihn tief. Im Laufe seines Berufslebens hat der 62-Jährige als Bankkaufmann, Diplom-Handelslehrer, Journalist, Pressesprecher einer Bank und Unternehmensberater einen breiten Erfahrungsschatz angesammelt. Doch der ausgebildete Sanitäter ist auch als Sterbebegleiter und ehrenamtlich als Schöffe beim Landgericht Hamburg tätig.

Nun also eine weiterführende berufliche Entwicklung als Senioren-Assistent. In dieser Funktion hat Thomas Bartel seither schon viele Damen und Herren betreuen können und ihnen bei jedem seiner Besuche Zuwendung und Lebensfreude schenken dürfen. Es sind vor allem pflegende Angehörige, die sich an den engagierten Hamburger wen-

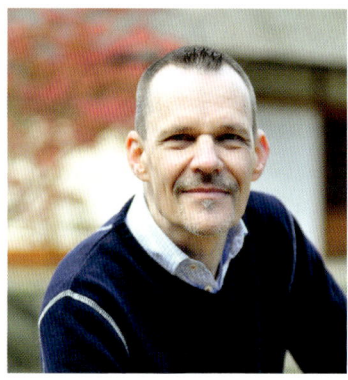

Empathie und Vertrauen sind der Schlüssel für einen professionellen Umgang mit Demenz. Thomas Bartel hat viel Erfahrung auf diesem Gebiet und bildet sich laufend fort.

den und für ihre Lieben nach individueller Anregung, Aktivierung und Abwechslung im Alltag suchen. »Dabei hat sich gezeigt, dass es vor allem Menschen mit Demenz sind, die durch meine volle Aufmerksamkeit sowie vor allem durch meine regelmäßige, vertraute Präsenz geradezu aufblühen«, erklärt Bartel. Durch mehrere Zusatzschulungen über dieses vielschichtige Krankheitsbild, die insbesondere auf spezifische Formen des Verhaltens, der Kommunikation, Validation, Aktivierung und Biografiearbeit bei Demenz ausgerichtet waren, hat sich der Senioren-Assistent kontinuierlich für diesen sensiblen Einsatzbereich weitergebildet. Dadurch kann er Familien, die mit der Demenz noch ganz am Anfang stehen und noch gar nicht wissen, wie sie damit umgehen sollen, sehr viel Kompetenz und Sicherheit im Umgang vermitteln.

»Dass ich die Menschen erreiche und Gutes bewirken kann, zeigen sie mir unmittelbar und auf sehr liebevolle Weise«, sagt Bartel. Für ihn ist es ebenso wichtig, sich intensiv und regelmäßig mit den Angehörigen auszutauschen. Besonders berührt hat ihn ein Brief, in dem über das Befinden eines von ihm betreuten dementen Herrn stand: »Auch ich habe seine gute Grundstimmung wahrgenommen. Das hat sicher auch viel damit zu tun, dass Sie so mit ihm umgehen, wie er ist. Ich denke, er fühlt sich anerkannt mit seinen Schwächen und kann die gemeinsamen Unternehmungen sehr genießen.«

**Thomas Bartel** ☎ 040 / 658 673 66
in Hamburg-Mitte und Eimsbüttel
tbglueck@gmx.de
Unterstützung und Zuwendung für Menschen mit Demenz, Biografiearbeit, alle Arten von Korrespondenz, sichere Begleitung auf allen Wegen, eloquenter Gesellschafter und Gesprächspartner
www.die-senioren-assistenten.de/thomas-bartel

## Büroarbeiten übernehmen

Marion Bromm hat sich im Laufe der Jahre ein profundes Fachwissen angeeignet. Ihr Lebensgefährte war bis zu seinem Tod vor drei Jahren chronisch krank. In dieser Zeit hat die ausgebildete Sekretärin gelernt, sich durch den Dschungel des Gesundheitssystems zu kämpfen. Denn wer einen nahestehenden Angehörigen betreut, muss auch ein Talent für die mit der Pflege verbundene Arbeit am Schreibtisch haben: Rechnungen von Krankenhäusern, Ärzten, Krankenkassen, Kurzzeitpflegeeinrichtungen und ambulanten Pflegediensten sind zu prüfen und zu begleichen. Anträge bei der Pflegekasse müssen gestellt sowie betreuungsrechtliche Fragen geklärt werden.

Diese Erfahrungen helfen Marion Bromm bei ihrer Tätigkeit als Senioren-Assistentin. Oft sind ältere Menschen ungeübt, wenn es darum geht, Anträge zu stellen, um einen Schwerbehindertenausweis oder Leistungen aus der Pflegekasse zu erhalten. Es fällt ihnen schwer, Rechnungen bei der privaten Krankenkasse oder der Beihilfe einzureichen.

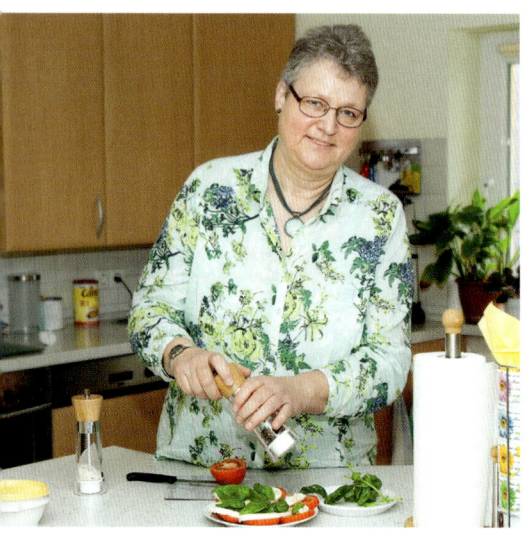

Marion Bromm kocht gern für ihre Kunden. Ein Tomatensalat mit Mozzarella schmeckt, ist gesund und schnell zubereitet.

Doch wer das nicht kann, verzichtet auf viel Geld! „Ich freue mich jedes Mal, wenn ich etwas für meine Kunden herausgeholt habe", erzählt die 58-Jährige. „Wenn im Büro einmal alles richtig sortiert ist, ist da gar nicht mehr so viel zu tun", beschreibt sie den Arbeitsaufwand. „Meine Kunden sammeln Briefe und Rechnungen und ich arbeite die eingegangene Post regelmäßig ab", sagt die Privatsekretärin, die man auch stundenweise buchen kann.

Gleichzeitig steht Marion Bromm für ein Plus an Lebensqualität in der vertrauten Umgebung. Sie kocht für ihre Kunden oder fährt mit ihnen zum Einkaufen. Durch die Seniorenassistenz werden genau die Dinge wieder ermöglicht, die man allein nicht mehr schafft oder sich nicht mehr zutraut. Verzichten muss man darauf jedoch nicht.

**Marion Bromm** 0176 / 433 78 243
in Hamburg-Nord, Eimsbüttel, Wandsbek, Norderstedt
bromm.m@web.de
Schreibtisch- und Finanzarbeiten, Kochen, Begleitung zum Arzt, ins Theater und zum Einkaufen, Behördengänge, Ausflüge
www.die-senioren-assistenten.de/marion-bromm

**Zu Hause**

**Lebensqualität im Alter:**
# Wir sind für Sie da, wenn Sie uns brauchen

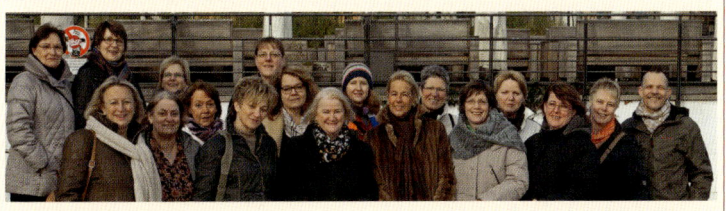

Qualifizierte Senioren-Assistentinnen und Senioren-Assistenten aus Hamburg und Umgebung sind kompetente Begleiter, haben Zeit für Sie und unterstützen Sie nach Ihren individuellen Wünschen.

**Wir können viel für Sie tun, fragen Sie gerne nach:**

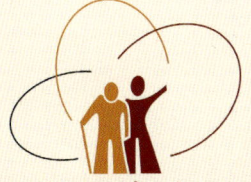

Senioren Assistenz
Plöner Modell

**Telefon: 040 – 36 19 13 94**
mail@senioren-assistenten-hamburg.de
www.senioren-assistenten-hamburg.de

## Ich bin mir so fremd geworden

Niedergeschlagenheit, Trauer und Antriebslosigkeit gehören zum Krankheitsbild einer Depression. Wo gibt es professionelle Hilfe?

Rund vier Millionen Menschen in Deutschland leiden an dieser Krankheit. Die Betroffenen schämen sich oft dafür, denn psychische Erkrankungen sind noch immer ein Tabuthema. So geht es auch Petra Wegener: »Die Nachbarn sollen nicht über mich reden.« Die 68-Jährige hat jedoch gelernt, Hilfe in Anspruch zu nehmen und dadurch ihr Leben wieder selbst in die Hand zu nehmen. Dazu gibt es in der Psychiatrie zahlreiche Kunstgriffe, die zu einem dauerhaften Therapieerfolg beitragen. Den Anfang, ihr Leben neu auszurichten, sollten Menschen mit seelischen Tiefs allerdings

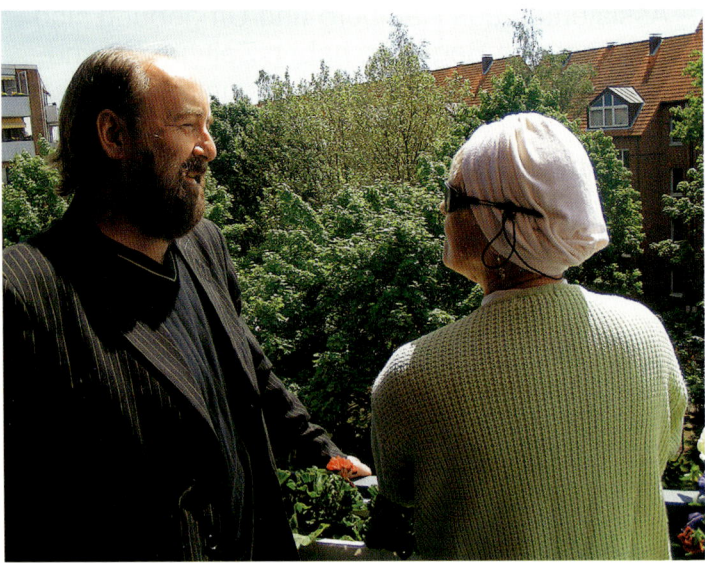

Michael Thiel freut es, wenn Petra Wegener etwas für sich tut und zum Beispiel Blumen für den Balkon kauft.

**Zu Hause**

selbst machen, indem sie zum Hausarzt gehen und sagen: »Ich brauche Hilfe!« – auch wenn sie sich nicht sicher sind, ob es sich bei ihnen bereits um eine behandlungsbedürftige Erkrankung handelt.

Die Patientin Wegener kennt das traurig-leere Gefühl, nicht mehr am Leben teilhaben zu wollen. Manchmal will sie einfach nichts mehr hören und sehen, dann bleibt sie den ganzen Tag im Bett. Spätestens zur Mittagszeit hat sie jegliches Selbstwertgefühl verloren, weil sie weiß, dass andere Menschen in dieser Zeit bereits eingekauft und den Haushalt erledigt haben. Hinzu kommen körperliche Beschwerden wie Atemnot und Erstickungsanfälle, Magen- und Kopfschmerzen. So geht es oft tagelang.

Der Psychologe Michael Thiel weiß, dass die Betroffenen »sich selbst fremd geworden sind«. Es ist ihnen kaum möglich, aus eigener Kraft wieder in Schwung zu kommen. Und das, obwohl sie bis zum Ausbruch der Krankheit ihr Leben im Griff hatten. »Wir kennen aber auch die Wege aus der Krankheit«, sagt Thiel. Ambulante Pflegedienste mit einer Zulassung zur »fachpsychiatrischen Krankenpflege« haben sich auf die häusliche Therapie von psychisch Kranken spezialisiert. Zur Behandlung, die vom Arzt verschrieben und von den Krankenkassen bezahlt wird, gehören der Einsatz von Medikamenten sowie Gespräche. »Was man redet, frisst sich nicht in die Seele ein«, bringt es der Psychologe auf den Punkt. In kleinen Schritten werden die Menschen, die aufgrund der Krankheit oft ihren Haushalt vernachlässigen, dazu motiviert, alltägliche Arbeiten wie das Abwaschen oder das Kochen wieder selbst zu erledigen. Eine gemeinsam erarbeitete Tagesstruktur ist dabei sehr hilfreich.

Petra Wegener wird seit zehn Jahren betreut. Immer wieder gibt es Rückschläge, doch auch damit weiß Michael Thiel umzugehen. Durch seine kontinuierliche Unterstützung kann seine Patientin in ihrer eigenen Wohnung leben. Hier hat sie ihr kleines »Nest«, in dem sie sich geborgen fühlt.

Hilfe kann jeder in Anspruch nehmen, der den Eindruck hat, sein Leben nicht mehr in den Griff zu bekommen. Ab Seite 184 sind Pflegedienste aufgeführt, die »fachpsychiatrische Krankenpflege« anbieten.

## Entlastung für die Familien
### Die Tagespflege bietet Anreize gegen das Alleinsein

»Mir war zu Hause langweilig«, erzählt Niels Neumann, der zweimal in der Woche zur Tagespflege kommt. »Ich bin

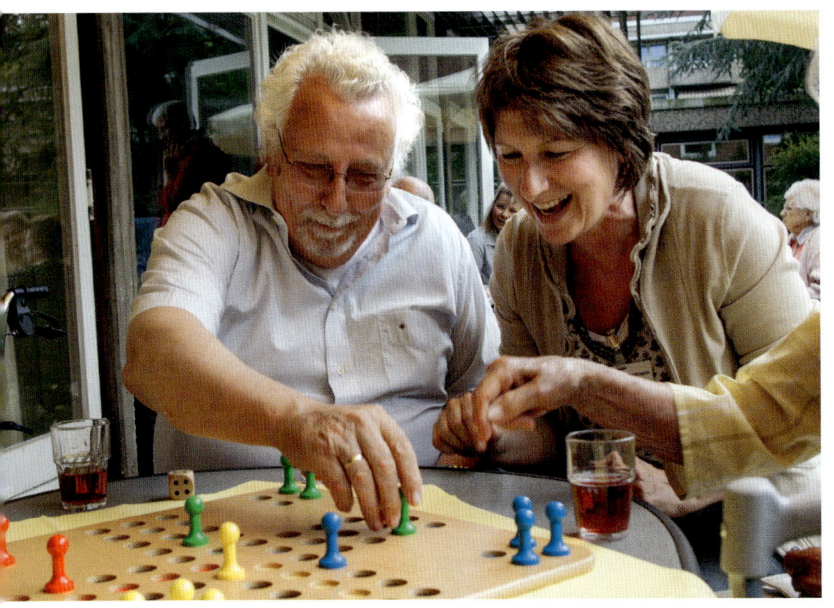

Tagespflegemitarbeiterin Doris Nordmann freut sich, dass Niels Neumann so gern »Mensch, ärgere dich nicht!« spielt.

Zu Hause

## Entlastung für die Familien 143

schon ein bisschen vergesslich«, weiß der 76-Jährige, »und meine Frau kann sich ja auch nicht den ganzen Tag um mich kümmern.« Niels Neumann wird morgens mit einem rollstuhlgerechten Bus abgeholt und am Nachmittag wieder nach Hause gebracht. Ein gemeinsames Frühstück und Mittagessen, Gymnastik, Tanzen, Singen, Spiele, Gedächtnistraining, hauswirtschaftliche Tätigkeiten sowie Ausflüge stehen auf dem Programm.

Erfahrene Pflegekräfte wissen, dass ältere Menschen Hemmungen haben, zum ersten Mal in die Tagespflege zu gehen. Deshalb gibt es »Schnuppertage«, um auszuprobieren, ob einem das Angebot zusagt und ob man sich dort wohlfühlt. Bei den meisten Gästen dauert es etwa vier Wochen, bis sie sich an den veränderten Tagesablauf und die Gruppe gewöhnt haben. Doch dann wird die Tagespflege zu einem zweiten Zuhause. Außerdem wirken sich die Anreize, die so ein Tag bietet, ausgesprochen positiv aus. »Die Familien berichten, dass ihre pflegebedürftigen Angehörigen fröhlich nach Hause kommen und selbst noch in den Tagen danach zu Hause besser zurechtkommen«, weiß Leiterin Birgit Fenner.

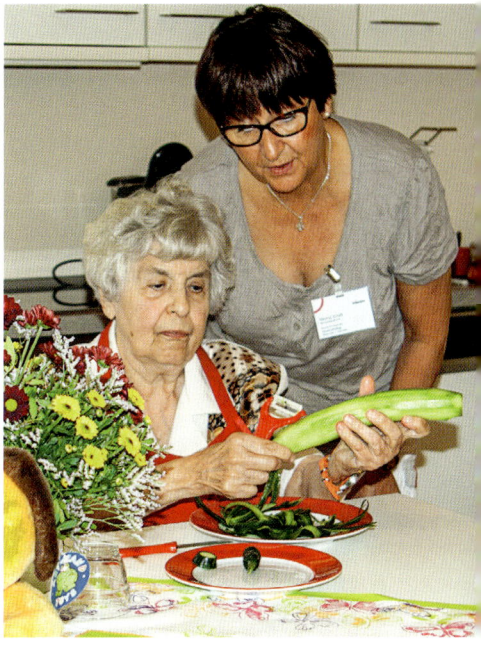

Am Vormittag wird unter Anleitung das Mittagessen vorbereitet. Als Vorspeise steht heute ein Gurkensalat auf dem Speiseplan. Marianne Nordt ist dabei gern behilflich.

**Zu Hause**

## Tagespflege im Überblick

## Tagespflege Ottensen

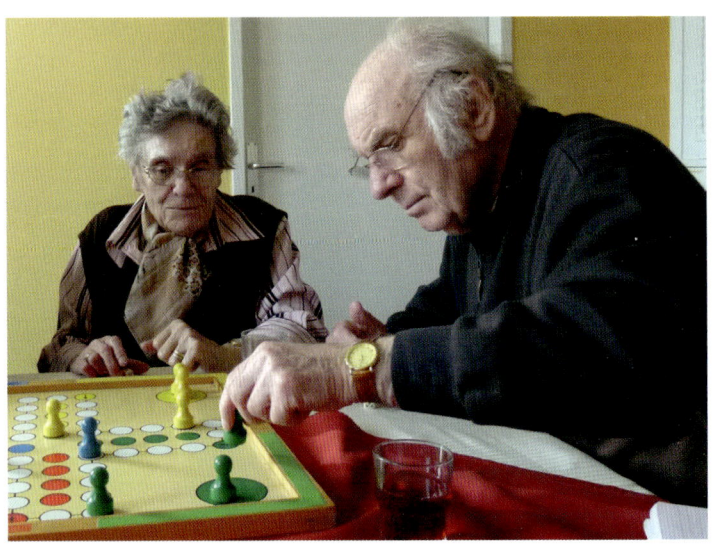

**Anschrift:** Hohenzollernring 15, 22763 Hamburg-Othmarschen (Zugang über Bernadottestraße 41)
**Leitung:** Birgit Fenner, Diakonie Alten Eichen
www.diakonie-alten-eichen.de
**Pflegedienstleitung:** Ingrun Uhl-Ostrowski
☎ 040/880 85 75
Tagespflege mit 22 Plätzen
**Tagespflege:** montags bis freitags geöffnet
- Verpflegung mit 2 Mahlzeiten, nachmittags Kaffee
- Gemeinschaftsräume, Esszimmer, Bibliothek, Kaminzimmer, Küche, Kreativraum, Garten mit Terrasse
- Ausflüge, jahreszeitliche Feste, Wochenmarktbesuche und Einkaufsbummel, Tanzvergnügen, Singen, Spielen,

Gedächtnistraining, Gymnastik, Andachten, Musik- und kreative Angebote
- Mittagsruhe und Mittagsbetreuung
- Bei Bedarf ist ein Umzug in eine der angeschlossenen Einrichtungen möglich, siehe Seite 216 und 375.

**Ausstattung:** Alle Sanitärbereiche sind mit einer Rufanlage ausgestattet. Im Innen- und Außenbereich sind seniorengerechte Sitz- und Liegemöglichkeiten vorhanden.

**Entgelte pro Tag:**

|  | Grad I | Grad II | Grad III | Grad IV | Grad V |
|---|---|---|---|---|---|
| Unterkunft: | 14,00 | 14,00 | 14,00 | 14,00 | 14,00 |
| Investitionskosten: | 8,17 | 8,17 | 8,17 | 8,17 | 8,17 |
| Pflege: | 62,42 | 65,07 | 67,72 | 70,38 | 73,03 |
| **Zu zahlen:** | **84,59** | **87,24** | **89,89** | **92,55** | **95,20** |

**Fahrdienst:** Die Kosten sind im pflegebedingten Aufwand enthalten. Abholzeiten zwischen 7:45 und 9:15 Uhr, Rückfahrt ab 15:30 Uhr.

*Die Tagespflege Ottensen ermöglicht älteren Menschen, sich in vertrauter Umgebung als Teil der Gemeinschaft zu fühlen. Sie finden hier die für Sie notwendige Unterstützung. Durch gezielte Betreuungsangebote werden Interessen und Fähigkeiten erhalten und gestärkt. Durch die wohnliche Gestaltung der Räume in der alten Villa fühlt man sich hier wie in einem zweiten Zuhause. Ein Beratungsgespräch kann gerne vorab in Anspruch genommen werden, auf Wunsch erstellen wir einen Kostenvoranschlag. Zudem besteht die Möglichkeit eines Probetages nach Vereinbarung.*

*Birgit Fenner, Leiterin*

## Tagespflege im Max Herz-Haus am Albertinen-Haus

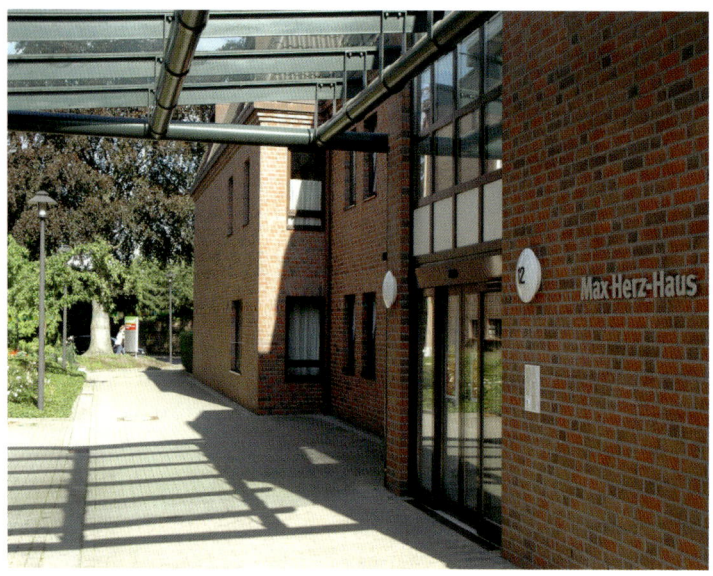

**Anschrift:** Sellhopsweg 18–22, 22459 Hamburg-Schnelsen
**Leitung:** Frank Blume, ☏ 040/55 81 19 08
www.albertinen.de
**Beratung:** Angelika Habighorst, ☏ 040/55 81 19 24
Tagespflege mit 20 Plätzen für Menschen mit Demenz
**Tagespflege:** montags bis freitags geöffnet
- Verpflegung mit 3 Mahlzeiten, nachmittags Kaffee
- Gemeinschaftsraum, Terrasse, Garten
- Gymnastik, Spielen, Singen, Ergotherapie, Biografiearbeit
- Angeschlossene Wohn-Pflegeeinrichtung, siehe Seite 411, Service-Wohnanlage siehe Seite 227

**Ausstattung:** Gemeinschaftsraum mit offener Küche, gemütlicher Sitzecke und einem Bereich für gemeinsame Aktivitäten. Zusätzlich stehen Schlafsessel zur Verfügung. Separater Gruppenraum für Kleingruppen-Arbeit.

**Entgelte pro Tag:**

|  | Grad I | Grad II | Grad III | Grad IV | Grad V |
|---|---|---|---|---|---|
| Unterkunft: | 13,84 | 13,84 | 13,84 | 13,84 | 13,84 |
| Investitionskosten: | 10,13 | 10,13 | 10,13 | 10,13 | 10,13 |
| Pflege: | 58,03 | 60,55 | 63,07 | 65,60 | 68,12 |
| **Zu zahlen:** | **82,00** | **84,52** | **87,04** | **89,57** | **92,09** |

**Fahrdienst:** Die Kosten von € 10,06 sind im pflegebedingten Aufwand enthalten. Die Tagespflege ist montags bis freitags jeweils von 9:30 bis 17:30 Uhr geöffnet. Die Tagesgäste werden morgens von einem Fahrdienst zu Hause abgeholt und am Abend wieder zurückgebracht.

*Möglichst lange in der vertrauten Umgebung bleiben zu können – auch bei abnehmender Gesundheit – das wünschen sich viele Menschen im Alter. Die Tagespflege im Max Herz-Haus bietet Menschen mit Demenz dafür die Voraussetzungen. Die Mitarbeiterinnen gestalten mit den Tagesgästen gemeinsam den Tagesablauf. Dabei fließen Lebensgewohnheiten mit ein, die aktuellen Befindlichkeiten der Gäste, ihre Bedürfnisse und individuellen Grenzen werden stets beachtet. Der strukturierte Tagesablauf bietet Orientierung und trägt zur Stabilisierung bei. Der regelmäßige Aufenthalt in der Tagespflege führt beim Erkrankten zu mehr Wohlbefinden, er ist ausgeglichener, was sich wiederum entlastend auf die Angehörigen auswirkt.*

Angelika Habighorst, Pflegedienstleiterin

## Tagespflege St. Georg/Hamburg-Mitte

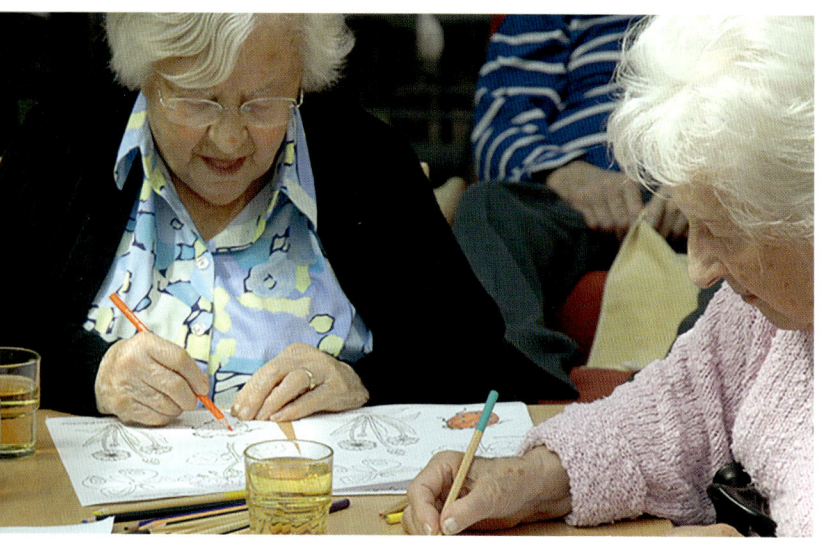

**Anschrift:** Alexanderstraße 24, 20099 Hamburg-St. Georg (Zugang über Stiftstraße 65)
**Leitung:** Birgit Fenner, Diakonie Alten Eichen
www.diakonie-alten-eichen.de
**Pflegedienstleitung:** Gabriele Harloff, ☎ 040/284 078 470
Tagespflegeeinrichtung mit 20 Plätzen
**Tagespflege:** montags bis freitags geöffnet
- Verpflegung mit 2 Mahlzeiten, nachmittags Kaffee
- Gemeinschaftsräume, Esszimmer, Wintergarten, Terrasse und Garten
- Ausflüge, jahreszeitliche Feste, Tanzvergnügen, Singen, Malen, Musik- und kreative Angebote, Andachten, Gymnastik
- Mittagsruhe und Mittagsbetreuung
- Bei Bedarf ist ein Umzug in eine der angeschlossenen Einrichtungen möglich, siehe Seite 216 und Seite 375.

Zu Hause

**Ausstattung:** Alle Sanitärbereiche sind mit einer Rufanlage ausgestattet. Im Haus sind seniorengerechte Sitz- und Liegemöglichkeiten vorhanden, im Außenbereich entsprechende Sitzmöglichkeiten.

**Entgelte pro Tag:**

|  | Grad I | Grad II | Grad III | Grad IV | Grad V |
|---|---|---|---|---|---|
| Unterkunft: | 13,91 | 13,91 | 13,91 | 13,91 | 13,91 |
| Investitionskosten: | 12,70 | 12,70 | 12,70 | 12,70 | 12,70 |
| Pflege: | 61,86 | 64,49 | 67,12 | 69,76 | 72,39 |
| **Zu zahlen:** | **88,47** | **91,10** | **93,73** | **96,37** | **99,00** |

**Fahrdienst:** Die Kosten sind im pflegebedingten Aufwand enthalten. Abholzeiten zwischen 8:00 und 9:45 Uhr, Rückfahrt ab 15:30 Uhr.

*St. Georg ist ein ganz besonderer Stadtteil in Hamburg, hier leben Generationen und Kulturen friedlich und offen miteinander, im Klima einer ganz besonderen Nachbarschaft. Auch wenn diese bunte Mischung viele jüngere Bewohner anzieht, leben hier immer mehr ältere und teilweise auch pflegebedürftige Menschen. Viele dieser Menschen müssen ihre Wohnungen und den Stadtteil verlassen, weil sie aufgrund einer körperlichen, seelischen oder geistigen Beeinträchtigung nicht mehr ohne Betreuung und Pflege sein können. Für die Angehörigen ist die familiäre Betreuung oft nicht möglich, sodass häufig nur der Umzug in ein Heim bleibt. Das müsste in vielen Fällen nicht sein. Hier ist eine Tagespflege für Senioren ein attraktives neues Angebot.*

*Birgit Fenner, Leiterin*

Zu Hause

## Hartwig-Hesse-Stiftung
## Tagespflege Parkquartier Hohenfelde

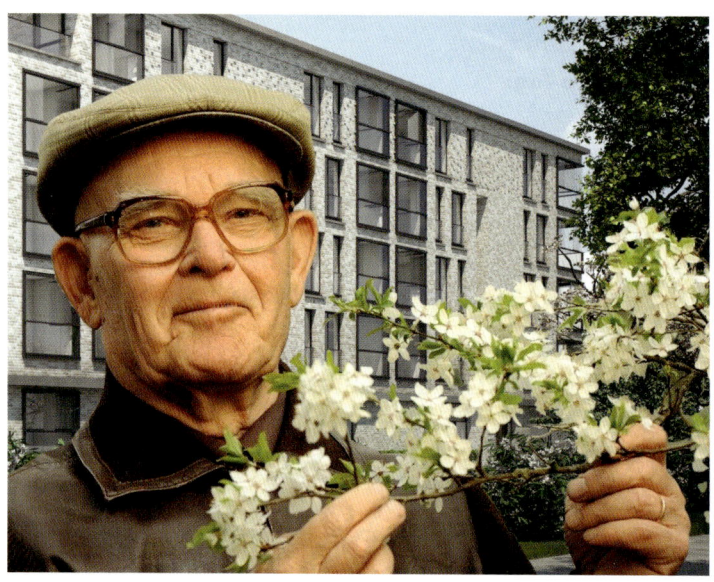

**Anschrift:** Mühlendamm 31, 22087 Hamburg-Hohenfelde
**Beratung:** Anja Kunert ☏ 040/53 45 99 70
www.hartwig-hesse-stiftung.de
Tagespflege mit 14 Plätzen
**Tagespflege:** montags bis freitags geöffnet
- Verpflegung mit 2 Mahlzeiten, nachmittags Kaffee und Kuchen
- Gemeinschaftsräume, Ruheräume, Fernsehraum
- Ausflüge, Spaziergänge, Gedächtnistraining, Kochen, Backen, Musik- und Tanztherapie, Gymnastik, Spielkreise, Singen, Vorlesen aus Zeitungen oder Büchern
- Als einzeltherapeutische Leistungen können Krankengymnastik, Lauftraining und Ergotherapie in Anspruch genommen werden.

Zu Hause

**Ausstattung:** Es stehen seniorengerechte Sitz- und Liegemöglichkeiten zur Verfügung. Es gibt eine barrierefreie Dusche.

**Entgelte pro Tag:**

|  | Grad I | Grad II | Grad III | Grad IV | Grad V |
|---|---|---|---|---|---|
| Unterkunft | 13,50 | 13,50 | 13,50 | 13,50 | 13,50 |
| Investitionskosten: | 13,60 | 13,60 | 13,60 | 13,60 | 13,60 |
| Pflege: | 49,53 | 52,04 | 54,55 | 57,06 | 59,57 |
| **Zu zahlen:** | **76,63** | **79,14** | **81,65** | **84,16** | **86,67** |

**Fahrdienst:** Die Kosten sind im pflegebedingten Aufwand enthalten. Abholzeiten ab 8:00 Uhr, Rückfahrt ab 16:30 Uhr. Andere Zeiten auf Anfrage.

*Im Parkquartier Hohenfelde sind durch die HANSA Baugenossenschaft 101 Wohnungen entstanden, die sich um einen Park anordnen. Einen besonderen konzeptionellen Ansatz bietet die im Erdgeschoss des Gebäudes am Mühlendamm integrierte Tagespflege für 14 Nutzer. Die hier betreuten Pflegebedürftigen oder deren Angehörige können auf Wunsch im selben Gebäude auch Wohnungen beziehen. Die Hartwig-Hesse-Stiftung ist für diesen integrativen Ansatz Kooperationspartner der HANSA.*

*Kern der Tagespflege ist ein wohnlich ausgestatteter Wohn-Essbereich mit entsprechender Küche. Hinzu kommen Ruhe- und Therapiebereiche sowie eine Terrasse mit einem Übergang in die Parkanlage. Zudem gibt es im Quartier auch eine Wohn-Pflege-Gemeinschaft für acht Menschen mit Demenz.*

*Maik Greb, Geschäftsführer*

## Hospital zum Heiligen Geist
## Tagespflege Heilig Geist

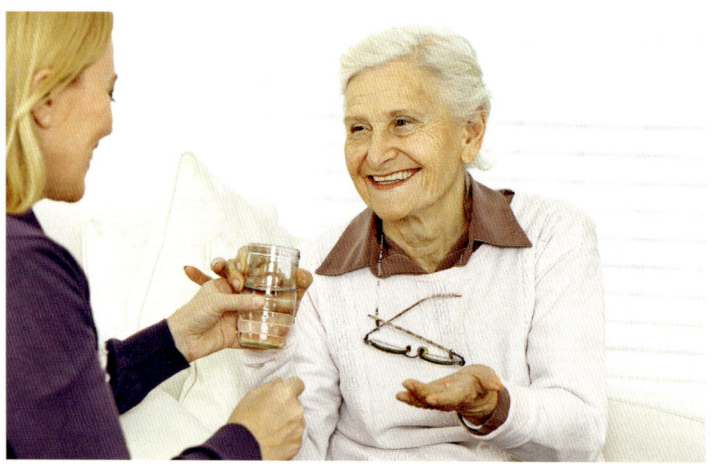

**Anschrift:** Hinsbleek 11, 22391 Hamburg-Poppenbüttel
**Pflegedienstleitung:** Katy Siegmund, www.hzhg.de
**Beratung:** Sylvia Benke, ☎ 040/60 60 11 11
285 Wohnungen, Alten- und Pflegeheim mit 812 Plätzen und 38 Kurzzeitpflegeplätzen, Tagespflege
**Tagespflege:** montags bis freitags geöffnet
- Verpflegung mit spätem Frühstück, Mittagessen, nachmittags Kaffee und Kuchen
- Gemeinschafts- und Ruheräume
- Ausflüge, Spaziergänge, Spielkreise, gemeinsames Kochen und Backen, Musik- und Wellnessangebote, Gymnastik, Lesen aus Zeitungen oder Büchern
- Angeschlossenes Pflegeheim, siehe Seite 480
- Angeschlossene Seniorenwohnungen, siehe Seite 263
- Angeschlossene Kurzzeitpflege, siehe Seite 164

**Ausstattung:** Seniorengerechte Sitz- und Ruhemöglichkeiten, barrierefreie Dusche

**Entgelte pro Tag:**

|  | Grad I | Grad II | Grad III | Grad IV | Grad V |
|---|---|---|---|---|---|
| Unterkunft: | 13,25 | 13,25 | 13,25 | 13,25 | 13,25 |
| Investitionskosten: | 13,60 | 13,60 | 13,60 | 13,60 | 13,60 |
| Pflege: | 48,28 | 50,82 | 53,36 | 55,90 | 58,44 |
| **Zu zahlen:** | **75,13** | **77,67** | **80,21** | **82,75** | **85,29** |

**Fahrdienst:** Auf Wunsch werden unsere Tagesgäste von unserem Fahrdienst mit dem Bus abgeholt und am Nachmittag wieder nach Hause gebracht. Die Fahrtkosten betragen pro Tag € 9,60. (Ab Pflegegrad II werden die Fahrtkosten von der Pflegekasse übernommen)

*Direkt in ruhiger Lage am Alsterwanderweg liegt die Tagespflege Heilig Geist mit modernen, neu ausgestatteten Gemeinschafts- und Ruheräumen. Die sehr gute Infrastruktur der »Kleinen Stadt für Senioren« des Hospitals zum Heiligen Geist steht für ergänzende einzeltherapeutische Leistungen, zum Beispiel Krankengymnastik, durch unsere Physiotherapie zur Verfügung.*

Katy Siegmund, Pflegedienstleitung

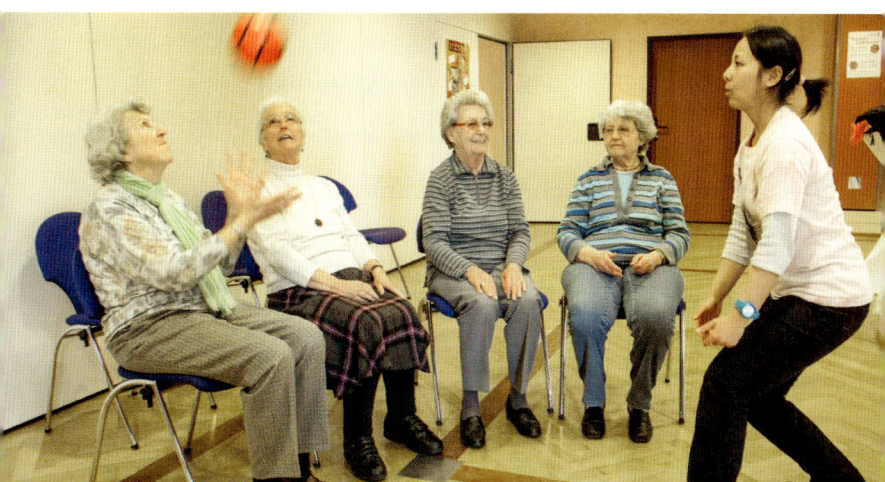

## Tagespflege Wellingsbüttel

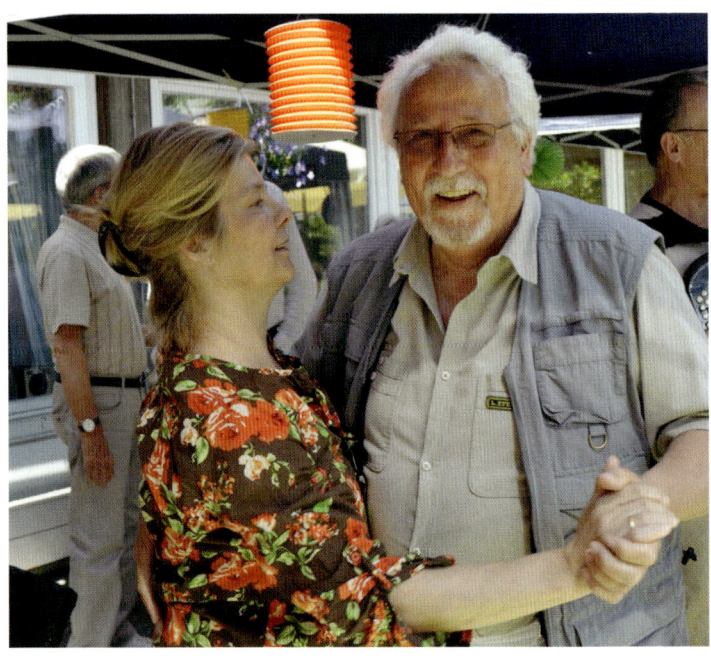

**Anschrift:** Rabenhorst 39, 22391 Hamburg-Wellingsbüttel
**Leitung:** Birgit Fenner, Diakonie Alten Eichen
www.diakonie-alten-eichen.de
**Pflegedienstleitung:** Annegret Dobrick, ☎ 040/53 69 74 10
Tagespflege mit 20 Plätzen
**Tagespflege:** montags bis freitags geöffnet
- Verpflegung mit 2 Mahlzeiten, eigene Küche, nachmittags Kaffee
- Atrium, Gemeinschaftsräume, Esszimmer, Terrasse, Garten
- Ausflüge, jahreszeitliche Feste, Wochenmarktbesuche, Tanzvergnügen, Singen, Malen, Andachten, Gymnastik, Musik- und kreative Angebote

Zu Hause

- Mittagsruhe und Mittagsbetreuung
- Bei Bedarf ist ein Umzug in das angeschlossene Alten- und Pflegeheim möglich, siehe Seite 500.

**Ausstattung:** Alle Sanitärbereiche sind mit Rufanlage ausgestattet. Im Innen- und Außenbereich sind seniorengerechte Sitz- und Liegemöglichkeiten vorhanden.

**Entgelte pro Tag:**

|  | Grad I | Grad II | Grad III | Grad IV | Grad V |
|---|---|---|---|---|---|
| Unterkunft: | 13,81 | 13,81 | 13,81 | 13,81 | 13,81 |
| Investitionskosten: | 10,92 | 10,92 | 10,92 | 10,92 | 10,92 |
| Pflege: | 61,76 | 64,38 | 67,00 | 69,62 | 72,23 |
| **Zu zahlen:** | **86,49** | **89,11** | **91,73** | **94,35** | **96,96** |

**Fahrdienst:** Die Kosten sind im pflegebedingten Aufwand enthalten. Abholzeiten zwischen 7:45 und 9:15 Uhr, Rückfahrt ab 15:30 Uhr.

*Die Tagespflege wendet sich an Menschen, die durch unterschiedliche körperliche oder geistige Alterserkrankungen in ihrer Selbstständigkeit eingeschränkt sind oder die für die Bewältigung ihres Tagesablaufs Unterstützung benötigen. Jeder ist willkommen, unabhängig von Alter, Herkunft, sozialer Stellung oder Religionszugehörigkeit.*
*Unser Motto heißt: »Dem Menschen zuliebe«*

Birgit Fenner, Leiterin

## Tagesbetreuung im Haus Alstertal

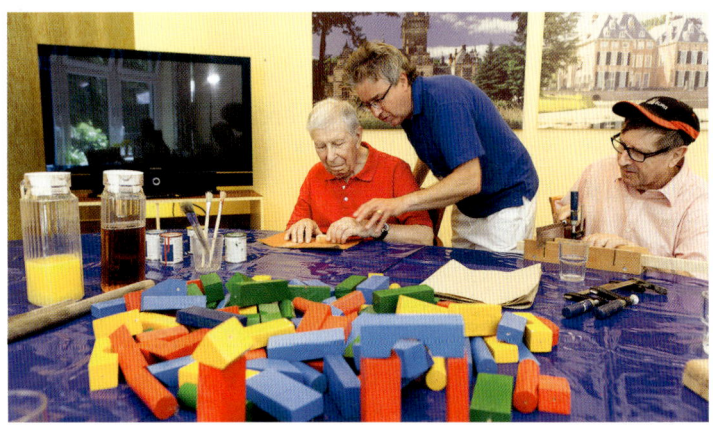

**Anschrift:** Wellingsbütteler Landstraße 217
22337 Hamburg-Ohlsdorf, www.haus-alstertal.de
**Direktion:** Simone Zmura, ☎ 040/50 71 50
**Vermietung:** Angela Gutknecht, ☎ 040/970 70 970
Seniorenpflegeeinrichtung mit 134 Plätzen

- Die Tagesbetreuung im Haus Alstertal ist eine Art Tagespflege light. Von 11 bis 17 Uhr wird für Demenzkranke ein buntes Programm geboten, vom Vorlesen über das Singen von Volksliedern bis zur Gymnastik. Ein Schwerpunkt liegt auf der Entspannung durch das »Snoezelen«. Das ist eine Art Tiefenentspannung mit dem Ziel, psychische Reserven für den Alltag wiederzugewinnen.
- Mittagessen, Kaffee und Kuchen
- In dieser Zeit können Angehörige etwas anderes unternehmen oder am Erfahrungsaustausch teilnehmen. Wie kommen andere Familien mit dieser Krankheit zurecht? »In der Gruppe fühlen sich die Menschen verstanden und haben endlich mal wieder einen Gesprächspartner, der

das Gleiche leistet und durchlebt«, sagt Direktorin Simone Zmura und fügt hinzu: »Demenz bedeutet oft auch Isolation, weil sich Freunde und Nachbarn abwenden.«
- Fortbildung: Das genaue Wissen über die unterschiedlichen Krankheitsbilder und die Wirkungsweise der zur Verfügung stehenden Medikamente hilft, die Demenz besser zu verstehen. So können die Teilnehmer in kleinen Übungen beispielsweise lernen, wie man es schafft, ruhig zu bleiben, wenn der Kranke zum 20. Mal dasselbe fragt. Dies hilft, eine liebevolle Atmosphäre aufrechtzuerhalten, von der alle Beteiligten profitieren.

**Preis:** 30 Euro
**Nahverkehr:** S-Bahnhof Kornweg, Linie: S1

## Kurzzeitpflege

Ursprünglich sollte die Kurzzeitpflege die Familie entlasten, wenn pflegende Angehörige Urlaub machen. Doch auch für Menschen, die nach der Entlassung aus dem Krankenhaus nicht sofort wieder zu Hause leben können, ist die Kurzzeitpflege ideal: nach Augenoperationen, Schlaganfällen, Stürzen oder Krebsbehandlungen. Informationen über die Zuschüsse bei der Kurzzeitpflege bzw. Krankenhausvermeidungspflege sind auf Seite 111 zu finden.

### Entlastung für pflegende Angehörige

Hildegard Cemelka-Michaelsen probiert zum ersten Mal für drei Wochen die Kurzzeitpflege in einem Altenheim aus. Normalerweise wird die 93-Jährige von ihrem Sohn und der Schwiegertochter versorgt. »Hier ist es ganz besonders schön«, sagt die Seniorin. Vom Bingo spielen über das Sin-

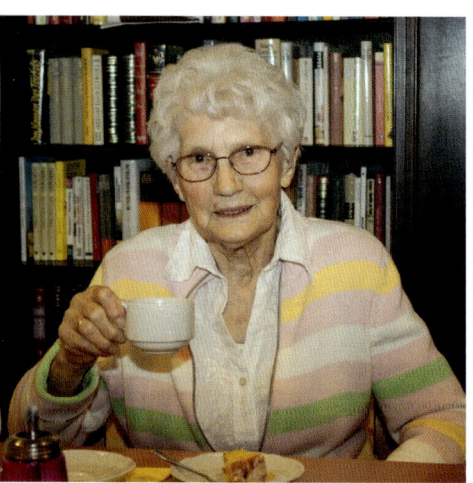

Hildegard Cemelka-Michaelsen kommt gut mit den anderen Altenheimbewohnern zurecht und freut sich, bald wieder in ihre renovierte Wohnung zu ziehen.

gen und die Gymnastik bis zu den Mahlzeiten gibt es zahlreiche gesellige Anlässe, um in der großen Wohnküche zusammenzukommen. Der Sohn und die Schwiegertochter renovieren in dieser Zeit die Wohnung von Hildegard Cemelka-Michaelsen und machen ein paar Tage Urlaub. »Wir wohnen auf einem großen Grundstück, das meine Eltern vor über 90 Jahren gekauft haben«, sagt Cemelka-Michaelsen, »in meine kleine renovierte Wohnung will ich auf jeden Fall wieder zurück.«

## Pflege nach einem Krankenhausaufenthalt

Wussten Sie, dass ein Patient, der nach einem Oberschenkelhalsbruch operiert wird, nur zwölf Tage im Krankenhaus liegt? Die Krankenhäuser entlassen häufig direkt nach der medizinischen Behandlung. Wer noch Kraft schöpfen muss, um nach einer Hüft-OP wieder auf die Beine zu kommen, kann nach einem Klinikaufenthalt und der anschließenden Reha zum Beispiel die Kurzzeitpflege in Anspruch nehmen. Altenpfleger, Krankenschwestern und Therapeuten leisten hier gemeinsam mit den behandelnden Ärzten wichtige Arbeit.

Hildegard Kühne hatte eine Magen-Darm-Erkrankung. Im Krankenhaus bekam sie Infusionen und wurde nach ei-

## Kurzzeitpflege

ner Woche entlassen. »Das war unmöglich, ich konnte mich kaum auf den Beinen halten.« Die 86-Jährige wohnt jetzt für vier Wochen in der Kurzzeitpflege. »Ich muss mich erholen und soll tüchtig essen.« Mit der Physiotherapeutin übt die Seniorin das Stehen, Gehen und Treppensteigen. Täglich gibt es ein Training der Muskulatur sowie des Gleichgewichtssinns. Dieser vierwöchige Aufenthalt wird Sicherheit bringen, um danach wieder mit der Unterstützung eines Pflegedienstes zu Hause leben zu können. »Ich wohne in dem Haus seit 1954. Da sind meine beiden Kinder aufgewachsen. Dorthin will ich auf jeden Fall zurück!« Bis dahin macht Hildegard Kühne bei allem mit, was geboten wird: vom Gedächtnistraining über die tägliche Zeitungsrunde bis zum Backen von Franzbrötchen. »Es ist toll, was die hier auf die Beine stellen«, sagt sie.

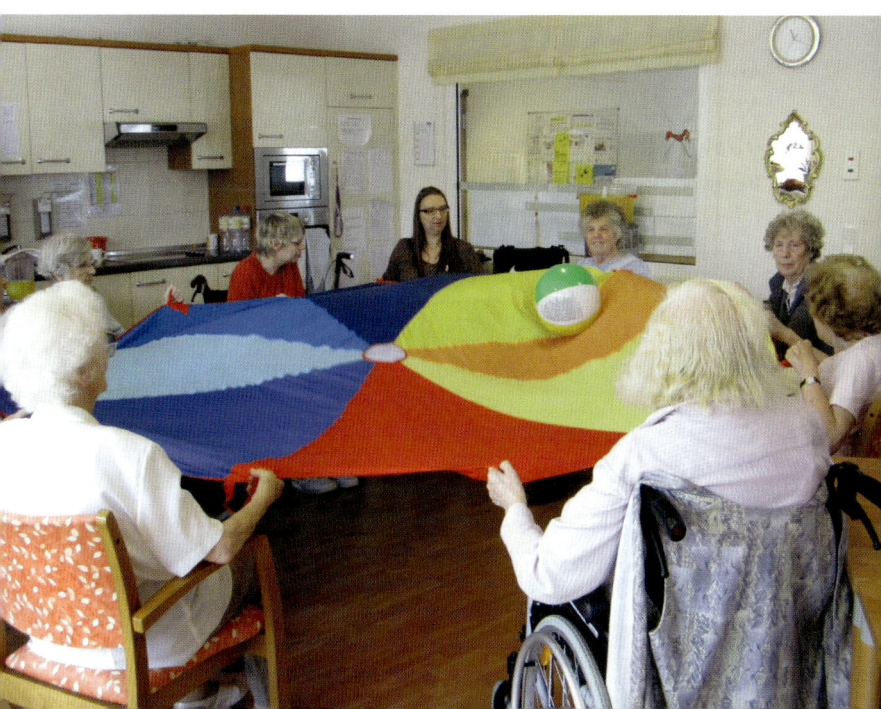

Wer normalerweise allein lebt, freut sich in der Kurzzeitpflege über die Abwechslung bei den zahlreichen Gruppenaktivitäten.

## Kurzzeitpflege im Überblick

## Stadtdomizil Altenpflege-Zentrum

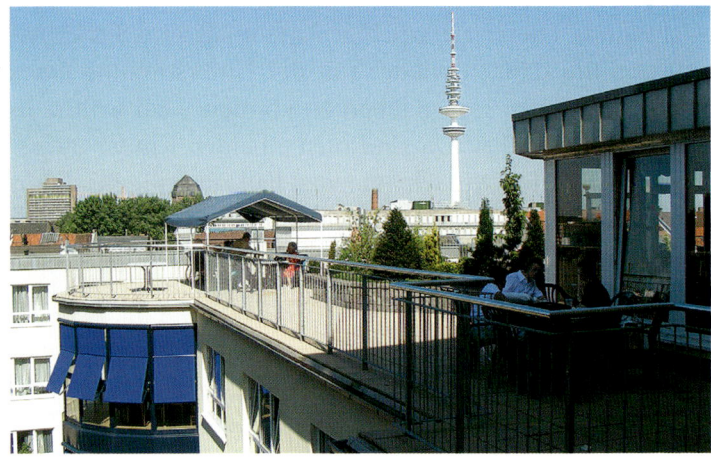

**Anschrift:** Lippmannstraße 21
22769 Hamburg-Sternschanze
**Direktion:** Sabine Riediger, ☏ 040/43 28 10
**Vermietung:** Angela Gutknecht, ☏ 040/970 70 970
www.stadtdomizil.com
Kurzzeitpflege-Einrichtung mit 19 Plätzen
**Wohnen:** Übergangspflege nach Krankenhausaufenthalt, Kurzzeit- und Urlaubspflege
- Unterkunft in Einzel- und Doppel-Appartements
- Verpflegung: 4 Mahlzeiten aus eigener Küche, Menüwahl
- Das Therapieangebot beinhaltet z. B.: Krankengymnastik, Kunst- und Beschäftigungstherapie, Snoezelen, Meditation, Tierempathie-Therapie, Basale Stimulation, Wassertreten, Wohlfühlbäder, Schwimmbadbesuche.

Zu Hause

- Die Freizeitangebote des Stadtdomizils stehen zur Verfügung, siehe Seite 387.
- Demenz: Betreuung durch spezielle Angebote im Tagesablauf

**Pflegenoten:**

| Pflege | Demenz | Betreuung | Wohnen | **Gesamt** | Bewohner |
|---|---|---|---|---|---|
| 1,0 | 1,0 | 1,0 | 1,0 | **1,0** | 1,0 |

**Ausstattung:** Die Appartements haben Pflegebett, Nachttisch, Tisch und Stühle, Schrank, WC und barrierefreie Dusche, teilweise Balkon, Notruf, Telefon, Internet- und TV-Anschluss.

**Entgelt für bis zu 28 Tage im Jahr:**

| Pflegegrade | pro Tag | für 28 Tage | Zuschuss der Pflegeversicherung |
|---|---|---|---|
| Grad 2 | 100,67 | 2.818,76 | 708,68 |
| Grad 3 | 116,85 | 3.271,80 | 1.161,72 |
| Grad 4 | 133,71 | 3.743,88 | 1.612,00 |
| Grad 5 | 141,27 | 3.955,56 | 1.612,00 |

**Zuschläge:** Für Komfortleistungen werden Zuschläge bis zu € 17,75 pro Tag, für therapeutische Dienstleistungen ggf. € 4,00 pro Tag erhoben.
**Nahverkehr:** Bernstorffstraße, Bus: 3
**Lage:** Citylage, Wohngebiet. Kiosk im Haus, kleine Geschäfte in der Nähe

*Unser Stadtdomizil lebt getreu dem Motto »Mitten im Leben«. Das Stadtdomizil mit seinen Aussichten auf viele Wahrzeichen Hamburgs ist nicht nur durch den hohen Einzelzimmeranteil hochmodern. Die Architektur bietet reichlich Entfaltungsmöglichkeiten, das Farbkonzept eine*

Zu Hause

*warme und geschützte Atmosphäre. Zwei Wohnbereiche sind spezialisiert auf die Betreuung demenziell erkrankter Menschen.*

*Unsere kulturellen Veranstaltungen finden mehrmals wöchentlich statt. Verschiedene Beschäftigungsangebote bieten wir an sieben Tagen in der Woche an und von April bis Oktober tägliche Fahrten zu unserem Schrebergarten. Wir haben einen überdurchschnittlich hohen Fachkräfteanteil und verfügen über hochmotivierte Mitarbeiter. Unser Haus ist geprägt durch eine konsequente Bewohnerorientierung und Offenheit. Dies bewirkt viel Lebendigkeit und Lebensfreude. Wir laden Sie ein und beraten Sie gern, auch am Wochenende.*

Sabine Riediger, Direktorin

## Haus Weinberg

**Anschrift:** Beim Rauhen Hause 21, 22111 Hamburg-Horn
**Einrichtungsleitung:** Ulrich Bartels, ☏ 040/65 59 11 50
www.raueshaus.de
**Pflegedienstleitung** Carina Sickau, ☏ 040/65 59 12 78
Kurzzeitpflege mit 14 Plätzen
**Wohnen:** Übergangspflege nach Krankenhausaufenthalt, Kurzzeit- und Urlaubspflege
- Unterkunft in Einzelzimmern
- Verpflegung mit 4 Mahlzeiten aus hauseigener Küche, mittags 2 Menüs zur Wahl, nachmittags Kaffee
- Ausflüge, jahreszeitliche Feste, Musik- und Kochgruppen, Spiel- und Bastelgruppen, Bingo, Qigong, Vorlesen, Hauszeitung, Andachten, Gottesdienste, Seelsorge, Filmnachmittage, Angehörigenbeirat

Zu Hause

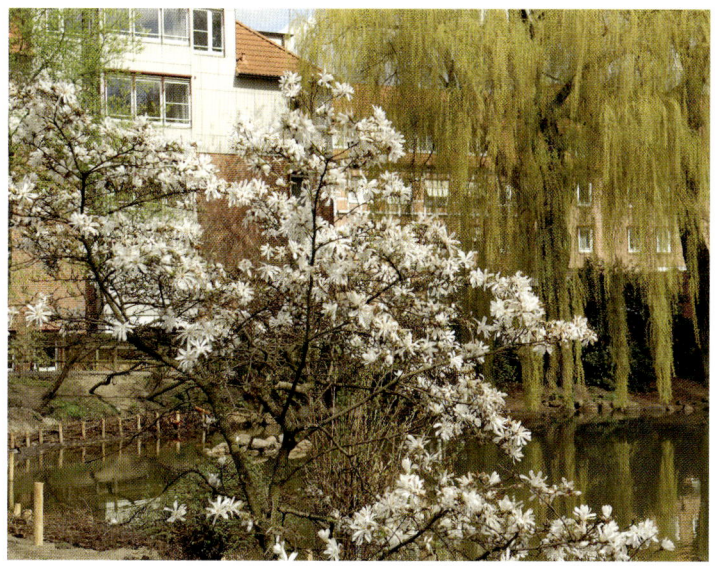

- Keine Mindestaufenthaltsdauer
- Angeschlossenes Alten- und Pflegeheim, siehe Seite 419.

**Pflegenoten:**

| Pflege | Demenz | Betreuung | Wohnen | **Gesamt** | Bewohner |
|---|---|---|---|---|---|
| 1,5 | 1,0 | 1,0 | 1,0 | **1,2** | 1,2 |

**Ausstattung:** Die Zimmer haben Pflegebett, Nachttisch, Einbauschrank, Kühlschrank, WC und barrierefreie Dusche, Sessel und Anrichte, Notruf, Telefon und Fernseher.

**Entgelte pro Tag für bis zu 28 Tage im Jahr:**

| Pflegegrade | pro Tag | für 28 Tage | Zuschuss der Pflegeversicherung |
|---|---|---|---|
| Grad 1 | 118,51 | 3.318,28 | 0 |
| Grad 2-5 | 118,51 | 3.318,28 | 1.612,00 |

**Nahverkehr:** U-Bahnhof Rauhes Haus, Linien: U2, U4
**Lage:** Blohms Park, Wohngebiet. Geschäfte in der Nähe, Einkaufsdienst, Kiosk im Haus

Zu Hause

*Die solitäre Kurzzeitpflege im Haus Weinberg ist eine einzigartige Einrichtung: Durch einen speziellen Kurzzeitpflegebereich können wir auf die besondere Lebenssituation unserer Gäste eingehen. Begleitet durch eine Beraterin bieten wir bei Urlaub der Pflegeperson, nach Krankenhausaufenthalten und bei akuten Pflegesituationen eine Hilfe nach Ihren zeitlichen Wünschen an. Wir bieten Begleitung in jeder Lebenssituation: unterstützende Angebote im Haus Weinberg, z. B. die zusätzliche Betreuung bei Demenz, Palliativpflege, Arztbesuche, die Hilfestellung bei der Rückkehr nach Hause sowie die Auswahl von ambulanten Angeboten. Fragen Sie nach freien Plätzen!*

*Carina Sickau, Pflegedienstleiterin*

## Hospital zum Heiligen Geist
## Kurzzeitpflege Heilig Geist

**Anschrift:** Hinsbleek 11
22391 Hamburg-Poppenbüttel
**Beratung:** Sylvia Benke, ☏ 040/60 60 11 11
Mitglied im Diakonischen Werk, www.hzhg.de
285 Wohnungen, Alten- und Pflegeheim mit 812 Plätzen und 38 Kurzzeitpflegeplätzen, Tagespflege
**Wohnen:** Übergangspflege nach Krankenhausaufenthalt, Kurzzeit- und Urlaubspflege
- Unterkunft in Einzel- und Doppelzimmern
- Verpflegung mit 4 Mahlzeiten, Menüwahl
- Krankengymnastik, Bewegungstherapie, Massagen, Logopädie, Ergotherapie
- Die Freizeitangebote der »Kleinen Stadt für Senioren« können genutzt werden, siehe Seite 480.

Zu Hause

## Wandsbek

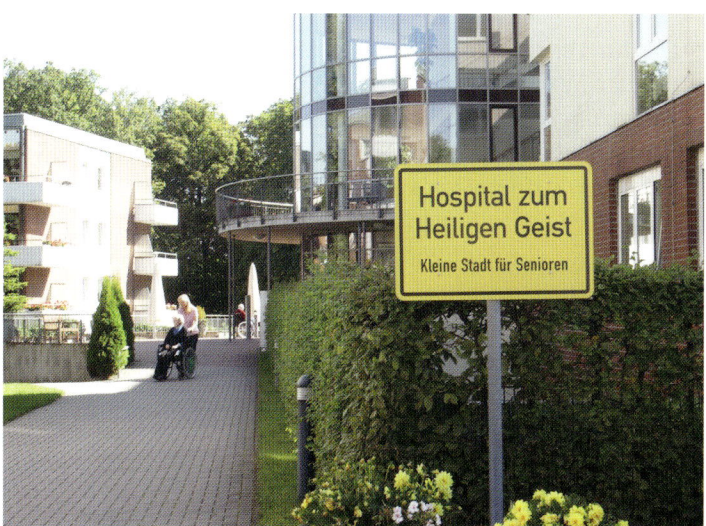

- Angeschlossene Seniorenwohnungen, siehe Seite 263.
- Pflegedienst, Seite 193; Tagespflege, Seite 152

**Pflegenoten:**

| Pflege | Demenz | Betreuung | Wohnen | **Gesamt** | Bewohner |
|--------|--------|-----------|--------|------------|----------|
| 1,0 | 1,4 | 1,0 | 1,0 | **1,0** | 1,2 |

**Ausstattung:** Die Zimmer haben Einbauschrank, Kühlschrank, WC und barrierefreie Dusche, Notruf, Telefon und Fernseher.

**Entgelt im Doppelzimmer für bis zu 28 Tage im Jahr:**

| Pflegegrade | pro Tag | für 28 Tage | Zuschuss der Pflegeversicherung |
|-------------|---------|-------------|-------------------------------|
| Grad 1–5 | 108,05 | 3.025,40 | 1.612,– |

**Zuschläge:** für ein Einzelzimmer täglich € 4,10
**Nahverkehr:** Hinsbleek, Bus: 179; Alte Landstraße, Bus: 24, 174, 176
**Lage:** Wohngebiet, Alsterwanderweg. Krämerladen, Parkrestaurant auf dem Gelände

Zu Hause

> *Die Kurzzeitpflege im Hospital zum Heiligen Geist ist ein eigener Betrieb. Wir unterstützen Sie professionell, wenn Sie vorübergehend Hilfe benötigen, zum Beispiel nach einem Krankenhausaufenthalt oder wenn Ihre Angehörigen im Urlaub sind. Das kompetente und sehr freundliche Team in unserer Kurzzeitpflege Heilig Geist bietet Ihnen gute Pflege rund um die Uhr und individuell auf Ihre aktuelle Lebenssituation abgestimmte Hilfs- und Betreuungsangebote. Damit Sie schnell wieder nach Hause zurückkehren können. Rufen Sie uns an!*
>
> Gudrun Franke, Pflegedienstleiterin

## Alsterdomizil
## Seniorenpflege Gut Wellingsbüttel

**Anschrift:** Wellingsbüttler Weg 71
22391 Hamburg-Wellingsbüttel
**Direktion:** Diaz Liedicke, ☎ 040/970 70-0
**Vermietung:** Angela Gutknecht, ☎ 040/970 70 970
www.alsterdomizil.de
Kurzzeitpflegeeinrichtung mit 16 Plätzen
**Wohnen:** Übergangspflege nach Krankenhausaufenthalt, Kurzzeit- und Urlaubspflege
- Unterkunft in Einzel- und Doppel-Appartements
- Verpflegung mit 4 Mahlzeiten als Buffet, Salatbuffet
- Lobby, Restaurant, Sonnen- und Dachterrassen, Klönecken, Parkanlage, Aufenthaltsräume
- Das Therapieangebot beinhaltet z. B.: Krankengymnastik, Kunst- und Beschäftigungstherapie, Snoezelen, Meditation, Tierempathie-Therapie, Basale Stimulation, Wassertreten, Wohlfühlbäder.

Zu Hause

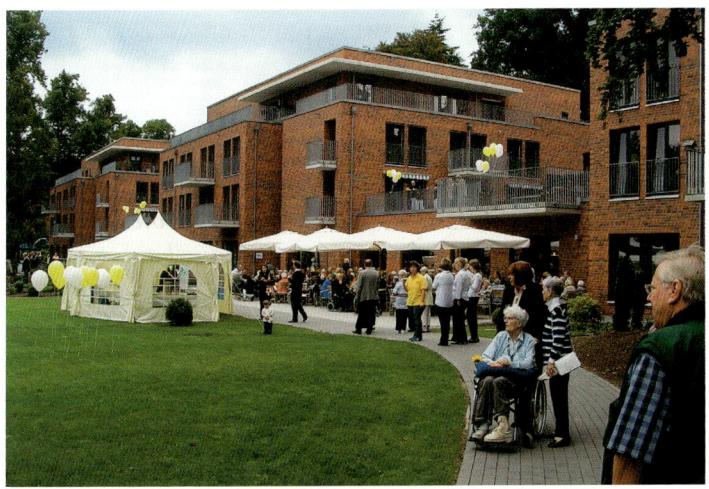

- Die Freizeitangebote des Alsterdomizils stehen zur Verfügung, siehe Seite 498.
- Café und Bistro, Kosmetik und Wellness gegen Gebühr im Herrenhaus, siehe Seite 310.

**Pflegenoten:**

| Pflege | Demenz | Betreuung | Wohnen | **Gesamt** | Bewohner |
|---|---|---|---|---|---|
| 1,0 | 1,0 | 1,0 | 1,0 | **1,0** | 1,1 |

**Ausstattung:** Die Appartements haben Pflegebett, Nachttisch, Tisch und Stühle, Schrank, barrierefreies Badezimmer mit WC, teilweise Balkon oder Terrasse, Notruf, Telefon, Internet- und Kabelanschluss.

**Entgelt für bis zu 28 Tage im Jahr:**

| Pflegegrade | pro Tag | für 28 Tage | Zuschuss der Pflegeversicherung |
|---|---|---|---|
| Grad 2 | 105,95 | 2.966,60 | 708,68 |
| Grad 3 | 122,13 | 3.419,64 | 1.161,72 |
| Grad 4 | 138,99 | 3.891,72 | 1.612,00 |
| Grad 5 | 146,55 | 4.103,40 | 1.612,00 |

Zu Hause

**Zuschläge:** Für Komfortleistungen werden Zuschläge bis zu € 20,– pro Tag, für therapeutische Dienstleistungen ggf. € 6,– pro Tag erhoben.
**Nahverkehr:** S-Bahnhof Wellingsbüttel, Linie: S1
**Lage:** Wohngebiet, Parkanlage, Alsterwanderweg. Kiosk im Haus

---

*Das Alsterdomizil bietet eine ganz besondere Wohnform für pflegebedürftige Senioren: Für den Bewohner entsteht der Eindruck, dass die Pflege zur Nebensache wird, denn die Aktivitäten des täglichen Lebens orientieren sich an den Hausgemeinschaften mit Gruppen und einem Höchstmaß an Normalität.*
*Sie haben bei uns die Möglichkeit, all das im Rahmen eines Kurzzeitpflege-Aufenthaltes in Anspruch zu nehmen. Die Anlage besteht aus vier Pflegevillen, die überwiegend Einzel-Appartements aufweisen. Jedes einzelne Haus ist spezialisiert: stationäre Altenpflege oder professionelle Dementenbetreuung. Für uns ist professionelle und liebevolle Pflege an jedem einzelnen Bewohner wichtig – und das in einem gepflegten, hotelähnlichen Ambiente. Wir freuen uns auf Ihren Besuch.*

*Diaz Liedicke, Direktor*

---

## Die Fallpauschale im Krankenhaus
### Die Patienten werden jetzt schneller entlassen

Früher gab es die Regelung, dass die Krankenhäuser nach Aufenthaltstagen ihrer Patienten abrechneten. Das ist heute anders! Die Klinik erhält für jede Behandlung, für jede Operation eine Pauschale. Diese Änderung hat Konsequenzen für den Patienten. Er wird schneller entlassen als früher und für wenige Tage oder Wochen zu Hause durch einen ambulanten Dienst gepflegt: Spritzen werden gegeben, Verbände gewechselt oder Einreibungen durchgeführt. Die notwendige medizinische Versorgung wird vom Krankenhaus verordnet. Möglicherweise ist auch jemand vorübergehend bei der Körperpflege, Ernährung und im Haushalt behilflich. Der Patient ist gut beraten, sich auf seine Entlassung vorzubereiten – entweder bei geplanten Operationen bereits vorher oder bei unerwarteten Klinikaufenthalten noch im Krankenhaus. Dazu sollte er sich rechtzeitig mit einem Pflegedienst seiner Wahl in Verbindung setzen. Die Pflegekräfte stehen beratend zur Seite und kümmern sich darum, dass die Pflege direkt nach der Entlassung reibungslos weitergeführt werden kann. Und bitte nicht vergessen, bei Bedarf spätestens einen Tag vorher bei einem Menüdienst anzurufen, damit am nächsten Tag eine warme Mahlzeit auf dem Tisch steht.

## Hilfe beim Duschen

### Bei Bedarf kommt der Pflegedienst auch nur zweimal in der Woche

Hilde P. mag ohne Hilfe keine heißen Bäder nehmen, die sie besonders an kalten Tagen über alles liebt. Neulich hat die 93-Jährige es nicht mehr geschafft, aus eigener Kraft aus der Badewanne herauszusteigen. Zum Glück konnte sie über den Pieper am Handgelenk den Hausnotruf auslösen und kurz danach befreite ein Mitarbeiter des Notrufdienstes die Rentnerin aus ihrer misslichen Lage. Aus Angst, erneut in diese Situation zu kommen, verzichtet Hilde P. jetzt auf das Badevergnügen und wäscht sich lieber am Waschbecken.

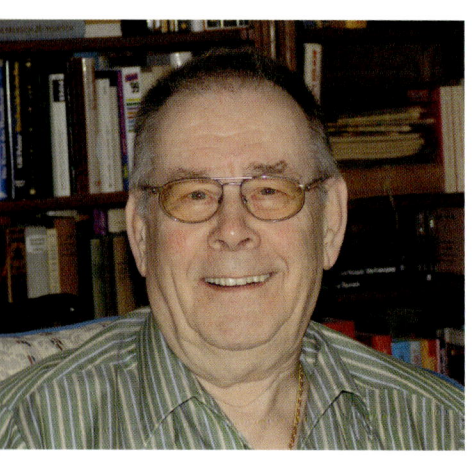

Jürgen Franck lebt nach einem leichten Schlaganfall wieder in seiner Wohnung und ist mit seinem Pflegedienst sehr zufrieden.

Ob es sich um Gleichgewichtsprobleme beim Einsteigen in die Badewanne handelt oder ob beim Aussteigen einfach die Kräfte versagen – für viele Senioren wäre es eine große Hilfe, wenn ihnen zweimal in der Woche jemand beim Duschen und Baden zur Seite stünde.

Wer nur zweimal pro Woche Hilfe beim Baden braucht, ist nicht pflegebedürftig im Sinne der Pflegeversicherung. Doch niemand braucht auf dieses Stück Sicherheit und Lebensqualität zu verzichten. Man kann nämlich einen Pflegedienst beauftragen, regelmäßig eine Pflegerin oder einen Pfleger ins Haus zu schicken – ähnlich wie man es vielleicht schon bei der Fußpflege handhabt. Die monatlichen Kosten dafür liegen bei rund 150,– Euro.

## Sicherheit auf Knopfdruck
### So machen sich Senioren im Notfall bemerkbar

Ein Hausnotruf ist ein wichtiger Baustein, um so lange wie möglich sicher in den eigenen vier Wänden leben zu können. Ein Beispiel: Eine alleinlebende Dame stürzt in ihrem Haus. Zum Glück ist nichts gebrochen, sie kann jedoch nicht allein aufstehen. Das Telefon ist unerreichbar. Ein kleiner Sender am Handgelenk und eine Freisprechverbindung sind in diesem Fall die Rettung. In der Hausnotrufzentrale wird gemeinsam mit der Dame entschieden, wie verfahren wird: ob sich ein Mitarbeiter mit einem Wohnungsschlüssel auf den Weg machen soll oder ob der Sohn informiert wird, damit er seiner Mutter auf die Beine hilft.

Jan Jänisch kennt seine Kunden, die den Hausnotruf Heilig Geist des Hospitals zum Heiligen Geist nutzen. Er weiß um die Ängste der häufig alleinlebenden Senioren im Alstertal aus den Beratungsgesprächen, schließt die Geräte vor Ort an die bestehende Telefonleitung an und nimmt in der Notrufzentrale die Anrufe entgegen.

Immer wieder sind es die Kinder, die ihren Eltern – ähnlich wie beim Schwesternnotruf im Pflegeheim – ein Stück Sicherheit ins Haus bringen wollen. »Ich bin doch noch gar

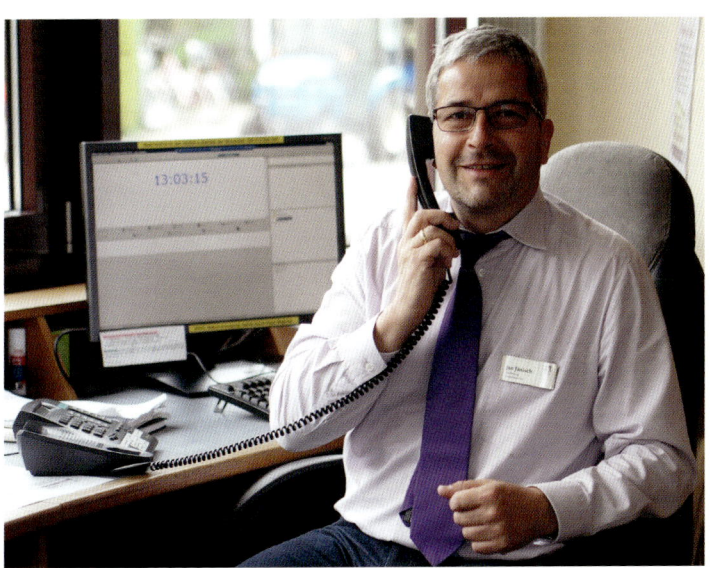

Jan Jänisch kennt zwischen Fuhlsbüttel und Volksdorf fast alle seine Kunden persönlich.

**Zu Hause**

nicht so hinfällig, aber meine Tochter möchte das gern«, bekommt Jan Jänisch oft zu hören. Doch wer einmal in einer misslichen Lage war oder Sorge hat, stundenlang hilflos in der Wohnung zu sein, weiß die Vorzüge des Systems zu schätzen. Auf Wunsch kann täglich auf eine Taste am Gerät gedrückt werden, um zu überprüfen, ob es dem Nutzer gut geht. Wird dieser Anwesenheitsknopf nicht gedrückt, wird

### Hausnotruf Heilig Geist vom Hospital zum Heiligen Geist

☏ 040/60 60 11 11

**Basisangebot:** *€ 18,36 pro Monat*
*einmalige Anschlussgebühr: € 45,00*
*Bereitstellung und Installation des Hausnotrufgerätes inkl. Handsender, Entgegennahme von Notrufen. Bei Bedarf wird nach einem Notruf eine angegebene Kontaktperson informiert, die notwendige Hilfemaßnahmen einleitet.*

**Gesamtangebot:** *€ 38,90 pro Monat*
*einmalige Anschlussgebühr: € 45,00*
*Als Ergänzung zum Basisangebot: auf Wunsch Absicherung durch Passivalarm. Gesicherte und dokumentierte Verwahrung der Wohnungsschlüssel und Notfallversorgung durch den Hausnotruf Heilig Geist in der Wohnung des Kunden.*

*Liegt ein Pflegegrad vor, können auf Antrag die Kosten für das Basisangebot und anteilig für die Anschlussgebühr von der Pflegekasse übernommen werden.*
**Einsatzgebiete:** *Bergstedt, Duvenstedt, Fuhlsbüttel, Hummelsbüttel, Lemsahl-Mellingstedt, Ohlsdorf, Poppenbüttel, Sasel, Volksdorf, Wellingsbüttel*

ein Alarm ausgelöst. Daraufhin gibt es zunächst einen freundlichen Anruf von Jan Jänisch oder seinen Kollegen, bei Verdacht auf einen Notfall wird sofort Hilfe gerufen.

## Was kostet die Pflege zu Hause?

Für Peter A. ist der Pflegegrad 2 bewilligt worden. Seine Frau Helga braucht dringend morgens und abends Entlastung. Wenn es um das Duschen und Waschen geht, steht sie jedes Mal vor einem großen Problem: Er will sich nicht an- und ausziehen, Duschen und Haare waschen empfindet er als unangenehm. Das führt täglich zum Streit. Lange hat Helga A. überlegt, ob sie sich Hilfe von außen durch einen Pflegedienst holen soll. Doch es ist ihr peinlich, dass jemand von den dauernden Auseinandersetzungen erfährt. Hinzu kommt, dass ihr Mann keine Fremden in der Wohnung haben möchte. Schließlich ruft Helga A. doch bei einem Pflegedienst an.

Schon beim ersten persönlichen Gespräch mit der Chefin des Pflegedienstes spürt das Ehepaar, dass Sympathie vorhanden ist. Peter A. freut sich sogar darauf, dass mal wieder jemand zu Besuch kommt. Zwei Tage später erscheint die Pflegerin zum ersten Mal. Anders als erwartet, beginnt sie ihre Arbeit nicht sofort damit, Herrn A. beim Duschen behilflich zu sein, sondern unterhält sich mit ihm, um ihm die Berührungsängste zu nehmen. Peter A. ist wie ausgewechselt. Erst am zweiten Tag steht ihm die Schwester morgens im Bad zur Seite. Helga A. ist erleichtert und freut sich sehr darüber, wie umgänglich sich ihr Mann plötzlich gegenüber der professionellen Altenpflegerin zeigt. Außerdem hat sie jetzt eine Gesprächspartnerin, mit der sie endlich einmal über alles reden kann.

## Pflege auf Bestellung

Bei der ambulanten Pflege sind die einzelnen Tätigkeiten – vom morgendlichen Anziehen und Waschen bis zum Wechseln der Bettwäsche – in sogenannten Leistungskomplexen (kurz LK) festgelegt. Jeder Komplex hat eine Punktzahl, die große Morgen-/Abendtoilette zum Beispiel 412 Punkte. Dieser LK 4 ist umfangreicher als die kleine Morgen-/Abendtoilette (LK 2) mit 206 Punkten. Die einzelnen Pflegedienste haben unterschiedliche Preise in Form von »Punktwerten«. Der Preis für einen Einsatz einer Pflegerin ergibt sich wie folgt:
Punktzahl pro LK x Punktwert des Pflegedienstes = Preis

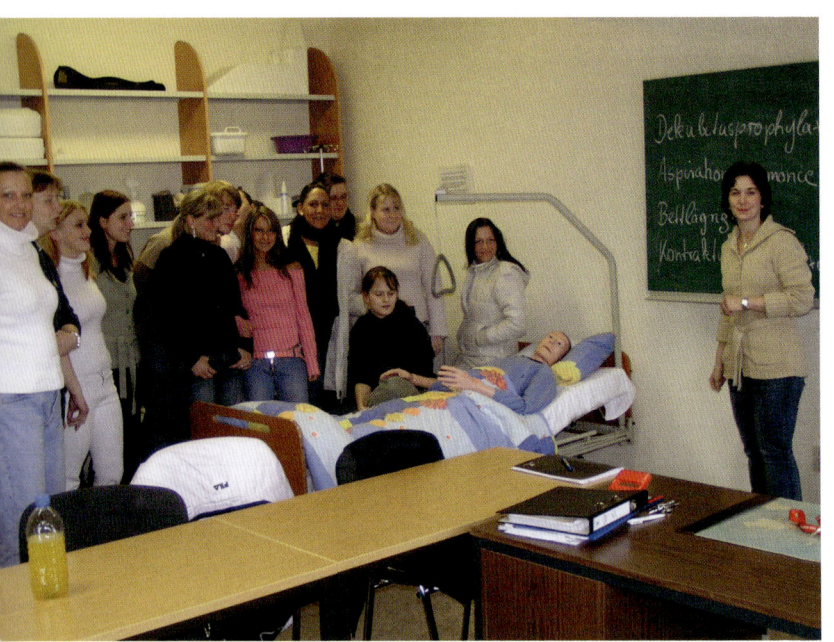

Altenpflege ist anstrengend – körperlich und seelisch. Trotzdem engagieren sich viele junge Menschen in diesem Beruf.

*Beispiel:*
Ein Pflegedienst hat einen Punktwert in Höhe von 4,65 Cent. Daraus ergibt sich für die große Morgen-/Abendtoilette:
412 x 4,65 Cent = € 19,16 für den LK 4

## Was kostet die Pflege von Peter A.?

Bei Helga und Peter A. kommt die Pflegerin morgens und abends – also 60mal im Monat.

| | |
|---|---|
| 30 x morgens LK 4: | |
| 30 x 412 Punkte x 4,65 Cent | = € 574,74 |
| 30 x abends LK 2: | |
| 30 x 206 Punkte x 4,65 Cent | = € 287,37 |
| 30 Prozent Wochenendzuschlag an 8 Tagen | = € 68,97 |
| 1,20 Euro Investitionskosten pro Tag: | |
| 30 x € 1,20 | = € 36,00 |
| 60 x € 2,79 Anfahrt pro Einsatz: | = € 167,40 |
| | € 1.134,48 |

Peter A. hat Pflegegrad 2 und erhält Sachleistungen in Höhe von 689,– Euro. Bleibt ein Eigenanteil von 445,48 Euro.

## Pflegezeit buchen

Die Pflegeversicherung bietet die Möglichkeit, Patienten besser zu betreuen. Die Versicherten können Pflegezeiten in Anspruch nehmen. Wer beispielsweise morgens im Badezimmer länger braucht, kann statt der Leistungskomplexe (LK 1 bis 4) Zeit für die Morgentoilette buchen. Dasselbe Prinzip gilt bei der Hauswirtschaft. Es gibt immer Kleinigkeiten zu erledigen, wie z. B. den Müll herunterzubringen, Brötchen, Zeitungen und Zigaretten zu besorgen oder die

Spülmaschine auszuräumen. Diese Pflegezeit kann minutengenau abgerechnet werden.
*Beispiel:*
10 Minuten werden mit 15 Punkten pro Minute berechnet:
10 Minuten x 15 Punkte x 4,65 Cent = € 6,98

Im Beispielfall unseres Ehepaares hat Helga A. großen Gesprächsbedarf. Deshalb bucht sie den Pflegedienst zusätzlich 1 Stunde in der Woche.
60 Minuten LK 203 (Unterstützung bei emotionalen Problemlagen)
60 x 10 Punkte x 4,65 Cent = € 27,90

### Aktiv im Alter

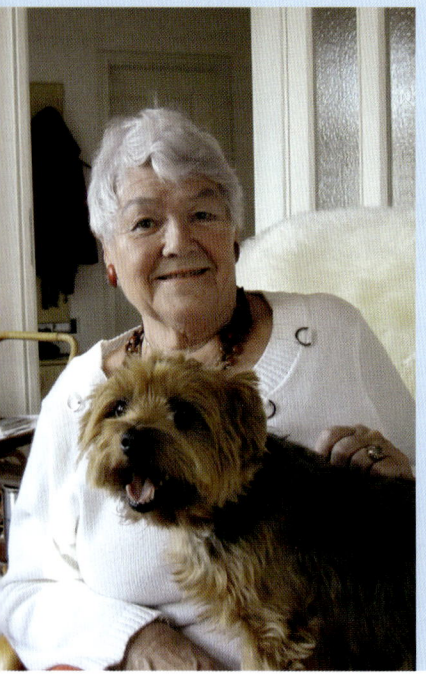

Frigga Matusch wird morgens um 6:30 Uhr zärtlich von ihrem Yorkshire Terrier geweckt. »Ich bin froh, wenn ich mit meiner Betty aus dem Haus komme.« Rückenbeschwerden und andere gesundheitliche Zipperlein treten dann für die 72-Jährige in den Hintergrund. Egal, ob es regnet oder schneit – die Bewegung im Freien mit dem Hund hält gesund. Daher wünscht sich Frigga Matusch: »Alles soll so bleiben, wie es ist. Ich habe nette Nachbarn, den Kindern und Enkeln geht es gut.«

Zu Hause

## Wie viele Punkte hat ein Leistungskomplex?

Die folgende Tabelle gibt Aufschluss darüber, welche Punktzahl die einzelnen Leistungskomplexe besitzen und was für die einzelnen Leistungen bei der Pflege daheim zu zahlen ist. Dabei gibt die Preisspanne die Preisunterschiede der einzelnen Pflegedienste an.

## Punktzahlen der Leistungskomplexe

| LK | Punkte/ Preisspanne | Erläuterung |
|---|---|---|
| 1 | 258<br>€ 11,66 – € 12,90 | Kleine Morgen-/Abendtoilette<br>Hilfe beim Verlassen und Aufsuchen des Bettes, An- und Auskleiden, Teilwaschen, Mund- und Zahnpflege, Kämmen |
| 2 | 206<br>€ 9,31 – € 10,30 | Kleine Morgen-/Abendtoilette<br>Wie LK 1, jedoch ohne die Hilfe beim Verlassen und Aufsuchen des Bettes |
| 3 | 464<br>€ 20,97 – € 23,20 | Große Morgen-/Abendtoilette<br>Hilfe beim Verlassen und Aufsuchen des Bettes, An- und Auskleiden, Waschen/Duschen/Baden, Rasieren, Mund- und Zahnpflege, Kämmen |
| 4 | 412<br>€ 18,62 – € 20,60 | Große Morgen-/Abendtoilette<br>Wie LK 3, jedoch ohne die Hilfe beim Verlassen und Aufsuchen des Bettes |
| 5 | 103<br>€ 4,65 – € 5,15 | Bett machen, Lagern, Bewegungsaktivierung |
| 6 | 258<br>€ 11,66 – € 12,90 | Hilfe bei der Nahrungsaufnahme |
| 7 | 206<br>€ 9,31 – € 10,30 | Sondenkost bei implantierter Magensonde |
| 8 | 52<br>€ 2,35 – € 2,60 | Darm- und Blasenentleerung<br>(nur in Kombination mit LK 1–4) |
| 9 | 155<br>€ 7,01 – € 7,75 | Darm- und Blasenentleerung inklusive An- und Auskleiden<br>(nicht in Kombination mit LK 1–4) |

# Was kostet die Pflege zu Hause?

| LK | Punkte/ Preisspanne | Erläuterung |
|---|---|---|
| 10 | 103<br>€ 4,66 – € 5,15 | Hilfe beim Verlassen und/oder Wiederaufsuchen der Wohnung |
| 11 | 618<br>€ 27,93 – € 30,90 | Hilfestellung beim Verlassen und Wiederaufsuchen der Wohnung sowie Begleitung |
| 12 | 100<br>€ 4,52 – € 5,00 | Beheizen der Wohnung (Ofenheizung) |
| 13 | 600<br>€ 27,12 – € 30,00 | Für die Reinigung der Wohnung während der Woche |
| 14 | 60<br>€ 2,71 – € 3,00 | Wechseln der Bettwäsche |
| 15 | 450<br>€ 20,34 – € 22,50 | Wechseln und Waschen der Wäsche und Kleidung |
| 16 | 350<br>€ 15,82 – € 17,50 | Einkauf/Vorratseinkauf (1x wöchentlich) |
| 17 | 60<br>€ 2,71 – € 3,00 | Kleine Besorgung (max. 1x täglich) |
| 18 | 270<br>€ 12,20 – € 13,50 | Zubereitung einer warmen Mahlzeit |
| 19 | 350<br>€ 15,82 – € 17,50 | Kochen einer warmen Mahlzeit für Personen, bei denen aus medizinischen Gründen ein besonderer Aufwand bei der Zubereitung notwendig ist |
| 20 | 80<br>€ 3,62 – € 4,00 | Zubereitung einer sonstigen Mahlzeit |

## Abrechnung nach Zeitaufwand

| LK | Punkte/ Preisspanne | Erläuterung |
|---|---|---|
| 201 | 15 pro Minute<br>€ 0,68 – € 0,75 | Köperpflege<br>Mobilität<br>Ernährung |
|  | 15 pro Minute<br>€ 0,68 – € 0,75 | Haushaltsführung<br>Vom Reinigen der Fußböden über das Einkaufen bis hin zum Kochen und Spülen. |

| | | |
|---|---|---|
| 203 | 10 pro Minute € 0,45 – € 0,50 | Betreuerische Pflegeleistungen Begleitung zu Freunden und Verwandten, zu Veranstaltungen, bei Behördengängen oder zum Friedhof. Hilfe bei emotionalen Problemlagen und bei der Versorgung von Haustieren. Gedächtnistraining, Dementenbetreuung. Unterstützung bei der Organisation von Dienstleistungen (Fahrdienste, Gärtner, Haushaltshilfe), finanziellen Angelegenheiten, Behördengängen und Terminen (Ärzte und Therapeuten). |
| 205 | 13 pro Minute € 0,59 – € 0,65 | Betreuung in der Sterbephase Pflegerische und spirituelle Begleitung Unterstützung der Angehörigen Hilfe im Umgang mit Sterben, Tod und Trauer |

## Pflege ist Vertrauenssache

### Das erste Kennenlernen

Es ist bedrückend zu merken, die alltäglichen Dinge nicht mehr selbst zu schaffen, und es fällt wohl niemandem leicht, dabei um Hilfe bitten zu müssen. Zum Beispiel, wenn der Gleichgewichtssinn gestört ist und man deswegen beim Beziehen des Bettes oder beim Ankleiden Probleme hat. Vertrauen ist wichtig, um sich in solch einer Lage an einen ambulanten Pflegedienst zu wenden.

Beim ersten Besuch des Pflegedienstes in der Wohnung des Pflegebedürftigen geht es um das gegenseitige Kennenlernen. Der Pflegedienstmitarbeiter möchte darüber hinaus etwas über die Lebensgewohnheiten und Wünsche des künftigen Patienten erfahren. Wann möchten Sie morgens aufstehen? Möchten Sie lieber von einer Dame oder von einem Herrn versorgt werden? Ein Pflegedienst, der diese scheinbar unwichtigen Kleinigkeiten erfragt, hat schon viel zur Zufriedenheit des neuen Patienten beigetragen, denn sein gewohnter Tagesablauf soll möglichst nicht beeinträchtigt werden. Außerdem berechnet der Mitarbeiter des ambulanten Dienstes an diesem Tag die monatlichen Kosten für die Pflege.

## Bei der Begutachtung hilft der Pflegedienst

Dass auf einen Antrag bei der Pflegeversicherung ein negativer Bescheid folgt, ist kein Einzelfall. Im häuslichen Bereich wird etwa ein Drittel der Anträge abgelehnt. Oft sind die Anspruchsvoraussetzungen tatsächlich nicht erfüllt, aber auch die MDK-Gutachter machen Fehler. Erste Anlaufstelle für das Verfahren sind daher die ambulanten Dienste.

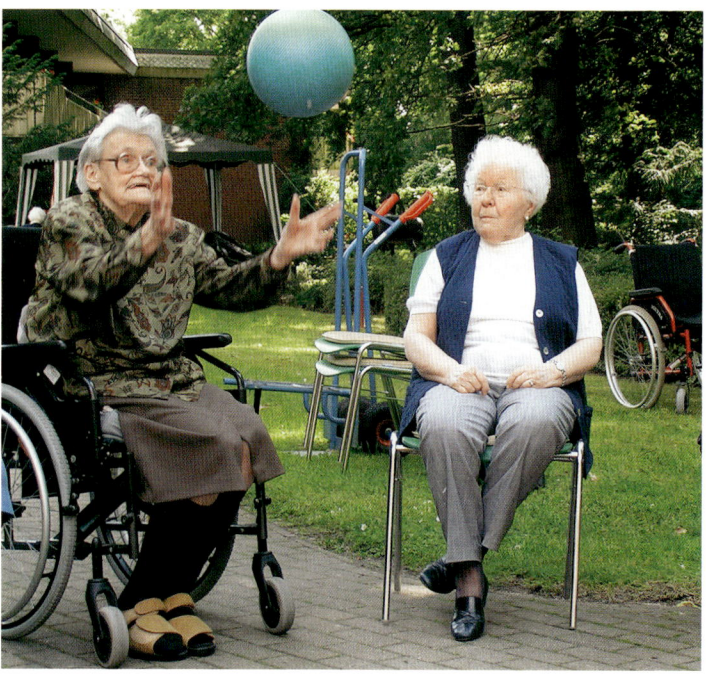

Sportliche Aktivitäten machen Freude und helfen, länger fit zu bleiben.

**Zu Hause**

Sie wissen, was im Sinne der Pflegeversicherung zählt, um einen Pflegegrad zu erhalten. Ein Vertreter des künftigen ambulanten Dienstes sollte beim Begutachtungstermin dabei sein. Er kann kontrollieren, ob der Gutachter auch tatsächlich alle relevanten Pflegezeiten anerkennt.

## Die Pflegedienste rechnen auch mit den Krankenkassen ab

Nicht alle Leistungen, die ein ambulanter Dienst erbringt, werden über die Pflegeversicherung abgerechnet. Sofern der Arzt verschreibt, dass Medikamente verabreicht oder Spritzen gegeben werden müssen, kann auch dies von den Pflegekräften eines ambulanten Dienstes übernommen werden. Diese Leistungen heißen »Behandlungspflege« und werden von den Pflegediensten direkt mit der Krankenkasse abgerechnet. Hierfür ist nur eine Rezeptgebühr fällig.

Ein Beispiel: Für Hilde P. wurde der Pflegegrad 2 anerkannt. Die Hilfe beim Anziehen und Waschen zählt zu den Leistungen, die über die Pflegeversicherung abgedeckt werden. Bis zu einer Höhe von 689 Euro rechnet der ambulante Dienst direkt mit der Pflegekasse ab. Alles was darüber liegt, zahlt die 83-Jährige selbst. Außerdem ist die Rentnerin Diabetikerin und auf die lebenswichtigen Insulinspritzen angewiesen. Ihr Hausarzt hat dreimal täglich eine Blutzuckerkontrolle und eine entsprechende Insulingabe verordnet. 90 Mal im Monat rechnet der ambulante Pflegedienst diese Diabetikerversorgung als Behandlungspflege direkt mit der Krankenkasse ab.

Achtung: Ein ambulanter Dienst, der keine Zulassung für die häusliche Krankenpflege hat, darf nicht mit der Krankenkasse abrechnen. Die Kosten für die Behandlungspflege würden dem Versicherten in Rechnung gestellt.

Zu Hause

## Notruf

Die ambulanten Dienste sind rund um die Uhr über das Telefon zu erreichen. Ob der Notarzt gerufen wird oder ein Mitarbeiter des Pflegedienstes mit dem Wohnungsschlüssel vorbeikommen soll, muss im Einzelfall entschieden werden. Oft reicht ein Gespräch, um Ängste und Einsamkeitsgefühle wieder in den Griff zu bekommen. Die Mitarbeiter am Telefon sind geschult, die richtigen Maßnahmen einzuleiten. Der Notruf gibt die Sicherheit, jederzeit einen kompetenten Ansprechpartner zu haben.

## Pünktlichkeit

Für den Pflegebedürftigen beginnt der Tag oftmals erst, wenn der vertraute Mitarbeiter des ambulanten Dienstes beim Anziehen und Waschen behilflich war. Pünktlichkeit ist zwar wichtig, dennoch kann es zu Verschiebungen im

Bewegung im Alter beim Hamburger Sportbund: ☎ 040/419 08 111

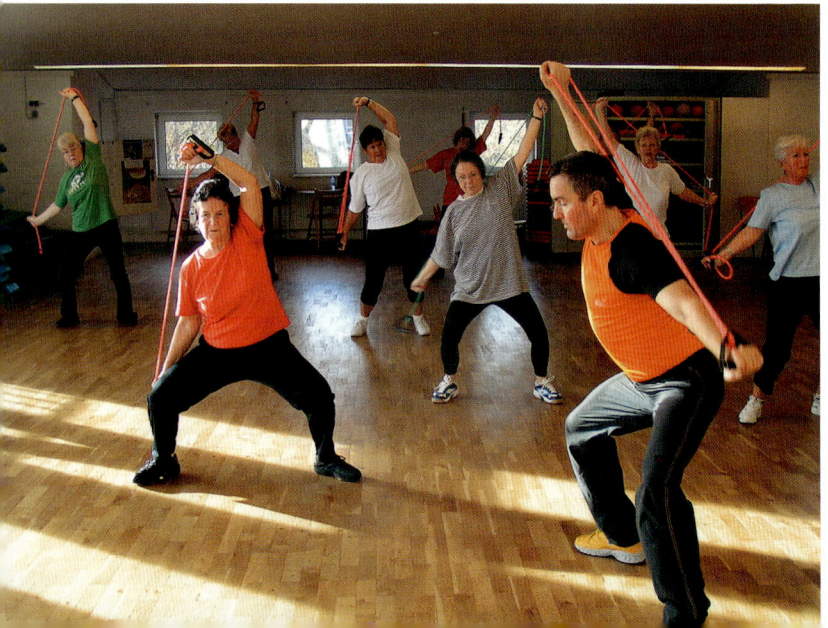

Zeitplan des Pflegedienstmitarbeiters kommen. Ein kurzer Anruf beim Kunden beruhigt in solchen Fällen – bei guten Pflegediensten ist das eine Selbstverständlichkeit.

## Pflegemitarbeiter vor Ort

Die vertrauten Mitarbeiter und der Patient bilden ein Team. Was kann der Betroffene noch selbstständig machen? Wie möchte er angesprochen und angefasst werden? Ist er selbst oder ein Familienangehöriger der Hauptansprechpartner? Mit einer kleinen Gruppe von Pflegemitarbeitern haben sich die Abläufe schnell eingespielt. Es ist eine reine Organisationsfrage, das Pflegeteam überschaubar klein zu halten. Dann ist es auch kein Problem, wenn durch Krankheit oder Urlaub mal ein neuer, für den Patienten zunächst fremder Mitarbeiter die Pflege übernimmt.

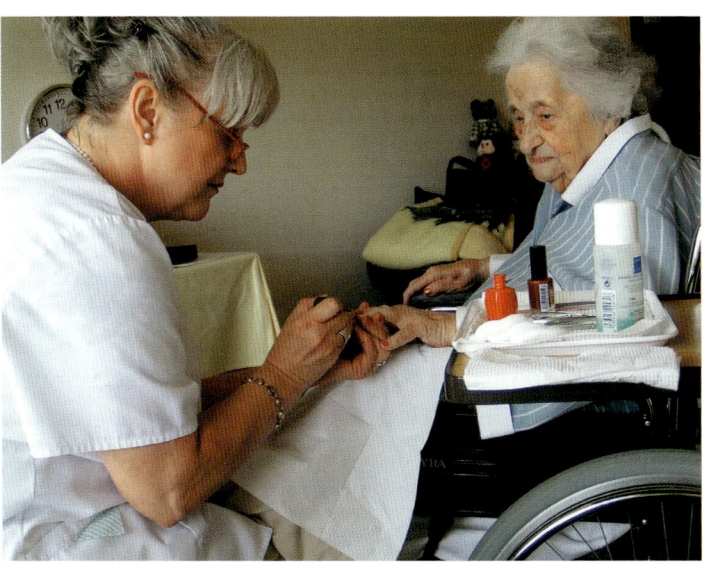

Die schönen Dinge im Leben sind wichtig.

## Pflegedienste im Überblick

## Ambulanter Pflegedienst der Hartwig-Hesse-Stiftung

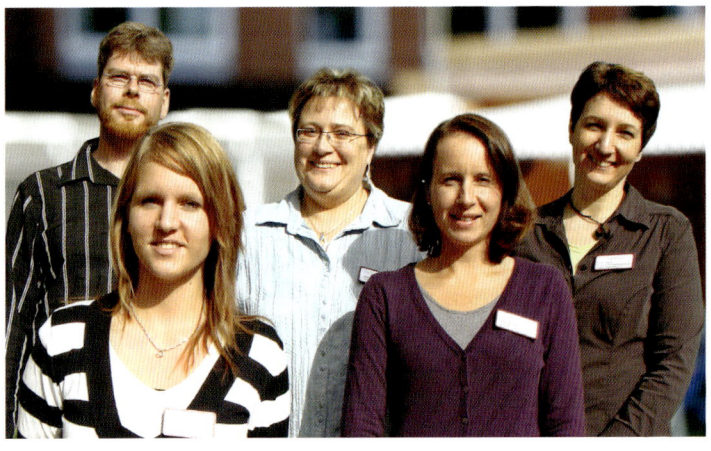

Klaus Rosenfeld und das Team des Pflegedienstes

**Anschrift:** Holsteinischer Kamp 64
20081 Hamburg-Barmbek/Süd
Klövensteenweg 25, 22559 Hamburg Rissen
**Ansprechpartner:** Klaus Rosenfeld, ☏ 040/25 32 84 17 (St. Georg); Dan Mieth, ☏ 040/81 90 60 (Rissen)
**Einsatzgebiet:** Altstadt, Barmbek-Süd, Blankenese, Borgfelde, Bramfeld, Eilbek, HafenCity, Hamm, Hammerbrook, Hohenfelde, Marienthal, Neustadt, Rissen, St. Georg, Steilshoop, Sülldorf, Uhlenhorst
**Pflegeangebot:**
**Leistungsangebot:** Alten- und Krankenpflege, Spezielle Pflege bei Schlaganfall, Diabetes, Krebs, Multiple Sklerose, Par-

Zu Hause

kinson, Alzheimer, 24-Stunden-Betreuung, Anleitung und Beratung pflegender Angehöriger, Familienpflege, Haushaltshilfe, Krankenhausnachsorge, künstliche Ernährung, Pflege bei ambulanter Krebstherapie, Pflege und Betreuung von Demenzkranken, Sterbebegleitung, Wundversorgung

**Das Team:** 120 Mitarbeiter
**Rund-um-die-Uhr-Versorgung:**
**Notruf:** 24 Stunden über das Telefon zum Bereitschaftsmitarbeiter
**Notfallhilfe:** Innerhalb von 15 Minuten ist ein Mitarbeiter vor Ort.
**Pünktlichkeit:** Anruf bei mehr als 15 Minuten Verspätung
**Pflegenoten:**

| Pflege | Rezept | Organisation | **Gesamt** | Kunden |
|--------|--------|--------------|------------|--------|
| 1,3 | 1,0 | 1,0 | **1,1** | 1,0 |

**Pflegekosten:**
**Leistungspunkt:** Cent 4,88, z.B. kleine Morgentoilette (LK 2) € 9,76
**Investitionskosten:** € 1,11 pro Einsatztag
**Anfahrtskosten:** € 2,93 pro Anfahrt
**Service:**
**Freizeitaktivitäten:** (teilweise gegen Bezahlung) Begleitung zu Veranstaltungen, Hilfe bei sozialen Kontakten, Klönstunde, Spaziergänge, Spielen, stundenweise Betreuung als Ersatz für Pflegeperson, Vorlesen
**Haushalt:** (gegen Bezahlung) Begleitung zum Einkaufen, zum Arzt, zu Behörden, Beratung zur Verbesserung der Wohnsituation, Einkäufe, Frühjahrsputz, Hilfe beim Schriftwechsel, Versorgung von Haustieren
**Vermittlung:** Essen auf Rädern, Friseur und Fußpflege, Hausnotruf, Krankengymnastik
**Weitere Dienstleistungen:** Bestellung von Medikamenten, Hilfsmitteln, Brötchen und Zeitungen, Unterstützung und

Zu Hause

Beratung bei Beantragung von Leistungen bei den Kostenträgern, Begleitung bei der Begutachtung durch den Medizinischen Dienst (MDK) für einen Pflegegrad

*Wohnen, Betreuung und Pflege im Alter gehören für die Hartwig-Hesse-Stiftung zusammen. Wir stehen Ihnen rund um die Uhr zur Verfügung und bieten Ihnen alle Leistungen rund um die Themen Grundpflege, Behandlungspflege, Beratung, Betreuung und hauswirtschaftliche Versorgung in der eigenen Wohnung oder in einer Wohn-Pflege-Gemeinschaft. Die Einsätze organisieren wir aus unseren Einsatzstellen in St. Georg und Rissen. Wir haben zudem besondere Kompetenzen im Bereich der Demenzversorgung. Zu unseren Mitarbeitern gehören qualifizierte Altenpflegerinnen und Altenpfleger, Krankenschwestern, Pflegehelferinnen, hauswirtschaftliche Hilfen und Freiwilligendienstleister. Gemeinsam bilden sie ein engagiertes Team, das Ihnen die Leistung bietet, die Sie brauchen. Ergänzend arbeiten wir mit Tagespflege und Wohn-Pflege-Einrichtungen zusammen.*

*Maik Greb, Geschäftsführer*

## Aktiv-Pflege Ambulanter Pflegedienst Netzeband Behrmann

**Anschrift:** Foorthkamp 7, 22419 Hamburg-Langenhorn
**Ansprechpartner:** Holger Netzeband, Gerd Behrmann
☏ 040/53 04 85 15, www.aktiv-pflege.de
**Einsatzgebiet:** im gesamten Bezirk Eimsbüttel und Hamburg-Nord sowie in Altona, Altstadt, Bahrenfeld, Borgfelde, Bramfeld, Eilbek, Farmsen-Berne, Groß Flottbek, HafenCity, Hamm, Hammerbrook, Horn, Hummelsbüttel, Lurup,

Zu Hause

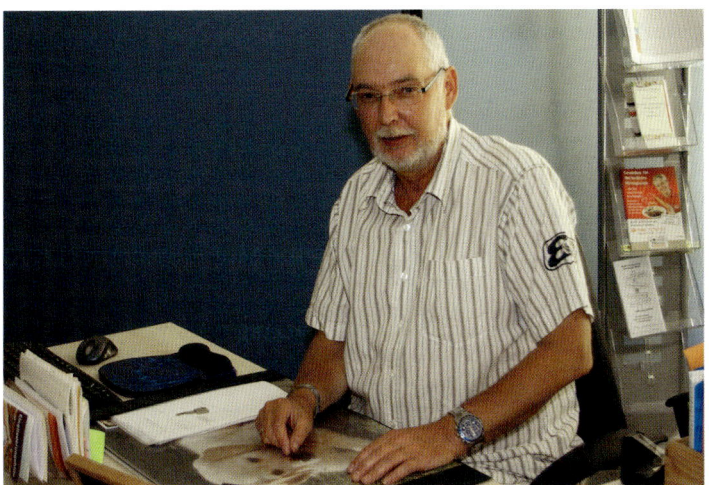

Holger Netzeband

Marienthal, Neustadt, Nienstedten, Osdorf, Othmarschen, Ottensen, Poppenbüttel, Rahlstedt, Sasel, Sternschanze, St. Georg, St. Pauli, Steilshoop, Tonndorf, Volksdorf, Wandsbek, Wellingsbüttel und Norderstedt

**Pflegeangebot:**

**Leistungsangebot:** Alten- und Krankenpflege, Soziotherapie, Diabetikerversorgung, Betreuung altersverwirrter Menschen sowie von Menschen mit psychischen und sozialen Problemen (fachpsychiatrische Krankenpflege), Eingliederungshilfe für psychisch kranke Menschen, Krankenhausnachsorge

**Das Team:** 45 Mitarbeiter, Pflege auch in der Sprache polnisch

**Rund-um-die-Uhr-Versorgung:**

**Notruf:** 24 Stunden über das Telefon zum Bereitschaftsmitarbeiter

**Notfallhilfe:** Innerhalb von 40 Minuten ist ein Mitarbeiter vor Ort.

**Pünktlichkeit:** Anruf bei mehr als 15 Minuten Verspätung

Zu Hause

**Mitarbeiter vor Ort:** 2 bis 3 Mitarbeiter in den Pflegegraden 1 bis 5

**Pflegenoten:**

| Pflege | Rezept | Organisation | **Gesamt** | Kunden |
|---|---|---|---|---|
| 1,0 | 1,0 | 1,0 | **1,0** | 1,0 |

**Pflegekosten:**

**Leistungspunkt:** Cent 4,73, z. B. kleine Morgentoilette (LK 2) € 9,74

**Investitionskosten:** € 1,02 pro Einsatztag

**Anfahrt:** € 2,78 pro Anfahrt

**Service:**

**Freizeit:** (teilweise gegen Bezahlung) gemeinsame Freizeitaktivitäten: z. B. Schwimmen, Billard, Bowling

**Haushalt:** (gegen Bezahlung) Begleitung zum Einkaufen und zum Arzt, Einkäufe, Frühjahrsputz, Beratung zur Verbesserung der Wohnsituation

**Vermittlung:** Hausnotruf, Friseur und Fußpflege, Mittagessen, Beratung zur Wohnraumanpassung, Wohnungsrenovierung

# pflege-in.hamburg

**Anschrift:** Fahrenkrön 121, 22179 Hamburg-Bramfeld
**Ansprechpartner:** Sartina Bergmann-Körber
Stefanie Wendt, ☏ 040/80 00 20 80
www.pflege-in.hamburg

**Einsatzgebiet:** Alsterdorf, Barmbek, Bramfeld, Eilbek, Eimsbüttel, Eppendorf, Farmsen-Berne, Hamm, Hohenfelde, Horn, Hummelsbüttel, Jenfeld, Marienthal, Ohlsdorf, Poppenbüttel, Rahlstedt, Sasel, Steilshoop, Wellingsbüttel, Winterhude

Zu Hause

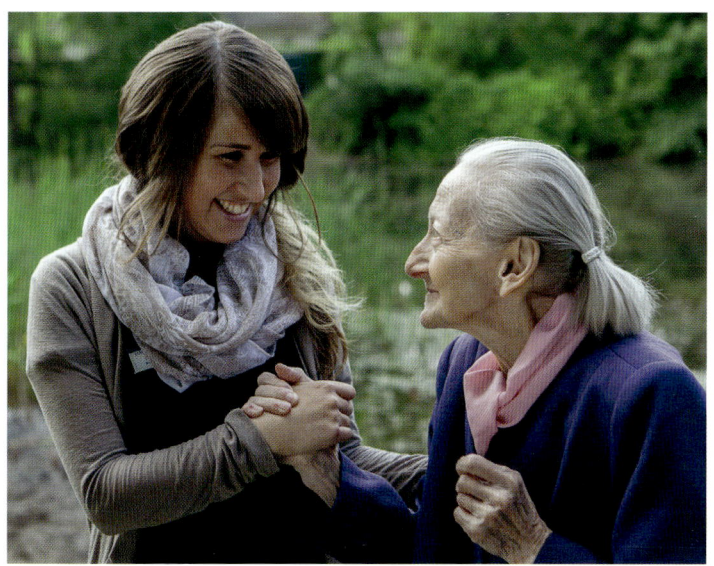

**Pflegeangebot:**

**Leistungsangebot:** Alten- und Krankenpflege, Angehörigen- und Nachbarschaftsschulungen, Diabetikerversorgung, Haushaltshilfe, Multiple Sklerose, Schlaganfall und andere neurologische Erkrankungen, PEG-Versorgung, stundenweise Betreuung demenzkranker und altersverwirrter Menschen, Urlaubs- und Krankheitsvertretung für pflegende Angehörige, Verbandswechsel und spezielle Wundversorgung

**Das Team:** 6 Mitarbeiter

**Rund-um-die-Uhr-Versorgung:**

**Notruf:** 24 Stunden über das Telefon zum Bereitschaftsmitarbeiter

**Notfallhilfe:** Innerhalb von 30 Minuten ist ein Mitarbeiter vor Ort.

**Pünktlichkeit:** Bei normalem Tageseinsatz erfolgt bei mehr als 30 Minuten Verspätung ein Anruf.

**Zu Hause**

**Mitarbeiter vor Ort:** 2 bis 3 Mitarbeiter in den Pflegegraden 1 und 2, 3 bis 5 Mitarbeiter in den Graden 3 bis 5.
**Pflegekosten:**
**Leistungspunkt:** Cent 4,65, z. B. kleine Morgentoilette (LK 2) € 9,57
**Investitionskosten:** € 1,20 pro Einsatztag
**Anfahrt:** € 2,79 pro Anfahrt
**Service:**
**Freizeit:** (teilweise gegen Bezahlung) Begleitung zu Veranstaltungen, Hilfe bei sozialen Kontakten, Klönstunde, Spaziergänge, Vorlesen
Haushalt: (gegen Bezahlung) Begleitung zum Einkaufen, zum Arzt, zu Behörden, Einkäufe, Grundreinigung, Hausputz, Versorgung von Haustieren, Wäscheservice
**Vermittlung:** Ergotherapie, Friseur und Fußpflege, Hausnotruf, Hospizdienst, Krankenbeförderung, Krankengymnastik, Kurzzeitpflege, Logopäde, Mittagessen, Pflegehilfsmittel für einen reibungslosen Pflegeablauf, Seniorenberatungsstellen, Servicewohnen, Wohngemeinschaft für junge pflegebedürftige Menschen
**Sonstige Dienstleistungen:** Qualitätssicherungsbesuche bei häuslicher Pflege, Beratung zur Wohnraumanpassung, Unterstützung bei Betreuungsanträgen, Organisation aller Rezepte; Pflegemittel, Unterstützung bei Erstanträgen bei der Pflegekasse, Höhergruppierungen und Widersprüchen – auch beim Pflegegeld und bei der Begleitung rund um die MDK-Begutachtung

Zu Hause

## PTH Pflegeteam »to huus«

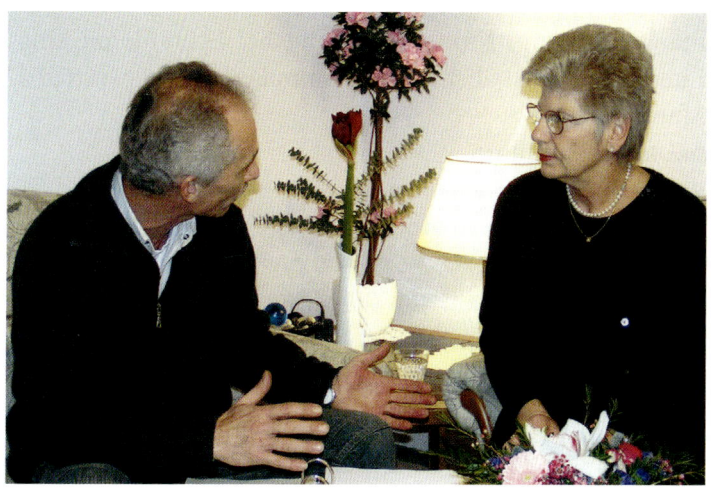

Thomas Pfarr im Beratungsgespräch.

**Anschrift:** Bramfelder Chaussee 216
22177 Hamburg-Bramfeld
**Ansprechpartner:** Susann Grondin, Anke Albersmann, Thomas Pfarr, ☏ 040/64 22 12 22
kostenfrei: ☏ 0800/773 82 52, www.pflegeteam-to-huus.de
**Einsatzgebiet:** Alsterdorf, Barmbek, Bramfeld, Eilbek, Eimsbüttel, Eppendorf, Farmsen-Berne, Hamm, Hohenfelde, Horn, Hummelsbüttel, Jenfeld, Marienthal, Ohlsdorf, Poppenbüttel, Rahlstedt, Sasel, Steilshoop, Wellingsbüttel, Winterhude
**Pflegeangebot:**
**Leistungsangebot:** Alten- und Krankenpflege, Familienpflege, Betreuungs- und Entlastungsleistungen, Nachtversorgung, Diabetikerversorgung, Multiple Sklerose, Schlaganfall und andere neurologische Erkrankungen, stundenweise Betreuung demenzkranker und altersverwirrter Menschen,

**Zu Hause**

Urlaubs- und Krankheitsvertretung für pflegende Angehörige, Krankenhausnachsorge, Wund-, PEG-, Port- und Stoma-Versorgung, Kinderbetreuung bei Erkrankung eines Elternteils, Haushaltshilfe und Ambulante Sozialpsychiatrische Hilfen

**Das Team:** 60 Mitarbeiter

**Rund-um-die-Uhr-Versorgung:**

**Notruf:** 24 Stunden über das Telefon zum Bereitschaftsmitarbeiter

**Notfallhilfe:** Innerhalb von 30 Minuten ist ein Mitarbeiter vor Ort.

**Pünktlichkeit:** Anruf bei mehr als 15 Minuten Verspätung

**Mitarbeiter vor Ort:** 2 bis 3 Mitarbeiter in den Pflegegraden 1 und 2, 3 bis 5 Mitarbeiter in den Graden 3 bis 5.

**Pflegenoten:**

| Pflege | Rezept | Organisation | **Gesamt** | Kunden |
|--------|--------|--------------|------------|--------|
| 1,0    | 1,0    | 1,9          | **1,3**    | 1,2    |

**Pflegekosten:**

**Leistungspunkt:** Cent 4,74, z. B. kleine Morgentoilette (LK 2) € 9,76

**Investitionskosten:** € 1,20 pro Einsatztag

**Anfahrt:** € 2,84 pro Anfahrt

**Service:**

**Freizeit:** (teilweise gegen Bezahlung) Klönstunde, Vorlesen, Hilfe bei sozialen Kontakten, Spaziergänge, Begleitung zu kulturellen Veranstaltungen

**Haushalt:** (gegen Bezahlung) Begleitung zum Einkaufen, zum Arzt, zu Behörden, Lebensmitteleinkäufe, Grundreinigung, Hausputz, Wäsche waschen, Versorgung von Haustieren und alles, was mit dem Haushalt zu tun hat

**Vermittlung:** Hausnotruf, Friseur und Fußpflege, Mittagessen, Pflegehilfsmittel, Krankenbeförderung, Krankengymnastik, Logopäde

**Sonstige Dienstleistungen:** Unterstützung bei Befreiungsanträgen für Zuzahlungen, Beratung zur Wohnraumanpassung, Unterstützung bei Betreuungsanträgen, Organisation aller Rezepte, Pflegemittel, Pflegehilfsmittel
**Pflegekasse:** Unterstützung bei Erstanträgen, Höhergruppierungen und Widersprüchen – auch beim Pflegegeld, Beratung der Angehörigen bei der Führung eines Pflegetagebuches, Begleitung bei der MDK-Begutachtung, nach Bedarf auch Unterstützung bei der Erstellung von Widersprüchen

## Hospital zum Heiligen Geist
## Ambulante Pflege Heilig Geist

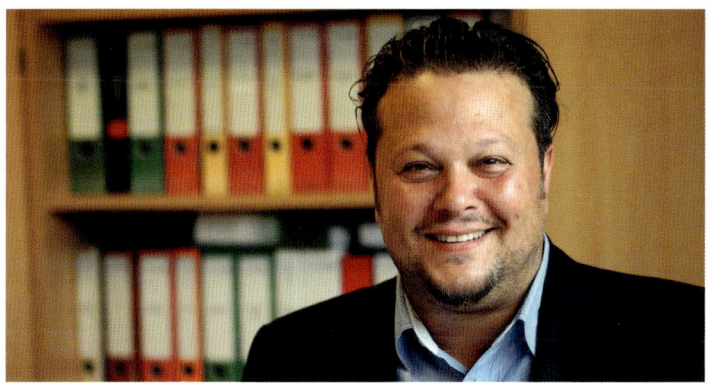

Christian Deanovic

**Anschrift:** Alte Landstraße 284 a
22391 Hamburg-Poppenbüttel
**Ansprechpartner:** Christian Deanovic
☏ 040/60 60 11 11, www.hzhg.de
**Einsatzgebiet:** Bergstedt, Duvenstedt, Hummelsbüttel, Lemsahl-Mellingstedt, Ohlsdorf, Poppenbüttel, Sasel, Wellingsbüttel, Wohldorf-Ohlstedt

Zu Hause

**Pflegeangebot:**
**Leistungsangebot:** Alten- und Krankenpflege, Diabetikerversorgung, Multiple Sklerose, Betreuung altersverwirrter Menschen, Krankenhausnachsorge, künstliche Ernährung, Wundversorgung
**Das Team:** 20 Mitarbeiter
**Rund-um-die-Uhr-Versorgung:**
**Notruf:** 24 Stunden über das Telefon zur eigenen Notrufzentrale
**Notfallhilfe:** Innerhalb von 30 Minuten ist ein Mitarbeiter vor Ort.
**Pünktlichkeit:** Anruf bei mehr als 30 Minuten Verspätung
**Mitarbeiter vor Ort:** 3 bis 5 Mitarbeiter in den Pflegegraden 1 bis 5
**Pflegenoten:**

| Pflege | Rezept | Organisation | **Gesamt** | Kunden |
|--------|--------|--------------|------------|--------|
| 1,0    | 1,0    | 1,0          | **1,0**    | 1,0    |

**Pflegekosten:**
**Leistungspunkt:** Cent 5
z. B. kleine Morgentoilette (LK 2) € 10,10
**Investitionskosten:** € 1,20 pro Einsatztag
**Anfahrt:** € 2,96 pro Anfahrt
**Service:**
**Freizeit:** (teilweise gegen Bezahlung) Begleitung zu Veranstaltungen, Konzerte, Spaziergänge, Gottesdienste, Theater, Fahrten mit dem hauseigenen Bus, Hauszeitung »Rund um den Glockenturm«
**Vermittlung:** Hausnotruf, Friseur und Fußpflege, Mittagessen, Pflegehilfsmittel, Krankenbeförderung, Kurzzeitpflege
**Umzug:** Ein Umzug in das Hospital zum Heiligen Geist ist möglich, siehe Seiten 263 und 480.

Zu Hause

# PTW Pflegeteam

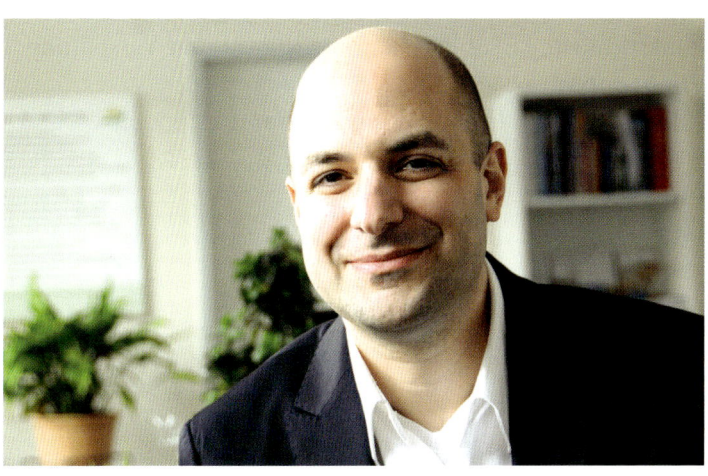

Carsten Hackamp

**Anschrift:** Halenreie 42, 22359 Hamburg-Volksdorf
**Ansprechpartner:** Carsten Hackamp, ☎ 040/41 11 99-0
**Einsatzgebiet:** Bergstedt, Farmsen-Berne, Poppenbüttel, Rahlstedt, Sasel, Volksdorf
**Pflegeangebot:**
**Leistungsangebot:** Alten- und Krankenpflege, Beratung und Unterstützung bei der Verhandlung mit Kostenträgern, Pflege und Betreuung von Demenzkranken, Diabetikerversorgung, Krankenhausnachsorge, künstliche Ernährung, Parkinson, Schlaganfall, Sterbebegleitung, Verbandswechsel und spezielle Wundversorgung, Verhinderungspflege
**Das Team:** 56 Mitarbeiter
**Qualitätszeichen:** ICW zertifizierte Wundexpertinnen
**Rund-um-die-Uhr-Versorgung**
**Notruf:** 24 Stunden über das Telefon zum Bereitschaftsmitarbeiter. Auf Wunsch des Kunden wird ein Notrufsystem vermittelt.

Zu Hause

**Notfallhilfe:** Innerhalb von 15 Minuten ist ein Mitarbeiter vor Ort.
**Pünktlichkeit:** Anruf bei mehr als 30 Minuten Verspätung
**Pflegenoten:**

| Pflege | Rezept | Organisation | **Gesamt** | Kunden |
|--------|--------|--------------|------------|--------|
| 1,0    | 1,0    | 1,0          | **1,0**    | 1,0    |

**Pflegekosten:**
**Leistungspunkt:** Cent 4,52
z. B. kleine Morgentoilette (LK2) € 9,04
**Investitionskosten:** € 1,20 pro Einsatztag
**Anfahrt:** € 2,71 pro Anfahrt
**Service:**
**Freizeit:** (gegen Bezahlung) Ausflüge, Begleitung zu Veranstaltungen, ehrenamtlicher Besuchsdienst, gemeinsames Einkaufen, Hilfe bei sozialen Kontakten, Konzerte, Spaziergänge, Spiele, Vorlesen
**Haushalt:** (gegen Bezahlung) Begleitung zum Einkaufen, zum Arzt, zu Behörden, Haushaltsgeldverwaltung, Hausputz, hauswirtschaftliche Versorgung, Wohnraumberatung
**Vermittlung:** Hausnotruf, Hospizdienst, Krankengymnastik, Mittagessen, Verleih von Pflegehilfsmitteln, Rollstühlen, ADK-Matratzen und Toilettenstühlen
**Weitere Dienstleistungen:**
Begleitung bei der Begutachtung des MDK, bei Bedarf auch für Widersprüche.

## Gute Noten für die ambulante Pflege

Einmal im Jahr wird jeder Pflegedienst vom Medizinischen Dienst der Krankenkassen (MDK) geprüft. Bei der **Pflege** werden die Leistungen für Körperpflege, Ernährung und eine nachvollziehbare Krankenbeobachtung beurteilt. Unter dem Stichwort **Rezept** wird bewertet, wie die vom Arzt per Rezept verordneten Behandlungen durchgeführt werden. Unter der **Organisation** sind die Abläufe im Betrieb, klare Anordnungen, Fortbildung und Kostenvoranschläge zu verstehen. Diese Teilnoten führen zu einem **Gesamtergebnis**, die Befragung der **Kunden** rundet die Bewertung ab.

## Mittagstisch im Altenheim
### Eine Alternative zum Essen auf Rädern

Auf eine warme Mahlzeit am Tag sollte niemand verzichten. Zahlreiche Altenheime bieten einen Mittagstisch für Bewohner aus dem Stadtteil an. Geboten werden Salat, Suppe, Hauptgericht und Nachtisch zu Preisen zwischen 4 und 7 Euro. Der Vorteil: Man kommt einmal am Tag an die frische Luft und isst in Gesellschaft, gemeinsam mit Bewohnern der Seniorenwohnanlage nebenan.

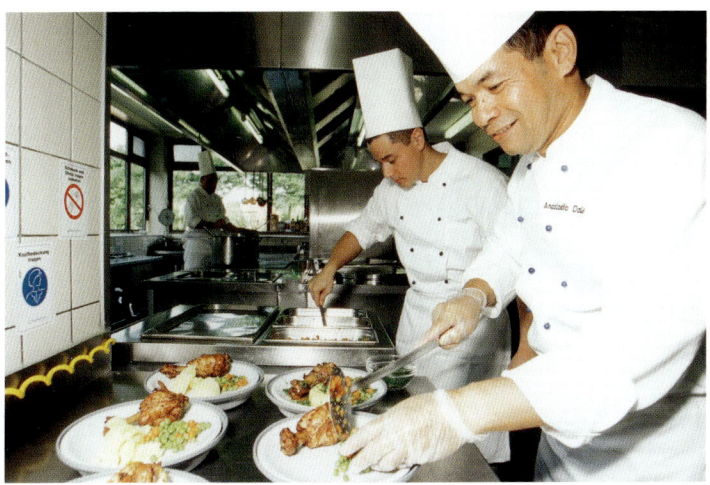

Das gemeinsame Mittagessen ist ein wichtiges Ereignis des Tages.

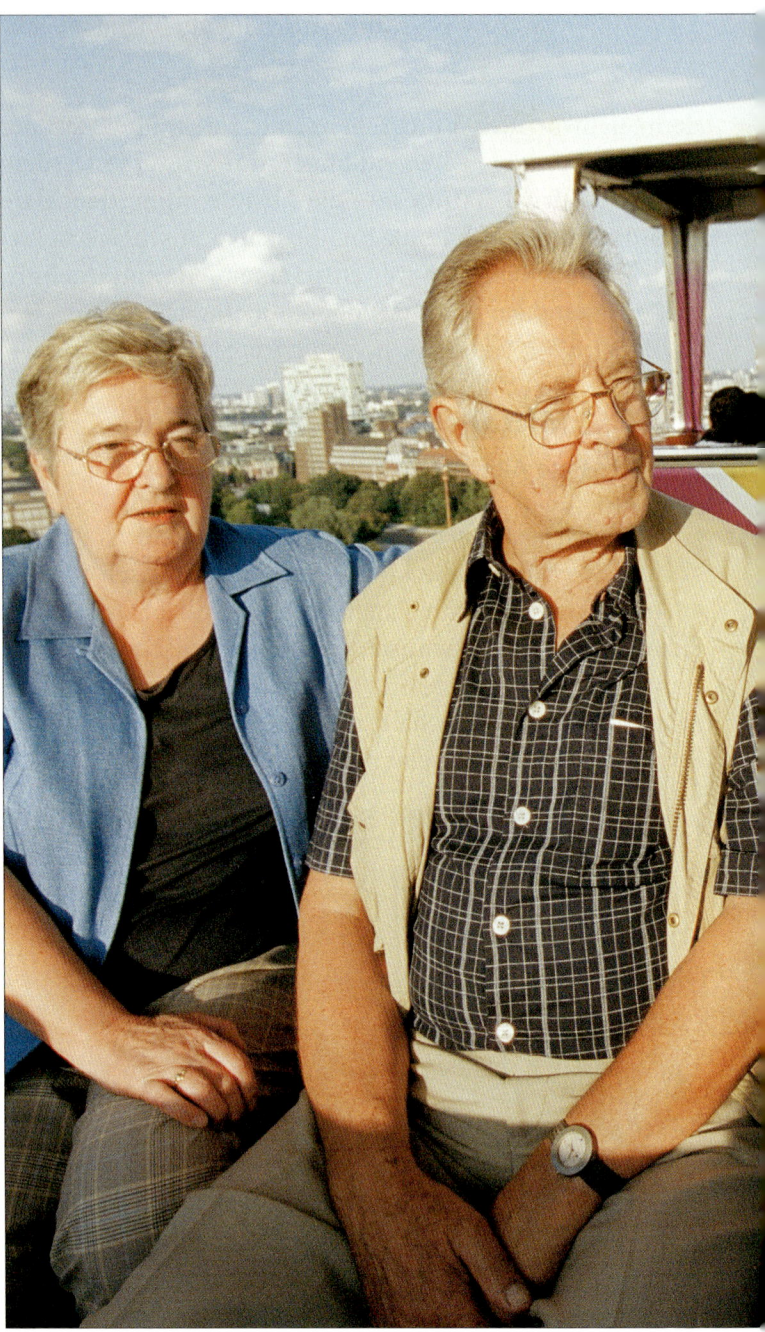

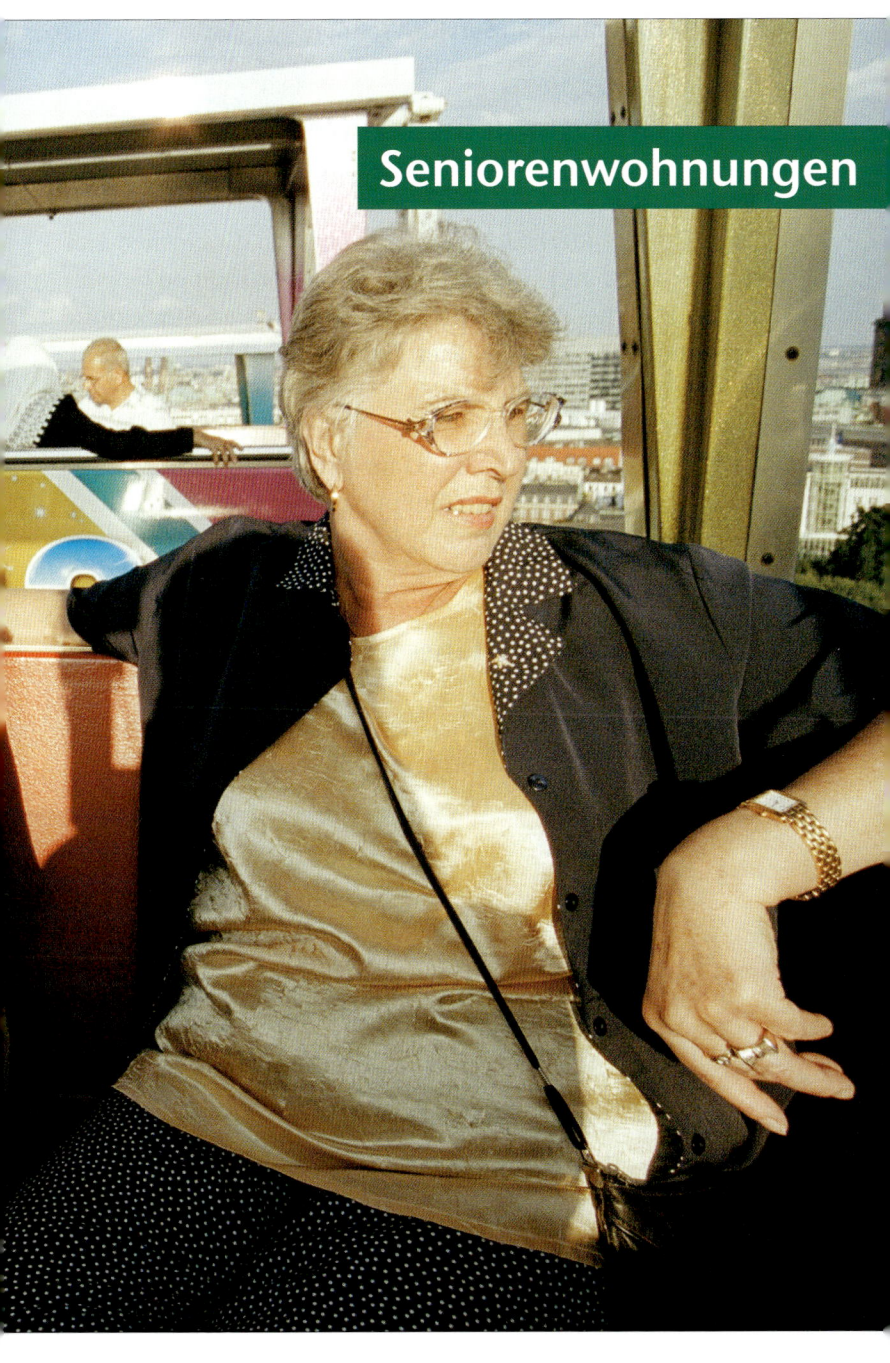

# Seniorenwohnungen

## Neuanfang im Service-Wohnen
### Für den kleinen Geldbeutel

Im Alter verändern sich die Ansprüche an die eigenen vier Wände: Haus und Garten sind allein nur schwer zu bewirtschaften. Oder die Wohnung liegt im dritten Stock ohne Fahrstuhl und es gibt Schwierigkeiten beim Treppensteigen. Eine Alternative ist das Service-Wohnen. Geboten werden altengerecht ausgestattete Wohnungen, ein breit gefächertes Betreuungsangebot und das Ganze zu bezahlbaren Mieten. Die Fragen, die sich zu so einem Neuanfang stellen, lauten: Lebt man da wie im Altenheim? Wie ist die Nachbarschaft? Finde ich Anschluss?

### Cornelis van Beek führt seinen Haushalt selbst

Cornelis van Beek hat sich für das Service-Wohnen entschieden und ist in eine Seniorenwohnanlage mit 124 Woh-

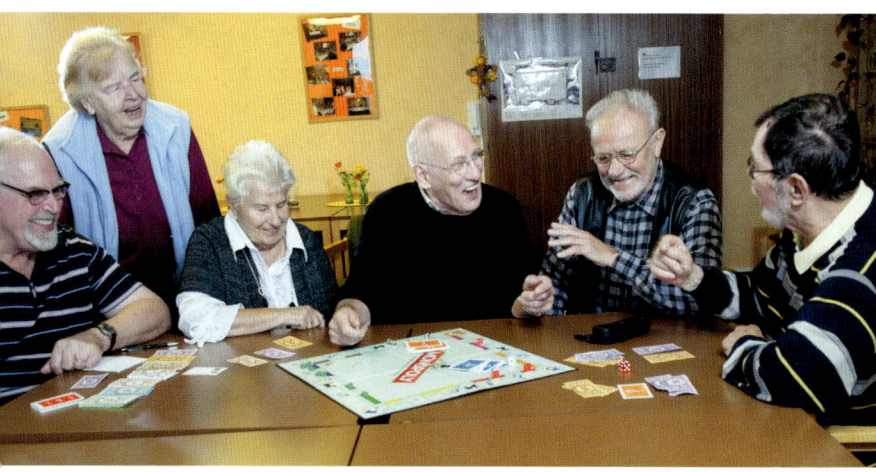

Cornelis van Beek (Mitte) spielt Monopoly mit seinen Nachbarn.

Seniorenwohnungen

nungen gezogen. Der ehemalige Lkw-Fahrer lebt in einer 40 Quadratmeter großen Einzimmerwohnung und führt dort seinen eigenen Haushalt. Im Haus gibt es einen Aufzug und einen gern genutzten Gemeinschaftsraum. Zur Wohnung gehören Küche, WC und Dusche sowie ein Balkon. Der 74-Jährige hat sich hier liebevoll eingerichtet. »Als ich diese Wohnung vor drei Jahren besichtigt habe, wusste ich: Die will ich haben! Allerdings waren meine Möbel zu groß. Die sechssitzige Couchgarnitur musste gegen ein kleines Sofa getauscht werden. Ich habe mir auch einen neuen Kleiderschrank gekauft.«

Im Rahmen des Service-Wohnens werden zum Beispiel Ausflüge oder regelmäßige Treffen der Mieter bei Kaffee und Kuchen angeboten. So finden neue Bewohner schnell Kontakt. »Man muss offen und ehrlich auf die Menschen zugehen«, rät Cornelis van Beek. Gemeinsam mit den Nachbarn hat er eine Spielerunde ins Leben gerufen. Außerdem gibt es einmal in der Woche Wii-Bowling. Dieser freundschaftliche Kontakt ist ihm sehr wichtig. Im Lauf der Jahre hat sich eine Clique gebildet, in der einer dem anderen hilft. »Als es mir neulich nicht gut ging, wurde für mich gekocht«, freut sich Cornelis van Beek, »und heute gehe ich mit meiner Nachbarin, die seit Kurzem auf einen Rollstuhl angewiesen ist, ins Einkaufszentrum.«

## Ingrid Marquardt ist rundum glücklich

»Nach dem Tod meines Mannes war die Stille in unserem großen Haus fast greifbar«, erzählt Ingrid Marquardt mit leiser Stimme. Das Ehepaar war über 60 Jahre glücklich verheiratet und leitete Seite an Seite ein Versicherungs- und Verwaltungsbüro. Der Sohn hatte längst eine eigene Familie gegründet. Über ein Jahr quälte sich die Seniorin durch die

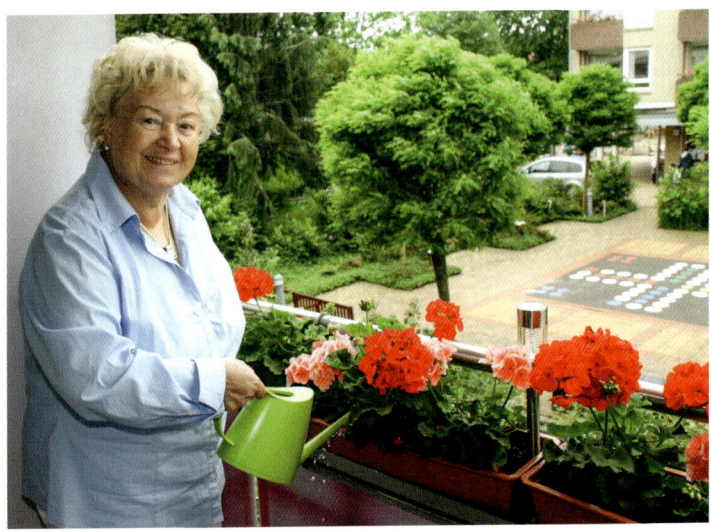

Ingrid Marquardt hat nur noch die Balkonblumen zu gießen und muss nicht mehr den eigenen Garten bewirtschaften.

einsamen Stunden in dem leeren Bungalow. Bei einem Wochenendausflug an die See mit einer Freundin wurde der heute 85-Jährigen klar: »Ich kann nicht allein leben, ich brauche einen Gesprächspartner.« Schnell war klar, dass der Umzug in eine Seniorenwohnung die Lösung ihres Problems sein würde.

Seit sechs Jahren wohnt Ingrid Marquardt nun schon in einer Seniorenwohnung. Sie hat eine Zweizimmerwohnung mit Küche, Bad und Balkon. Ihr Leben noch einmal komplett umzukrempeln, machte ihr zunächst Angst. Mit ihrem Sohn durchstreifte sie Möbelhäuser auf der Suche nach einer Einrichtung für ihr neues Domizil, fand allerdings nichts Passendes. Kurzerhand wurde ein Tischler beauftragt, die vertraute Schrankwand verkleinern lassen. Fotos von ihrem Mann Gerhard und Sohn Michael mit Familie sowie Blumen sorgen für eine heimelige Atmosphäre.

»Ich fühle mich hier rundum glücklich«, versichert Ingrid Marquardt. Langweilig oder einsam sei es nie, denn die Seniorenwohnanlage biete viele Freizeitangebote. Erst gestern habe sie beim Kegeln den ersten Platz belegt. Toll findet sie auch die eingeschworene Gemeinschaft im Haus. Die Geburtstage der Bewohner werden zusammen im Café der Einrichtung gefeiert. Jeder legt fünf Euro in die Kasse, damit das Geburtstagskind die Kosten nicht allein tragen muss. Wenn jemand krank wird, kümmern sich die Nachbarn. Mittags trifft man sich zum Essen im Restaurant, wo täglich drei Gerichte zur Auswahl stehen. Lediglich Frühstück und Abendbrot bereitet sich Ingrid Marquardt selbst zu. Vor der abendlichen Tagesschau spielt die agile Bewohnerin außerdem fast täglich das Kartenspiel Skip-Bo mit ihrer Nachbarin.

## Hannelore Spottke hat ihr Nest gefunden

Hannelore Spottke lebt in einer 44 Quadratmeter großen Einzimmer-Seniorenwohnung und führt dort ihren eigenen Haushalt. Zur Wohnung gehören Küche, Duschbad, Süd-Terrasse und ein kleiner Garten. Die 76-Jährige kannte die Wohnanlage bereits, denn hier hatte schon ihre Mutter gelebt. Heute ist das der Alterswohnsitz der Tochter, die sich liebevoll eingerichtet hat.

Auch zwei Jahre nach ihrem Einzug wird Hannelore Spottke immer mal wieder gefragt, warum sie in einem Haus mit alten Menschen lebt. Schließlich sei sie dazu viel zu jung und vital. Mit einem Blick auf den Parkplatz erklärt die leidenschaftliche Autofahrerin eine Veränderung rund um das Älterwerden. Noch vor zehn Jahren standen auf dem Gelände kaum Autos. Heute sind fast alle Stellplätze vermietet, weil viele Nachbarn aktiv sind und selbstständig leben

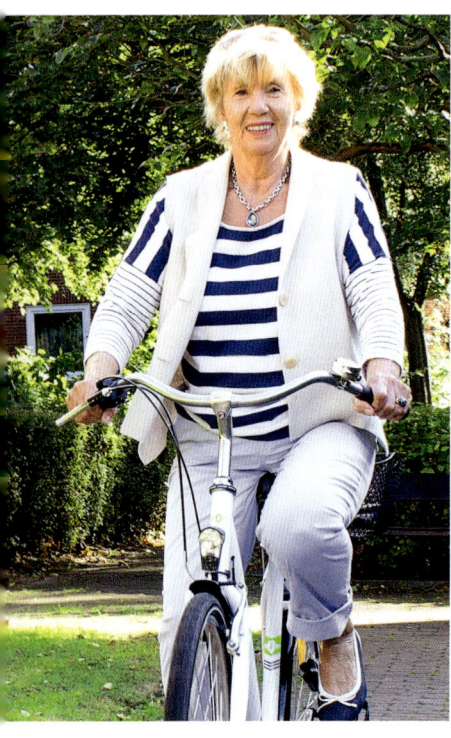

Hannelore Spottke erledigt ihre Einkäufe mit dem Fahrrad.

wollen. Hannelore Spottke hat nette Nachbarn gefunden – Gleichgesinnte, mit denen man etwas Schönes unternehmen kann. »Im Haus gibt es Wii-Bowling und eine Skatrunde, da mache ich mit. Außerdem gehen wir mittwochs ins Fitness-Center«, berichtet die ehemalige Maklerin.

Sollte ein langjähriger Bewohner krank werden und Hilfe benötigen, kümmern sich die Nachbarn. Außerdem vermitteln die Mitarbeiter des Hauses Hilfestellungen, damit zum Beispiel nach einem Krankenhausaufenthalt die Versorgung daheim – vom Pflegedienst über das Mittagessen bis zur Medikamentenversorgung – gewährleistet ist. Dafür ist eine Servicepauschale zu zahlen. Das bedeutet ein Stück Sicherheit im Notfall.

## »Mieter führen Haushalt selbst«
### Putzen, Kochen und die Pflege gehören nicht zum Service-Wohnen

Helga Bogner kümmert sich um Interessenten, die ein günstiges Apartment im Service-Wohnen suchen, zeigt ihnen die Wohnanlage und begleitet beim Entscheidungsprozess.

Seniorenwohnungen

*Frau Bogner, was interessiert die älteren Hamburger am Service-Wohnen?*
Die Hamburger schauen sich vorsorglich schon einmal um, weil sie zum Beispiel Probleme im eigenen Haus mit den Treppen haben und barrierefreies Wohnen mit einer guten Nachbarschaft suchen.

*Was hält die Menschen davon ab, bei Ihnen einzuziehen?*

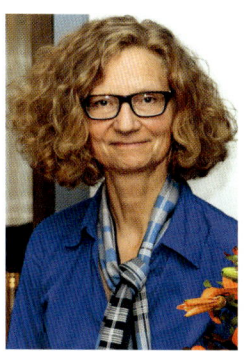

Helga Bogner

Wenn in unserem Haus eine Wohnung frei wird, rufe ich die Interessenten auf der Warteliste an. Viele von ihnen sagen, dass sie noch nicht umziehen können. Ich höre immer wieder: »Der Garten ist so schön. Ich bin noch nicht so weit.«

*Was ist mit den Wartezeiten? Warum dauert es so lange, bis man eine Seniorenwohnung angeboten bekommt?*
Theoretisch kann es Jahre dauern. Aber viele Interessenten auf der Warteliste ziehen doch nicht um, wenn wir ihnen eine Wohnung anbieten. Von den beiden Bewohnern, die jetzt gerade einziehen, hat sich die eine Dame vor einem Jahr bei uns angemeldet und die andere erst vor drei Monaten. Beide waren überrascht, dass es so schnell ging.

*Was bietet das Service-Wohnen?*
Man hat eine eigenständige Wohnung mit Küche, Bad und Balkon. Zur Wohnung gehört ein Notruf und ein Ansprechpartner steht rund um die Uhr zur Verfügung. Wer zum Beispiel Probleme damit hat, einen Antrag bei der Pflegekasse zu stellen, dem helfen wir beim Ausfüllen. Wir bieten Freizeitangebote wie Gymnastik, jahreszeitliche Feste, Vorträge und gemeinsame Ausflüge. Es gibt ein Mietercafé. Dadurch entwickeln sich Kontakte mit den Nachbarn, und einer achtet auf den anderen.

**Seniorenwohnungen**

*Gucken sich die Nachbarn gegenseitig in die Kochtöpfe?*
Nein. Jeder Bewohner entscheidet selbst darüber, wie viel Gemeinschaft er haben möchte. Einige Mieter leben eher zurückgezogen, weil sie einen eigenen Freundeskreis haben.
*Wird das Service-Wohnen manchmal auch als preisgünstiges »Altenheim light« falsch verstanden?*
Ja, wenn ich Interessenten das Haus zeige, weise ich darauf auch immer wieder hin. Der Begriff Service-Wohnen ist verwirrend. Die Mieter führen ihren Haushalt selbstständig. Das Putzen, Kochen und die Pflege durch einen ambulanten Dienst gehören ausdrücklich nicht zum Service! Manche Senioren überschätzen sich, wenn sie bei uns einziehen wollen. Entweder waren sie bereits in ihrer alten Wohnung mit dem Haushalt überfordert oder sie sind demenzkrank und können deshalb nicht mehr allein in einer Wohnung leben.

## Seniorenwohnungen kompakt

Das Service-Wohnen bietet ein breit gefächertes Betreuungs- und Freizeitangebot. Die Mieter führen ihren Haushalt selbst und richten sich mit ihren eigenen Möbeln ein. Die Wohnungen haben Küche, Bad, TV- und Telefonanschluss, Keller sowie größtenteils Balkon oder Terrasse. Ein Aufzug ist vorhanden. Zur Wohnung gehört insbesondere das altengerecht ausgebaute Bad. So gibt es Duschen ohne Einstieg oder niedrige Badewannen. Haltegriffe und Sitze geben Sicherheit beim Duschen und Baden.

### Was ist Service-Wohnen?

Das Besondere an dieser Wohnform ist, dass es einen Ansprechpartner für die Bewohner gibt. Dieser Service-Mitar-

## Seniorenwohnungen kompakt 207

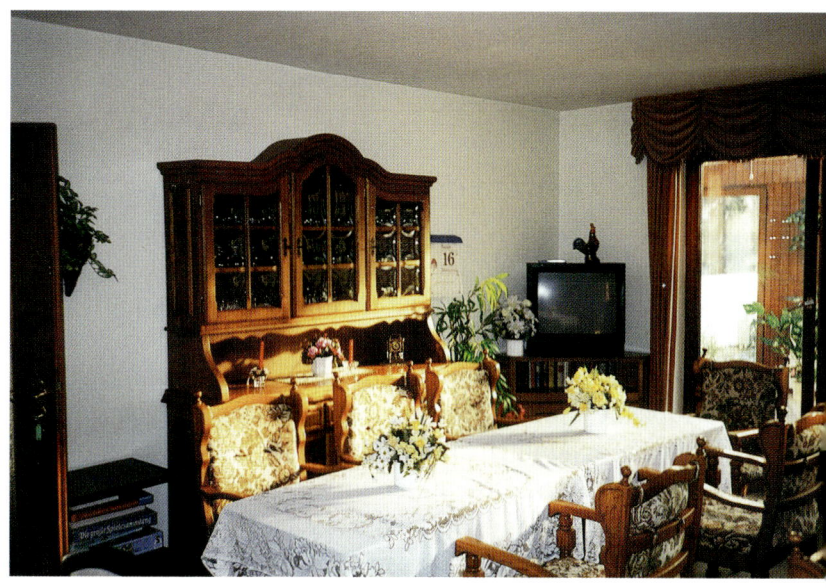

Stilvoll eingerichtet: der Gemeinschaftsraum einer Seniorenwohnanlage

beiter sorgt dafür, dass innerhalb der Hausgemeinschaft Aktivitäten stattfinden. Der Besuch bei Hagenbeck gehört genauso zum Programm wie das gemeinsame Frühstück einmal im Monat. Dadurch entsteht eine Nachbarschaft, in der die Bewohner aufeinander achten. Wenn ein Mieter krank oder pflegebedürftig wird, fällt das sofort auf und es wird für Hilfe gesorgt: Das kann ein Pflegedienst sein, der organisiert wird. Möglicherweise wird eine Putzfrau benötigt. Es muss eingekauft, das Mittagessen geliefert oder ein Notruf bestellt werden. Wohlgemerkt: Der Service-Mitarbeiter kann so ein Hilfspaket zusammenstellen und die Nachbarn sind dabei eine große Unterstützung. Die professionellen Hilfsleistungen sind jedoch vom Mieter extra zu bezahlen, weil sie nicht Teil des Betreuungsprogramms sind – es sei denn, die entsprechenden Angebote wie etwa der Notruf gehören vertragsgemäß zu den Service-Leistungen.

Seniorenwohnungen

Es lohnt sich also, den Vertrag genau zu lesen, um unangenehme Überraschungen zu vermeiden. Nicht alles, was man sich wünscht, geht über das Service-Angebot in Erfüllung.

## Grenzen des »Service-Wohnens«

Unter Service-Wohnen versteht jeder das, was er will. Damit sind Enttäuschungen programmiert, die durch gute Vorbereitung vermieden werden können. Bei aller Vorfreude auf den Neuanfang in einer Seniorenwohnanlage – nicht alle Probleme, die Senioren in ihrer alten Wohnung haben, sind automatisch mit einem Umzug gelöst.

Für Menschen, die unter einer psychischen Erkrankung leiden und behandlungsbedürftig sind, bietet diese Wohnform keine Therapie. Ebenso wenig kommt es für jemanden infrage, der zu lange in der eigenen Wohnung geblieben ist, den Haushalt nicht mehr schafft und bereits seine Selbstständigkeit verloren hat. In diesem Fall ist die Betreuung und Pflege eines Altenheimes gefragt. Wer dies berücksichtigt, wird viel Freude an seinem neuen Zuhause haben.

## Miete und Servicepauschale

Neben dem Mietvertrag ist gleichzeitig ein Service-Vertrag, in dem der Umfang der Angebote beschrieben ist, abzuschließen. Zu zahlen sind Miete, Betriebs- und Heizkosten sowie die Servicepauschale.

## Pflege auf Bestellung

Pflegebedürftige Bewohner können zum Beispiel durch den hauseigenen ambulanten Pflegedienst in der Wohnung versorgt werden. Ausführliche Informationen zur Pflegeversi-

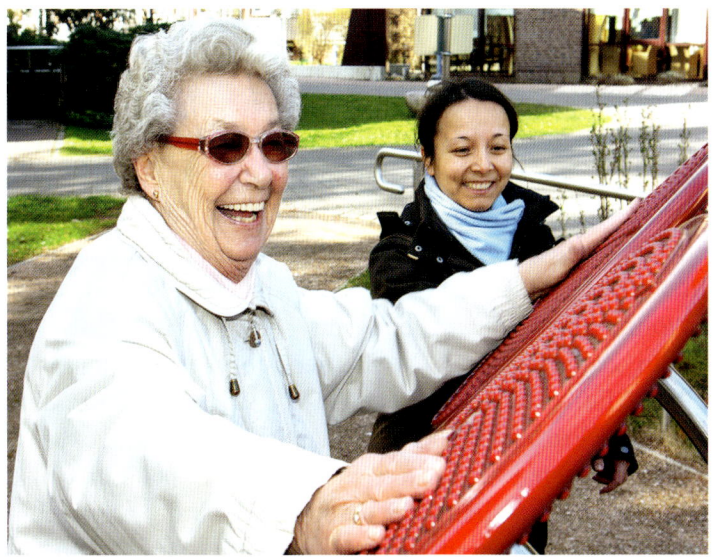

Fitnessgeräte im Garten sind beliebt.

cherung sowie zur häuslichen Pflege siehe Seiten 86 und 101. Einige Wohnanlagen sind direkt einem Alten- und Pflegeheim angeschlossen. Sollte die ambulante Pflege in den eigenen vier Wänden nicht mehr durchführbar sein, ist ein Umzug innerhalb des Hauses jederzeit möglich.

## Wie bekomme ich einen § 5-Schein?

In der Vergangenheit sind viele Seniorenwohnungen für Bewohner mit kleinem Geldbeutel gebaut worden. Bei Wohnungsgrößen zwischen 30 und 50 Quadratmetern für eine Person sind Mieten von 350 bis 600 Euro (warm, inkl. Service-Pauschale) zu zahlen. Da dieser Wohnraum öffentlich gefördert wird, gibt es für die Mieter Einkommensgrenzen. Viele Senioren fragen nun: Habe ich Anspruch auf eine sogenannte § 5-Schein-Wohnung? Gibt es Ausnahmen?

Maßgebend ist immer das Bruttojahreseinkommen. Zunächst werden davon 102 Euro als Werbungskosten anerkannt und dann vom verbleibenden Einkommen zehn Prozent für Beiträge zur gesetzlichen Krankenversicherung abgezogen. Sofern nach diesen Abzügen das errechnete Nettoeinkommen pro Jahr eine Höhe von 18.000 Euro bei alleinstehenden Senioren (27.000 Euro bei Ehepaaren) nicht übersteigt, stellt das Bezirksamt den § 5-Schein, auch »Wohnberechtigungsschein«, aus.

Ein Zahlenbeispiel: Von einer Jahresbruttorente von 20.102 Euro werden zunächst 102 Euro und dann 2.000 Euro (10 Prozent für Krankenkassenbeiträge) abgezogen. Die errechnete Nettojahresrente liegt bei 18.000 Euro (also 1.500 Euro monatlich), das heißt innerhalb der vorgegebenen Einkommensgrenzen.

Wer über ein höheres Einkommen verfügt, kann in Ausnahmefällen seinen persönlichen Härtefall geltend machen. Zwei Beispiele: Eine Seniorin wohnt im dritten Stock ohne Fahrstuhl. Aufgrund von Arthrose in den Knien fällt ihr das Treppensteigen so schwer, dass sie ihre Wohnung kaum noch verlassen kann.

Aufgrund einer schweren Erkrankung muss eine Frau in einem Pflegeheim untergebracht werden. Ihr Ehemann möchte jedoch weiterhin mit ihr unter einem Dach leben und in eine Seniorenwohnung in diesem Haus ziehen. In beiden Fällen sind die Einkommensgrenzen zwar überschritten, dennoch kann das Wohnungsamt im Rahmen der »Härtefallregelung« einen Wohnberechtigungsschein ausstellen.

Der § 5-Schein ist zwei Jahre gültig. Haben Sie Fragen zu diesem Thema? Über die zentrale Rufnummer der Hamburger Behörden gibt es Auskunft: ☏ 115, außerhalb von Hamburg: ☏ 040/428 28-0.

**Die VOLKSDORFER ZEITUNG
gratuliert sehr herzlich
zur elften Auflage
des erfolgreichen Altenheim-Ratgebers
„Umsorgt wohnen".**

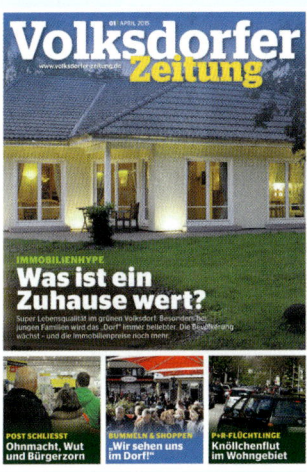

**Zuhause in Volksdorf**

Seit April 2015 erscheint monatlich das Magazin

**VOLKSDORFER ZEITUNG**

In diesem Stadtteil-Magazin schreiben
engagierte Bürger über aktuelle
Ereignisse, decken Hintergründe auf und
setzen sich für ein harmonisches Miteinander
von Alt und Jung, von Stark und Schwach ein.

*Wir erklären Nachbarschaft und geben Orientierung*

Im Internet finden Sie unser Magazin unter
www.volksdorfer-zeitung.de

## Seniorenwohnungen im Überblick

## f & w Betreutes Wohnen für Senioren Reventlowstift in Altona

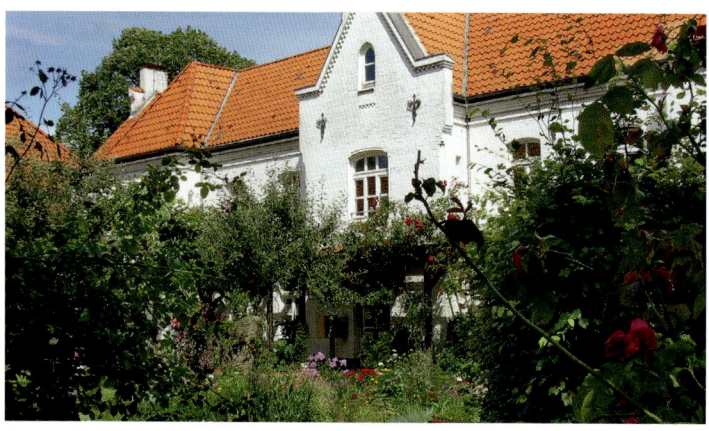

**Anschrift:** Bernstorffstraße 145
22767 Hamburg-Altona/Altstadt
**Leitung:** Sabine Holtermann, ☎ 040/428 35-26 55
f&w fördern und wohnen AöR, www.foerdernundwohnen.de
**Vermietung:** Iris Körner-Back, ☎ 040/428 35-20 27
64 Wohnungen
**Wohnen:** Mietwohnung mit Betreuung
- Notruf rund um die Uhr
- Vermittlung von Dienstleistungen, sozialpädagogische Beratung
- Café, Gemeinschaftsräume, Gästewohnung
- Vielfältiges Kultur- und Freizeitangebot
- Mittagessen im benachbarten Seniorenzentrum gegen Bezahlung
- Haustierhaltung möglich

**Ausstattung:** Die Wohnungen haben Küche oder Küchenzeile, Dusche oder Bad, überwiegend Balkon oder Terrasse, Telefon- und TV-Anschluss.

**Miete:**

| | | |
|---|---|---|
| 1-Zimmer-Wohnung | 43 m² | € 562,52 |
| 1,5-Zimmer-Wohnung | 39 m² | € 516,17 |
| 2-Zimmer-Wohnung | 50 m² | € 664,29 |

Nebenkosten, Hausnotruf (€ 17,90) und Betreuungszuschlag (€ 48,07) sind in der Miete enthalten.
Betreuungszuschlag für eine zweite Person: € 24,01
Ein § 5-Schein ist erforderlich.

**Kaution:** 3 Kaltmieten
**Nahverkehr:** Bernstorffstraße, Bus: 3
**Lage:** Wohngebiet. Kiosk, Geschäfte in der Nähe

*Mit Unterstützung selbstbestimmt leben …*

*… können Sie in unserer traditionsreichen Wohnanlage Reventlowstift. Sie hat den Charme eines kleinen Dorfes und liegt im multikulturell geprägten Stadtteil Altona. Durch die Nähe zu den Landungsbrücken und zum Fischmarkt hat unsere Anlage einen besonderen Reiz für Menschen, die mit dem Hamburger Hafen verbunden sind. Das Service-Wohnen hat zum Ziel, soziale Isolation im Alter zu verhüten und einen Heimaufenthalt zu verhindern. Es bietet einen Weg, Selbstständigkeit und selbstbestimmtes Leben längstmöglich zu sichern. Unser Dienstleistungsangebot sowie der Standort der Wohnanlage entsprechen den Zertifizierungsanforderungen der DIN 77800. Mit unserem Mitarbeiterteam garantieren wir eine professionelle Beratung und Unterstützung.*

*Sabine Holtermann, Leiterin*

**Seniorenwohnungen**

## Seniorenwohnungen Bahrenfeld

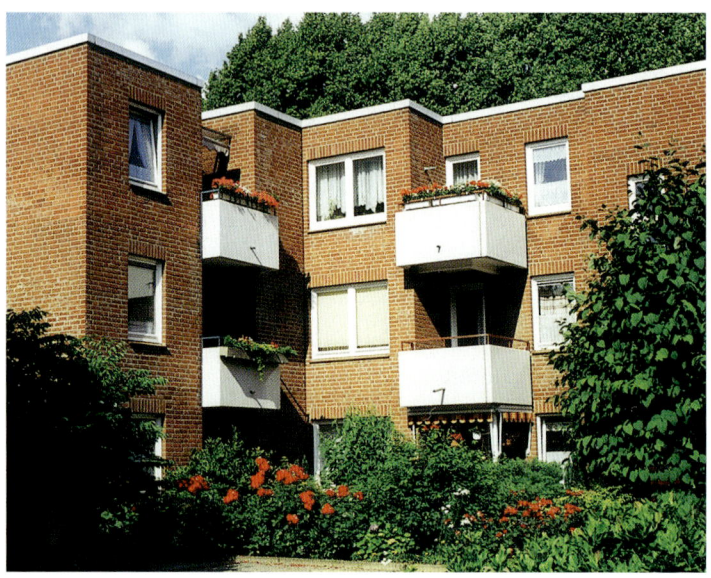

**Anschrift:** Lyserstraße 27 a–c, 22761 Hamburg-Bahrenfeld
**Vermietung:** ☎ 040/251 51 20, Vereinigte Hamburger Wohnungsbaugenossenschaft eG (vhw), Hohenfelder Allee 2, 22087 Hamburg, www.vhw-hamburg.de
23 Wohnungen
**Wohnen:** Mietwohnung ohne Serviceangebot
- Bei Bedarf ist ein Umzug in eine Pflegeeinrichtung der vhw möglich.

**Ausstattung:** Die Wohnungen haben WC und Dusche, Balkon oder Terrasse, Keller, Telefon- und TV-Anschluss, Aufzug.

**Miete:**

| | | |
|---|---|---|
| 1,5-Zimmer-Wohnung | 47 m² | ca. € 470,– |
| 2-Zimmer-Wohnung | 53 m² | ca. € 525,– |
| 3-Zimmer-Wohnung | 92 m² | ca. € 840,– |

Nebenkosten sind in der Miete enthalten.
Teilweise ist ein § 5-Schein erforderlich.
Energieausweis: Baujahr 1984, Verbrauchsausweis, 261 kWh/(m²a), Erdgas

**Genossenschaftsanteile:** Beim Einzug sind ein Eintrittsgeld von € 55,– sowie Genossenschaftsanteile zwischen € 1.404,– und € 2.756,– zu zahlen. Die Höhe ist abhängig von der Wohnungsgröße.
**Nahverkehr:** S-Bahnhof Bahrenfeld, Linie: S1
Bahrenfeld Markt, Bus: 37, 283
**Lage:** Wohngebiet. Kleine Geschäfte in der Nähe

## Seniorenzentrum Böttcherkamp

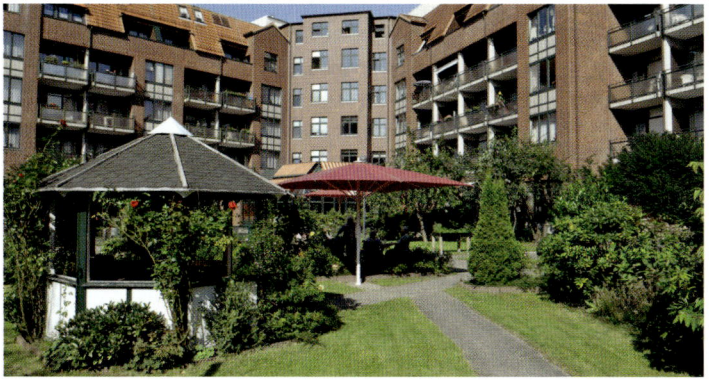

**Anschrift:** Böttcherkamp 187a, 22549 Hamburg-Osdorf
**Vermietung:** Telefon: 040/853 33 40, Böttcherkamp GbR, Kieler Straße 212, 22525 Hamburg
www.jensen-vermoegensverwaltung.de
76 Wohnungen, Seniorenzentrum mit 146 Plätzen
**Wohnen:** Mietwohnung ohne Serviceangebot
- Bei Bedarf ist ein Umzug in das benachbarte Seniorenzentrum Böttcherkamp möglich, siehe Seite 373.

Seniorenwohnungen

**Ausstattung:** Die Wohnungen haben Küche, WC und Dusche, teilweise Balkon, Keller, Telefon- und TV-Anschluss, Aufzug.

**Miete:**

| | | |
|---|---|---|
| 1-Zimmer-Wohnung | 38 bis 56 m² | € 521,00 bis € 759,00 |
| 1,5-Zimmer-Wohnung | 38 bis 49 m² | € 521,00 bis € 686,00 |
| 2-Zimmer-Wohnung | 49 bis 56 m² | € 666,00 bis € 835,00 |
| 2,5-Zimmer-Wohnung | 70 m² | € 944,00 |
| 3-Zimmer-Wohnung | 76 m² | € 994,00 |

Nebenkosten sind in der Miete enthalten.
Energieausweis: Baujahr 1987, Verbrauchsausweis, 109 kWh(m²a) Fern-/Nahwärme

**Kaution:** 3 Monats-Kaltmieten
**Nahverkehr:** Böttcherkamp, Bus: 3, 21, 37
**Lage:** Wohngebiet, Luruper Moorgraben, Helmuth-Schack-See, Bornpark. Geschäfte in der Nähe

## Reincke-Gedächtnis-Haus

**Anschrift:** Bernadottestraße 41
22763 Hamburg-Othmarschen
**Leitung:** Diakon Henning Rachuy, Diakonie Alten Eichen
www.diakonie-alten-eichen.de
**Beratung:** Lars Rabe, ☎ 040/880 60 95
45 Wohnungen
**Wohnen:** Service-Wohnen
- Notruf rund um die Uhr
- Beratung und Vermittlung von Dienstleistungen
- Kostenlose Nutzung der Gemeinschaftseinrichtungen
- Gemeinschaftsraum, Wintergarten, Terrasse und Garten
- Jahreszeitliche Feste, Musizieren, Vorträge, Konzerte

Seniorenwohnungen

# Altona 217

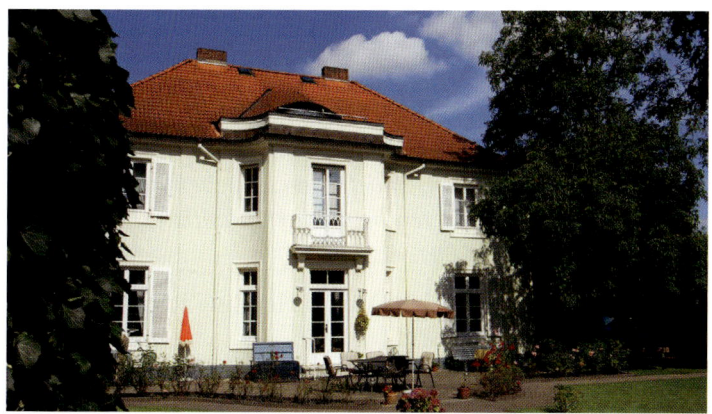

- Bei Bedarf ist ein Umzug in die Auguste-Viktoria-Stiftung in der Elbchaussee 88 möglich, siehe Seite 375.

**Ausstattung:** Die Wohnungen haben Küche, WC und Dusche, Notruf, Balkon, Terrasse oder Loggia, Telefon- und TV-Anschluss, Aufzug.

**Miete:**

| Zimmer | Größe (m²) | Kaltmiete | Nebenk. | Service | Miete (€) |
|---|---|---|---|---|---|
| 1 | ca. 40 | 410,00 | 136,00 | 70,00 | 616,00 |
| 2 | ca. 55 | 562,00 | 187,00 | 70,00 | 819,00 |
| Altbau | | | | | |
| 2 | ca. 55 | 590,00 | 187,00 | 70,00 | 847,00 |

Betreuungszuschlag für eine zweite Person: € 75,00

**Nahverkehr:** Hohenzollernring, Bus: 15
**Lage:** Ruhiges Wohngebiet, Elbnähe. Geschäfte in der Nähe

*Das Service-Wohnen im Reincke-Gedächtnis-Haus ist geprägt von einer persönlichen und familiären Atmosphäre in einer überschaubaren Gemeinschaft. Die Seniorinnen und Senioren leben in schönen Appartements mit interes-*

**Seniorenwohnungen**

santen Grundrissen in bevorzugter Elbnähe. Ein großzügiger Garten, gemütliche Wintergärten und stilvolle Gemeinschaftsräume in der alten Villa runden das Raumangebot ab. Die Diakoniestation Ottensen und das Tagespflegehaus Ottensen befinden sich ebenfalls auf dem Gelände und garantieren bei Bedarf qualifizierte Betreuung und Pflege vor Ort.

Diakon Henning Rachuy, Leiter

## Else Voss Stiftung

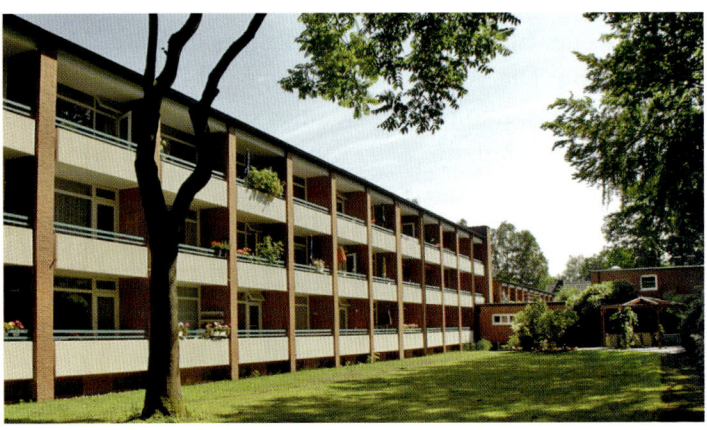

**Anschrift:** Sülldorfer Brooksweg 115, 22559 Hamburg-Rissen
**Leitung:** Maren Behrens, ☎ 040/81 61 81
www.else-voss-stiftung.de
82 Wohnungen
**Wohnen:** Mietwohnung mit Serviceangebot
- Notruf rund um die Uhr
- Beratung und Unterstützung in persönlichen und behördlichen Angelegenheiten, Hilfe in Krisensituationen

Seniorenwohnungen

- Foyer mit Kaminecke und TV-Großbildschirm, Bibliothek, Fitnessraum, Atelier, Gartenanlage mit Terrasse und Pavillon
- Konzerte, Vorträge, Lesungen, Singkreis, Kinovorstellungen, Kaffeenachmittage, jahreszeitliche Feste, Gedächtnistraining, Fitnesstraining, Qigong

**Ausstattung:** Laubengang-Wohnungen mit Südbalkon, Einbauküche, Einbauschränke, Bad/WC mit barrierefreier Dusche oder Badewanne, Keller, Wasch- und Trockenräume, Telefon- und TV-Anschluss, Aufzug.

**Miete:**

| Zimmer | Größe (m²) | Kaltmiete | Nebenk. | Betreuung | Miete (€) |
|---|---|---|---|---|---|
| 1 | ca. 33 | 255,00 | 145,00 | 60,00 | 460,00 |
| Modernisierte Wohnung | | | | | |
| 1 | ca. 33 | 340,00 | 145,00 | 60,00 | 545,00 |

Energieausweis: Baujahr 1971, Verbrauchsausweis, 243 kWh/(m²a) Fernwärme

**Kaution:** 3 Nettokaltmieten
**Nahverkehr:** Herwigredder, Bus: 189
**Lage:** Wohngebiet, Elbe und Rissener Heide, Forst Klövensteen. Geschäfte im Ortskern

*Die Else Voss Stiftung wurde 1968 von dem Ehepaar Voss gegründet. Karl Andreas Voss war Verleger in Hamburg und Mitbegründer des Axel Springer Verlags. Die Stiftung erhielt den Namen seiner Ehefrau Else. Ziel und Zweck der gemeinnützigen Stiftung ist es, älteren Menschen mit geringem Einkommen preiswerten Wohnraum zur Verfügung zu stellen, der ihnen im Rahmen des Servicewohnens ein selbstbestimmtes Leben in den eigenen vier Wänden bis ins hohe Alter ermöglicht. Die sonnenbeschienene Anlage im Grünen bietet ruhiges, behagliches Wohnen. Groß-*

**Seniorenwohnungen**

> zügige Gemeinschaftsräume fördern das Zusammenleben und die gegenseitige Hilfsbereitschaft. Die Mitglieder des Vorstands sind ehrenamtlich tätig. Die Ehrenvorsitzende Barbara Reuß ist eine Enkelin von Else Voss.
>
> Barbara Reuß, Ehrenvorsitzende

## Stiftung Hanna Reemtsma Haus
## Wohnen im Park

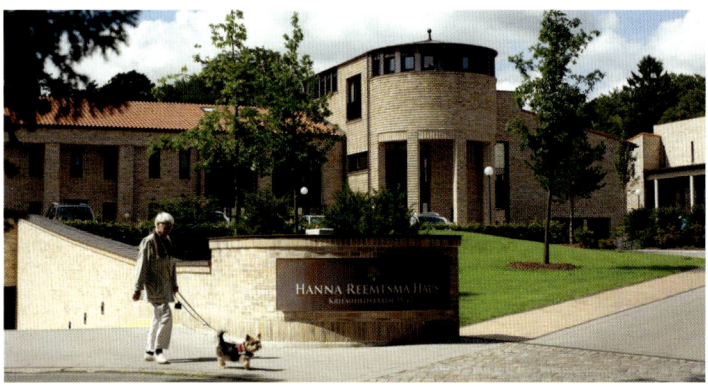

**Anschrift:** Kriemhildstraße 17, 22559 Hamburg-Rissen
**Geschäftsführer:** Christoph Nemitz
**Vermietung:** Laura Walczak, Kriemhildstraße 15
☎ 040/81 95 80, www.hanna-reemtsma-haus.de
59 Wohnungen, Wohnpflegehaus mit 3 stationären Wohngemeinschaften mit 41 Plätzen, Dementenwohngemeinschaft
**Wohnen:** Mietwohnungen mit Service
- Notruf rund um die Uhr
- Restaurant, Wellness, Tages- und Freizeiträume, Tiefgarage, Garten, Teich, Boule-Platz, Sommerhaus

Seniorenwohnungen

- Konzerte, Vorträge, Bibelkreis, Literaturkreis, Andachten, Kultur-Forum, Gesellschaftsveranstaltungen, Bürgerverein
- Bei Bedarf ist ein Umzug in das stationäre Wohnpflegehaus möglich, siehe Seite 383.

**Ausstattung:** Die Wohnungen haben Einbauküche, barrierefreies Bad, Abstellraum, Balkon oder Terrasse, Telefon und TV-Anschluss, Aufzug.

**Miete:**

| | | |
|---|---|---|
| 2-Zimmer-Wohnung | 56 bis 77 m² | ca. € 1.370,– bis € 1.925,– |
| 3-Zimmer-Wohnung | 85 bis 119 m² | ca. € 1.951,– bis € 2.668,– |

Nebenkosten und Servicepaket (€ 340,–) sind in der Miete enthalten. Servicepaket für eine zweite Person: € 261,–

**Nahverkehr:** S-Bahnhof Rissen, Linie: S1
**Lage:** Wohn- und Waldgebiet Klövensteen. Krämerladen im Haus. Ein Shuttlebus fährt zum Ortszentrum Rissen, zum S-Bahnhof und zum Marktplatz Blankenese.

*»Erlebnis-Wohnen im Park«*
*Gestalten Sie Ihr Leben auch weiterhin aktiv und individuell. Wir, die Stiftung Hanna Reemtsma Haus, bieten Ihnen verschiedene Möglichkeiten, wie Sie attraktiv wohnen und dabei Ihre Zeit sinnvoll und angenehm für sich nutzen können. Eine zukunftsweisende Bauqualität, eine hochwertige Ausstattung, geräumige Wohnkultur (barrierefrei) werden höchsten Ansprüchen gerecht. 5 Villen mit Wohnungen von 2 - 3 Zimmern in den Größen von 56-119 m² in einer Naturoase von Hamburg. Das Servicezentrum bildet das Herzstück des Hauses, mit Restaurant, Physio- und Sporttherapie, Podologin, Heilpraktik, Kosmetik, Haarkunst, Kultur und vielem mehr.*

Christoph Nemitz, Geschäftsführer

**Seniorenwohnungen**

## Malteserstift Johannes XXIII.

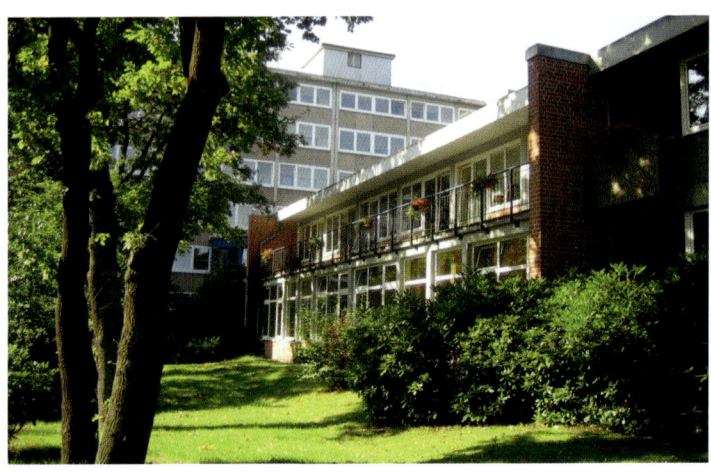

**Anschrift:** Bornbrook 7/11, 21031 Hamburg-Lohbrügge
**Hausleitung:** Anja Stremplat, ☎ 040/739 23 20
Malteser Caritas Hamburg gGmbH
www.malteserstift-johannes-xxiii.de
40 Servicewohnungen und Pflegeeinrichtung mit 54 Plätzen
**Wohnen:** Mietwohnung mit Service
- Notruf rund um die Uhr
- Kostenlose Nutzung der Gemeinschaftseinrichtungen
- Alle Mahlzeiten gegen Entgelt
- Restaurant, Kapelle, Garten
- Jahreszeitliche Feste, Chor, Konzerte, Spiel- und Bastelgruppen, Bingo, Andachten, Gottesdienste, Dementen-Gottesdienst, Seelsorge, Vorlesungen, Filmnachmittage
- Bei Bedarf ist ein Umzug ins angeschlossene Pflegeheim möglich, siehe Seite 395.

**Ausstattung:** Die Wohnungen haben Küche mit Herd und Spüle, WC und Dusche, Notruf, Balkon, Telefon- und TV-Anschluss, Aufzug.

Seniorenwohnungen

**Miete:**

| 1-Zimmer-Wohnung | 29 m$^2$ | € 449,00 |
|---|---|---|
| 2-Zimmer-Wohnung | 45 m$^2$ | € 646,00 |

Nebenkosten und Betreuungszuschlag (€ 46,82) sind in der Miete enthalten. Zuschlag für eine zweite Person monatlich € 23,39.

**Nahverkehr:** Heidkampsredder, Bus: 234
**Lage:** Wohngebiet, Sackgasse, Bornbekteich. Wochenmarkt wöchentlich im Haus, Geschäfte in der Nähe

*Im Alter in guten Händen*
*Im Malteserstift Johannes XXIII. steht der ältere Mensch mit seinen Wünschen und Bedürfnissen im Mittelpunkt. Das Malteserstift Johannes XXIII. in Hamburg-Lohbrügge ist von einer parkähnlichen Anlage mit hübschen Teichen und Pflanzen umgeben. Hier kann man sich bei Spaziergängen gut erholen und wohnt trotzdem zentral: Unser Haus befindet sich nur ein Stück oberhalb des Stadtzentrums inmitten eines ansprechenden Wohngebiets. Schon nach einem kurzen Fußweg durch den Park erreicht man ein kleines Einkaufszentrum.*

*Anja Stremplat, Hausleiterin*

## Seniorenwohnungen Lohbrügge

**Anschrift:** Dohnanyiweg 3, 21031 Hamburg-Lohbrügge
**Vermietung:** ☎ 040/251 51 20, Vereinigte Hamburger Wohnungsbaugenossenschaft eG (vhw), Hohenfelder Allee 2, 22087 Hamburg, www.vhw-hamburg.de
30 Wohnungen
**Wohnen:** Mietwohnung ohne Serviceangebot
- Bei Bedarf ist ein Umzug in eine Pflegeeinrichtung der vhw möglich.

Seniorenwohnungen

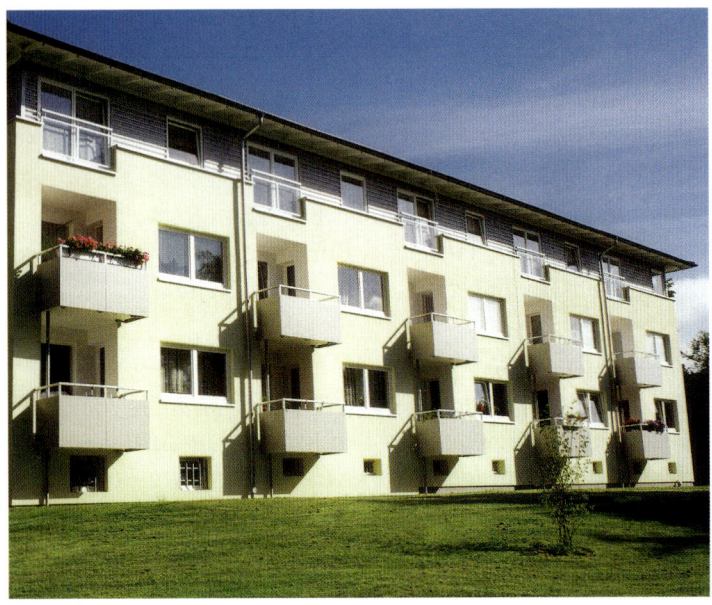

**Ausstattung:** Die Wohnungen haben Küche, WC und Dusche, Balkon, Keller, Telefon- und TV-Anschluss, Aufzug.

**Miete:**

| | | |
|---|---|---|
| 1,5-Zimmer-Wohnung | ca. 44 bis 52 m² | ca. € 420,– bis € 500,– |
| 2-Zimmer-Wohnung | ca. 47 bis 56 m² | ca. € 450,– bis € 550,– |

Nebenkosten sind in der Miete enthalten.
Ein § 5-Schein ist teilweise erforderlich.
Energieausweis: Baujahr 1968, Verbrauchsausweis, 175,3 kWh/(m²a), Fernwärme

**Genossenschaftsanteile:** Beim Einzug sind die Aufnahmegebühr von € 55,– sowie Genossenschaftsanteile, je nach Größe der Wohnung, zwischen € 1.768,– und € 2.184,– zu zahlen.
**Nahverkehr:** Korachstraße, Bus: 12, 234
**Lage:** Wohngebiet

Seniorenwohnungen

## Seniorenwohnanlage Lokstedt

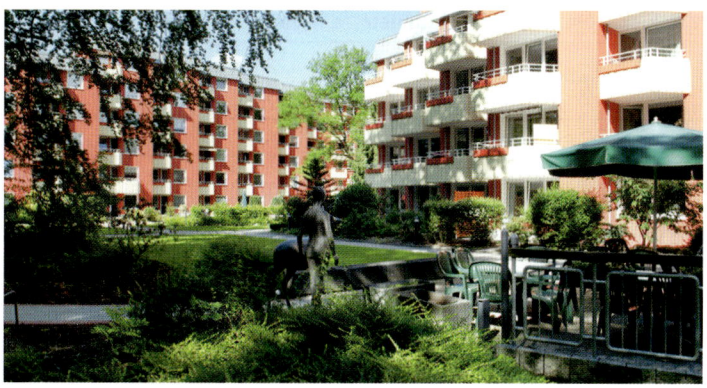

**Anschrift:** Julius-Vosseler-Straße 8, Gazellenkamp 1+3
22527 Hamburg-Lokstedt
**Leitung:** Oliver Langpaap
**Vermietung:** Claudia Althorn und Birgit Otto
☏ 040/560 84 20 00, Vereinigte Hamburger Wohnungsbaugenossenschaft eG (vhw), www.vhw-hamburg.de
112 Wohnungen, Pflegewohnen mit 114 Plätzen
**Wohnen:** Mietwohnung mit Serviceangebot
- Notruf rund um die Uhr
- Regelmäßige Sprechstunden des Sozialen Dienstes
- Beratung und Vermittlung von Dienstleistungen
- Nutzung der Gemeinschaftseinrichtungen
- Nutzung des Bewegungsbades gegen Entgelt
- Veranstaltungen
- Mittagessen im Restaurant gegen Entgelt
- Bei Bedarf ist ein Umzug in die angeschlossene Pflegeeinrichtung möglich, siehe Seite 403.

**Ausstattung:** Die Wohnungen haben Küche, WC und Dusche, Balkon oder Terrasse, Keller, Telefon- und TV-Anschluss, Aufzug.

Seniorenwohnungen

# Eimsbüttel

**Miete:**

| Zimmer | Größe (m²) | Kaltmiete | Nebenk. | Service | Miete (€) |
|---|---|---|---|---|---|
| 1 | 40 | 316,00 | 128,00 | 48,90 | 492,90 |
| 1,5 | 40 | 322,00 | 127,00 | 48,90 | 497,90 |
| 2 | 57 | 461,00 | 175,00 | 48,90 | 684,90 |

Servicepauschale für eine zweite Person: € 24,42
Ein § 5-Schein ist erforderlich.
Energieausweis: Baujahr 1984, Bedarfsausweis, 69,1 kWh/(m²a), Erdgas, Energieeffizienzklasse E, KWK regenerativ

**Genossenschaftsanteile:** Zum Erwerb der Mitgliedschaft sind 25 Genossenschaftsanteile in Höhe von € 1.300,– notwendig, zuzüglich eines einmaligen Eintrittsgeldes von € 55,–. Beim Einzug sind die Anteile auf € 2.444,– bis € 3.640,– zu erhöhen. Die Höhe ist abhängig von der Wohnungsgröße.

**Nahverkehr:** Oddernskamp, Bus: 22, 39, 281, 381

**Lage:** Hagenbecks Tierpark, Niendorfer Gehege. Geschäfte in der Grelckstraße und am Siemersplatz

*Die Seniorenwohnanlage Lokstedt bietet verschiedene altersgerechte Wohnformen an. Die 1985 erbaute und im Jahr 2010 vollständig modernisierte Einrichtung befindet sich am Straßendreieck Gazellenkamp/Oddernskamp/Julius-Vosseler-Straße, in der Nachbarschaft zum NDR. Hagenbecks Tierpark und das Niendorfer Gehege sind beliebte Ausflugsziele. Durch unseren ambulanten Dienst geben wir Ihnen die Möglichkeit, möglichst lange ein selbstständiges Leben in Ihrer Wohnung zu führen. Der 24-Stunden-Notruf bietet Ihnen hierbei ein zusätzliches Maß an Sicherheit. Das gastronomische Angebot sowie ein umfangreiches Veranstaltungsprogramm helfen, sich in unserer Gemeinschaft zu Hause zu fühlen.*

*Oliver Langpaap, Leiter*

**Seniorenwohnungen**

## Albertinen-Haus Service-Wohnanlage

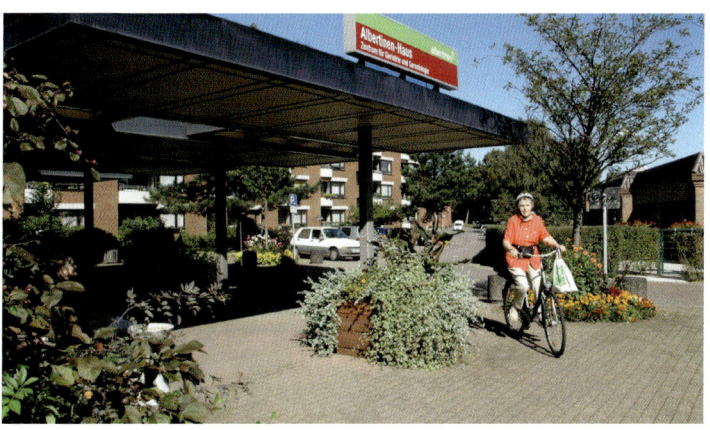

**Anschrift:** Sellhopsweg 18–22, 22459 Hamburg-Schnelsen
**Beratung:** Doris Reinhard, ☏ 040/55 81 15 80
www.albertinen.de
150 Wohnungen, Wohn-Pflegeeinrichtung mit 82 Plätzen, Wohngruppe und Wohngemeinschaft für Menschen mit Demenz, Kurzzeitpflege
**Wohnen:** Mietwohnung mit Service
- Notruf rund um die Uhr
- Frühstück, Mittagessen, Kaffee und Kuchen gegen Bezahlung in der Cafeteria
- Sozialpädagogische Beratung, Vermittlung von Dienstleistungen
- Cafeteria, Kegelbahn, Bewegungsbad, Bibliothek mit Hörbüchern, Internet-Café, Gästewohnungen
- Ausflüge, jahreszeitliche Feste, Kino, Ausstellungen, Vorträge, Konzerte, Tai-Chi, Krafttraining, spezielle Verkaufstage für Mode und Schuhe, Bibelstunden, Gottesdienste
- Hauseigener ambulanter Pflegedienst

Seniorenwohnungen

- Bei Bedarf ist ein Umzug in die angeschlossene Wohn-Pflegeeinrichtung möglich, siehe Seite 411.

**Ausstattung:** Die teilweise behindertengerechten Wohnungen haben eine Einbauküche, WC und Dusche, Balkon oder Terrasse, Keller oder Hauswirtschaftsraum, Telefon- und TV-Anschluss, Aufzug.

**Miete:**

| Zimmer | Größe (m²) | Kaltmiete | Nebenk. | Service | Miete (€) |
|---|---|---|---|---|---|
| 1,5 | 44 | 434,32 | 110,00 | 70,00 | 614,32 |
| 2 | 55 | 525,50 | 137,50 | 70,00 | 733,00 |
| 3 | 82 | 1.091,66 | 205,00 | 70,00 | 1.366,66 |

Servicepauschale für eine zweite Person: € 25,00

**Nahverkehr:** Sellhopsweg (Albertinen-Haus), Bus: 5, 191, 195
**Lage:** Wohngebiet am Niendorfer Gehege. Kiosk, regelmäßiger Marktstand, Geschäfte in der Nähe

*Das Albertinen-Haus – Zentrum für Geriatrie und Gerontologie – verknüpft in einem modellhaften und in seiner Komplexität einmaligen Konzept verschiedenste Angebote für ältere Menschen. Vielfältige Service-Dienste machen unseren Bewohnern das Leben leichter. Fachärzte halten Sprechstunden ab, Optiker und Hörgeräte-Akustiker sowie ein Sanitätshaus beraten direkt vor Ort. Ein Schwerpunkt liegt in unserem Haus auf den Angeboten zur Gesundheitsförderung. Das Albertinen-Haus profitiert von seiner Lage am Naherholungsgebiet Niendorfer Gehege und zugleich von der Nähe zur Frohmestraße mit vielen Einkaufsmöglichkeiten, Apotheken und Arztpraxen. Dank optimaler Anbindung an öffentliche Verkehrsmittel gelangt man innerhalb von 45 Minuten zum Bahnhof Dammtor und ins Stadtzentrum.*

Doris Reinhard, Betreuerin

**Seniorenwohnungen**

## Malteserstift Bischof-Ketteler-Haus

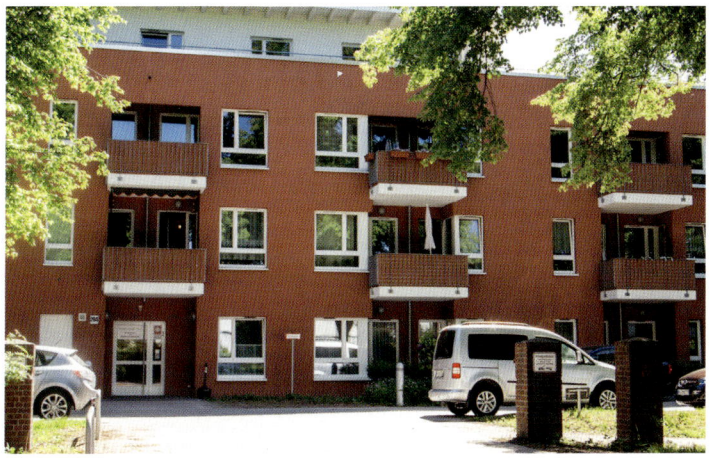

**Anschrift:** Holsteiner Chaussee 284
22457 Hamburg-Schnelsen
**Einrichtungsleitung:** Regina Wilhelm
Caritas Hamburg GmbH, Kettelerweg 5, 22457 Hamburg
www.malteserstift-bischof-ketteler.de
**Beratung:** Petra Selent, Angelika Oetke, ☎ 040/559 86 80
33 Apartments, Pflegeeinrichtung mit 129 Plätzen, Kurzzeitpflege
**Wohnen:** Mietwohnung mit Service
- Notruf rund um die Uhr
- Kostenlose Nutzung der Gemeinschaftseinrichtungen
- Mittagessen im Pflegeheim gegen Entgelt
- Gemeinschaftsraum, Kapelle, Garten
- Ausflüge, jahreszeitliche Feste, Konzerte, Spiel- und Bastelgruppen, Bingo, Andachten, Gottesdienste, Seelsorge, Vorlesungen, Filmnachmittage
- Bei Bedarf ist ein Umzug in die angeschlossene Pflegeeinrichtung möglich, siehe Seite 409.

Seniorenwohnungen

**Ausstattung:** Die Wohnungen haben Küche mit Herd und Spüle, WC und barrierefreie Dusche, Notruf, Balkon, Telefon- und TV-Anschluss, Aufzug.

**Miete:**

| | | |
|---|---|---|
| 2-Zimmer-Wohnung | 54 bis 59 m² | € 953,– bis € 1.080,– |
| 2,5-Zimmer-Wohnung | 76 bis 84 m² | € 1.265,– bis € 1.390,– |
| 3-Zimmer-Wohnung | 108 bis 110 m² | € 1.810,– bis € 1.830,– |

Nebenkosten und Servicepauschale (€ 46,82) sind in der Miete enthalten. Betreuungszuschlag für eine zweite Person: € 23,39

**Kaution:** 3 Monatskaltmieten
**Nahverkehr:** Schnelsen, AKN: A1 Kriegerdankweg, Bus: 183, 191
**Lage:** Wohngebiet, Niendorfer Gehege. Geschäfte in der Nähe

*Idyllisch und doch zentral im Nordwesten Hamburgs liegt unsere Einrichtung, umgeben von einem schönen Park. Alles, was man für ein komfortables Leben im Alter braucht, befindet sich direkt vor der Tür: Geschäfte, Natur pur und gute Verkehrsanbindungen. Unser Haus bietet innovative Wohnkonzepte. Die barrierefreien Neubauwohnungen im Bereich Servicewohnen richten sich an Senioren, die selbstständig leben können und bei Bedarf Angebote aus dem Bereich Pflegewohnen in Anspruch nehmen möchten, wie zum Beispiel die Mahlzeiten oder die Freizeitangebote. Der Bereich »Pflegewohnen« bietet qualifizierte Pflege in 123 Einzel- und 3 Doppelzimmern, verteilt auf elf Wohngemeinschaften, in denen auch gemeinsam gekocht wird. Die Bewohner leben in familiärer Atmosphäre mit individuellen Rückzugsmöglichkeiten.*

Regina Wilhelm, Einrichtungsleiterin

**Seniorenwohnungen**

## Servicewohnen Am Schleemer Bach

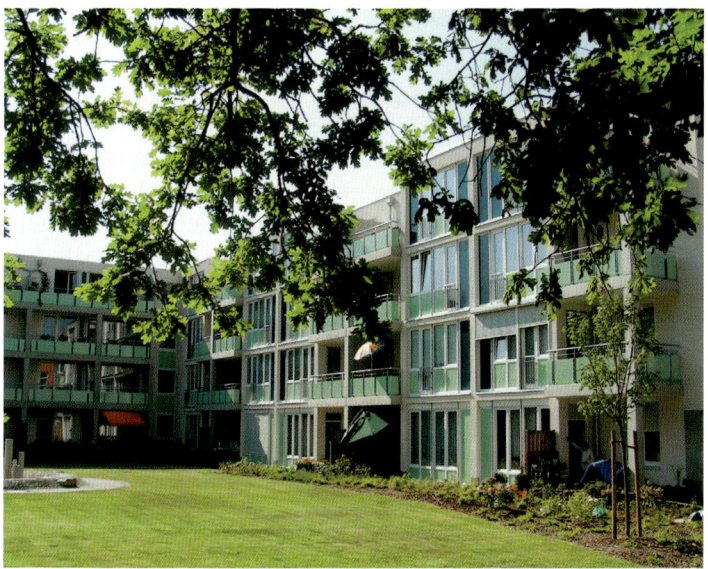

**Anschrift:** Pergamentweg 34, 22117 Hamburg-Billstedt
**Vermietung:** ☏ 040/251 51 20, Vereinigte Hamburger Wohnungsbaugenossenschaft eG (vhw), Hohenfelder Allee 2, 22087 Hamburg, www.vhw-hamburg.de
78 Wohnungen
**Wohnen:** Mietwohnung mit Serviceangebot
- Regelmäßige Sprechzeiten des Sozialen Dienstes
- Beratung und Vermittlung von Dienstleistungen
- Nutzung der Gemeinschaftseinrichtungen
- Veranstaltungen, zum Teil mit Kostenumlage
- Bei Bedarf ist ein Umzug in eine Pflegeeinrichtung der vhw möglich.

**Ausstattung:** Die Wohnungen haben Küche, barrierefreies Duschbad mit WC, Balkon oder Terrasse, Keller, Telefon- und TV-Anschluss, Aufzug.

Seniorenwohnungen

**Miete:**

| Zimmer | Größe (m²) | Kaltmiete | Nebenk. | Service | Miete (€) |
|---|---|---|---|---|---|
| 2 | ab 50 | 370,00 | 155,00 | 48,90 | 573,90 |
| 2 | bis 55 | 430,00 | 170,00 | 48,90 | 648,90 |

Servicepauschale für eine zweite Person: € 24,42
Energieausweis: Baujahr 2003, Verbrauchsausweis, 96 kWh/(m²a), Fernwärme

**Genossenschaftsanteile:** Beim Einzug ist ein Eintrittsgeld von € 55,– zu zahlen. Außerdem müssen Genossenschaftsanteile in Höhe von € 1.976,– bis € 2.444,– erworben werden. Die Höhe ist abhängig von der Wohnungsgröße.
**Nahverkehr:** U-Bahnhof Merkenstraße, Linie: U2
**Lage:** Wohngebiet. Kleine Geschäfte in der Nähe

## Servicewohnen Luisenhofstieg

**Anschrift:** Luisenhofstieg 12–16, 22117 Hamburg-Billstedt
**Vermietung**: ☎ 040/251 51 20, Vereinigte Hamburger Wohnungsbaugenossenschaft eG (vhw), Hohenfelder Allee 2, 22087 Hamburg, www.vhw-hamburg.de
114 Wohnungen
**Wohnen:** Mietwohnung mit Serviceangebot
- Regelmäßige Sprechzeiten des Sozialen Dienstes
- Beratung und Vermittlung von Dienstleistungen
- Nutzung der Gemeinschaftseinrichtungen
- Veranstaltungen, zum Teil mit Kostenumlage
- Bei Bedarf ist ein Umzug in eine Pflegeeinrichtung der vhw möglich.

**Ausstattung:** Die Wohnungen haben Küche, WC und Dusche oder Wannenbad, Balkon oder Terrasse, Keller, Telefon- und TV-Anschluss, Aufzug.

Seniorenwohnungen

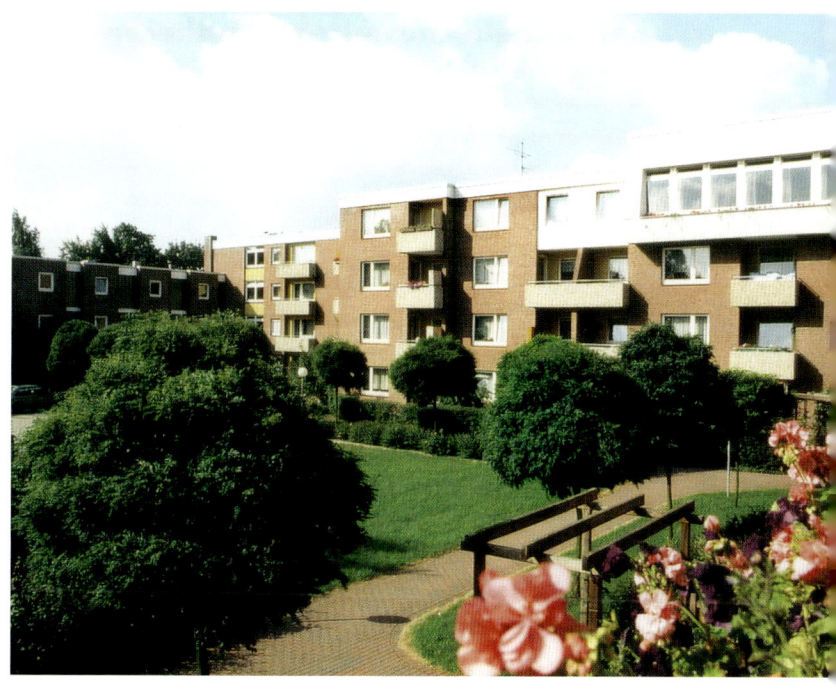

**Miete:**

| Zimmer | Größe (m²) | Kaltmiete | Nebenk. | Service | Miete (€) |
|---|---|---|---|---|---|
| 1 | ca. 42 | 292,00 | 120,00 | 48,90 | 460,90 |
| 2 | ca. 55 | 384,00 | 155,00 | 48,90 | 587,90 |

Servicepauschale für eine zweite Person: € 24,42
Energieausweis: Baujahr 1981, Verbrauchsausweis, 184 kWh/(m²a), Erdgas

**Genossenschaftsanteile:** Beim Einzug ist ein Eintrittsgeld von € 55,– zu zahlen. Außerdem müssen Genossenschaftsanteile in Höhe von € 1.716,– bis € 2.236,– erworben werden. Die Höhe ist abhängig von der Wohnungsgröße.
**Nahverkehr:** U-Bahnhof Merkenstraße, Linie: U2
**Lage:** Wohngebiet. Kleines Einkaufszentrum in der Nähe

Seniorenwohnungen

## Evangelisches Altenwohnheim Billwerder Bucht

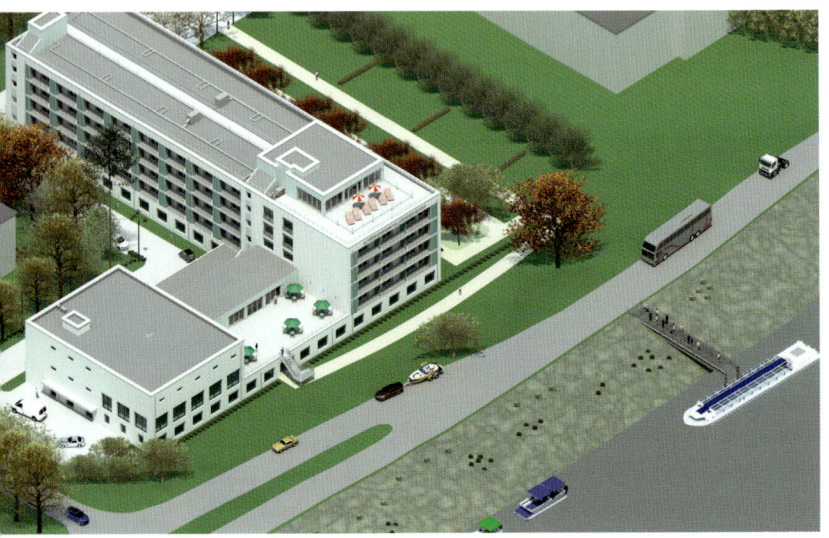

**Anschrift:** Vierländer Damm 292
20539 Hamburg-Rothenburgsort
**Heimleitung:** Jörg Wisotzki, www.diakoniestiftung.de
**Vermietung:** Cathleen Hube, Cornelia Domke
☏ 040/78 08 20, Diakoniestiftung Alt-Hamburg
56 Wohnungen, Alten- und Pflegeheim mit 54 Plätzen
**Wohnen:** Mietwohnung mit Betreuung
- Notruf rund um die Uhr
- Mittagessen oder Vollverpflegung gegen Bezahlung
- Speiseraum, Aufenthalts- und Hobbyräume, große Dachterrasse mit Elbblick, Gästezimmer, Sitzgruppen, Raum für private Feiern
- Ausflüge, jahreszeitliche Feste, Konzerte, Gymnastikgruppe, Gedächtnistraining, Kino, Bingo, Gottesdienste und Bibelstunden, Einzelbetreuung

Seniorenwohnungen

# Hamburg-Mitte

- Hilfestellung bei schriftlichen Angelegenheiten
- Bei Bedarf können Sie von uns mit allen Leistungen eines Pflegeheimes in der Wohnung versorgt werden. Dann sind statt der Miete die Kosten für einen Pflegeplatz zu bezahlen, siehe Seite 425.

**Ausstattung:** Die Wohnungen haben Einbauküche, WC und Dusche, Einbauschrank, Balkon, Notruf, Telefon- und TV-Anschluss, Aufzug.

**Miete:**

| Zimmer | Größe (m²) | Kaltmiete | Nebenk. | Service | Miete (€) |
|---|---|---|---|---|---|
| 1 | 39 | 225,62 | 125,35 | 66,43 | 417,40 |
| 2 | ab 49 | 286,06 | 158,94 | 66,43 | 511,43 |
| 2 | bis 63 | 367,43 | 204,81 | 90,44 | 662,68 |

(Wohnung für 2 Personen)

Ein § 5-Schein ist erforderlich. Betreuungszuschlag für eine zweite Person: € 24,01

**Kaution:** Je nach Wohnungsgröße zwischen € 564,05 und € 918,58

**Nahverkehr:** Zollvereinsstraße, Bus: 3, 120, 124, 130

**Lage:** Billwerder Bucht, Elbe, Traunspark. Gemischtwarenladen und Supermarkt in der Nähe

*Im März 2015 ist unser Neubau fertiggestellt worden. Im Anschluss wurde unser altes Gebäude abgerissen und ein großer Garten für die Bewohner angelegt. Unser Anliegen ist, dass Sie sich in unserem Haus sicher und geborgen fühlen. Deshalb liegt uns eine persönliche und wohnliche Atmosphäre sehr am Herzen. Unsere Angebote sind in hohem Maß individuell ausgerichtet. Dazu gehört insbesondere, dass Sie alle Pflegeleistungen auch in der eigenen Wohnung erhalten können.*

*Jörg Wisotzki, Heimleiter*

**Seniorenwohnungen**

## Haus St. Hildegard

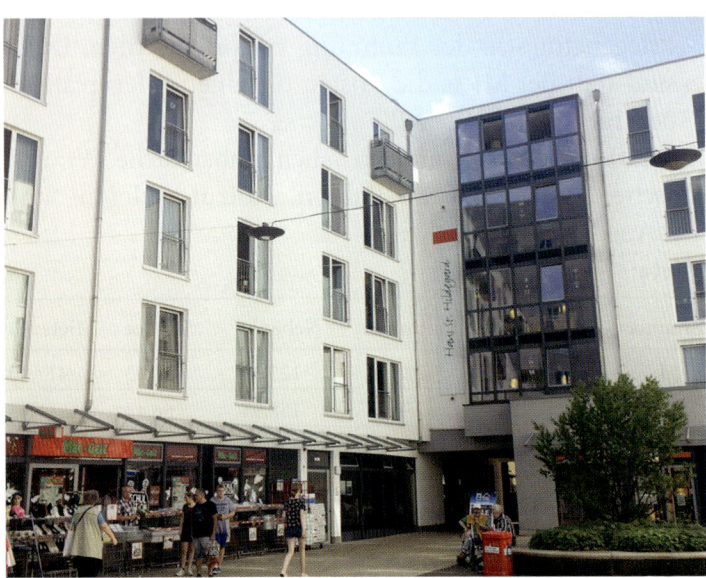

**Anschrift:** Rothenburgsorter Marktplatz 2
20539 Hamburg-Rothenburgsort
**Einrichtungsleitung:** Katarina Fries, ☎ 040/468 97 20
Pflegewerk Hamburg gGmbH, www.pflegewerk-hamburg.de
41 Wohnungen, Pflegeeinrichtung mit 78 Plätzen, Kurzzeitpflege
**Wohnen:** Mietwohnung mit Service
- Notruf rund um die Uhr
- Kostenlose Nutzung der Gemeinschaftseinrichtungen
- Mittagessen im Pflegeheim gegen Entgelt
- Ausflüge, jahreszeitliche Feste, Konzerte, Musik- und Kochgruppen, Spiel- und Bastelgruppen, Bingo, Andachten, Gottesdienste, Seelsorge, Vorträge
- Bei Bedarf ist ein Umzug in die angeschlossene Pflegeeinrichtung möglich, siehe Seite 423.

Seniorenwohnungen

**Ausstattung:** Die rollstuhlgerechten Wohnungen haben Küche, WC und barrierefreie Dusche, Notruf, Balkon, Telefon- und TV-Anschluss, Aufzug.

**Miete:**

| Zimmer | Größe (m²) | Kaltmiete | Nebenk. | Service | Miete (€) |
|---|---|---|---|---|---|
| 1 | 30,88 | 335,60 | 118,54 | 46,82 | 500,96 |
| 2 | 53,51 | 557,10 | 189,59 | 46,82 | 793,51 |

Betreuungszuschlag für eine zweite Person: € 23,39

**Kaution:** 3 Monatskaltmieten
**Nahverkehr:** Rothenburgsorter Marktplatz, Bus: 3, 120, 124, 130
**Lage:** Wohngebiet, Stadtteilzentrum Rothenburgsort. Geschäfte in der Nähe

*Mittendrinner geht's nicht! Das Pflege-/Servicewohnen im Haus St. Hildegard am Rothenburgsorter Marktplatz bietet alles, was im Leben älterer Menschen wichtig ist: Komfort, qualifizierte und liebevolle Betreuungs- und Pflegeangebote sowie kurze Wege. Sie brauchen für Ihre täglichen Besorgungen das Stadtteilzentrum nicht zu verlassen und erreichen alles bequem und barrierefrei: Arztpraxen, eine Apotheke, einen Super- und Drogeriemarkt, die Haspa sowie weitere Läden und Cafés. Im Bereich »Servicewohnen« leben Sie selbstständig in Ihrer Wohnung und können bei Bedarf die Leistungen des unmittelbar angrenzenden Pflegeheims in Anspruch nehmen. Das Pflegeheim bietet in 78 Einzelzimmern qualifizierte Pflegeleistungen rund um die Uhr. Auf jeder Etage bildet eine große Wohnküche das Zentrum. Wer es ruhiger mag, kann sich in das gemütliche Balkonzimmer zurückziehen.*

*Katarina Fries, Einrichtungsleiterin*

**Seniorenwohnungen**

## Seniorenwohnungen Wilhelmsburg

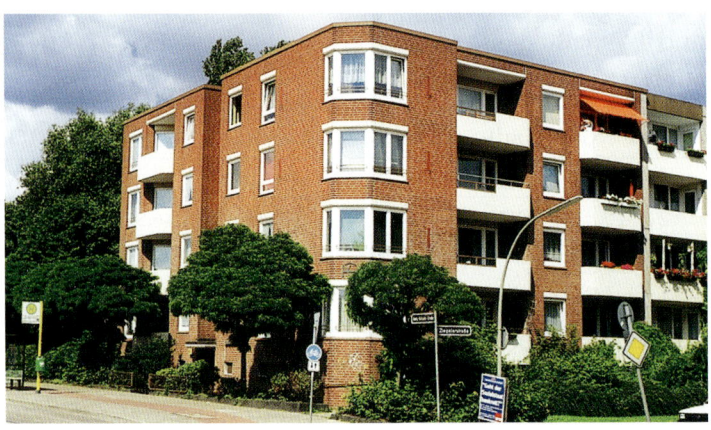

**Anschrift:** Georg-Wilhelm-Straße 164
21107 Hamburg-Wilhelmsburg
**Vermietung:** ☏ 040/251 51 20, Vereinigte Hamburger Wohnungsbaugenossenschaft eG (vhw), Hohenfelder Allee 2
22087 Hamburg, www.vhw-hamburg.de
16 Wohnungen
**Wohnen:** Mietwohnung ohne Serviceangebot
- Tiefgaragenplatz kann angemietet werden.
- Bei Bedarf ist ein Umzug in eine Pflegeeinrichtung der vhw möglich.

**Ausstattung:** Die Wohnungen haben Einbauküche, WC und Vollbad, Loggia, Keller, Telefon- und TV-Anschluss, Aufzug.

**Miete:**

| | | |
|---|---|---|
| 1,5-Zimmer-Wohnung | ca. 47 m² | ca. € 444,– |
| 2-Zimmer-Wohnung | ca. 60 bis 69 m² | ca. € 570,– bis € 670,– |
| Teilweise rollstuhlgerecht | | |

Nebenkosten sind in der Miete enthalten.
Energieausweis: Baujahr 1979, Verbrauchsausweis, 149 kWh/(m²a), Erdgas

Seniorenwohnungen

**Genossenschaftsanteile:** Beim Einzug sind das Eintrittsgeld von € 55,– sowie Genossenschaftsanteile, je nach Größe der Wohnung, zwischen € 1.300,– und € 1.404,– zu zahlen.
**Nahverkehr:** Ziegelerstraße, Bus: 154
**Lage:** Wohngebiet. Kleine Geschäfte in der Nähe

## Servicewohnen Alsterdorf

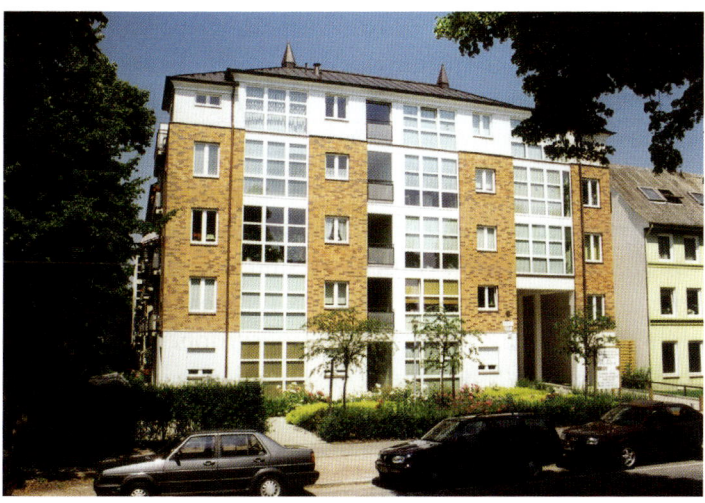

**Anschrift:** Alsterdorfer Straße 529
22337 Hamburg-Alsterdorf
**Vermietung:** ☏ 040/251 51 20, Vereinigte Hamburger Wohnungsbaugenossenschaft eG (vhw), Hohenfelder Allee 2, 22087 Hamburg, www.vhw-hamburg.de
35 Wohnungen
**Wohnen:** Mietwohnung mit Serviceangebot
- Regelmäßige Sprechzeiten des Sozialen Dienstes
- Beratung und Vermittlung von Dienstleistungen
- Nutzung der Gemeinschaftseinrichtungen

Seniorenwohnungen

- Veranstaltungen, zum Teil mit Kostenumlage
- Bei Bedarf ist ein Umzug in eine Pflegeeinrichtung der vhw möglich.

**Ausstattung:** Die Wohnungen haben Einbauküche, WC und barrierefreie Dusche, Balkon oder Terrasse, Keller, Telefon- und TV-Anschluss, Aufzug.

**Miete:**

| Zimmer | Größe (m²) | Kaltmiete | Nebenk. | Service | Miete (€) |
|---|---|---|---|---|---|
| 1,5 | ca. 42 | 380,00 | 120,00 | 48,90 | 548,90 |
| 2 | ca. 53 | 470,00 | 151,00 | 48,90 | 669,90 |
| 2,5 | ca. 63 | 560,00 | 160,00 | 48.90 | 768,90 |

Servicepauschale für eine zweite Person: € 24,42
Energieausweis: Baujahr 1999, Verbrauchsausweis, 152 kWh/(m²a), Erdgas

**Genossenschaftsanteile:** Beim Einzug ist ein Eintrittsgeld von € 55,– zu zahlen. Außerdem sind Genossenschaftsanteile in Höhe von € 2.184,– bis € 3.328,– zu erwerben. Die Höhe ist abhängig von der Wohnungsgröße.

**Nahverkehr:** U-/S-Bahnhof Ohlsdorf, Linien: U1, S1

**Lage:** Wohngebiet, Alsterlauf. Kleine Geschäfte in der Nähe

## Evangelisch-reformierte Stiftung Altenhof

**Anschrift:** Winterhuder Weg 98–108
22085 Hamburg-Barmbek/Süd
**Heimleitung:** Petra Winkler, ☏ 040/229 41 10
www.stiftung-altenhof.de
45 Wohnungen, Pflegeheim mit 118 Plätzen
**Wohnen:** Mietwohnung mit Betreuung
- Notruf
- Bibliothek, Festsaal, Schwimmbad, Café, Garten, Terrasse, Dachterrasse

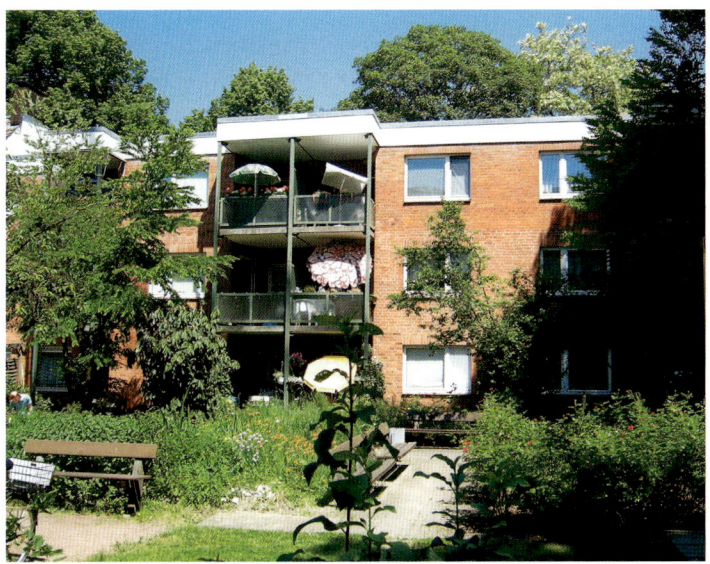

- Feste, Basteln, Spaziergänge, Spiele, Musik, Besuchsdienst, Gottesdienst, Gesprächskreis
- Ausflüge und Freizeiten in Ratzeburg gegen Bezahlung
- Mahlzeiten im Altenheim gegen Bezahlung
- Bei Bedarf ist ein Umzug in das angeschlossene Alten- und Pflegeheim möglich, siehe Seite 436.

**Ausstattung:** Die Wohnungen haben Küche, Dusche und WC, Balkon, Terrasse oder Wintergarten, Keller, Telefon- und TV-Anschluss, Aufzug.

**Miete:**

| | | |
|---|---|---|
| 1-Zimmer-Wohnung | 42,85 bis 51,00 m² | € 469,99 bis € 545,78 |
| 2-Zimmer-Wohnung | 44,46 bis 54,49 m² | € 484,96 bis € 578,24 |

Nebenkosten und Betreuungszuschlag (€ 71,84) sind in der Miete enthalten. Betreuungszuschlag für eine zweite Person: € 21,57

**Kaution:** 3 Monatskaltmieten
**Nahverkehr:** Beethovenstraße, Bus: 25, 172, 173
**Lage:** Wohngebiet, Geschäfte in der Nähe

Seniorenwohnungen

> *Unsere Bewohner im »Service-Wohnen« haben ihre eigene kleine abgeschlossene Wohnung in der Nähe zur wunderschönen Alster und zum Einkaufszentrum Hamburger Meile. Die persönliche und liebevolle Betreuung sowohl im »Service-Wohnen« als auch in unserem Haupthaus ist uns als christliches Haus ein Herzensanliegen. Auch das wunderbare Flair der neu gestalteten Grünanlage erfreut Herz und Gemüt. Was dürfen wir Ihnen noch anbieten? Ein sehr gutes und reichhaltiges Essen, wenn Sie mögen, vielfältige Freizeitangebote, ein täglich offenes, beheiztes Schwimmbad und nicht nur einfach wohnen, sondern wie es der bekannte 23. Psalm sinngemäß sagt: »Service-Wohnen« als ein wunderbares und sorgenfreies Zuhause mit einer sehr guten Nachbarschaft. Aufgehoben und nicht allein und doch in den eigenen vier Wänden. Überzeugen Sie sich doch bitte selbst, wir freuen uns auf Sie.*
>
> Petra Winkler, Heimleiterin

## Seniorenwohnanlage Kiefhörn

**Anschrift:** Kiefhörn 1 – 5, 22049 Hamburg-Dulsberg
**Leitung:** Matthias Fichelscher
**Vermietung:** Anja Beyer, ☎ 040/696 802 000
Vereinigte Hamburger Wohnungsbaugenossenschaft eG (vhw), www.vhw-hamburg.de
68 Wohnungen, Pflegewohnen mit 74 Plätzen
**Wohnen:** Mietwohnung mit Serviceangebot
- Notruf rund um die Uhr
- Regelmäßige Sprechstunden des Sozialen Dienstes
- Beratung und Vermittlung von Dienstleistungen
- Nutzung der Gemeinschaftseinrichtungen

Seniorenwohnungen

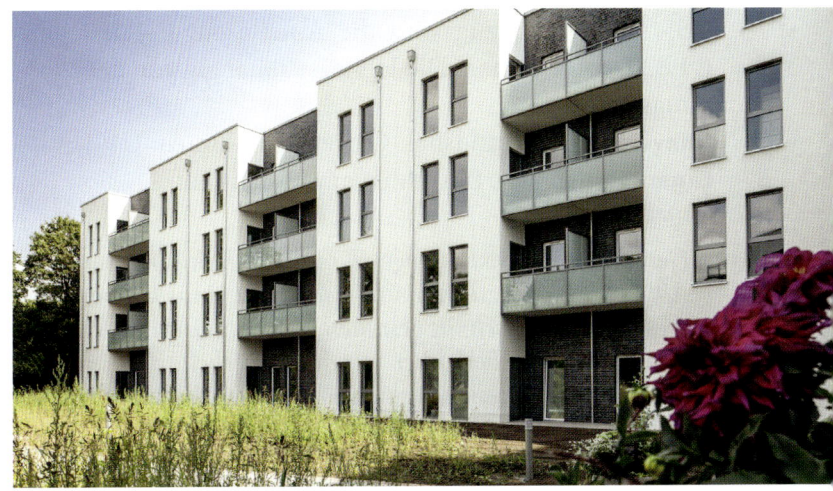

- Veranstaltungen
- Mittagessen im Restaurant gegen Entgelt
- Bei Bedarf ist ein Umzug in die angeschlossene Pflegeeinrichtung möglich, siehe Seite 439.

**Ausstattung:** Die Wohnungen haben Küche, WC und barrierefreie Dusche, Balkon oder Terrasse, Keller, Telefon- und TV-Anschluss, Aufzug.

**Miete:**

| Zimmer | Größe (m²) | Kaltmiete | Nebenk. | Service | Miete (€) |
|---|---|---|---|---|---|
| 1 | ca. 47 | 286,00 | 141,00 | 48,90 | 475,90 |
| 2 | ca. 53 | 322,00 | 159,00 | 48,90 | 529,90 |
| 3 | ca. 68 | 420,00 | 207,00 | 48,90 | 675,90 |

Servicepauschale für eine zweite Person: € 24,42
Ein Wohnberechtigungsschein ist erforderlich.
Energieausweis: Baujahr 2015, Bedarfsausweis, 47,5 kWh/(m²a), KWK regenerativ

**Genossenschaftsanteile:** Zum Erwerb der Mitgliedschaft sind 25 Genossenschaftsanteile in Höhe von € 1.300,– notwendig, zuzüglich eines einmaligen Eintrittsgeldes von

Seniorenwohnungen

€ 55,–. Beim Einzug sind die Anteile auf € 1.352,– bis € 1.820,– zu erhöhen. Die Höhe ist abhängig von der Wohnungsgröße.
**Nahverkehr:** U-Wandsbek-Gartenstadt, Linien: U1, U3
**Lage:** Wohngebiet. Einkaufen am U-Bahnhof

> *Gerade im Alter ist es angenehm, von Beschwernissen des Alltags entlastet zu werden. In unserem Haus können Sie diesen Lebensabschnitt gestalten. Selbstständig in der eigenen Wohnung leben, aber mit der Sicherheit, dass im benachbarten Pflegeheim rund um die Uhr kompetente Mitarbeiter zur Verfügung stehen – das ist »Servicewohnen« in der Seniorenwohnanlage Kiefhörn. Vielleicht benötigen Sie einmal Rat und Hilfe von den examinierten Pflegekräften, möchten am Essen teilnehmen oder bei Veranstaltungen und Hobbygruppen mitmachen. Wenn nötig, können Sie sich von unserem Ambulanten Dienst in der Wohnung pflegen lassen. Sicher haben Sie vor einer Entscheidung noch viele Fragen, die wir in einem persönlichen Gespräch klären können. Wir freuen uns auf Ihren Besuch.*
>
> Matthias Fichelscher, Leiter

## Stiftung Anscharhöhe

**Anschrift:** Tarpenbekstraße 107, 20251 Hamburg-Eppendorf
**Vermietung:** Sylvia Schmitz, ☎ 040/46 69-311
www.anscharhoehe.de
54 Wohnungen, Pflegeheim mit 160 Plätzen
**Wohnen:** Mietwohnung mit Betreuung
- Notruf rund um die Uhr
- Mittagessen gegen Bezahlung im Gemeinschaftsraum oder Lieferung in die Wohnung

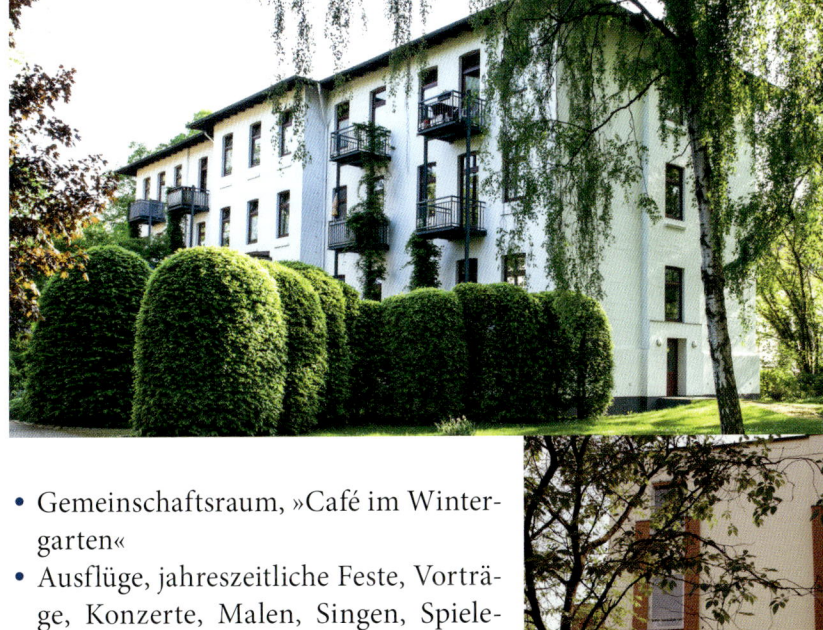

- Gemeinschaftsraum, »Café im Wintergarten«
- Ausflüge, jahreszeitliche Feste, Vorträge, Konzerte, Malen, Singen, Spielenachmittage, Gottesdienste, Bibelstunden, gesellige Stunden
- Bei Bedarf ist ein Umzug in die angeschlossene Pflegeeinrichtung möglich, siehe Seite 443.

**Ausstattung:** Die Wohnungen haben Küche (teilweise integriert), teilweise Einbauschrank, WC und meist barrierefreie Dusche, Telefon- und TV-Anschluss, Keller, teilweise Balkon, Aufzug.

### Miete Emilienstift:

| | | |
|---|---|---|
| 1,5-Zimmer-Wohnung | 35 bis 43 m² | € 646,– bis € 776,– |
| 2-Zimmer-Wohnung | 54 bis 58 m² | € 954,– bis € 1.018,– |

### Miete Haus im Anscharpark:

| | | |
|---|---|---|
| 1-Zimmer-Wohnung | 37 m² | € 841,– |
| 2-Zimmer-Wohnung | 53 bis 74 m² | € 1.171,– bis € 1.603,– |

Nebenkosten und Betreuungszuschlag (€ 79,–) sind in der Miete enthalten. Betreuungszuschlag für eine zweite Person: € 30,–

Für die Wohnungen ist jeweils eine Kaution in Höhe von drei Kaltmieten zu zahlen.
**Nahverkehr:** Nedderfeld (Anscharhöhe), Bus: 34, 281
Frickestraße, Bus: 22, 39
**Lage:** Wohngebiet, Park. Kiosk, Einkaufen am Nedderfeld und in Eppendorf

> *Die Stiftung Anscharhöhe ist wie ein Dorf mitten in der Stadt: Die Häuser und die Kirche unserer Einrichtung sind von einem großen, schönen Park umgeben – und der liegt mitten im belebten und beliebten Hamburger Stadtteil Eppendorf. Das Herz unseres Parkgeländes ist die St. Anscharkirche. Direkt nebenan finden Sie einen Kiosk mit angrenzendem Café. Regelmäßig bietet ein Marktstand frisches Obst und Gemüse an. Ein Friseursalon und eine Physiotherapiepraxis sowie eine Facharztpraxis für Psychiatrie und Psychotherapie runden das Angebot ab. Für Gäste bieten wir Gästeappartements.*
>
> Sylvia Schmitz, Ansprechpartnerin

## f & w Betreutes Wohnen für Senioren in Groß Borstel

**Anschrift:** Borsteler Chaussee 301
22453 Hamburg-Groß Borstel
**Leitung:** Sabine Holtermann, ☏ 040/428 35-26 55
f & w fördern und wohnen AöR,
www.foerdernundwohnen.de
159 Wohnungen
**Wohnen:** Mietwohnung mit Betreuung
• Notruf rund um die Uhr

Seniorenwohnungen

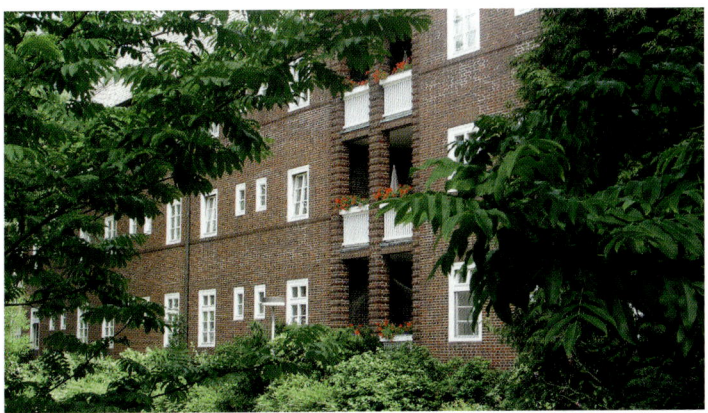

- Vermittlung von Dienstleistungen, sozialpädagogische Beratung
- Festsaal, Café mit Sonnenterrasse, Bücherei, Plaudernischen mit Loggia, Friseur, Fußpflege, Physiotherapeutische Praxis
- Ausfahrten, Konzerte, Gymnastik- und Musikgruppe
- Probewohnen, Gästewohnung
- Mittagessen gegen Bezahlung
- Haustierhaltung möglich

**Ausstattung:** Die teilweise behindertengerechten Wohnungen haben Küche oder Küchenzeile, Duschbad, Telefon- und TV-Anschluss, Aufzug.

**Miete:**

| | | |
|---|---|---|
| 1-Zimmer-Wohnung | 25 m² | € 357,24 |
| 1-Zimmer-Wohnung | 35 m² | € 453,85 |
| 2-Zimmer-Wohnung | 50 m² | € 655,16 |

Nebenkosten, Hausnotruf (€ 17,90) und Betreuungszuschlag (€ 48,07) sind in der Miete enthalten. Betreuungszuschlag für eine zweite Person: € 24,01
Ein §5-Schein ist erforderlich.

**Kaution:** 3 Kaltmieten
**Nahverkehr:** Spreenende, Bus: 23, 34, 114

Seniorenwohnungen

**Lage:** Wohngebiet mit Einfamilienhäusern, Kleingärten. Kiosk im Haus, kleine Geschäfte in der Nähe

## Seniorenwohnanlage Langenhorn

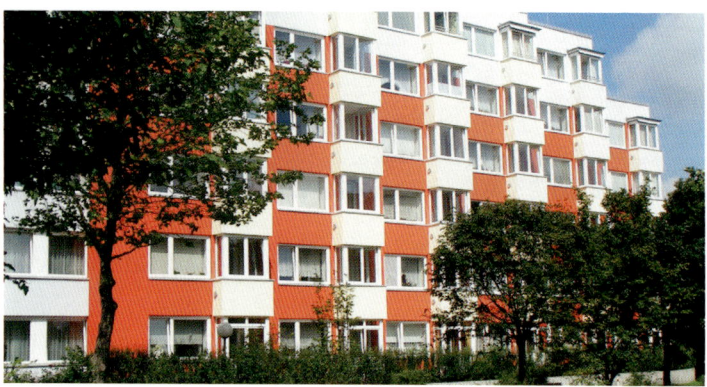

**Anschrift:** Dortmunder Straße 19–21
22419 Hamburg-Langenhorn
**Leitung:** Andrea Röder-Khabiri
**Vermietung:** Angelika Petzinna, Karin Pfennig
☏ 040/537 59 20 00, Vereinigte Hamburger Wohnungsbaugenossenschaft eG (vhw), www.vhw-hamburg.de
90 Wohnungen, Pflegewohnen mit 105 Plätzen
**Wohnen:** Mietwohnung mit Serviceangebot
- Notruf rund um die Uhr
- Regelmäßige Sprechstunden des Sozialen Dienstes
- Beratung und Vermittlung von Dienstleistungen
- Nutzung der Gemeinschaftseinrichtungen
- Veranstaltungen, zum Teil mit Kostenumlage
- Mittagessen im Restaurant gegen Entgelt
- Bei Bedarf ist ein Umzug in die angeschlossene Pflegeeinrichtung möglich, siehe Seite 447.

Seniorenwohnungen

**Ausstattung:** Die Wohnungen haben Küche, WC und Dusche, Wintergarten oder Terrasse, Keller, Telefon- und TV-Anschluss, Aufzug.

**Miete:**

| Zimmer | Größe (m²) | Kaltmiete | Nebenk. | Service | Miete (€) |
|---|---|---|---|---|---|
| 1 | ca. 41 | 328,00 | 118,00 | 48,90 | 494,90 |
| 2 | ca. 56 | 455,00 | 159,00 | 48,90 | 662,90 |

Servicepauschale für eine zweite Person: € 24,42
Energieausweis: Baujahr 1983, Verbrauchsausweis, 141 kWh/(m²a), Erdgas
Energieeffizienzklasse H

**Genossenschaftsanteile:** Zum Erwerb der Mitgliedschaft sind 25 Genossenschaftsanteile in Höhe von € 1.300,– notwendig, zuzüglich eines einmaligen Eintrittsgeldes von € 55,–. Beim Einzug sind die Anteile auf € 2.808,– bis € 3.588,– zu erhöhen. Die Höhe ist abhängig von der Wohnungsgröße.

**Nahverkehr:** Dortmunder Straße, Bus: 278

**Lage:** Wohngebiet, Grünanlagen, Spazierwege. Kiosk im Haus, Einkaufszentrum Käkenflur

*Die Seniorenwohnanlage Langenhorn liegt in einem ruhigen, grünen Wohngebiet an der Stadtgrenze zu Norderstedt. Als unser Mitglied im Servicewohnen können Sie selbstständig in Ihrer Wohnung leben und bei Bedarf ein kompetentes Informations- und Beratungsangebot nutzen. Zusätzlich sorgt ein Hausnotrufsystem für schnelle Hilfe im Notfall. Wenn Sie im Alltag mehr Hilfe oder sogar Pflege brauchen, vermitteln wir Ihnen gern die richtigen Ansprechpartner und unterstützen Sie bei Anträgen und Schriftwechsel. Für uns ist es wichtig, dass Sie sich bei uns geborgen fühlen.*

*Andrea Röder-Khabiri, Leiterin*

## Seniorenwohnanlage Wohnpark Eichenhöhe

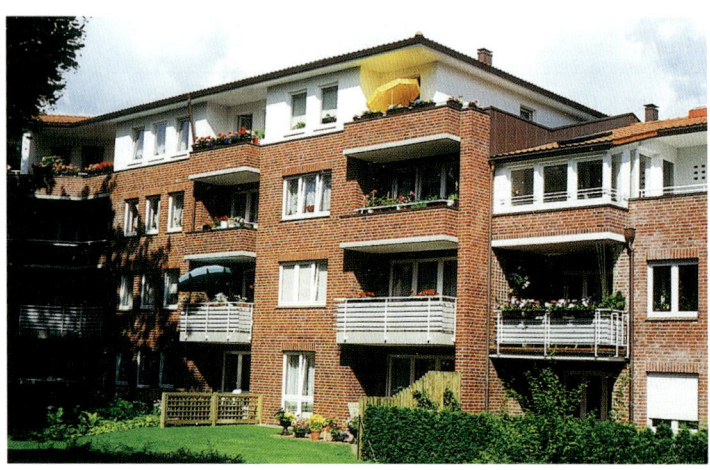

**Anschrift:** Kirchenhang 29, 21073 Hamburg-Eißendorf
**Vermietung:** Kai Albers, ☎ 04164/899 17 30
Andreas Viebrock, Grashofweg 11b, 21698 Harsefeld
**Betreuungsleitung:** Ines Sawatzki, Rita Berté
☎ 040/790 34 83
90 Wohnungen
**Wohnen:** Mietwohnung mit Betreuung
- Betreuung durch das Deutsche Rote Kreuz
- Regelmäßige Sprechstunden
- Unterstützung bei der Bewältigung des Alltags und bei gesundheitlichen Krisensituationen
- Ausflüge, Veranstaltungen, Feste, Spielenachmittage, Gymnastik, Tanz, Theatergruppe
- Gemeinschaftsräume

**Ausstattung:** Die Wohnungen haben Küche, WC und Dusche, Balkon oder Terrasse, Keller, Telefon- und TV-Anschluss, Aufzug.

Seniorenwohnungen

**Miete:**

| | | |
|---|---|---|
| 1,5-Zimmer-Wohnung | 42 bis 52 m² | € 455,50 bis € 531,50 |
| 2-Zimmer-Wohnung | 60 m² | ca. € 602,50 |

Betreuungszuschlag (€ 45,50) ist in der Miete enthalten.
Betreuungszuschlag für eine zweite Person: € 22,75; zuzüglich Nebenkosten für Heizung, Wasser, Strom. Ein § 5-Schein ist erforderlich.
Energieausweis: Baujahr 1995, Verbrauchsausweis, 93 kWh/(m²a), Gas

**Kaution:** 2,5 Nettokaltmieten
**Nahverkehr:** Lübbersweg, Bus: 14, 143, 146, 443
**Lage:** Wohngebiet, Harburger Berge, Haakeforst, Göhlbachtal. Einkaufshilfen, Geschäfte in der Nähe

## Seniorenwohnanlage Neuwiedenthal

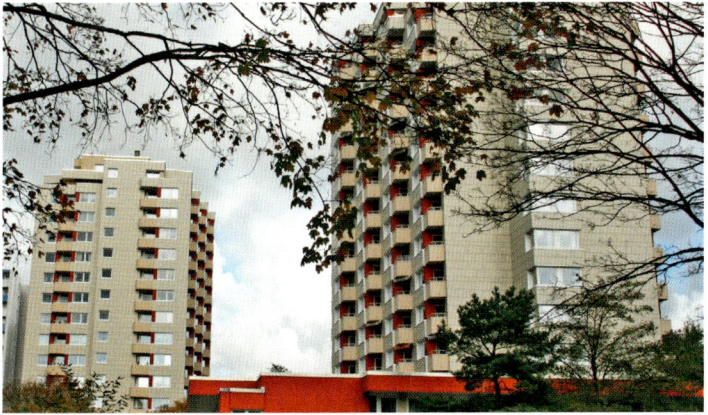

**Anschrift:** Rehrstieg 44 und 46, 21147 Hamburg-Hausbruch
**Leitung:** Sabine Schirmer
**Vermietung:** Gabriele Hentschel, Ursel Meyer
☎ 040/797 03 20 00, Vereinigte Hamburger Wohnungsbaugenossenschaft eG (vhw), www.vhw-hamburg.de
234 Wohnungen, Pflegewohnen mit 93 Plätzen

**Seniorenwohnungen**

# Harburg

**Wohnen:** Mietwohnung mit Serviceangebot
- Notruf rund um die Uhr
- Regelmäßige Sprechstunden des Sozialen Dienstes
- Beratung und Vermittlung von Dienstleistungen
- Nutzung der Gemeinschaftseinrichtungen
- Nutzung des Bewegungsbades gegen Entgelt
- Veranstaltungen
- Mittagessen im Restaurant gegen Entgelt
- Bei Bedarf ist ein Umzug in die angeschlossene Pflegeeinrichtung möglich, siehe Seite 454.

**Ausstattung:** Die Wohnungen haben Küche, WC und barrierefreie Dusche, Balkon, Keller, Telefon- und TV-Anschluss, Aufzug.

**Miete:**

| Zimmer | Größe (m²) | Kaltmiete | Nebenk. | Service | Miete (€) |
|---|---|---|---|---|---|
| 1 | ca. 41 | 274,00 | 135,00 | 48,90 | 457,90 |
| 2 | ca. 60 | 364,00 | 182,00 | 48,90 | 594,90 |
| 3 | ca. 82 | 463,00 | 222,00 | 48,90 | 733,90 |

Servicepauschale für eine zweite Person: € 24,42
Ein § 5-Schein ist erforderlich.
Energieausweis: Baujahr 1977, Bedarfsausweis, 68,7 kWh/(m²a), KWK fossil

**Genossenschaftsanteile:** Zum Erwerb der Mitgliedschaft sind 25 Genossenschaftsanteile in Höhe von € 1.300,– notwendig, zuzüglich eines einmaligen Eintrittsgeldes von € 55,–. Beim Einzug sind die Anteile auf € 1.664,– bis € 3.588,– zu erhöhen. Die Höhe ist abhängig von der Wohnungsgröße.

**Nahverkehr:** S-Bahnhof Neuwiedenthal, Linie: S3; Rehrstieg, Bus: 250, 251, 340

**Lage:** Harburger Berge, Fischbeker Heide, Altes Land. Einkaufszentrum am S-Bahnhof

Seniorenwohnungen

*Die Seniorenwohnanlage Neuwiedenthal liegt im Süden Hamburgs, vor den Toren des »Alten Landes«. Ein bequem zu erreichendes Wald- und Heidegebiet zum Spazierengehen, Geschäfte und Kirchen finden Sie in der näheren Umgebung. Die Hamburger Innenstadt ist gut zu erreichen. Unsere Einrichtung bietet Ihnen ein selbstständiges Leben in der eigenen Wohnung, mit der beruhigenden Sicherheit, dass Betreuung und pflegerische Hilfestellung sowie eine Notfallversorgung rund um die Uhr für Sie zur Verfügung stehen. Wenn erforderlich, bieten wir Ihnen selbstverständlich fachkundige Pflege in allen Pflegegraden. Ein umfassendes Service- und Betreuungsangebot wird Ihnen das Einleben erleichtern.*

*Sabine Schirmer, Leiterin*

## Servicewohnen Scharnhorst Höhe

**Anschrift:** Hans-Dewitz-Ring 1–5
21075 Hamburg-Heimfeld
**Vermietung:** ☎ 040/251 51 20, Vereinigte Hamburger Wohnungsbaugenossenschaft eG (vhw), Hohenfelder Allee 2, 22087 Hamburg, www.vhw-hamburg.de
101 Wohnungen
**Wohnen:** Mietwohnung mit Serviceangebot
- Regelmäßige Sprechzeiten des Sozialen Dienstes
- Beratung und Vermittlung von Dienstleistungen
- Nutzung der Gemeinschaftseinrichtungen
- Veranstaltungen, zum Teil mit Kostenumlage
- Bei Bedarf ist ein Umzug in eine Pflegeeinrichtung der vhw möglich.

Seniorenwohnungen

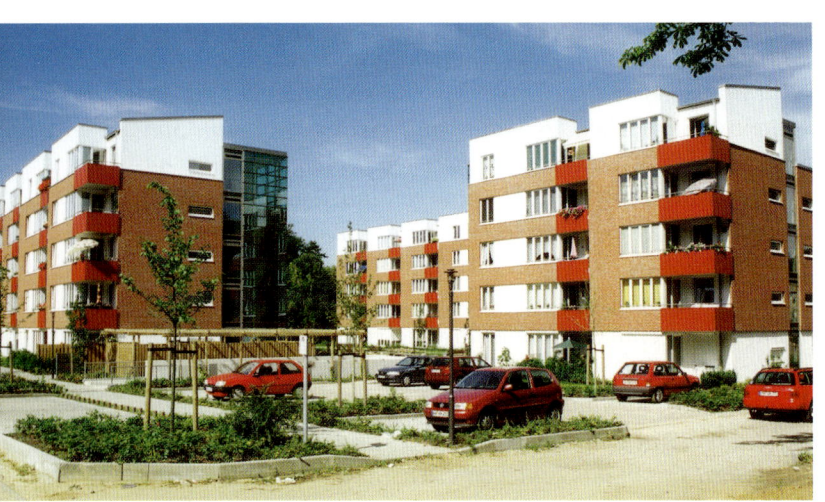

**Ausstattung:** Die Wohnungen, teilweise rollstuhlgerecht, haben Küche, WC und barrierefreies Duschbad, Balkon oder Terrasse, Keller, Telefon- und TV-Anschluss, Aufzug.

**Miete:**

| | | |
|---|---|---|
| 1,5-Zimmer-Wohnung | ca. 47 m² | € 550,– |
| 2-Zimmer-Wohnung | ca. 56 m² | ca. € 670,– |
| 2-Zimmer-Wohnung (rollstuhlgerecht) | ca. 67 m² | ca. € 740,– |
| 2,5-Zimmer-Wohnung | ca. 62 m² | ca. € 720,– |

Nebenkosten und Servicepauschale (€ 48,90) sind in der Miete enthalten.
Servicepauschale für eine zweite Person: € 24,42
Energieausweis: Baujahr 2000, Verbrauchsausweis, 98 kWh/(m²a), Fernwärme

**Genossenschaftsanteile:** Beim Einzug ist eine Aufnahmegebühr von € 55,– zu zahlen. Außerdem müssen Genossenschaftsanteile in Höhe von € 2.444,– bis € 3.484,– erworben werden. Die Höhe ist abhängig von der Wohnungsgröße.
**Nahverkehr:** Heimfelder Straße, Bus: 142, 543
**Lage:** Wohngebiet, Harburger Berge. Supermarkt und Bäcker in der Nähe, Krankenhaus vor Ort

Seniorenwohnungen

## Seniorenwohnungen Neugraben

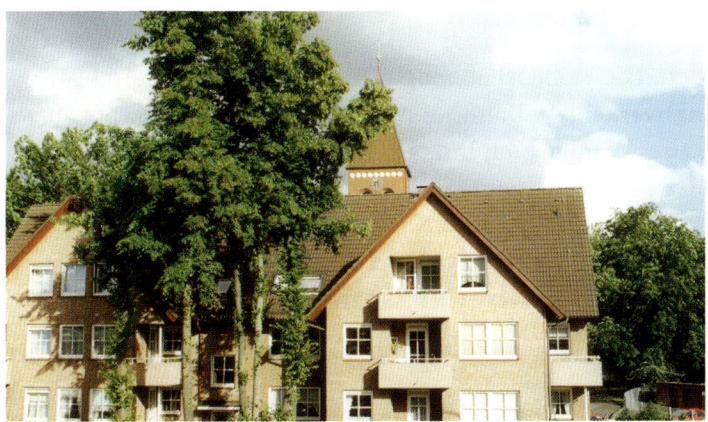

**Anschrift:** Neugrabener Bahnhofstraße 9
21149 Hamburg-Neugraben/Fischbek
**Vermietung:** ☏ 040/251 51 20, Vereinigte Hamburger Wohnungsbaugenossenschaft eG (vhw)
Hohenfelder Allee 2, 22087 Hamburg
www.vhw-hamburg.de
20 Wohnungen
**Wohnen:** Mietwohnung ohne Serviceangebot
- Bei Bedarf ist ein Umzug in eine Pflegeeinrichtung der vhw möglich.

**Ausstattung:** Die Wohnungen haben Küche, WC und Dusche, Balkon oder Terrasse, Keller, Telefon- und TV-Anschluss, Aufzug.

**Miete:**

| | | |
|---|---|---|
| 1-Zimmer-Wohnung | ca. 40 m² | ca. € 400,– |
| 1,5-Zimmer-Wohnung | ca. 44 m² | ca. € 450,– |
| 2-Zimmer-Wohnung | ca. 55 bis 64 m² | ca. € 540,– bis € 600,– |

Nebenkosten sind in der Miete enthalten.
Teilweise ist ein § 5-Schein erforderlich.
Energieausweis: Baujahr 1986, Verbrauchsausweis, 205 kWh/(m²a), Erdgas

**Genossenschaftsanteile:** Beim Einzug ist ein Eintrittsgeld von € 55,– zu zahlen. Außerdem müssen Genossenschaftsanteile in Höhe von € 1.612,– bis € 2.600,– erworben werden. Die Höhe ist abhängig von der Wohnungsgröße.
**Nahverkehr:** S-Bahnhof Neugraben, Linie: S3, S31
**Lage:** Wohngebiet. Einkaufszentrum am S-Bahnhof

## Ruckteschell-Heim der Stiftung Eilbeker Gemeindehaus

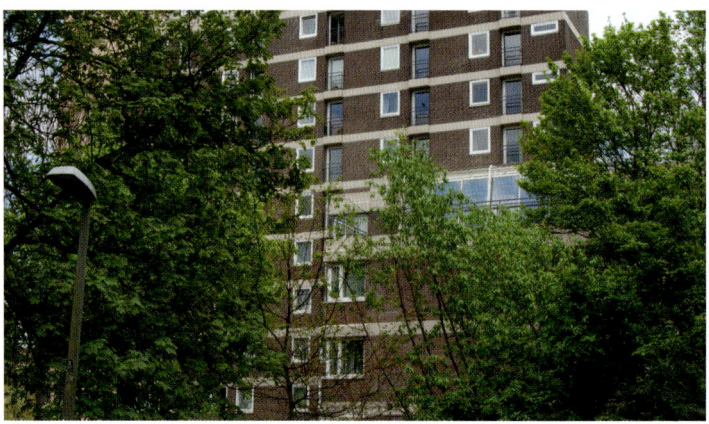

**Anschrift:** Friedenstraße 4, 22089 Hamburg-Eilbek
**Einrichtungsleitung:** Philipp Kobus, ☎ 040/209 88 00
46 Wohnungen, Alten- und Pflegeheim mit 71 Plätzen
**Wohnen:** Mietwohnung mit Betreuung
- Notruf rund um die Uhr
- Kostenlose Nutzung der Gemeinschaftseinrichtungen
- Teilnahme an Veranstaltungen im Pflegeheim
- Mahlzeiten gegen Bezahlung
- Bei Bedarf ist ein Umzug ins angeschlossene Pflegeheim möglich, siehe Seite 468.

Seniorenwohnungen

**Ausstattung:** Die Wohnungen haben Küche, WC und Dusche, Keller, Telefon- und TV-Anschluss, WLAN, Aufzug.

**Miete:**

| | | |
|---|---|---|
| 1-Zimmer-Wohnung | ca. 30 m² | ca. € 416,81 |
| 1,5-Zimmer-Wohnung | ca. 35 m² | ca. € 476,07 |
| 2-Zimmer-Wohnung | 43 m² | € 561,43 bis € 594,26 |

Nebenkosten und Betreuungszuschlag (€ 75,36) sind in der Miete enthalten. Betreuungszuschlag für eine zweite Person € 22,61. Die Vergabe der Wohnungen erfolgt vorrangig an die Gemeindemitglieder.

**Nahverkehr:** U- und S-Bahnhof Wandsbeker Chaussee, Linien: U1, S1

**Lage:** Wohngebiet, Jacobipark. Geschäfte in der Nähe

*Mit Sicherheit mitten im Leben. Fußläufig die S-Bahn zum Flughafen erreichen oder an der nächsten Querstraße die U-Bahn in die Innenstadt nutzen – kurze Wege außer Haus zum kulturellen Leben der Stadt und zu Freunden. Auch innerhalb des Hauses sind die Wege kurz: zum gemeinsamen Mittagstisch, zu den Veranstaltungen von Haus und/oder Kirchengemeinden, zur Lektüre in der Bibliothek, zu jahreszeitlichen oder persönlichen Festen im oder rund ums Haus.*

*Philipp Kobus, Einrichtungsleiter*

## Malteserstift St. Elisabeth

**Anschrift:** Rahlstedter Weg 17
22159 Hamburg-Farmsen/Berne
**Hausleitung:** Isabell Mölls, ☏ 040/645 57 90
Malteser Caritas Hamburg gGmbH
www.malteserstift-st-elisabeth-hamburg.de
98 Servicewohnungen und Pflegeeinrichtung mit 104 Plätzen

Seniorenwohnungen

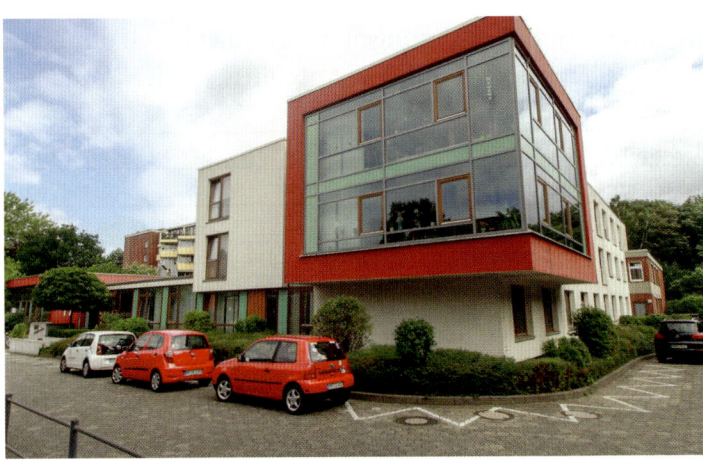

**Wohnen:** Mietwohnung mit Service
- Notruf rund um die Uhr
- Kostenlose Nutzung des Mehrzweckraumes
- Bistro, Kapelle, Terrasse
- Mittagessen im Bistro gegen Entgelt
- Ausflüge, jahreszeitliche Feste, Konzerte, Spiel- und Bastelgruppen, Bingo, Andachten, Gottesdienste, Seelsorge, Filmnachmittage
- Bei Bedarf ist ein Umzug ins angeschlossene Pflegeheim möglich, siehe Seite 470.

**Ausstattung:** Die Wohnungen haben Küche mit Herd und Spüle, WC und Dusche, Notruf, Balkon, Telefon- und TV-Anschluss, Aufzug.

**Miete:**

| | | |
|---|---|---|
| 1-Zimmer-Wohnung | 30 bis 42 m² | € 470,00 bis € 645,00 |
| 2-Zimmer-Wohnung | 48 bis 54 m² | € 628,00 bis € 728,00 |
| 2,5-Zimmer-Wohnung | 83 m² | € 946,00 |

Nebenkosten und Servicepauschale (€ 46,82) sind in der Miete enthalten. Betreuungszuschlag für eine zweite Person: € 23,39

**Nahverkehr:** U-Bahnhof Farmsen, Linie: U1

Seniorenwohnungen

**Lage:** Farmsen-Zentrum, Berner Au. Kirche Heilig Geist Hamburg-Farmsen und Einkaufszentrum in der Nähe

*Im Malteserstift St. Elisabeth steht der ältere Mensch mit seinen Wünschen und Bedürfnissen im Mittelpunkt. Das moderne Malteserstift St. Elisabeth befindet sich in direkter Nachbarschaft zur katholischen Kirche Heilig Geist am Standort Farmsen. Einige Geschäfte des täglichen Bedarfs sind fußläufig im Einkaufstreffpunkt Farmsen erreichbar. Hier findet man alle Einkaufsmöglichkeiten, Cafés, Restaurants und Freizeiteinrichtungen.*

*Die nahe gelegenen Bushaltestellen und die U-Bahn-Station Farmsen sorgen für eine gute Verbindung in zentrale Stadtteile Hamburgs. Die großzügig und anspruchsvoll ausgelegte Pflegeeinrichtung nimmt pflegebedürftige Menschen auf, die vorübergehende oder ständige Betreuung benötigen. Es gibt zahlreiche Gemeinschaftsräume, zum Beispiel den Andachtsraum und die Cafeteria.*

*Isabell Mölls, Hausleiterin*

## Seniorenwohnanlage Walddörfer

**Anschrift:** Berner Allee 3, 22159 Hamburg-Farmsen/Berne
**Leitung:** Frau Helge Röschmann
**Vermietung:** Gudrun Kolberg, Marcel Röschmann
☏ 040/644 18 20 00, Vereinigte Hamburger Wohnungsbaugenossenschaft eG (vhw), www.vhw-hamburg.de
56 Wohnungen, Pflegewohnen mit 189 Plätzen
**Wohnen:** Mietwohnung mit Serviceangebot
- Notruf rund um die Uhr
- Regelmäßige Sprechstunden des Sozialen Dienstes
- Beratung und Vermittlung von Dienstleistungen

Seniorenwohnungen

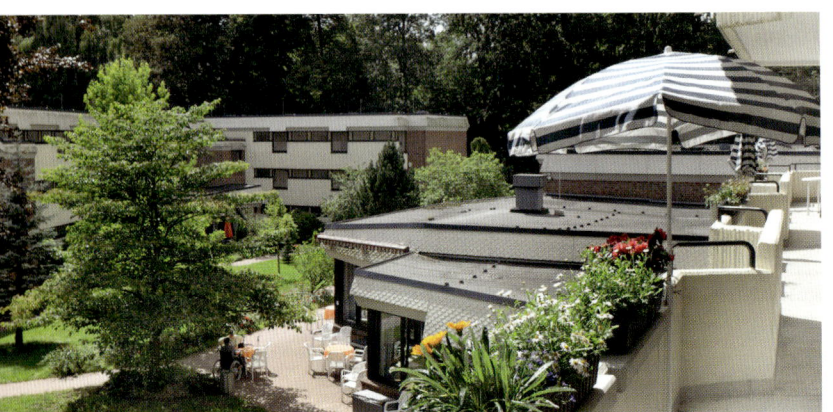

- Nutzung der Gemeinschaftseinrichtungen
- Mittagessen im Restaurant gegen Entgelt
- Bei Bedarf ist ein Umzug in die angeschlossene Pflegeeinrichtung möglich, siehe Seite 472.

**Ausstattung:** Die Wohnungen haben Küche, WC und Dusche, Balkon oder Terrasse, Keller, Telefon- und TV-Anschluss, Aufzug.

**Miete:**

| Zimmer | Größe (m²) | Kaltmiete | Nebenk. | Service | Miete (€) |
|---|---|---|---|---|---|
| 1 | ca. 43 | 342,00 | 150,00 | 48,90 | 540,90 |
| 2 | ca. 53 | 442,00 | 190,00 | 48,90 | 680,90 |

Servicepauschale für eine zweite Person: € 24,42
Energieausweis: Baujahr 1986, Verbrauchsausweis, 250 kWh/(m²a), Erdgas Energieeffizienzklasse H

**Genossenschaftsanteile:** Zum Erwerb der Mitgliedschaft sind 25 Genossenschaftsanteile in Höhe von € 1.300,– notwendig, zuzüglich eines einmaligen Eintrittsgeldes von € 55,–. Beim Einzug sind die Anteile auf € 3.120,– bis € 3.900,– zu erhöhen. Die Höhe ist abhängig von der Wohnungsgröße.

Seniorenwohnungen

**Nahverkehr:** U-Bahnhof Berne, Linie: U1
**Lage:** Ruhiger Garten, Berner Gutspark. Kiosk im Haus, Geschäfte und Wochenmarkt am U-Bahnhof

*Auch im Alter in der eigenen Wohnung leben – wer wünscht sich das nicht? Selbstständig und mit vollem Anschluss an den Pflegebereich. Das vermittelt ein Gefühl der Sicherheit. Das geschulte Personal steht Ihnen in Fragen der Pflege oder der Hauswirtschaft zur Seite. Auf Wunsch versorgt Sie unser ambulanter Dienst in Ihren eigenen vier Wänden. Alle Angebote und Gemeinschaftseinrichtungen stehen Ihnen zur Verfügung, denn als Mieter einer Wohnung sind Sie ein Teil der Gemeinschaft, die die Seniorenwohnanlage Walddörfer ausmacht, und wir freuen uns auf Sie.*

*Helge Röschmann, Leiterin*

## Servicewohnen Charlottenburger Straße

**Anschrift:** Charlottenburger Straße 3, Jenfelder Straße 254
22045 Hamburg-Jenfeld
**Vermietung:** ☎ 040/251 51 20, Vereinigte Hamburger Wohnungsbaugenossenschaft eG (vhw), Hohenfelder Allee 2
22087 Hamburg, www.vhw-hamburg.de
124 Wohnungen
**Wohnen:** Mietwohnung mit Serviceangebot
- Regelmäßige Sprechzeiten des Sozialen Dienstes
- Beratung und Vermittlung von Dienstleistungen
- Nutzung der Gemeinschaftseinrichtungen
- Veranstaltungen, zum Teil mit Kostenumlage
- Bei Bedarf ist ein Umzug in eine Pflegeeinrichtung der vhw möglich.

Seniorenwohnungen

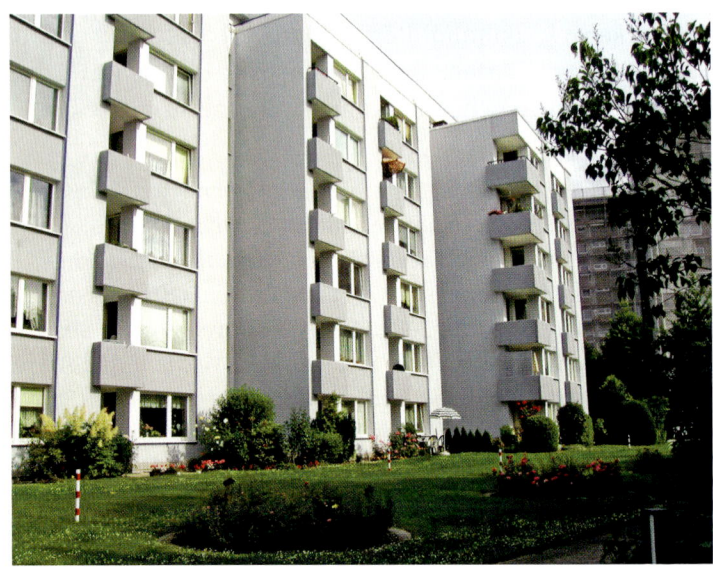

**Ausstattung:** Die Wohnungen haben Küche, WC und Dusche, Balkon oder Terrasse, Keller, Telefon- und TV-Anschluss, Aufzug.

**Miete:**

| Zimmer | Größe (m²) | Kaltmiete | Nebenk. | Service | Miete (€) |
|---|---|---|---|---|---|
| 1 | ca. 40 | 277,00 | 110,00 | 48,90 | 435,90 |
| 2 | ca. 58 | 402,00 | 160,00 | 48,90 | 610,90 |

Servicepauschale für eine zweite Person: € 24,42; Energieausweis: Baujahr 1980, Verbrauchsausweis, 133 kWh/(m²a), Erdgas (Charlottenburger Straße 3); Baujahr: 1980, Verbrauchsausweis, 159 kWh/(m²a), Erdgas (Jenfelder Straße 254)

**Genossenschaftsanteile:** Beim Einzug ist ein Eintrittsgeld von € 55,– zu zahlen. Außerdem müssen Genossenschaftsanteile in Höhe von € 1.612,– bis € 2.340,– erworben werden. Die Höhe ist abhängig von der Wohnungsgröße.
**Nahverkehr:** Jenfelder Straße, Bus: 10, 27, 35, 263
**Lage:** Wohngebiet. Einkaufszentrum in der Nähe

**Seniorenwohnungen**

Wandsbek 263

## Hospital zum Heiligen Geist
## Wohnen mit Service Heilig Geist

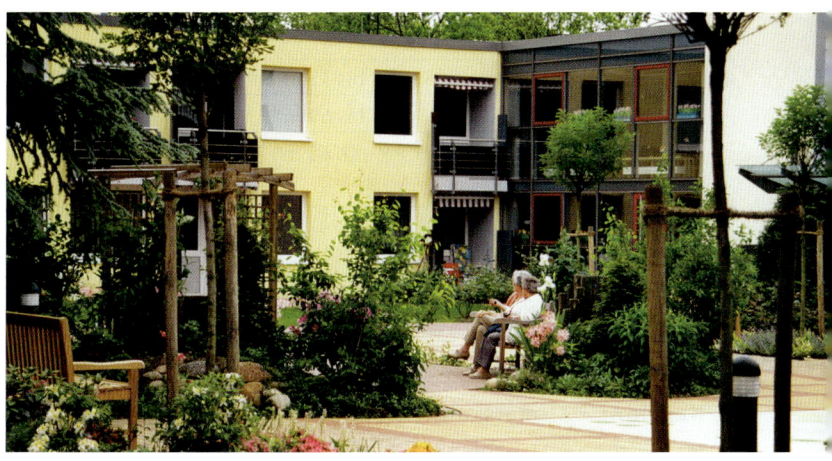

**Anschrift:** Hinsbleek 11, 22391 Hamburg-Poppenbüttel
**Vermietung:** Carola Göttsche, ☏ 040/60 60 11 18
285 Wohnungen, Alten- und Pflegeheim mit 812 Plätzen und 38 Kurzzeitpflegeplätzen, www.hzhg.de
**Wohnen:** Mietwohnung mit Service
- Notruf rund um die Uhr
- Schwimmbad, Parkrestaurant, Krämerladen, Festsaal, Gemeinschaftsräume, Hobbyräume, Kegelbahn, Freilichtbühne, Bibliothek mit Internetcafé, parkähnliches Gelände
- Ausflüge mit hospitaleigenen Bussen, Kulturprogramm, Freundeskreis, Hobbytreff, Chor, Gymnastik und Yoga, Sportangebote, Hauszeitung, Gottesdienste
- Mittagessen gegen Bezahlung durch den Menüdienst des Hospitals oder im Parkrestaurant
- Pflegedienst und Tagespflege auf dem Gelände
- Bei Bedarf ist ein Umzug in das angeschlossene Altenheim möglich, siehe Seite 480.

Seniorenwohnungen

**Ausstattung:** Die Wohnungen haben Einbauküche, WC und barrierefreie Dusche, Balkon oder Terrasse, Telefon- und TV-Anschluss, Aufzug.

**Miete:**

| | | |
|---|---|---|
| 1-Zimmer-Wohnung | 28 bis 31 m² | € 570,– bis € 768,– |
| 2-Zimmer-Wohnung | 57 bis 69 m² | € 1.172,– bis € 1.349,– |
| 2-Zimmerwohnung (Haus Pfingstrose) | ab 61 m² | € 1.323,– |
| 3-Zimmer-Wohnung (Haus Pfingstrose) | bis 91 m² | € 1.869,– |

Nebenkosten und Servicepauschale (€ 180,–) sind in der Miete enthalten. Betreuungszuschlag für eine zweite Person: € 90,–. Im Haus Pfingstrose (€ 195,–) Betreuungszuschlag für eine zweite Person: € 97,50.

**Kaution:** 3 Monatskaltmieten
**Nahverkehr:** Hinsbleek, Bus: 179; Alte Landstr., Bus: 24, 174
**Lage:** Wohngebiet mit Ein- und Zweifamilienhäusern, Alsterwanderweg. Krämerladen im Haus, zweimal wöchentlich Buspendeldienst zum Einkaufszentrum

> *In unserer »Kleinen Stadt für Senioren« leben Sie selbstständig in Ihrer Wohnung und haben alles, was Sie brauchen, in unmittelbarer Nähe: Ärzte, Apotheke, Hausnotrufdienst, Physiotherapie mit Schwimmbad, Parkrestaurant, Krämerladen, Bibliothek mit Internetcafé, Frisör, Haspa-Filiale und vieles mehr.*
>
> *Das schöne, parkähnliche Gelände des Hospitals lädt Sie und Ihre Gäste zum Spazierengehen und Verweilen ein. In unserem Festsaal erwartet Sie ein abwechslungsreiches Kultur- und Veranstaltungsprogramm. Und diejenigen, die sich gern betätigen oder kreativ sind, haben die Wahl zwischen zahlreichen Hobbyangeboten und Kursen von »Aktiv durch die Woche«*
>
> Dr. Hartmut Clausen, Frank Schubert, Vorstand

**Seniorenwohnungen**

## Servicewohnen Meiendorf

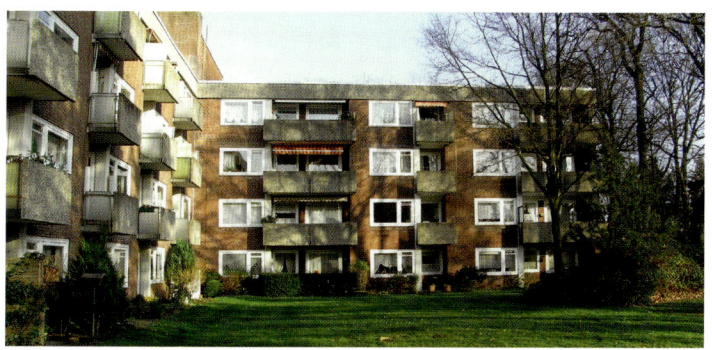

**Anschrift:** Spitzbergenweg 12 und Wildschwanbrook 4
22145 Hamburg-Rahlstedt
**Vermietung:** ☎ 040/251 51 20, Vereinigte Hamburger Wohnungsbaugenossenschaft eG (vhw), Hohenfelder Allee 2 22087 Hamburg, www.vhw-hamburg.de
102 Wohnungen
**Wohnen:** Mietwohnung mit Serviceangebot
- Regelmäßige Sprechzeiten des Sozialen Dienstes
- Beratung und Vermittlung von Dienstleistungen
- Nutzung der Gemeinschaftseinrichtungen
- Veranstaltungen, zum Teil mit Kostenumlage
- Bei Bedarf ist ein Umzug in eine Pflegeeinrichtung der vhw möglich.

**Ausstattung:** Die Wohnungen haben Küche, WC und Dusche, Balkon oder Terrasse, Keller, Telefon- und TV-Anschluss, Aufzug.

**Miete:**

| | | |
|---|---|---|
| 1-Zimmer-Wohnung | ca. 33 bis 41 m² | ca. € 330,– bis € 410,– |
| 2-Zimmer-Wohnung | ca. 56 bis 62 m² | ca. € 550,– bis € 600,– |

Nebenkosten und Servicepauschale (€ 48,90) sind in der Miete enthalten.
Servicepauschale für eine zweite Person: € 24,42
Ein § 5-Schein ist erforderlich.
Energieausweis: Baujahr 1974, Verbrauchsausweis, 228,5 kWh/(m²a), Erdgas L

**Seniorenwohnungen**

**Genossenschaftsanteile:** Beim Einzug ist ein Eintrittsgeld von € 55,– zu zahlen. Außerdem müssen Genossenschaftsanteile in Höhe von € 1.352,– bis € 2.392,– erworben werden. Die Höhe ist abhängig von der Wohnungsgröße.
**Nahverkehr:** Wildschwanbrook, Bus: 24, 275
**Lage:** Wohngebiet. Kleines Einkaufszentrum in der Nähe

## Servicewohnen Neu Rahlstedt

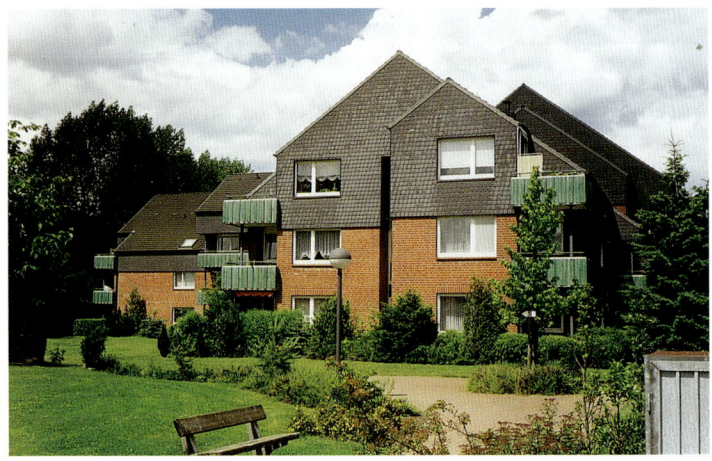

**Anschrift:** Nieritzweg 15 und Stapelfelder Straße 31
22143 Hamburg-Rahlstedt
**Vermietung:** ☎ 040/251 51 20, Vereinigte Hamburger Wohnungsbaugenossenschaft eG (vhw), Hohenfelder Allee 2
22087 Hamburg, www.vhw-hamburg.de
66 Wohnungen
**Wohnen:** Mietwohnung mit Serviceangebot
- Regelmäßige Sprechzeiten des Sozialen Dienstes
- Beratung und Vermittlung von Dienstleistungen
- Nutzung der Gemeinschaftseinrichtungen

Seniorenwohnungen

- Veranstaltungen, zum Teil mit Kostenumlage
- Bei Bedarf ist ein Umzug in eine Pflegeeinrichtung der vhw möglich.

**Ausstattung:** Die Wohnungen haben Küche, WC und Dusche, Balkon oder Terrasse, Keller oder Dachboden, Telefon- und TV-Anschluss, Aufzug.

**Miete für Nieritzweg 15:**

| 1-Zimmer-Wohnung | ca. 37 bis 52 m² | ab € 450,– |
|---|---|---|
| 1,5-Zimmer-Wohnung | ca. 54 m² | ca. € 545,– |
| 2-Zimmer-Wohnung | ca. 52 bis 68 m² | ab € 600,– |

Energieausweis: Baujahr 1985, Verbrauchsausweis, 161,2 kWh/(m²a), Erdgas L

**Miete für Stapelfelder Straße 31:**

| 1,5-Zimmer-Wohnung | ca. 45 m² | ca. € 490,– |
|---|---|---|
| 2-Zimmer-Wohnung | ca. 53 m² | ca. € 600,– |

Nebenkosten und Servicepauschale (€ 48,90) sind in der Miete enthalten.
Servicepauschale für eine zweite Person: € 24,42
Energieausweis: Baujahr 1992, Verbrauchsausweis, 138,2 kWh/(m²a), Erdgas L

**Genossenschaftsanteile:** Beim Einzug ist ein Eintrittsgeld von € 55,– zu zahlen. Außerdem müssen Genossenschaftsanteile in Höhe von € 2.340,– bis € 3.120,– erworben werden. Die Höhe ist abhängig von der Wohnungsgröße.
**Nahverkehr:** Prehnsweg, Bus: 9, 264, 364
**Lage:** Wohngebiet. Geschäfte in der Nähe

## Servicewohnen Theodor-Storm-Straße

**Anschrift:** Theodor-Storm-Str. 7–9, 22149 Hamburg-Rahlstedt
**Vermietung:** ☎ 040/251 51 20, Vereinigte Hamburger Wohnungsbaugenossenschaft eG (vhw), Hohenfelder Allee 2, 22087 Hamburg, www.vhw-hamburg.de
98 Wohnungen

Seniorenwohnungen

# Wandsbek

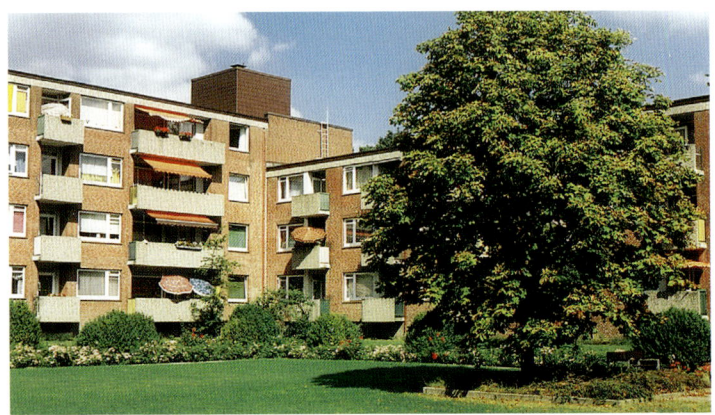

**Wohnen:** Mietwohnung mit Serviceangebot
- Regelmäßige Sprechzeiten des Sozialen Dienstes
- Beratung und Vermittlung von Dienstleistungen
- Nutzung der Gemeinschaftseinrichtungen
- Veranstaltungen, zum Teil mit Kostenumlage
- Bei Bedarf ist ein Umzug in eine Pflegeeinrichtung der vhw möglich.

**Ausstattung:** Die Wohnungen haben Küche, WC und Dusche, Balkon, Keller, Telefon- und TV-Anschluss, Aufzug.

**Miete:**

| Zimmer | Größe (m²) | Kaltmiete | Nebenk. | Service | Miete (€) |
|---|---|---|---|---|---|
| 1 | ca. 29 | 156,00 | 100,00 | 48,90 | 304,90 |
| 2 | ca. 55 | 290,00 | 185,00 | 48,90 | 523,90 |

Nebenkosten und Servicepauschale (€ 48,90) sind in der Miete enthalten.
Servicepauschale für eine zweite Person: € 24,42
Energieausweis: Baujahr 1972, Verbrauchsausweis, 196,1 kWh/(m²a), Erdgas H

**Genossenschaftsanteile:** Beim Einzug ist ein Eintrittsgeld von € 55,– zu zahlen. Außerdem müssen Genossenschaftsanteile in Höhe von € 1.300,– bis € 2.288,– erworben werden. Die Höhe ist abhängig von der Wohnungsgröße.

**Seniorenwohnungen**

**Nahverkehr:** Theodor-Storm-Straße, Bus: 162
**Lage:** Wohngebiet. Kleine Geschäfte in der Nähe

## Servicewohnen Bullenkoppel

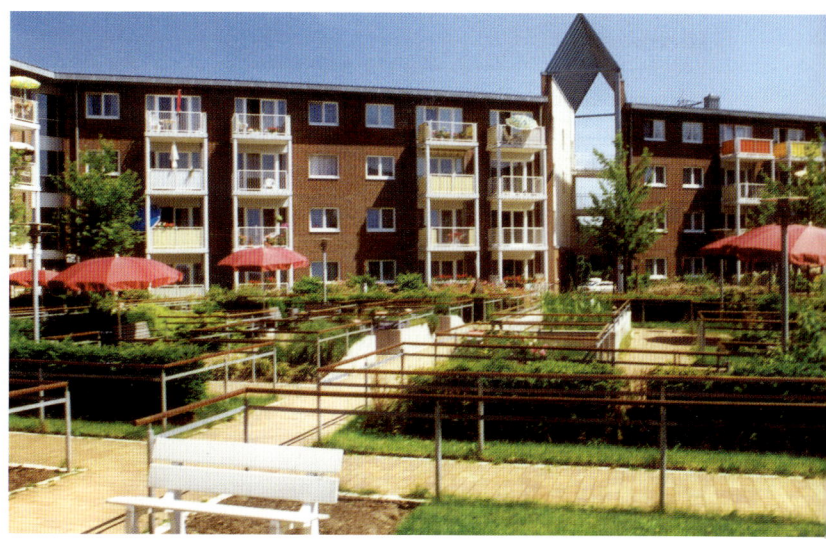

**Anschrift:** Bullenkoppel 15 und 19
22047 Hamburg-Wandsbek
**Vermietung:** ☎ 040/251 51 20, Vereinigte Hamburger Wohnungsbaugenossenschaft eG (vhw), Hohenfelder Allee 2, 22087 Hamburg, www.vhw-hamburg.de
83 Wohnungen
**Wohnen:** Mietwohnung mit Serviceangebot
- Notruf rund um die Uhr ins Senator-Ernst-Weiß-Haus
- Regelmäßige Sprechzeiten des Sozialen Dienstes
- Beratung und Vermittlung von Dienstleistungen
- Nutzung der Gemeinschaftseinrichtungen
- Veranstaltungen, zum Teil mit Kostenumlage

**Seniorenwohnungen**

- Auf Wunsch Mahlzeiten gegen Entgelt
- Bei Bedarf ist ein Umzug in eine Pflegeeinrichtung der vhw möglich.

**Ausstattung:** Die Wohnungen haben Küche, WC und barrierefreie Dusche, Balkon, Keller, Telefon- und TV-Anschluss, Aufzug.

**Miete:**

| Zimmer | Größe (m²) | Kaltmiete | Nebenk. | Service | Miete (€) |
|---|---|---|---|---|---|
| 2 | ca. 44 | 368,00 | 120,00 | 48,90 | 536,90 |
| 2 | ca. 54 | 452,00 | 150,00 | 48,90 | 650,90 |

Servicepauschale für eine zweite Person: € 24,42
Energieausweis: Baujahr 1997, Verbrauchsausweis, 110 kWh/(m²a), Erdgas

**Genossenschaftsanteile:** Beim Einzug ist ein Eintrittsgeld von € 55,– zu zahlen. Außerdem müssen Genossenschaftsanteile in Höhe von € 2.288,– bis € 2.964,– erworben werden. Die Höhe ist abhängig von der Wohnungsgröße.
**Nahverkehr:** Bullenkoppel, Bus: 118
**Lage:** Wohngebiet. Kleines Einkaufszentrum

## EMMAPLAMBECKHAUS

**Anschrift:** Maromer Straße 14–24, 22850 Norderstedt
**Vermietung:** Claudia Asmussen, ☎ 040/523 02-168
Grundstücksgesellschaft Maromer Str. 14-26 GmbH & Co. KG, 22848 Norderstedt, www.plambeck.com
88 Wohnungen
**Wohnen:** Mietwohnung mit Betreuung
- Notruf rund um die Uhr
- Clubraum, Sauna, Fitness- und Hobbyräume, Sonnenterrasse, Parkanlage mit Teich, Gartenpavillon, Grillplatz, Boulebahn, Rosengarten, Tiefgarage

Seniorenwohnungen

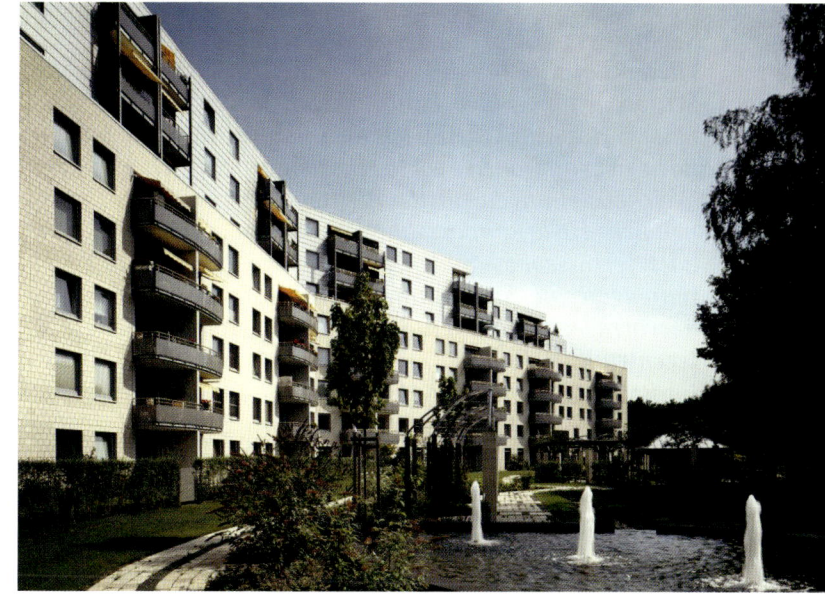

- Jahreszeitliche Feste, Seniorengymnastik, Hobbygruppen, Dia- und Spieleabende, Vorführungen und Vorträge

**Ausstattung:** Die Wohnungen haben Einbauküche, WC, Bad mit Fußbodenheizung, Badewanne und barrierefreie Dusche, Parkett oder Teppichboden, Balkon oder Terrasse, Keller, Telefon- und TV-Anschluss, Aufzug.

**Miete:**

| | | |
|---|---|---|
| 2-Zimmer-Wohnung | 51 bis 69 m² | ab € 735,– |
| 3-Zimmer-Wohnung | 81 bis 131 m² | ab € 1.350,– |
| 4-Zimmer-Wohnung | 134 bis 146 m² | ab € 1.900,– |

Nebenkosten sind in der Miete enthalten.
Betreuungsvertrag mit der ELIM-Diakonie. Betreuungszuschlag: € 130,–

**Kaution:** 3 Monatsmieten
**Nahverkehr:** U-Bahnhof Garstedt: Linie U1; Kohfurth, Bus: 178, 193, 278
**Lage:** Wohngebiet. Geschäfte in der Nähe

**Seniorenwohnungen**

*Seniorengerecht wohnen – geborgen im Alter!*
*Diesen Leitsatz für die vor mehr als 10 Jahren eröffnete Seniorenwohnanlage Pöhlshof wollen wir auch für das neue EMMAPLAMBECKHAUS voranstellen. Sie haben noch viel vor, wollen aber bereits heute die entscheidenden Weichenstellungen für den dritten Lebensabschnitt vornehmen. Helle komfortable Wohnungen, alle mit Balkon oder Terrasse nach Süden, anspruchsvolle Architektur, seniorengerechte Ausstattung und Infrastruktur sowie eine hervorragende Lage – fußläufig zum Herold-Center, Ärztezentrum, U-Bahnhof und ZOB – das alles erwartet Sie im EMMAPLAMBECKHAUS.*

Claudia Asmussen, Vermietung

## Seniorenwohnanlage Pöhlshof

**Anschrift:** Rathausallee 83 a–f und Friedrichsgaber Weg 365 a–b, 22846 Norderstedt
**Vermietung:** Claudia Asmussen, ☎ 040/523 02-168
GSG Norderstedt Mitte GmbH & Co. KG, Ochsenzoller Straße 147, 22848 Norderstedt, www.plambeck.com
86 Wohnungen
**Wohnen:** Mietwohnung mit Betreuung
- Notruf rund um die Uhr
- Clubraum, Sauna, Fitness- und Hobbyräume, Sonnenterrasse, Grillplatz, Park mit Teich, Gästeapartments
- Jahreszeitliche Feste, Seniorengymnastik, Aquarellmalen, Keramikarbeiten, Dia- und Spieleabende, Vorführungen und Vorträge, Kurse der Volkshochschule im Haus, hauseigener Kleinbus
- Das Restaurant im Haus bietet Mittagsmenüs an.

Seniorenwohnungen

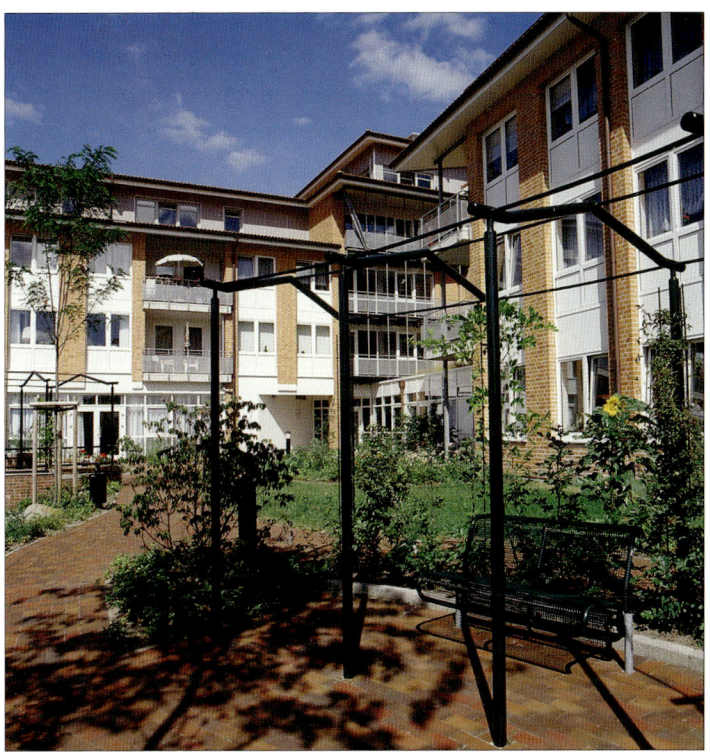

**Ausstattung:** Die Wohnungen haben Einbauküche, WC und barrierefreie Dusche, überwiegend Balkon oder Terrasse, Telefon- und TV-Anschluss, Keller, Aufzug.

**Miete:**

| | | |
|---|---|---|
| 1,5-Zimmer-Wohnung | 45 bis 55 m² | € 887,– bis € 1.087,– |
| 2-Zimmer-Wohnung | 43 bis 80 m² | € 887,– bis € 1.287,– |

Nebenkosten und Betreuungszuschlag (€ 137,–) sind in der Miete enthalten. Betreuungsvertrag mit der ELIM-Diakonie

**Kaution:** 3 Monatsmieten
**Nahverkehr:** U-Bahnhof Norderstedt Mitte, Linie: U1; Friedrichsgaber Weg (Mitte), Bus: 278, 494, 594
**Lage:** Rantzauer Forst. Moorbekpassage, Einkaufsdienst

Seniorenwohnungen

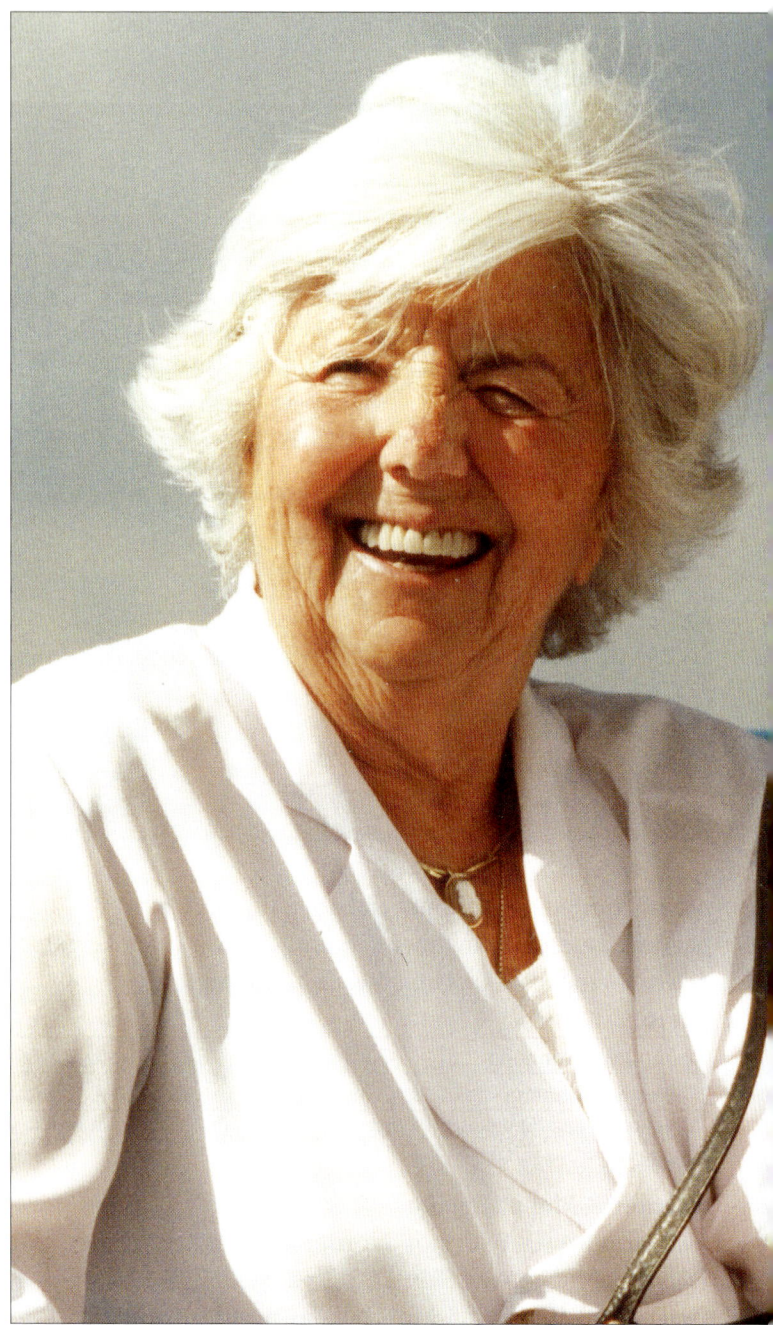

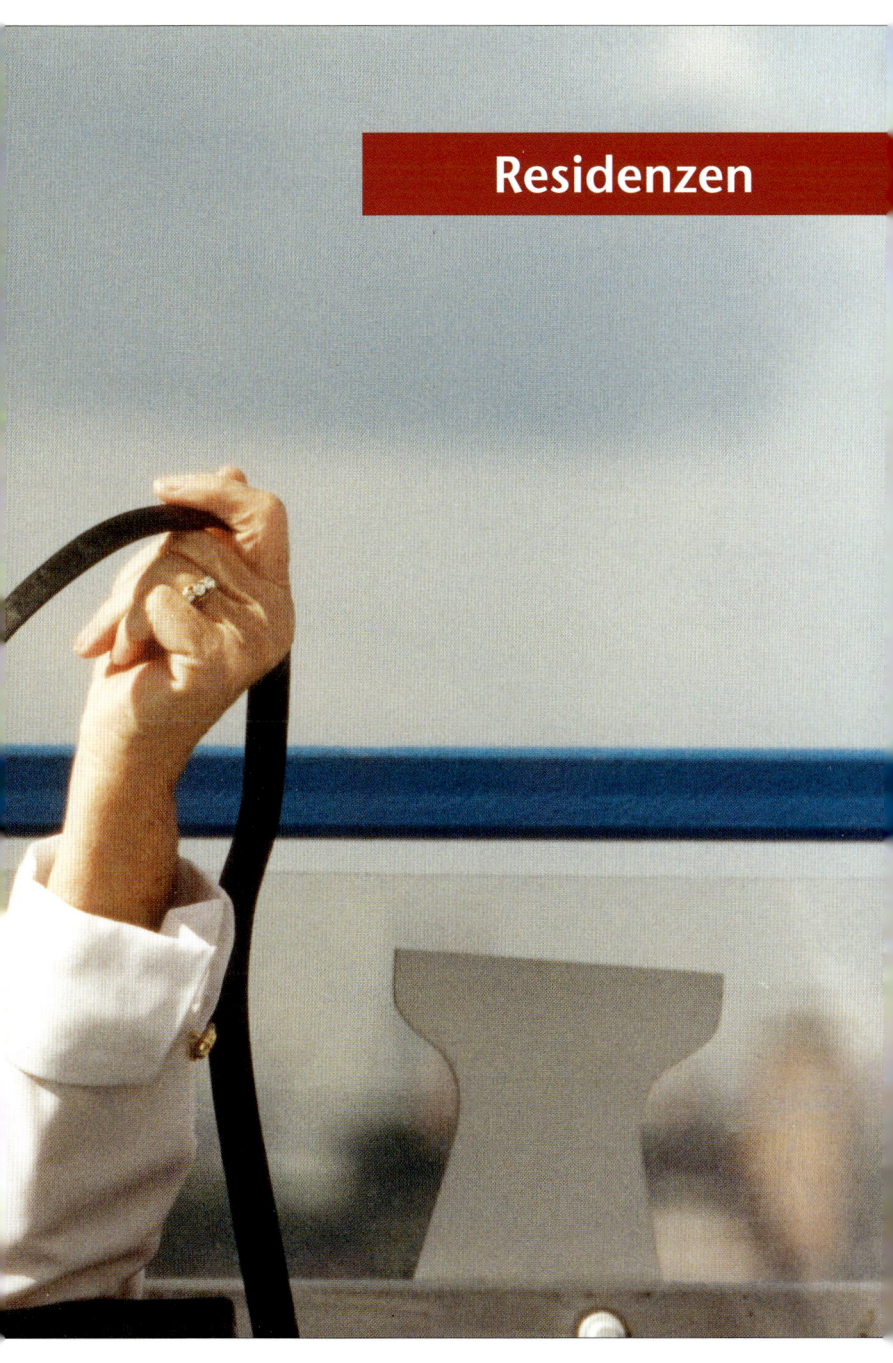

# Residenzen

# Der Umzug in eine Seniorenresidenz
## Ein anderes Preis-Leistungsverhältnis

Komfortable Residenzen mit ihrem hotelähnlichen Charakter ermöglichen Unabhängigkeit und Komfort. Die Mieten sind höher als beim Service-Wohnen. Ob das Preis-Leistungs-Verhältnis in einer Seniorenresidenz stimmt, muss jeder für sich entscheiden. Bei fast allen Residenzen ist das Mittagessen im Preis enthalten. Frühstück und Abendbrot können abonniert werden oder die Bewohner bereiten es sich selbst zu. Jede Woche kommt eine Reinigungskraft, um die Fußböden, die Küche und das Bad sauber zu halten. Außerdem werden regelmäßig die Fenster geputzt. Zum Leistungsangebot gehört ein großes Freizeit-, Sport- und Kulturprogramm. Auch Schwimmbad und Sportstudio sind in vielen Häusern zu finden.

### Ehepaar Koch: »Zu zweit ist es leichter«

Ursprünglich hatten Inge und Hans Joachim Koch nicht vor, in eine Seniorenresidenz zu ziehen. Das Ehepaar lebte glücklich in seinem Traumhaus in Ahrensburg bei Hamburg. »Wir waren sehr verwurzelt. Im Garten hatten wir 215 Rosen«, erinnert sich Inge Koch. Für einen Umzug sah das Ehepaar lange keine Notwendigkeit. Für die Kochs war klar: Wir bleiben zu Hause! Doch dann fiel es Hans Joachim Koch immer schwerer, zum Beispiel auf die Leiter zu steigen, um das Laub aus der Regenrinne zu entfernen. »Meine Frau hat festgehalten, damit ich nicht herunterfalle«, verdeutlicht der heute 84-Jährige seine Lage, die viele ältere Hausbesitzer gut nachvollziehen können.

Die Entscheidung, das geliebte Haus aufzugeben und in eine Residenz zu ziehen, fiel in einem kalten, lang andau-

**Residenzen**

## Der Umzug in eine Seniorenresidenz

ernden Winter, in dem es wochenlang schneite. »Um den Gehweg und die Einfahrt frei zu halten, mussten wir Schnee schippen, bis uns fast die Arme abfielen. Irgendwann waren die Hügel so hoch, dass wir den Schnee kaum noch darauf werfen konnten«, erinnert sich Inge Koch. Plötzlich war klar: Die mit dem Eigenheim verbundene Arbeit ist zu belastend im Alter, das Haus kann sich zum Klotz am Bein entwickeln – in einer Wohnung ist das Leben viel einfacher.

Und so haben sich Inge und Hans Joachim Koch auf die Suche nach einem neuen Zuhause gemacht. Ein Umzug zu

Inge und Hans Joachim Koch sind seit 37 Jahren verheiratet und gut aufeinander eingespielt.

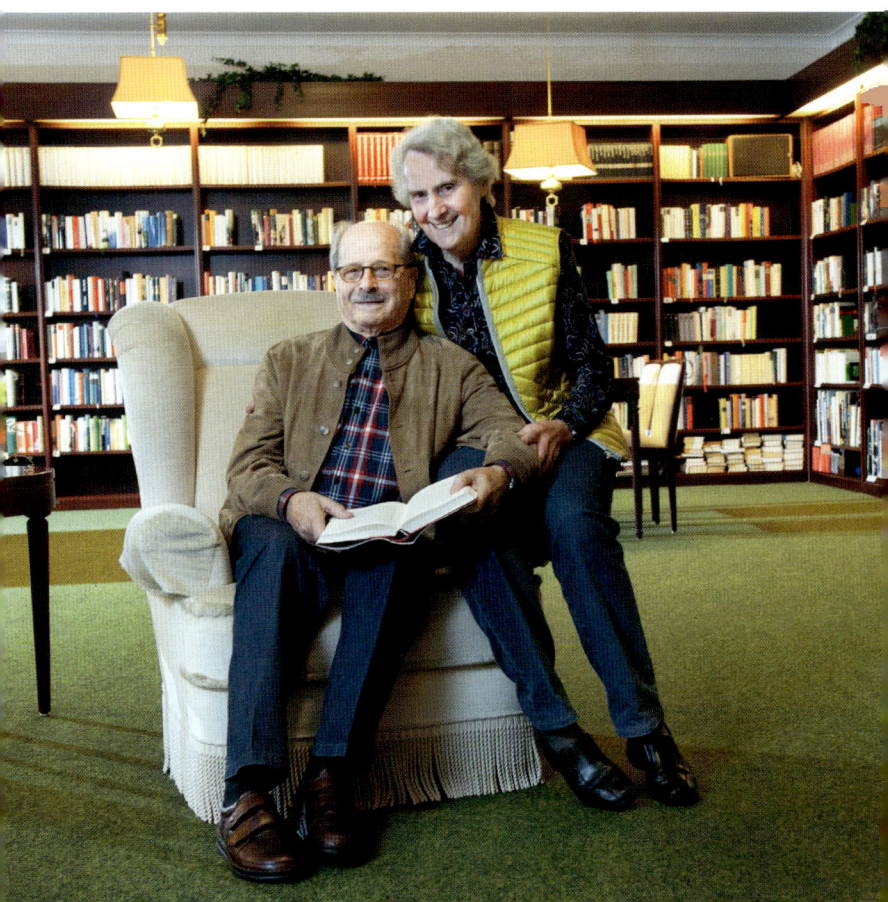

den Töchtern nach Baden-Baden oder Mönchengladbach kam nicht infrage, die Kochs wollten am liebsten in Ahrensburg bleiben. »Die Kinder führen ihr eigenes Leben«, erklärt Ehemann Hans Joachim, »und wer soll sich dann um die Gräber unserer Familienangehörigen hier kümmern?« Die Kochs schauten sich mehrere Wohnanlagen an und verschafften sich so einen Überblick. Und wie es bei der Suche nach einem neuen Zuhause häufig ist: »Als wir in diesem Appartement standen, wussten wir, dass wir genau in diese Wohnung einziehen wollten«, freut sich Inge Koch. Die Entscheidung und der Abschied sind nicht schwergefallen, der Umzug jedoch war schwierig. »Meine Eltern und meine Schwester waren ja bereits verstorben. Ich hatte noch viele Erinnerungsstücke von ihnen im Haus. Mich davon zu verabschieden, war schwer«, sagt Inge Koch wehmütig. In einem Brief wurde den beiden Töchtern die Entscheidung mitgeteilt. Die waren zunächst überhaupt nicht begeistert. »Wie könnt ihr so etwas tun? Ihr seid doch noch viel zu fit«, war die erste Reaktion. Ähnlich haben Freunde reagiert. Doch Inge und Hans Joachim Koch wussten es besser.

Ballast abwerfen und einen Neuanfang wagen. Das Haus konnte schnell verkauft werden. Von vielen Dingen haben sich die Kochs getrennt und sind vor zwei Jahren sozusagen mit kleinem Gepäck in den Rosenhof in Ahrensburg gezogen. Die Zweizimmerwohnung mit 62 Quadratmetern liegt im fünften Stock. Der Blick auf den Aue-Wanderweg bezaubert jeden Besucher. »Das Einleben ging ratzfatz«, sagt Inge Koch, »wir haben das Glück, dass wir zu zweit sind. Da ist ein Umzug leichter.« Inzwischen sind sich Töchter, Freunde und Bekannte einig: Ihr habt es genau richtig gemacht.

Inge und Hans Joachim Koch gehen zweimal in der Woche zur Gymnastik. Besonders angenehm empfinden sie die kurzen Wege innerhalb des Hauses. An Verkaufsständen im

Foyer werden die Zutaten für Frühstück und Abendbrot sowie Blumen und Obst angeboten. Kassenstunden der Banken, Service vom Optiker und Hörgeräteberater, ein Friseur und eine Fußpflegepraxis runden das Angebot ab. Das Ehepaar Koch fährt darüber hinaus jedoch gern mit dem Fahrrad in die Ahrensburger Innenstadt, um dort einzukaufen.

Die Kochs haben den Umzug nicht bereut. »Wir haben eine gute Nachbarschaft«, berichtet Hans Joachim Koch. »Natürlich muss man sich daran gewöhnen, dass es auch weniger agile, gebrechliche Bewohner gibt, von denen einige auf Rollstuhl oder Rollator angewiesen sind. Wir machen bei etlichen Angeboten mit, da wir jedoch zu zweit sind, leben wir ansonsten recht zurückgezogen«, beschreibt Hans Joachim Koch das Miteinander.

Ansonsten gestaltet man in einer Residenz sein Leben frei. Mit dem Auto fahren Hans Joachim und Inge Koch gern an die Ostsee, um Urlaub im mecklenburgischen Zingst zu machen. Mit dem Zug waren die beiden zum Familienfest in Baden-Baden. Der freudige Anlass war die Firmung ihrer Enkelin.

## Harald Dolz: »Man muss loslassen können!«

Manchmal macht einem das Leben aufgrund eines Schicksalsschlages einen Strich durch die Rechnung. Marga und Harald Dolz waren über 55 Jahre verheiratet und lebten glücklich in ihrem Traumhaus. »Wir mussten nicht einmal im Garten herumkriechen, das hat alles ein Gärtner erledigt«, erinnert sich Harald Dolz. »Doch nach dem plötzlichen Tod meiner Ehefrau saß ich ganz allein in dem Haus.« Der Witwer bestellte sich »Essen auf Rädern« und einige Freunde kümmerten sich um ihn. Doch in dem Gebäude, mit dem zahlreiche schöne Erinnerungen verbunden sind, waren nur noch Einsamkeit und tiefe Trauer zu spüren. Jeden Tag fuhr der pensionierte Oberstudienrat auf den Friedhof, um am Grab seiner Frau Abschied zu nehmen. Immer und immer wieder. »Die vier Kilometer zum Friedhof waren mir zu weit. Darum hatte ich plötzlich die Idee: Warum ziehst du nicht in die naheliegende Residenz?«

Harald Dolz konnte sich noch am selben Tag ein Appartement anschauen, es entsprach genau seinen Wünschen. Innerhalb eines Monats ging der Umzug über die Bühne. »Ich musste nur einen neuen Kleiderschrank kaufen. Der alte war zu wackelig und hätte den Umzug nicht überstanden.«

Erstaunlich unkompliziert ging der Hausverkauf über die Bühne. Harald Dolz hatte aus Sicherheitsgründen keine Anzeige in der Zeitung aufgegeben, sondern eine Maklerin eingeschaltet, die auch die Besichtigungstermine übernahm. Harald Dolz musste nur noch beim Notartermin dabei sein. »Bei der Übergabe habe ich dann noch ein Gebet gesprochen und mich beim lieben Herrgott für die guten Jahre in unserem Haus bedankt und darum gebeten, dass er seine Liebe an die neuen Eigentümer weitergeben möge.« Jetzt wohnt dort eine Familie mit zwei Kindern. Es war ein Abschied ohne Schmerz und ohne Wehmut.

Es war ein Neuanfang mit anderen Menschen. »Ich habe mich hier vom ersten Tag an wohlgefühlt. Man soll sich nicht in der eigenen Vergangenheit eingraben.« Das hat Harald Dolz in der schwierigen Zeit nach dem Tod seiner Frau gelernt. »Die Nachbarn sind freundlich, die Atmosphäre ist nett, das Essen schmeckt gut.« Beruhigend ist für ihn, jederzeit medizinische Hilfe in Anspruch nehmen zu können. Vor Kurzem ist der 82-Jährige an den Augen operiert worden. In den Tagen und Wochen danach mussten ihm bis zu fünf Mal am Tag Augentropfen verabreicht werden. Diese

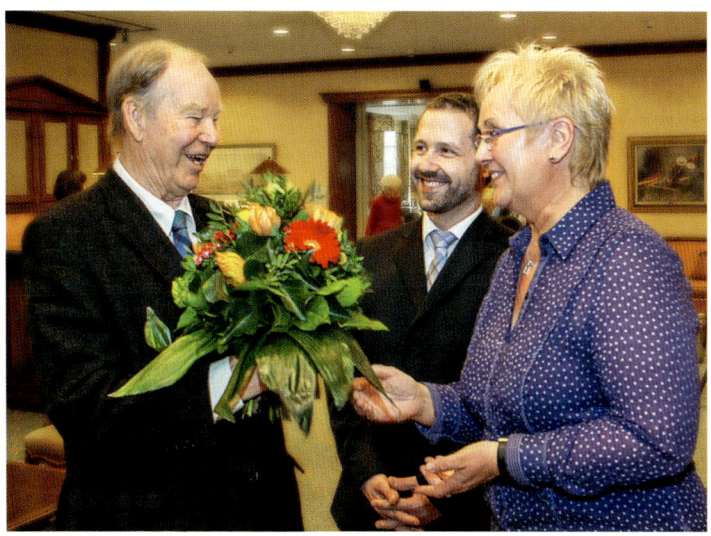

Glückwunsch zum Einzug. Der Immobiliensachverständige Christian Pauli und die Maklerin Christiane Mittag konnten das Haus von Harald Dolz zu einem guten Preis verkaufen.

Hilfe hat direkt nach dem Krankenhausaufenthalt der ambulante Pflegedienst im Haus übernommen.

Einen Wunsch möchte sich Harald Dolz demnächst erfüllen. Gemeinsam mit einer Bekannten will er noch einmal auf die Zugspitze. Die Urlaubsplanungen – wie die beiden nach Bayern kommen und welches Hotel in Garmisch-Partenkirchen gebucht werden soll – laufen bereits auf vollen Touren.

## Sibylle Wiedemann: »Den Absprung wagen«

Es ist ungewöhnlich, im Alter von 73 Jahren einen Fallschirmsprung aus 4.000 Metern Höhe zu wagen. Doch dieser Tandemsprung war für Sibylle Wiedemann immer ein Traum, und es sollte Jahrzehnte dauern, bis sich die Seniorin diesen Wunsch erfüllen konnte. Angst vor dem Sprung hatte sie nicht, denn »Angst hat mir in meinem Leben nie geholfen«.

Eine Rentnerin, die sich so etwas zutraut, stellt man sich resolut und entschieden vor. Doch: »Ich war mein Leben lang alles andere als entscheidungsfreudig«, erklärt die ehemalige Lehrerin. Sie hat funktioniert – im Beruf genauso wie bei der Erziehung ihrer beiden Kinder. Erst nach dem Tod ihres Mannes vor fünf Jahren hat die Witwe mühsam gelernt, Entscheidungen zu treffen. Darauf ist sie inzwischen richtig stolz. Ein Beispiel: »Vor einem Jahr habe ich nach langem Hin und Her mein Haus verkauft. Es war viel zu groß, der Garten war nur noch ein Klotz am Bein. Ich musste Ballast abwerfen.« Umgezogen ist Sibylle Wiedemann in eine 52 Quadratmeter große 2-Zimmer-Wohnung mit Balkon in der Seniorenresidenz Alsterpark. Bereut hat

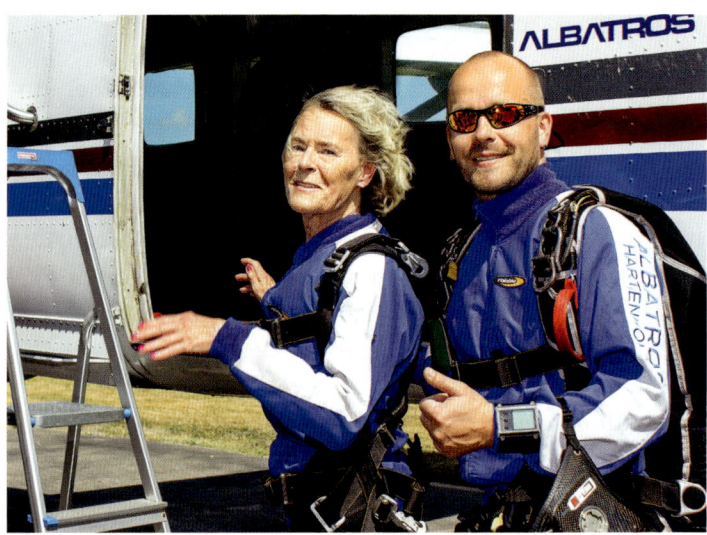

Einsteigen in die Cessna. Der Propeller läuft bereits. Sibylle Wiedemann hat zu ihrem Sprunglehrer Spörli volles Vertrauen.

**Residenzen**

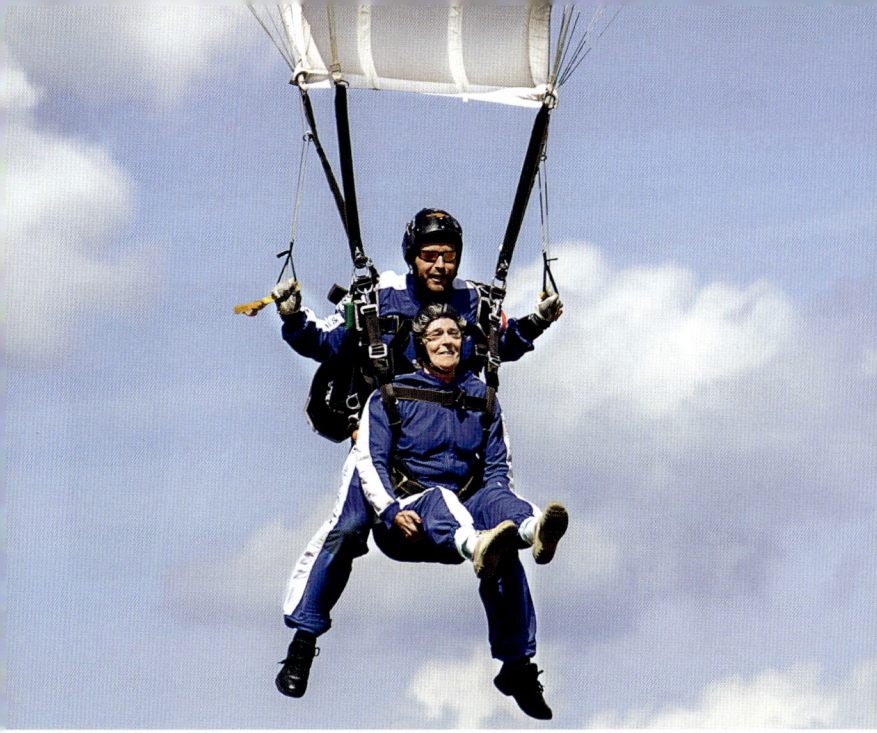

Sibylle Wiedemann hält bereits kurz vor der Landung die Beine hoch.

sie die Entscheidung nie. »Es war ein schönes Gefühl, mich nach meinem eigenen Geschmack einzurichten. Ich fühle mich in der Gemeinschaft geborgen und angenommen, denn ich bin nicht dafür geschaffen, allein zu leben.«

Nach ihrem Fallschirmsprung berichtet Sibylle Wiedemann: »Alle Gedanken sind ausgeschaltet. Dann wird man plötzlich geschubst. Man lässt sich fallen und stürzt mit vielleicht 200 Stundenkilometern ins Nichts. Du denkst: Wann ist bloß der freie Fall zu Ende? Es kommt einem wie eine Ewigkeit vor, obwohl es nur etwa 50 Sekunden sind. Dann beginnt in rund 1.500 Metern Höhe die sanfte Phase. Es wird leise, du schwebst und siehst die Welt von oben in ihrer ganzen Schönheit. Jetzt kann man den Sprung wirklich genießen. Das Glücksgefühl dauert vielleicht fünf bis sechs Minuten. Und nach der Landung wusste ich: Ja, ich kann es. Und ich kann noch viel mehr!«

**Residenzen**

# Wie lebt man in einer Residenz?
## Die neuen Nachbarn haben ähnliche Erfahrungen

Wer überlegt, in eine Seniorenresidenz zu ziehen, möchte mehr über den Alltag und die Gemeinschaft vor Ort erfahren. Markus Berns leitet seit 1998 die Parkresidenz Rahlstedt.

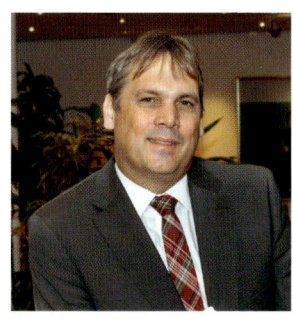

Markus Berns

*Herr Berns, wie hat man sich das Leben in einer Residenz vorzustellen?*

Unsere Bewohner leben selbstständig in ihrem Appartement, sind an einer guten Nachbarschaft und kulturellen Angeboten interessiert. Wir hatten gerade ein Jazzkonzert, bieten aber auch klassische Konzerte und Lesungen an. Die mit dem Schauspieler Christian Quadflieg war ein großer Erfolg. Aktiv zu bleiben, ist für viele ganz wichtig. Außerdem achten die Nachbarn und unsere Mitarbeiter auf Bewohner, denen es nicht gut geht und die Hilfe brauchen.

*Muss man denn bei allen Veranstaltungen teilnehmen?*

Nein. Es gibt auch Bewohner, die individuell für sich leben, ihren eigenen Familien- und Freundeskreis haben und sich für die Residenz wegen der Sicherheit bei der Betreuung und Pflege entschieden haben.

*Sind die Residenzen nur etwas für wohlhabende Leute?*

Das kann man so nicht sagen. Bei uns wohnt beispielsweise die Witwe, die ihr Haus verkauft hat, weil es ihr zu groß geworden ist. Sie will nicht mehr allein leben und sucht eine neue Gemeinschaft. Aber genauso zieht der pensionierte Lehrer, der ehemalige Versicherungsangestellte oder Apotheker bei uns ein.

*Sind die Bewohner ausschließlich Alleinstehende?*
Etwa 20 Prozent unserer Bewohner sind Ehepaare, die aus Gründen gegenseitiger Fürsorge umziehen. Wenn dann ein Partner verstirbt, weiß er den anderen gut versorgt. Bei Bedarf gibt es durch die stetige Anwesenheit des Pflegedienstes die Möglichkeit der pflegerischen Versorgung direkt im Appartement. Und bei schwerster Pflegebedürftigkeit können sich die Paare räumlich trennen, leben jedoch weiterhin in einem Haus nahe beieinander. Der pflegebedürftige Partner zieht bei uns in den Pflegebereich, der gesunde wohnt weiterhin im Appartement. Beide können den ganzen Tag zusammen verbringen. Das ist sinnvoll, damit der gesunde Partner mit der Betreuung nicht überfordert ist.

*Wie werden neue Bewohner aufgenommen?*
Wer sein Haus aufgibt, lässt einen Teil seiner Vergangenheit hinter sich. Neuen Bewohnern ist der Residenzkreis zu empfehlen. Beim Austausch mit den Nachbarn wird schnell klar, dass sie ähnliche Erfahrungen gemacht haben. Die Menschen sind mit ihren Schicksalsschlägen, Sorgen und Problemen nicht allein. Das beruhigt und bringt Trost.

*Kümmern sich die Bewohner umeinander?*
Unsere Bewohner haben den „Besuchskreis Herzlichkeit" ins Leben gerufen. Wenn ein Nachbar krank ist, in der Klinik liegt oder in den Pflegewohnbereich umgezogen ist, wird er auf jeden Fall von den Mitbewohnern besucht.

*Werden Residenzen oft mit Altenheimen verwechselt?*
Leider ja. In eine Residenz ziehen Menschen ein, die noch einmal neu anfangen wollen. Sie sind in der Regel gesund, fahren Auto, haben ihre Familie, machen individuell Urlaub. Man darf bei uns aber auch krank und pflegebedürftig werden. In diesem Fall kann dann die Pflege über unseren ambulanten Dienst im Appartement oder im Pflegebereich sichergestellt werden.

**Residenzen**

# Residenzen kompakt
## Zu empfehlen ist das Probewohnen

Die komfortablen Ein- bis Vier-Zimmer-Appartements haben Bad, Küche oder Pantry, TV-, Internet- und Telefonanschluss, Aufzug, Keller sowie größtenteils Balkon oder Terrasse. Auf Wunsch können auch Grundrisse verändert und Küchen umgebaut werden. Stell- und Garagenplätze sind vorhanden. Jedes Appartement hat einen Notruf rund um die Uhr. Zum Appartement gehört insbesondere der altengerechte Ausbau des Bads. So gibt es barrierefreie Duschen ohne Einstieg oder niedrige Badewannen. Haltegriffe und Sitze geben Sicherheit beim Duschen und Baden.

## Die Annehmlichkeiten innerhalb des Hauses

Das Wohnen findet im ganzen Haus statt: Schwimmbad und Sauna, Bibliothek und Clubräume, Kunstausstellungen und klassische Konzerte bieten Abwechslung.

Die zentralen Treffpunkte sind Restaurant und Café. Zum Mittagessen ist ein Salatbuffet aufgebaut, der Kellner serviert eines der Mittagsmenüs oder à la carte. Am Nachmittag bietet das Café eine große Auswahl an Kuchen und Torten. Ein kleiner Laden, der Bankschalter und der Friseur ergänzen das Leistungsangebot.

## Preise

Die Preise enthalten zum Beispiel die monatliche Miete, Betreuung, krankenpflegerische Versorgung – Einzelheiten sind bei den jeweiligen Häusern angegeben. Die Pflege durch einen ambulanten Pflegedienst ist ausdrücklich nicht im monatlichen Entgelt enthalten!

**Residenzen**

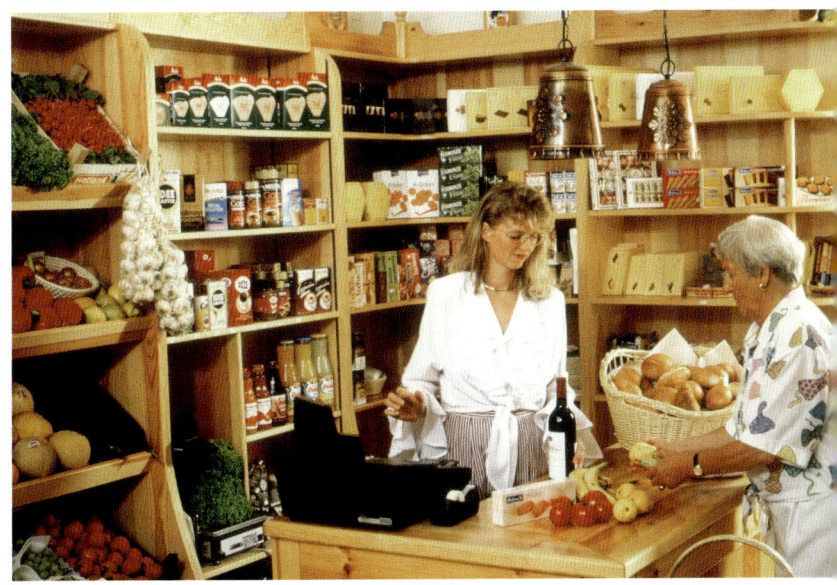

Beim Einkauf ein Schwätzchen halten

## Pflege auf Bestellung

Ob in einer preisgünstigen Mietwohnung oder einer Seniorenresidenz – die Pflege durch einen ambulanten Dienst funktioniert nach dem Prinzip: Der Kunde sagt, wie oft die Mitarbeiter eines Pflegedienstes kommen und was sie leisten sollen. Die Leistungen sind in sogenannten Leistungskomplexen genau festgelegt, die Vergütung ebenfalls. Die Kosten pro Monat lassen sich also im Vorwege errechnen, siehe Seite 101.

## Pflege im Appartement

Der wesentliche Unterschied im Vergleich zum Alten- und Pflegeheim ist die Versorgung im Appartement, zum Bei-

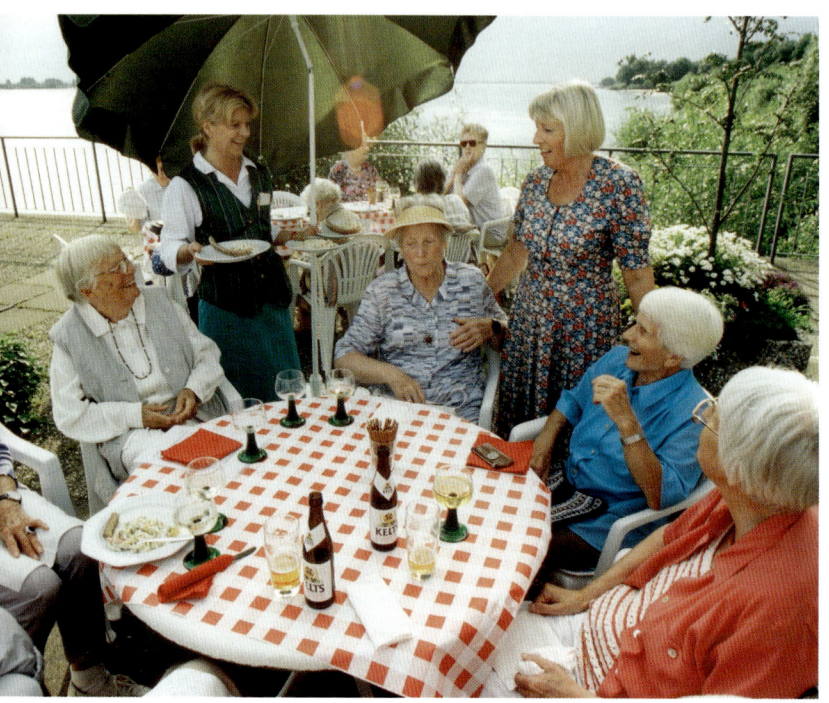

Bei gutem Wetter gibt es Würstchen und Kartoffelsalat zum Abendbrot auf der Terrasse.

spiel durch den hauseigenen ambulanten Pflegedienst. Folglich werden von der Pflegekasse die Zuschüsse für häusliche Pflege gezahlt. Sollte die häusliche Pflege im eigenen Appartement nicht mehr durchführbar sein, ist ein Umzug in den Pflegebereich jederzeit möglich. In diesem Fall werden dann die Zuschüsse der Pflegekasse für stationäre Pflege gezahlt.

Ausführliche Informationen zur Pflegeversicherung siehe Seite 86.

Die ambulanten Pflegekosten können direkt mit der Pflegekasse abgerechnet werden. Pflegekosten, die darüber hinaus entstehen, müssen vom Bewohner selbst übernommen werden.

## Betreuung bei Krankheit

Im Krankheitsfall steht qualifiziertes Personal zur Versorgung im Appartement bereit. Die Kosten für die Betreuung tragen die Bewohner selbst. Alle weiteren Serviceleistungen wie zum Beispiel das Servieren der Mahlzeiten ins Appartement werden einzeln berechnet.

## Probewohnen

Fast alle Seniorenresidenzen haben möblierte Appartements, in denen Gäste ausprobieren können, ob sie hier gern leben würden. Wer für eine Woche so einen »Abenteuerurlaub« ausprobiert hat, kann alle persönlichen Fragen beantworten – ob er sich hier gut aufgehoben fühlt, Anschluss findet und ob das Essen schmeckt. Damit steigt die Vorfreude, weil man bereits weiß, was einen erwartet, und schon mal seine neuen Nachbarn kennengelernt hat. Sieben Tage kosten zum Beispiel für eine Person 345 Euro, für zwei Personen 425 Euro mit Vollpension, wobei dieser Rechnungsbetrag zum Teil beim Einzug erstattet wird.

## Selbstverständlichkeiten in Residenzen

Neben den für jedes Haus aufgeführten Angaben gibt es eine Reihe von Dingen, die zum Standard gehören und deshalb nicht einzeln aufgeführt sind:
- Friseur und Fußpflege, Krankengymnastik, Aufzug
- Freie Arztwahl: Jeder hat das Recht auf freie Arztwahl. Die Bewohner können sich selbstverständlich von ihrem Hausarzt behandeln lassen. Die Praxis zeigt aber vielfach: Niedergelassene Ärzte, die regelmäßig ins Haus kommen, werden gern in Anspruch genommen.

## Residenzen im Überblick

## Rosenhof Hamburg

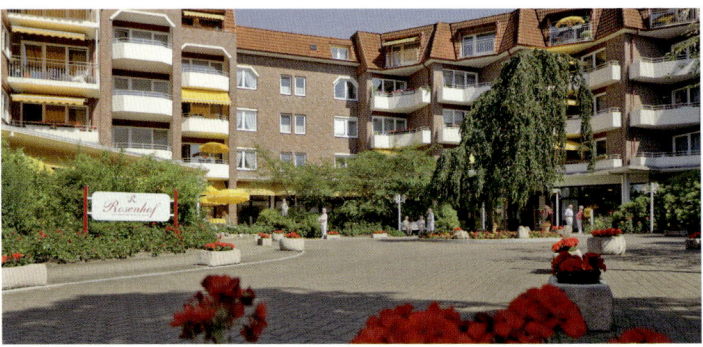

**Anschrift:** Isfeldstraße 30, 22589 Hamburg-Iserbrook
**Vermietung:** Alexandra Hansen, ☏ 040/87 08 73 37
www.rosenhof.de
282 Komfort-Appartements und 50 Pflegeplätze
**Wohnen:** Appartement mit Service und ambulanter Pflege
- Mittagessen im Restaurant: 2 mehrgängige Menüs aus eigener Küche zur Auswahl, Salatbuffet. Sie können Sonderkost, Frühstück und Abendessen abonnieren.
- Schwimmbad, Restaurant/Café, Bibliothek, Musikzimmer, weitere Veranstaltungsräume, parkähnliche Gartenanlage mit Teich
- Kulinarische und kulturelle Angebote sowie Hobbygruppen, Veranstaltungen
- Wöchentliche Reinigung des Appartements
- Bei Krankheit 21 Tage im Jahr hauswirtschaftliche Betreuung im Appartement
- Hauseigene ambulante Pflege im Appartement bei Bedarf.
- Angeschlossener Pflegewohnbereich, siehe Seite 370

**Ausstattung:** Die Appartements haben Einbauküche und -schrank, WC und Dusche oder Bad, Balkon oder Terrasse, Abstellraum, Notruf, Telefon- und TV-Anschluss. Die Bewohner richten sich mit eigenen Möbeln ein.

**Miete:**

| | | |
|---|---|---|
| 1-Zimmer-Appartement | 30,7 bis 51,5 m² | € 1.433,– bis € 2.352,– |
| 1,5-Zimmer-Appartement | 44,2 bis 63,5 m² | € 2.350,– bis € 3.334,– |
| 2-Zimmer-Appartement | 52,7 bis 75,2 m² | € 2.838,– bis € 3.844,– |
| 3-Zimmer-Appartement | 76,3 bis 93,7 m² | € 3.869,– bis € 4.348,– |

Energieausweis: 227,6 kWh/(m²a), Energieeffizienzklasse G

Zweite Person im Appartement: € 699,– pro Monat
Frühstücks-/Abendessenabonnement: je € 140,– pro Monat
Frühstücks- und Abendessenabonnement: € 250,– pro Monat
**Kaution:** Doppelte monatliche Miete. Die Kaution wird mit dem für Spareinlagen mit dreimonatiger Kündigungsfrist üblichen Zinssatz verzinst.
**Nahverkehr:** Grotefendweg, Bus: 1; Hof Bockhorst, Bus: 22
**Lage:** kleines Waldstück in der Nähe. Kiosk im Haus, Shuttle-Service zum Elbe-Einkaufszentrum

*Der Rosenhof Hamburg wurde 1989 fertiggestellt. In nur fünf Minuten erreicht man mit dem Bus die Elbchaussee, den bekannten Hirschpark und die Ortsmitte sowie den lebhaften Marktplatz von Blankenese. In der Senioren-Wohnanlage gestaltet jeder Bewohner sein Appartement selbst, und es ist uns wichtig, dass er neben den Vorteilen dieser komfortablen Anlage auch das Lebensgefühl von persönlicher Freiheit und Unabhängigkeit genießt. Im Bedarfsfall kann er jedoch jederzeit auf eine leistungsfähige Service-Struktur zurückgreifen.*

Thomas Läufer, Direktor

## Augustinum Hamburg

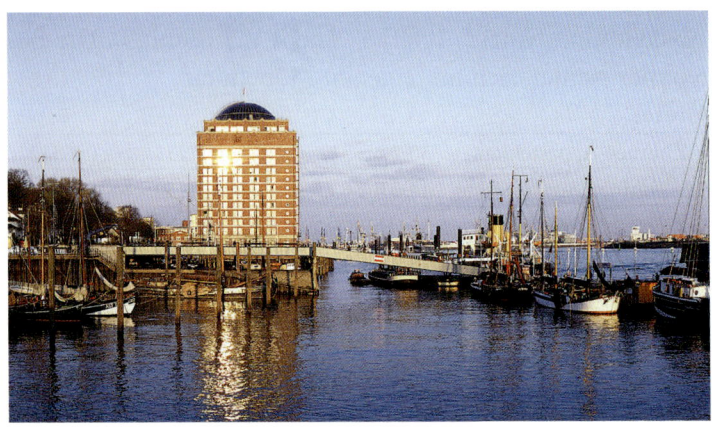

**Anschrift:** Neumühlen 37, 22763 Hamburg-Ottensen
**Stiftsdirektion:** Regina Wambach, ☎ 040/39 194-0
Beratung: Annett Hauptmann, ☎ 040/39 194-400
www.augustinum-hamburg.de
140 Appartements
**Wohnen:** Appartement mit Service und ambulanter Pflege
- Mittagessen im Panorama-Kuppelrestaurant mit drei Menüs zur Auswahl und Salatbuffet. Frühstücksbuffet und Abendessen auf Bestellung.
- Restaurant, Wintergarten, Café, Terrasse, Foyer, Theatersaal, Bibliothek, Schwimmbad, Sauna, Gymnastik und Fitnessraum, Gesellschaftsräume, Physiotherapie
- Kapelle, Atelier, Hobbyräume, Gästeappartements
- Feste, Ausflüge, Konzerte, Vorträge, Lesungen, Gesprächskreise, Gottesdienste, Wellnessangebote
- Wöchentliche Reinigung des Appartements, Fensterreinigung vierteljährlich
- Krankenpflege für 14 Tage mehrmals im Jahr möglich
- Die ambulante Pflege ist im Appartement sichergestellt.

Residenzen

**Ausstattung:** Die Appartements haben Pantry, Dusche, WC, einen abschließbaren Abstellraum, Notruf, Telefon-, Internet- und Kabelanschluss. Die Bewohner richten sich mit eigenen Möbeln ein.

**Miete:**

| 1-Zimmer-Appartement | 31 bis 45 m$^2$ | ab € 2.184,03 |
|---|---|---|
| 1,5-Zimmer-Appartement | 38 bis 46 m$^2$ | ab € 2.471,94 |
| 2-Zimmer-Appartement | 50 bis 59 m$^2$ | ab € 3.072,50 |
| 3-Zimmer-Appartement | 63 bis 79 m$^2$ | ab € 3.760,54 |

Zweite Person im Appartement: € 701,– pro Monat
Frühstücksabonnement: € 102,– pro Monat
Abendbrotabonnement: € 120,– pro Monat

**Wohndarlehen:** Bei Abschluss des Vertrages ist ein Darlehen von € 20.000,– bis € 50.000,– einzuzahlen. Die Höhe ist abhängig von der Appartementgröße. Die 4%ige Verzinsung wird jährlich ausbezahlt, nach Einzug wird sie monatlich verrechnet.

**Pflegekosten:** Die ambulanten Pflegekosten können mit der Pflegekasse abgerechnet werden. Die Höhe des Eigenanteils kann mit der internen Pflegekostenergänzungsregelung (PER), nach einer Karenzzeit von 24 Monaten, auf monatlich € 500,– begrenzt werden.

**Nahverkehr:** Neumühlen, Bus: 112, Fähre: 62
**Lage:** Elbe, Museumshafen. Lebensmittelladen und Bankservice im Haus

---

*Das Augustinum Hamburg liegt am Rande des Hamburger Hafengebietes in einem umgebauten historischen Kühlhaus und in exklusiver Lage direkt am Elbufer. Dieses architektonische Meisterwerk mit dem Restaurant in der Glaskuppel bietet alle Voraussetzungen für ein stilvolles und komfortables Leben im Alter und ist gleichzeitig ein sicherer Hafen, wenn Sie später einmal auf Hilfe angewiesen sein sollten. Im Kuppelrestaurant bedient Sie unser erstklassiger Service an festlich gedeckten Tischen. Dort können Sie beim Mittagessen zusehen, wie die Ozeanriesen am Wohnstift vorbeifahren. Am nahe gelegenen Anleger Neumühlen machen die Boote des Hamburger Verkehrsverbundes fest. Der Bus fährt nur zehn Minuten zum Bahnhof Altona und weiter über den Stephansplatz zum Hauptbahnhof.*

Regina Wambach, Stiftsdirektorin

## Residenz an der Mühlenau

**Anschrift:** Reichsbahnstraße 20, 22525 Hamburg-Eidelstedt
**Direktion:** Christina Wolf
**Beratung:** Annette Schmidt, ☏ 040/57 20 3-0
www.hamburger-senioren-domizile.de
160 Appartements und 180 Pflegeplätze
**Wohnen:** Appartement mit Service und Zusatzleistungen
- Mittagessen im Restaurant: Salatbar, 3 Menüs zur Auswahl aus der hauseigener Küche, flexible Essenszeiten
- Restaurant, öffentliches Café, Lobby mit Bibliothek, Bewegungsbad mit Sauna, Theatersaal, Gesellschaftsraum, Sport- und Gymnastikräume, Physiotherapie, Garten
- Ausflüge, Reisen, Spiele- und Musiknachmittage, Feiern und Bar-Abende, Filmvorführungen, Lesungen, Vorträge
- Reinigung des Appartements
- Die ambulante Pflege erfolgt im Appartement. Auf Wunsch ist ein Umzug in den Pflegebereich möglich.
- Angeschlossener Pflegewohnbereich, siehe Seite 397

**Residenzen**

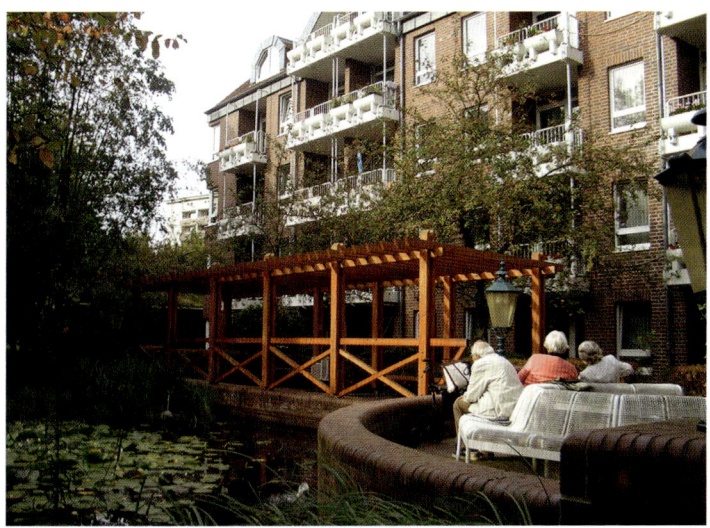

**Ausstattung:** Die Appartements haben Parkettfußboden, Fußbodenheizung, Küche, WC und Dusche, Balkon oder Terrasse, Notruf, Telefon und TV-Anschluss. Die Bewohner richten sich mit eigenen Möbeln ein.

**Miete:**

| Zimmer | Größe (m²) | Kaltmiete | Nebenk. | Betreuung | Miete (€) |
|---|---|---|---|---|---|
| 1 | ab 41 | 964,00 | 0,00 | 243,32 | 1.207,32 |
| 1,5 | 40,36 | 1.034,00 | 0,00 | 243,32 | 1.277,32 |
| 2 | ab 52,85 | 1.242,00 | 0,00 | 243,32 | 1.485,32 |
| 3 | 75,35 | 1.771,00 | 0,00 | 243,32 | 2.014,32 |

Zweite Person im Appartement: € 243,32 pro Monat
Frühstücksabonnement: € 100,72 pro Monat
Abendessenabonnement: € 100,72 pro Monat
**Kaution:** 2 Bruttowarmmieten
**Nahverkehr:** Reichsbahnstraße, Bus: 4, 39, 183, 281, 283
**Lage:** Wohngebiet, Mühlenau, Stadtwanderweg

*Unser Haus ist Ihr Zuhause. Wir leben und arbeiten aus der Überzeugung heraus, dass jeder Mensch Respekt und Achtung verdient. Wir legen Wert auf einen dienstleistungsorientierten und zugleich partnerschaftlichen Umgang mit unseren Mietern und Bewohnern sowie ihren Angehörigen. In unseren Senioreneinrichtungen stellen wir die Bedürfnisse unserer Bewohner stets in den Mittelpunkt und bewerten danach die Qualität unserer Leistungen. „Servicewohnen" bieten wir in unserer „Residenz an der Mühlenau" mitten im grünen Nordwesten Hamburgs, in Eidelstedt. Dort stellen wir unseren Mietern attraktive Appartements sowie ein umfassendes Spektrum an Freizeitmöglichkeiten, Gruppenaktivitäten und gesundheitsfördernden Angeboten zur Verfügung.*

*Christina Wolf, Direktorin*

## Appartement-Residenz NewLivingHome

**Anschrift:** Julius-Vosseler-Straße 40
22527 Hamburg-Lokstedt
**Vermietung:** Annette Twachtmann, ☎ 040/40 13 31 00
www.new-living-home.de
190 Appartements
**Wohnen:** Appartements mit umfangreichem Service und ambulanter Betreuung
- Mahlzeiten im Restaurant à la carte oder Tagesgerichte
- Restaurant Mendelssohn's, Bar, Café Wintergarten mit Sonnenterrasse, Club- und Veranstaltungsräume, Kamin- und Musikzimmer, Bibliothek, Theater ATRIUM, Schwimmbad, Sauna, Fitnessraum, Physiotherapie
- Theater, Konzerte, Lesungen, Kursangebote wie Yoga,

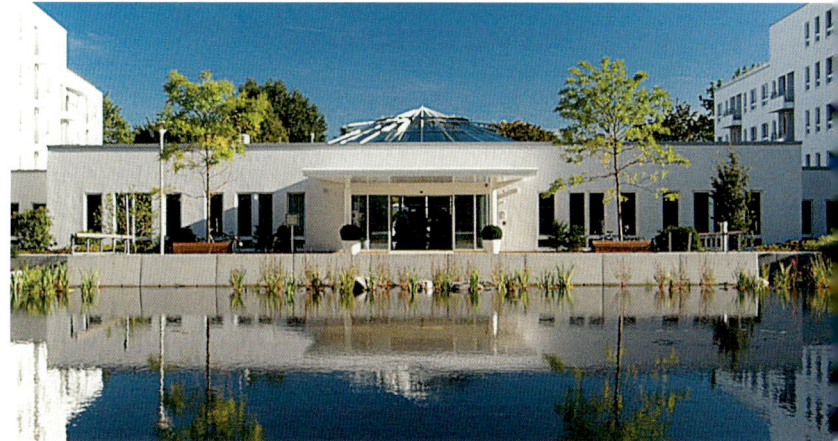

Qigong, Wassergymnastik, Pilates, Nordic Walking
- Conciergedienste, Sekretariats- und Urlaubsservice
- Wöchentliche Reinigung des Appartements

**Ausstattung:** Die rollstuhlgerechten Appartements haben Küche, barrierefreie Dusche und WC, größtenteils Balkon oder Loggia, Keller, Notruf, Telefon- und TV-Anschluss. Die Bewohner richten sich mit eigenen Möbeln ein oder können ein stilvoll möbliertes Appartement nutzen.

**Miete:**

| | | |
|---|---|---|
| 1-Zimmer-Appartement | 30 bis 37 m² | ca. € 1.000,– bis € 1.400,– |
| 2-Zimmer-Appartement | 43 bis 68 m² | ca. € 1.600,– bis € 2.300,– |
| 3-Zimmer-Appartement | 70 bis 76 m² | ca. € 2.650,– bis € 2.750,– |

Zweite Person im Appartement: € 150,– pro Monat
Frühstück vom Buffet als Abonnement: € 163,– pro Monat
Unterschiedliche Varianten für Mittagessenabonnement: ab € 229,– pro Monat
Abendessenabonnement: € 204,– pro Monat
**Nahverkehr:** U-Bahnhof Hagenbecks Tierpark, Linie: U2
**Lage:** Hagenbecks Tierpark, Niendorfer Gehege. Supermarkt und Einkaufszentrum in der Nähe

> *Gönnen Sie sich das Plus an Lebensqualität!*
> *Es erwartet Sie die herzliche Atmosphäre eines ganz besonderen Hauses mit einem deutschlandweit einzigartigen, generationsübergreifenden Konzept, das Sicherheit, Wohnen, Gastronomie, Kultur und Gesundheit in außergewöhnlicher Weise in sich vereint.*
> *Das NewLivingHome bietet seinen Gästen ein ansprechendes Miteinander, großzügige Appartements und eine selbstbestimmte und eigenständige Lebensweise in ansprechender Umgebung, die von einem professionellen und unaufdringlichen Service geprägt wird. Genießen Sie angenehme Geselligkeit verbunden mit Komfort, Kultur und Gesundheit.*
>
> Lutz Pletka, Geschäftsführer

## Kursana Residenz Hamburg-Niendorf

**Anschrift:** Ernst-Mittelbach-Ring 47
22455 Hamburg-Niendorf, www.kursana.de
**Direktion:** Bärbel Eickhoff
**Vermietung:** Christiane Weyde, ☎ 040/55 20 20
316 Appartements und Pflegestation mit 51 Plätzen
**Wohnen:** Appartement mit Service und ambulanter Pflege
- Mittagessen im Restaurant: 3 Menüs zur Auswahl, Salatbar, Frühstück und Abendessen möglich
- Schwimmbad, Café, Theatersaal, Bibliothek, Turmzimmer, Gymnastiksaal, Sauna
- Wandergruppe, Handarbeit, Chor, Spielenachmittage, Kulturschnack, Mundharmonikagruppe, Malkurs, Konzerte, Theater, Sprachkurse: Englisch, Französisch;
- Wöchentliche Reinigung des Appartements

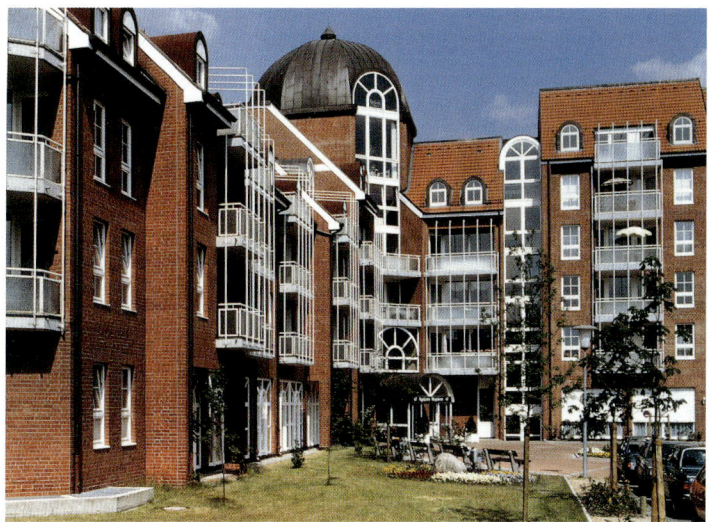

- Demenz: Betreuung in Kleingruppen
- Bei Bedarf ist ein Umzug in den stationären Pflegewohnbereich möglich, siehe Seite 407.

**Ausstattung:** Die Appartements haben Küche, Bad mit WC und barrierefreier Dusche, Balkon, Boden oder Keller, Notruf, Telefon- und TV-Anschluss. Die Bewohner richten sich mit eigenen Möbeln ein.

**Pensionspreis:**

| | | |
|---|---|---|
| 1-Zimmer-Appartement | 29 bis 59 m² | € 1.540,– bis € 2.570,– |
| 2-Zimmer-Appartement | 40 bis 68 m² | € 2.050,– bis € 3.150,– |
| 3-Zimmer-Appartement | 65 bis 72 m² | € 2.800,– bis € 3.270,– |

Zweite Person im Appartement: € 451,– pro Monat
Frühstücksabonnement: € 111,– pro Monat
Abendbrotabonnement: € 128,– pro Monat
**Kaution:** Doppelter Pensionspreis
**Nahverkehr:** U-Bahnhof Niendorf Nord, Linie: U2
**Lage:** Wohngebiet, Niendorfer Gehege. Einkaufszentrum Niendorf Nord

> *Das ist unsere Kursana-Philosophie:*
> *Frei von Zukunftssorgen und belastenden Pflichten freudig und aktiv das Leben genießen. In der sicheren Gewissheit, dass man nie hilflos und einsam sein wird. Und mit dem guten Gefühl, zur rechten Zeit selbst dafür gesorgt zu haben, dass man seinen Lebensabend in Geborgenheit und Würde verbringen kann.*
>
> Bärbel Eickhoff, Direktorin

## Seniorenresidenz Alsterpark

**Anschrift:** Rathenaustraße 4–10
22297 Hamburg-Alsterdorf
**Residenzleitung:** Andrea Haaso, ☎ 040/511 27 20 00
Vereinigte Hamburger Wohnungsbaugenossenschaft eG
www.vhw-hamburg.de
150 Appartements und Pflegewohnen mit 75 Plätzen
**Wohnen:** Service-Wohnen premium im Appartement

- Die Mahlzeiten können sich die Bewohner selbst zubereiten oder gegen Bezahlung im Restaurant einnehmen. Es werden täglich 3 Mahlzeiten angeboten.
- Bewegungsbad, Sauna, Bibliothek, Café, Gesellschaftsraum, hauseigener Park am Skagerrakkanal
- Jahreszeitliche Feste, Veranstaltungen, Ausflüge, Hobbygruppen, Konzerte, Theaterbesuche, Therapiegruppen
- Die Reinigung des Appartements kann gegen Bezahlung abonniert werden.
- In gesundheitlichen Krisensituationen werden bis zu 30 Tage im Jahr allgemeine Unterstützungsleistungen geboten, zum Beispiel hauswirtschaftliche Hilfen im Krankheitsfall.

**Residenzen**

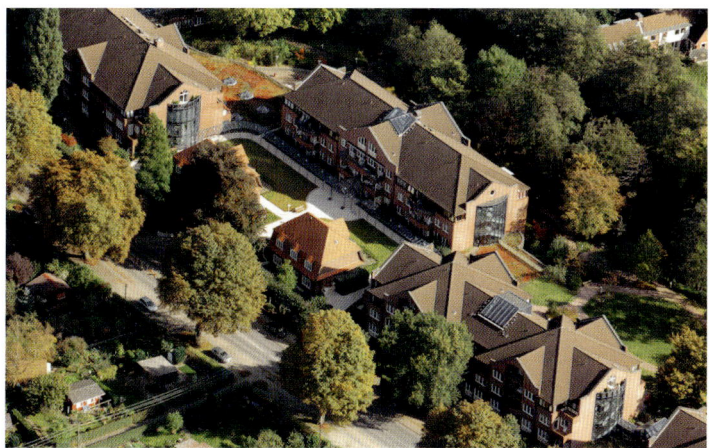

- Beratung und Vermittlung von Dienstleistungen
- Ambulante Pflege im Appartement bei Bedarf
- Bei Bedarf ist ein Umzug in den stationären Pflegebereich möglich, siehe Seite 430.

**Ausstattung:** Die Appartements haben Küchenzeile, WC und Dusche, Balkon oder Terrasse, Keller oder Boden, Notruf, Telefon- und TV-Anschluss. Die Bewohner richten sich mit eigenen Möbeln ein.

**Miete:**

| | | |
|---|---|---|
| 1-Zimmer-Appartement | 59 m$^2$ | ab € 2.570,– |
| 1,5-Zimmer-Appartement | 41 bis 45 m$^2$ | € 1.796,– bis € 1.962,– |
| 2-Zimmer-Appartement | 46 bis 63 m$^2$ | € 2.008,– bis € 2.813,– |
| 3,5-Zimmer-Appartement | 88 bis 90 m$^2$ | € 3.085,– bis € 3.897,– |

Energieausweis: Baujahr 1991, Verbrauchsausweis, 218,9 kWh/(m$^2$a) Erdgas H

Zweite Person im Appartement: € 275,– pro Monat
Reinigung des Appartements: ab € 52,– pro Monat
Frühstücksabonnement: € 80,– pro Monat
Mittagessenabonnement: € 180,– pro Monat
Abendbrotabonnement: € 80,– pro Monat
Betreute Tagesgruppe »Kiek in«: € 400,– pro Monat

**Genossenschaftsanteile:** Zum Erwerb der Mitgliedschaft sind 25 Genossenschaftsanteile in Höhe von € 1.300,– notwendig, zuzüglich eines einmaligen Eintrittsgeldes von € 55,–. Beim Einzug sind die Anteile auf € 4.992,– bis € 14.049,– zu erhöhen. Die Höhe ist abhängig von der Größe und Lage des Appartements.
**Nahverkehr:** Wilhelm-Metzger-Straße, Bus: 109
Bebelallee, Bus: 39
**Lage:** Alsterwanderweg. Kiosk auf dem Gelände, Geschäfte in der Nähe

*Das Wohlbefinden unserer Bewohner steht für uns an erster Stelle – Tag für Tag. Unser Team, ebenso wie die Mitarbeiter unserer Physiotherapie, stehen Ihnen stets freundlich und aufmerksam zur Seite. Der Blick in unseren schönen Park und auf den Skagerrakkanal mit den gelegentlich vorbeifahrenden Alsterschiffen lassen vergessen, dass man sich in zentraler Lage inmitten der Hansestadt Hamburg befindet. Überzeugen Sie sich bei einem Besuch – wir informieren Sie gern über unsere Angebote. Noch besser erleben Sie die Atmosphäre unseres Hauses, wenn Sie einige Tage zur Probe bei uns wohnen – rufen Sie uns einfach an, wir freuen uns auf Sie!*

Andrea Haaso, Residenzleiterin

## Seniorenresidenz Neugraben

**Anschrift:** Falkenbergsweg 1 und 3
21149 Hamburg-Neugraben/Fischbek
**Residenzleitung:** Frank Esselmann, ☎ 040/70 11 20 00
Vereinigte Hamburger Wohnungsbaugenossenschaft eG
www.vhw-hamburg.de

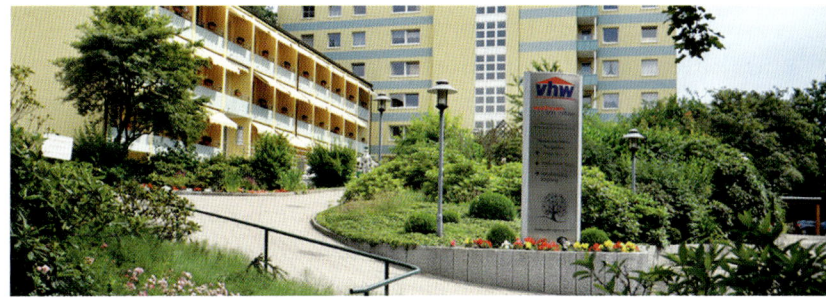

90 Appartements und Pflegewohnen mit 55 Plätzen
**Wohnen:** Servicewohnen premium im Appartement
- Die Mahlzeiten können sich die Bewohner selbst zubereiten oder gegen Bezahlung im Restaurant einnehmen. Es werden täglich 3 Mahlzeiten angeboten.
- Bewegungsbad, Sauna, Bibliothek, Café, Galerie
- Jahreszeitliche Feste, Veranstaltungen, Ausflüge, Hobbygruppen, Konzerte, Theaterbesuche, Therapiegruppen
- Die Reinigung des Appartements kann gegen Bezahlung abonniert werden.
- In gesundheitlichen Krisensituationen werden bis zu 30 Tage im Jahr allgemeine Unterstützungsleistungen geboten, zum Beispiel hauswirtschaftliche Hilfen im Krankheitsfall.
- Beratung und Vermittlung von Dienstleistungen
- Bei Bedarf ist ein Umzug in den stationären Pflegewohnbereich möglich, siehe Seite 456.

**Ausstattung:** Die Appartements haben Küchenzeile, WC und Dusche, Balkon, Notruf, Telefon- und TV-Anschluss. Die Bewohner richten sich mit eigenen Möbeln ein.

**Miete:**

| | | |
|---|---|---|
| 1-Zimmer-Appartement | 25 bis 35 m² | € 1.166,– bis € 1.581,– |
| 1,5-Zimmer-Appartement | 50 m² | € 1.743,– |
| 2-Zimmer-Appartement | 56 bis 70 m² | € 1.823,– bis € 2.153,– |

Energieausweis: Baujahr 1967, Verbrauchsausweis, 189,3 kWh/(m²a), Fernwärme

Zweite Person im Appartement: € 275,– pro Monat
Reinigung des Appartements: ab € 52,– pro Monat
Frühstücksabonnement: € 80,– pro Monat
Mittagessenabonnement: € 180,– pro Monat
Abendbrotabonnement: € 80,– pro Monat
**Genossenschaftsanteile:** Zum Erwerb der Mitgliedschaft sind 25 Genossenschaftsanteile in Höhe von € 1.300,– notwendig, zuzüglich eines einmaligen Eintrittsgeldes von € 55,–. Beim Einzug sind die Anteile auf € 6.708,– bis € 8.996,– zu erhöhen. Die Höhe ist abhängig von der Appartementgröße.
**Nahverkehr:** Francoper Straße, Bus: E40, 141, 250
**Lage:** Harburger Berge, Fischbeker Heide, Altes Land. Einkaufszentrum am S-Bahnhof Neugraben

> *Unsere vielfältigen Angebote in den Bereichen Musik, Literatur und Kunst, im schönen Ambiente, prägen den speziellen Stil unseres Hauses. So gehören klassische Konzerte gleichermaßen zum ständigen Programm wie auch unser tägliches Angebot an Betreuung und Unterhaltung. Die Nähe zum Erholungsgebiet Fischbeker Heide und Angebote wie medizinische Fußpflege und Physiotherapie in unserem Haus tragen zum Wohlbefinden unserer Bewohner bei.*
>
> *Machen Sie sich ein Bild von der Seniorenresidenz Neugraben und vereinbaren Sie ein unverbindliches Beratungs- und Informationsgespräch. Wir freuen uns, Sie als Gast bei uns begrüßen zu dürfen. Gern können Sie auch einmal einige Tage zur Probe bei uns wohnen.*
>
> Frank Esselmann, Residenzleiter

## Seniorenresidenz Bramfeld

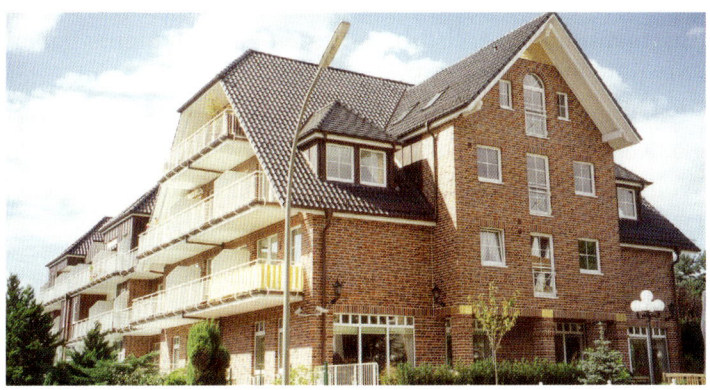

**Anschrift:** Mützendorpsteed 9, Höhnkoppel 1–5
22179 Hamburg-Bramfeld
**Vermietung:** Marlies und Niels Meyn, ☎ 040/602 16 73
26 Komfort-Appartements und separate Pflegestation mit 22 Plätzen
**Wohnen:** Komfort-Appartement mit Service und ambulanter Pflege
- Die Mahlzeiten können sich die Bewohner selbst zubereiten oder gegen Bezahlung im Essbereich einnehmen. Es werden täglich 2 mehrgängige Menüs aus eigener Küche angeboten.
- Cafeteria, Gesellschaftsräume, Therapieraum, Grillplatz, Fahrradhaus, Garten
- Ausflüge, jahreszeitliche Feste, Hausmusik, Vorträge, Spielkreise, Malgruppe
- Die Reinigung des Appartements kann gegen Bezahlung abonniert werden.
- Unterstützung in Krisensituationen
- Beratung und Vermittlung von Dienstleistungen, z. B. ambulante Pflege im Appartement

- Auf Wunsch ist ein Umzug in das angeschlossene Pflegeheim möglich, siehe Seite 464.

**Ausstattung:** Die rollstuhlgerechten Appartements haben eine höhenverstellbare Einbauküche, Einbauschrank oder Abstellraum, barrierefreie Dusche, WC, Balkon oder Loggia, Keller, Notruf, Telefon- und TV-Anschluss, Die großen Wohnungen haben Badewanne und barrierefreie Dusche. Die Bewohner richten sich mit eigenen Möbeln ein.

**Miete:**

| | | |
|---|---|---|
| 1-Zimmer-Appartement | 44 m² | € 1.628,– |
| 1,5-Zimmer-Appartement | 47 bis 69 m² | € 1.701,– bis € 1.998,– |
| 2-Zimmer-Appartement | 46 bis 79 m² | € 1.731,– bis € 2.581,– |
| 2,5-Zimmer-Appartement | 77 m² | € 2.610,– |
| 3-Zimmer-Appartement | 82 m² | € 2.731,– |

Zweite Person im Appartement: € 333,– pro Monat
Frühstücksabonnement: € 82,– pro Monat
Mittagessenabonnement: € 185,– pro Monat
Abendbrotabonnement: € 82,– pro Monat
**Kaution:** Zweifache monatliche Appartement-Miete
**Nahverkehr:** Bramfelder Dorfplatz, Bus: 8, 37, 118, 173, 277
**Lage:** Bramfelder See. Bramfelder Dorfplatz mit Wochenmarkt, Einkaufszentrum

*»Ihre Traumwohnung im Herzen von Bramfeld«*
*Unser Haus in geschützter Südlage wurde 1999 fertiggestellt. Wochenmarkt, Post, Geschäfte und Restaurants liegen direkt am Bramfelder Dorfplatz. In den komfortablen Appartements kann jeder Bewohner seine persönliche Freiheit und Unabhängigkeit genießen. Auf Wunsch können wir mit Ihren Möbeln einen Möblierungsplan erstellen. Wir helfen bei den Vorbereitungen und beim Umzug. Durch unser Unterhaltungs-, Fitness- und Ausflugspro-*

**Residenzen**

*gramm soll in persönlicher Atmosphäre die Eigenständigkeit und Lebensfreude erhalten und gefördert werden.*

Niels Meyn, Vermieter

## Parkresidenz Rahlstedt

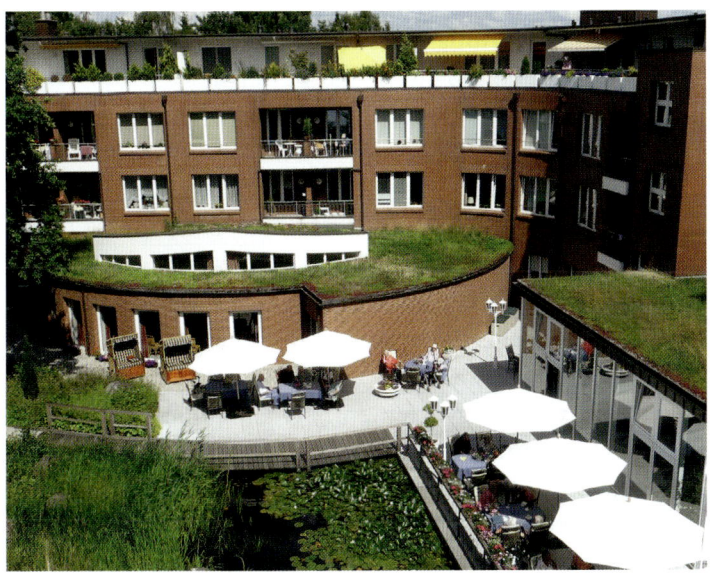

**Anschrift:** Rahlstedter Straße 29, 22149 Hamburg-Rahlstedt
**Vermietung:** Ursula Zoch, ☎ 040/67 37 30
www.parkresidenz-greve.de
185 Appartements und Pflegestation mit 32 Plätzen
**Wohnen:** Appartement mit Service und ambulanter Pflege
- Mittagessen im Restaurant, 2 Menüs zur Auswahl, Salatbar. Frühstück und Abendbrot bereiten sich die Bewohner selbst zu.

**Residenzen**

- Schwimmbad, Fitnessraum, Sauna, Café, Bar, Amphitheater, Bibliothek, Hobbyraum, Kaminzimmer, Wintergarten, Internetcafé
- Konzerte, Hausmusik, Seminare, Vorträge, Theater, Spielkreise, Veranstaltungen, Minigolf, Tischtennis
- Wöchentliche Reinigung des Appartements
- Krankenpflege bis zu 14 Tage im Jahr kostenlos
- Bei Bedarf ist ein Umzug in ein stationäres Pflege-Appartement möglich, siehe Seite 485.

**Ausstattung:** Die Appartements haben Küche, WC und barrierefreie Dusche, Loggia, Balkon, Terrasse, Dachterrasse oder Wintergarten, Keller, Notruf, Telefon- und TV-Anschluss. Die Bewohner richten sich mit eigenen Möbeln ein.

**Miete:**

| | | |
|---|---|---|
| 1-Zimmer-Appartement | 33 bis 52 m² | € 1.750,– bis € 2.429,– |
| 1,5-Zimmer-Appartement | 36 bis 48 m² | € 2.020,– bis € 2.500,– |
| 2-Zimmer-Appartement | 50 bis 68 m² | € 2.250,– bis € 3.560,– |
| 1 2/2-Zimmer-Appartement | 60 bis 65 m² | € 2.770,– bis € 2.900,– |
| 3-Zimmer-Appartement | 73 m² | € 3.800,– |

Zweite Person im Appartement: € 550,– pro Monat
Frühstücksabonnement: € 105,- pro Monat
Abendbrotabonnement: € 135,– pro Monat

**Nahverkehr:** Loher Straße, Bus: 9

**Lage:** Wandsetal. Läden im Haus, Einkaufszentrum Rahlstedt-Center, Wochenmarkt

*Freuen Sie sich auf eine sichere und sorglose Zukunft in der Parkresidenz Rahlstedt. Der ausgeprägte Hotelcharakter unserer Einrichtung verbindet individuelle Entfaltungsmöglichkeiten mit der Sicherheit einer umfassenden Betreuung im Bedarfsfall. Die traditionelle Dienstleistungsorientierung aller Mitarbeiter schafft dafür die Vor-*

*aussetzungen. Unsere Serviceleistungen, die nach modernsten Erkenntnissen ausgestatteten Wohnungen und eine herzliche Atmosphäre garantieren Ihnen in Ihrem neuen Zuhause Lebensqualität.*

Markus Berns, Direktor

## Residenz am Wiesenkamp

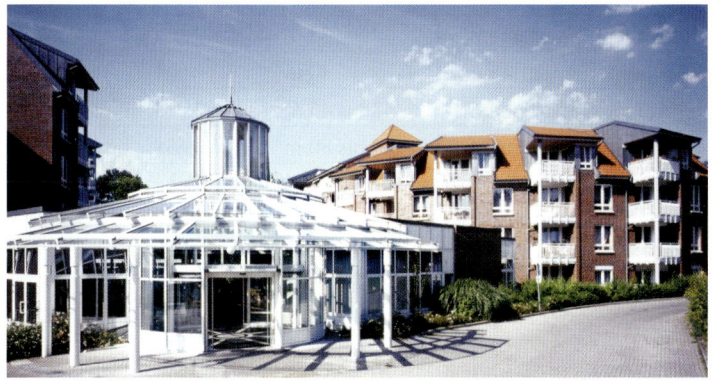

**Anschrift:** Wiesenkamp 16, 22359 Hamburg-Volksdorf
**Vermietung:** Susanne Finder, ☏ 040/64 41 69 04
www.residenz-wiesenkamp.de
191 Appartements und Pflegestation mit 95 Plätzen, Kurzzeitpflege
**Wohnen:** Appartement mit Service und ambulanter Pflege
- Mittagessen im Restaurant: Menüs zur Auswahl. Frühstück und Abendbrot bereiten sich die Bewohner selbst zu, im Restaurant muss dafür extra bezahlt werden.
- Bewegungsbad, Café, Studio, Bibliothek mit Internet, Gymnastiksaal, Sauna, Gästeappartements

**Residenzen**

- Feste, Ausflüge, Konzerte, Lesungen, Vorträge, Gruppenangebote z. B. Gymnastik, Kreativ- und Sprachkurse
- Reinigung des Appartements
- Krankenpflege bis zu 21 Tage im Jahr
- Bei Bedarf ist ein Umzug in ein stationäres Pflege-Appartement möglich, siehe Seite 492.

**Ausstattung:** Die Appartements haben Pantry, barrierefreie Dusche und WC, Balkon, Keller, W-Lan, Notruf, Telefon- und TV-Anschluss. Die Bewohner richten sich mit eigenen Möbeln ein.

**Miete:**

| | | |
|---|---|---|
| 1-Zimmer-Appartement | 38 m² | € 2.146,– |
| 1,5-Zimmer-Appartement | 40 m² | € 2.291,– |
| 2-Zimmer-Appartement | 43 bis 45 m² | € 2.313,– bis € 2.379,– |
| 3-Zimmer-Appartement | 75 bis 80 m² | € 3.658,– bis € 3.793,– |

Zweite Person im Appartement: € 479,– pro Monat
Frühstücksabonnement: € 95,– pro Monat
Abendbrotabonnement: € 99,– pro Monat

**Nahverkehr:** U-Bahnhof Meiendorfer Weg, Linie: U1
**Lage:** Wohngebiet, Volksdorfer Wald. Kiosk im Haus, Einkaufen in Volksdorf, kostenlose Einkaufsfahrten

## Alsterdomizil
## Herrenhaus Gut Wellingsbüttel

**Anschrift:** Wellingsbüttler Weg 71
22391 Hamburg-Wellingsbüttel
www.herrenhaus-wellingsbuettel.de
**Direktion:** Diaz Liedicke, ☎ 040/970 70-0
**Vermietung:** Angela Gutknecht, ☎ 040/970 70 970
14 Appartements und Seniorenpflegeeinrichtung mit 179 Plätzen

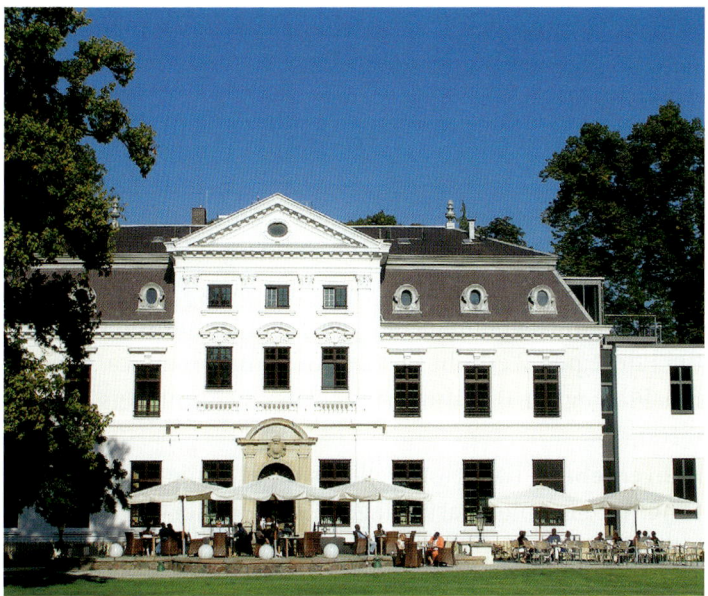

**Wohnen:** Appartement mit Service und Pflege
- Unterkunft in 1- und 2-Zimmer-Appartements, werktägliche Reinigung, Hausmeisterservice
- Mahlzeiten im Bewohnerrestaurant aus der hauseigenen Küche, nachmittags Kaffee und Kuchen
- Empfangshalle, öffentliches Café und Restaurant, Sonnenterrasse, Parkanlage, Clubzimmer für Familienfeste, kostenfreie Nutzung aller Bereiche des Seniorenpflegeheimes
- Ausflüge, jahreszeitliche Feste, Live-Musik, Kunstausstellungen, Snoezelen
- Die Pflege erfolgt im Appartement durch den hauseigenen Pflegedienst.
- Angeschlossener Pflegewohnbereich, siehe Seite 498

**Ausstattung:** Die Appartements haben Küchenzeile, barrierefreie Dusche und WC, teilweise Balkon oder Terrasse,

Notruf, Telefon- und TV-Anschluss. Die Bewohner können sich mit eigenen Möbeln einrichten.

**Gesamtpreis:**

| | | |
|---|---|---|
| 1-Zimmer-Appartement | 25 bis 66 m² | € 2.925,- bis € 4.495,- |
| Nutzung nur durch Einzelperson | | |
| 2-Zimmer-Appartement | 57 bis 62 m² | € 5.245,- bis € 5.400,- |
| Preis inkl. Zuschlag 2. Person ohne Pflegeleistung | | |

Bei Nutzung eines Appartements für zwei Personen durch eine Person ist ebenfalls der gleiche Preis zu zahlen.
Bei Pflegegrad 2 erhöht sich der Gesamtpreis um ca. € 350,–.
Bei Pflegegrad 0 reduziert sich der Gesamtpreis um ca. € 100,–.

**Nahverkehr:** S-Bahnhof Wellingsbüttel, Linie: S1

**Lage:** Wohngebiet, Parkanlage, Alsterwanderweg. Kiosk im Haus, kleine Geschäfte und Wochenmarkt in der Nähe

*Wohnen wie im Schloss: Mit dem denkmalgeschützten Herrenhaus des ehemaligen Guts Wellingsbüttel erfüllen wir uns den Traum einer ganz besonderen Wohnform für Senioren: sechs Einzimmer-Appartements und acht Zweizimmer-Wohnungen, größtenteils mit Balkon oder Terrasse, und das »Clubzimmer« als Restaurant, welches ausschließlich den Bewohnern vorbehalten ist. Ein öffentliches Café und Restaurant runden das gastronomische Angebot ab. In unmittelbarer Nachbarschaft befindet sich das Torhaus-Museum mit regelmäßig stattfindenden kulturellen Veranstaltungen. Sie werden ein Flair entdecken, das nur ein Herrenhaus bieten kann: Stuck an den Wänden, Flügeltüren und ein traumhafter Blick in die Parkanlage nahe dem Alsterlauf. Kompetente und freundliche Mitarbeiter und Mitarbeiterinnen bieten Ihnen umfassende und individuelle Serviceleistungen und kümmern sich gern um Ihre persönlichen Wünsche.*

*Frank Wagner, Geschäftsführer*

**Residenzen**

## Rosenhof Ahrensburg

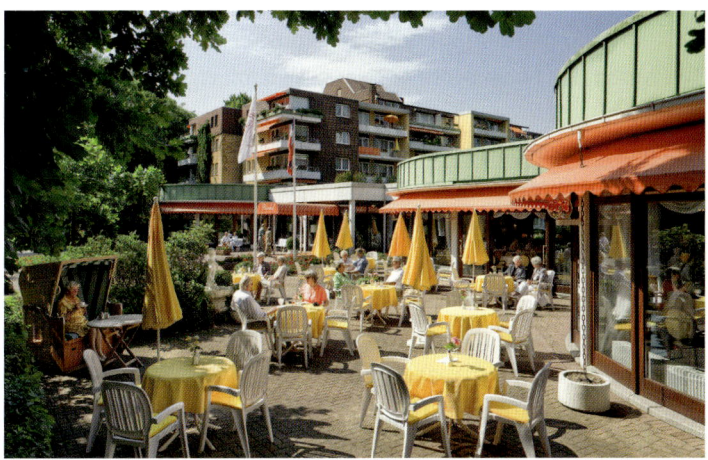

**Anschrift:** Lübecker Straße 3–11, 22926 Ahrensburg
**Vermietung:** Beate Wierhake, ☎ 04102/49 04 90
www.rosenhof.de
347 Komfort-Appartements und 49 Pflegeplätze
**Wohnen:** Appartement mit Service und ambulanter Pflege
- Mittagessen im Restaurant: 4 mehrgängige Menüs aus eigener Küche zur Auswahl, Salatbuffet. Sie können Sonderkost, Frühstück und Abendessen abonnieren.
- Schwimmbad, Restaurant/Café, Bibliothek, Weißer Salon, weitere Veranstaltungsräume, parkähnliche Gartenanlage mit Teich
- Kulinarische und kulturelle Angebote sowie Hobbygruppen, Veranstaltungen
- Wöchentliche Reinigung des Appartements
- Bei Krankheit 21 Tage im Jahr hauswirtschaftliche Betreuung im Appartement
- Hauseigene ambulante Pflege bei Bedarf
- Angeschlossener Pflegewohnbereich, siehe Seite 502

**Residenzen**

# Ahrensburg

**Ausstattung:** Die Appartements haben Einbauküche und -schrank, WC, Dusche oder Bad, Balkon/Terrasse, abschließbaren Abstellraum, Waschmaschinenanschluss, Notruf, Telefon- und TV-Anschluss. Die Bewohner richten sich mit eigenen Möbeln ein.

**Miete:**

| | | |
|---|---|---|
| 1-Zimmer-Appartement | 31,3 bis 40,5 m² | € 1.348,– bis € 2.066,– |
| 1,5-Zimmer-Appartement | 51,1 bis 54 m² | € 2.293,– bis € 2.507,– |
| 2-Zimmer-Appartement | 60,3 bis 73,7 m² | € 2.727,– bis € 3.145,– |
| 3-Zimmer-Appartement | 78,4 bis 91 m² | € 2.901,– bis € 3.797,– |
| 4-Zimmer-Appartement | 130,8 m² | € 3.910,– bis € 4.205,– |

Energieausweis: 218,7 kWh/(m²a), Energieeffizienzklasse G

Zweite Person im Appartement: € 699,– pro Monat
Frühstücksabonnement: € 140,– pro Monat
Abendessenabonnement: € 140,– pro Monat
Frühstück- und Abendessenabonnement: € 250,– pro Monat

**Kaution:** Doppelte monatliche Miete. Die Kaution wird mit dem für Spareinlagen mit dreimonatiger Kündigungsfrist üblichen Zinssatz verzinst.

**Nahverkehr:** Rosenhof, Bus: 476, 569, 8110

**Lage:** Ahrensburger Schloss. Werktags Supermarkt auf Rädern

*Ahrensburg ist einer der schönsten Orte vor den Toren Hamburgs. Die Stadt lädt zum Bummeln und Verweilen ein und bietet zahlreiche Einkaufsmöglichkeiten. Das über 400 Jahre alte Ahrensburger Schloss und die dazugehörige Schlosskirche befinden sich in direkter Nachbarschaft zum 1981 fertig gestellten Rosenhof Ahrensburg. Das moderne Haus ist durch den angrenzenden Schlosspark mit der Ahrensburger Innenstadt verbunden. Eine Bushaltestelle befindet sich in unmittelbarer Nähe. Mit der S-Bahn erreicht man in nur 23 Minuten die Hamburger Innenstadt.*

Sebastian Nimmesgern, Direktor

**Residenzen**

## Rosenhof Großhansdorf 1

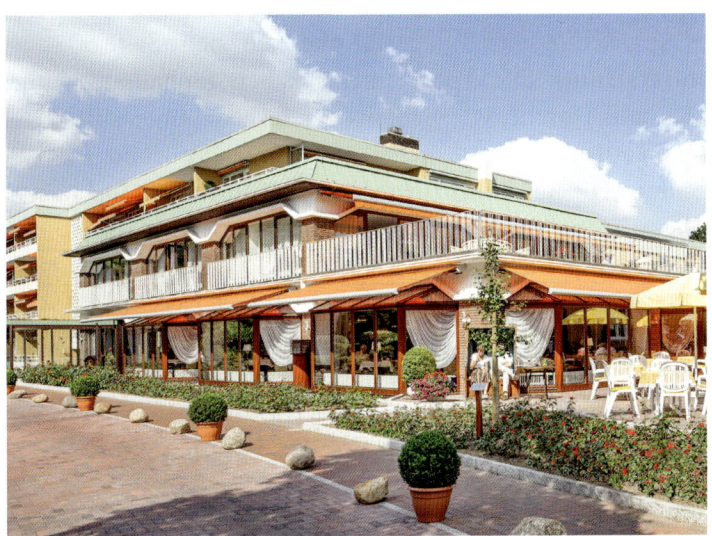

**Anschrift:** Hoisdorfer Landstraße 61, 22927 Großhansdorf
**Vermietung:** Bettina Statz, ☎ 04102/69 86 69
www.rosenhof.de
246 Komfort-Appartements und 47 Pflegeplätze
**Wohnen:** Appartement mit Service und ambulanter Pflege
- Mittagessen im Restaurant: 2 mehrgängige Menüs aus eigener Küche zur Auswahl, Salatbuffet. Sie können Sonderkost, Frühstück und Abendessen abonnieren.
- Schwimmbad, Restaurant/Café, Bibliothek, Weißer Salon, weitere Veranstaltungsräume, parkähnliche Gartenanlage
- Kulinarische und kulturelle Angebote sowie Hobbygruppen, Veranstaltungen
- Wöchentliche Reinigung des Appartements
- Bei Krankheit 21 Tage im Jahr hauswirtschaftliche Betreuung im Appartement

**Residenzen**

# Großhansdorf

- Hauseigene ambulante Pflege im Appartement bei Bedarf.
- Angeschlossener Pflegewohnbereich, siehe Seite 506

**Ausstattung:** Die Appartements haben Einbauküche und -schrank, Dusche, WC, Balkon oder Terrasse, einen abschließbaren Abstellraum im Keller, Notruf, Telefon- und TV-Anschluss. Die Bewohner richten sich mit eigenen Möbeln ein.

**Miete:**

| | | |
|---|---|---|
| 1-Zimmer-Appartement | 28,3 bis 49,4 m² | € 1.322,– bis € 2.350,– |
| 1,5-Zimmer-Appartement | 46,8 bis 54,4 m² | € 2.352,– bis € 2.547,– |
| 2-Zimmer-Appartement | 56,6 bis 72,7 m² | € 2.662,– bis € 2.978,– |
| 3-Zimmer-Appartement | 78,4 bis 90,6 m² | € 3.030,– bis € 3.660,– |

Energieausweis: 267,9 kWh/(m²a), Energieeffizienzklasse H

Zweite Person im Appartement: € 699,– pro Monat
Frühstücksabonnement: € 140,– pro Monat
Abendessenabonnement: € 140,– pro Monat
Frühstück- und Abendessenabonnement: € 250,– pro Monat

**Kaution:** Doppelte monatliche Miete. Die Kaution wird mit dem für Spareinlagen mit dreimonatiger Kündigungsfrist üblichen Zinssatz verzinst.

**Nahverkehr:** U-Bahnhof Großhansdorf, Linie: U1

**Lage:** waldreiche Umgebung. Geschäfte in der Nähe, Supermarkt auf Rädern

*Inmitten der idyllischen Walddörfer liegt der 1972 erbaute Rosenhof Großhansdorf 1. Das Reizvolle an dieser 246 Appartements umfassenden Anlage ist die waldreiche Umgebung mit dem besonderen Charme eines Villenvorortes. Darüber hinaus zeichnet sich dieses Haus durch die verkehrsgünstige Lage zur Hamburger City aus, die in einer Dreiviertelstunde mit der U-Bahn zu erreichen ist.*

*Engelbert Kammann, Direktor*

**Residenzen**

## Rosenhof Großhansdorf 2

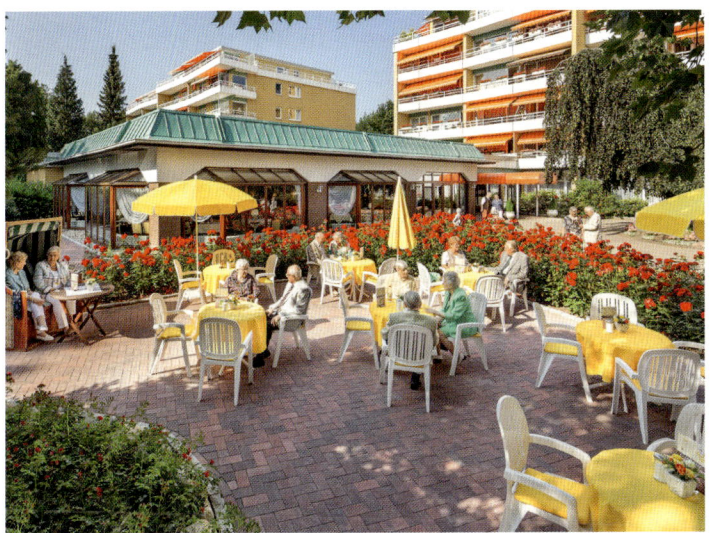

**Anschrift:** Hoisdorfer Landstraße 72, 22927 Großhansdorf
**Vermietung:** Beatrix Scholz, ☎ 04102/69 90 69
www.rosenhof.de
257 Komfort-Appartements und 49 Pflegeplätze
**Wohnen:** Appartement mit Service und ambulanter Pflege
- Mittagessen im Restaurant: 2 mehrgängige Menüs aus eigener Küche zur Auswahl, Salatbuffet. Sie können Sonderkost, Frühstück und Abendessen abonnieren.
- Schwimmbad, Restaurant/Café, Bibliothek, Weißer Salon, weitere Veranstaltungsräume, parkähnliche Gartenanlage mit Teich
- Kulinarische und kulturelle Angebote sowie Hobbygruppen, Veranstaltungen
- Wöchentliche Reinigung des Appartements
- Bei Krankheit für 21 Tage im Jahr hauswirtschaftliche Betreuung im Appartement

**Residenzen**

- Hauseigene ambulante Pflege im Appartement bei Bedarf.
- Auf Wunsch ist ein Umzug in den stationären Pflegewohnbereich möglich, siehe Seite 508.

**Ausstattung:** Die Appartements haben Einbauküche und -schrank, WC und Dusche, Balkon oder Terrasse, einen abschließbaren Abstellraum, Notruf, Telefon- und TV-Anschluss. Die Bewohner richten sich mit eigenen Möbeln ein.

**Miete:**

| | | |
|---|---|---|
| 1-Zimmer-Appartement | 30,7 bis 45,2 m² | € 1.325,– bis € 2.161,– |
| 1,5-Zimmer-Appartement | 49,1 bis 50,8 m² | € 1.751,– bis € 2.466,– |
| 2-Zimmer-Appartement | 56,5 bis 73,6 m² | € 2.396,– bis € 3.063,– |
| 3-Zimmer-Appartement | 76,2 bis 106,9 m² | € 3.081,– bis € 3.965,– |

Energieausweis: 249,9 kWh/(m²a), Energieeffizienzklasse G

Zweite Person im Appartement: € 699,– pro Monat
Frühstücksabonnement: € 140,– pro Monat
Abendessenabonnement: € 140,– pro Monat
Frühstücks- und Abendessenabonnement: € 250,– pro Monat

**Kaution:** Doppelte monatliche Miete. Die Kaution wird mit dem für Spareinlagen mit dreimonatiger Kündigungsfrist üblichen Zinssatz verzinst.

**Nahverkehr:** U-Bahnhof Großhansdorf, Linie: U1

**Lage:** waldreiche Umgebung. Geschäfte in der Nähe, Supermarkt auf Rädern

*Der Rosenhof Großhansdorf 2 bietet 257 Komfort-Appartements. Die Umgebung mit dem besonderen Charme eines Villenvorortes lädt zum Spazierengehen und Erholen ein, zum Beispiel im nahe gelegenen Park Manhagen. Zahlreiche Geschäfte in der Einkaufsstraße Eilbergweg offerieren auf kurzen Wegen viele attraktive Angebote des täglichen Bedarfs. Unser Haus zeichnet sich aber auch durch die verkehrsgünstige Lage zur Hamburger City aus. Der Jungfernstieg ist mit der U-Bahn in ca. 46 Minuten und der Hamburger Hauptbahnhof in ca. 40 Minuten zu erreichen.*

Stefan Riefenstahl, Direktor

## Rosenhof Travemünde

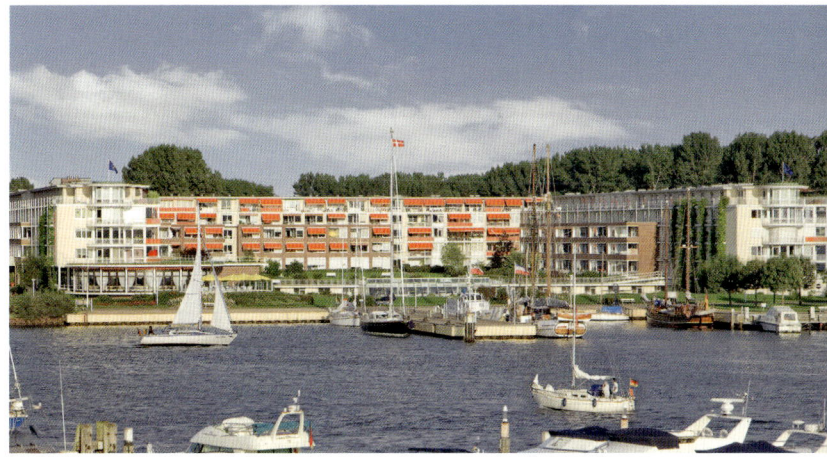

**Anschrift:** Mecklenburger Landstraße 2–12
23570 Lübeck-Travemünde
**Vermietung:** Brigitte Zorn, ☎ 04502/86 03 41
www.rosenhof.de
409 Komfort-Appartements und 71 Pflegeplätze
**Wohnen:** Appartement mit Service und ambulanter Pflege
- Mittagessen im Restaurant: 2 mehrgängige Menüs aus eigener Küche zur Auswahl, Salatbuffet. Sonderkost, Frühstück und Abendessen können abonniert werden.

**Residenzen**

- Schwimmbad, Restaurant/Café, Bibliothek, Weißer Salon, Billard- und Gymnastikraum, Gästezimmer, Ferienwohnungen
- Kulinarische und kulturelle Angebote sowie Hobbygruppen, Veranstaltungen
- Wöchentliche Reinigung des Appartements
- Bei Krankheit für 21 Tage im Jahr hauswirtschaftliche Betreuung
- Ambulante Pflege im Appartement bei Bedarf. Auf Wunsch ist ein Umzug in den stationären Pflegewohnbereich möglich, siehe Seite 514.

**Ausstattung:** Die Appartements haben Einbauküche, Einbauschrank, Dusche/Bad und WC, Balkon/Loggia, Abstellraum, Notruf, Telefon- und TV-Anschluss. Die Bewohner richten sich mit eigenen Möbeln ein.

**Miete:**

| | | |
|---|---|---|
| 1-Zimmer-Appartement | 32,7 bis 46,3 m² | € 1.420,– bis € 1.994,– |
| 1,5-Zimmer-Appartement | 42,6 bis 66,7 m² | € 2.165,– bis € 3.071,– |
| 2-Zimmer-Appartement | 56,4 bis 81,5 m² | € 2.660,– bis € 3.277,– |
| 3-Zimmer-Appartement | 76,1 bis 113,7 m² | € 3.278,– bis € 4.147,– |

Energieausweis: 195,8 kWh/(m²a), Energieeffizienzklasse F

Zweite Person im Appartement: € 699,– pro Monat
Frühstücksabonnement: € 140,– pro Monat
Abendessenabonnement: € 140,– pro Monat
Frühstücks- und Abendessenabonnement: € 250,– pro Monat

**Kaution:** Doppelte monatliche Miete. Die Kaution wird mit dem für Spareinlagen mit dreimonatiger Kündigungsfrist üblichen Zinssatz verzinst.

**Nahverkehr:** Priwallfähre, Bus: 30, 31, 33, 35, 36 (Stadtverkehr Lübeck)

**Lage:** Trave, Ostseestrand, Yachthafen, Naturschutzgebiet. Lebensmittelladen und Bank im Haus, Lieferservice, Geschäfte in Travemünde

Residenzen

*Die einzigartige Lage unseres Hauses auf der Halbinsel Priwall mit Blick auf die Trave und die Flaniermeile des Ostseebades Travemünde bietet Ihnen zahlreiche Möglichkeiten, Ihr Leben nach Ihren Vorstellungen zu gestalten. Komfortabler Alltag und Urlaubsgefühl im maritimen Umfeld – das schätzen unsere Bewohner. Das Ambiente und den Service eines exklusiven Hauses mit privater Atmosphäre genießen, selbstständig wohnen und leben und dennoch die Sicherheit und Geborgenheit einer Seniorenwohnanlage zu spüren. Wenn das Ihr Wunsch ist, sind Sie im Rosenhof Travemünde richtig.*

Reinhard Antrich Direktor

## Kursana Residenz Wedel

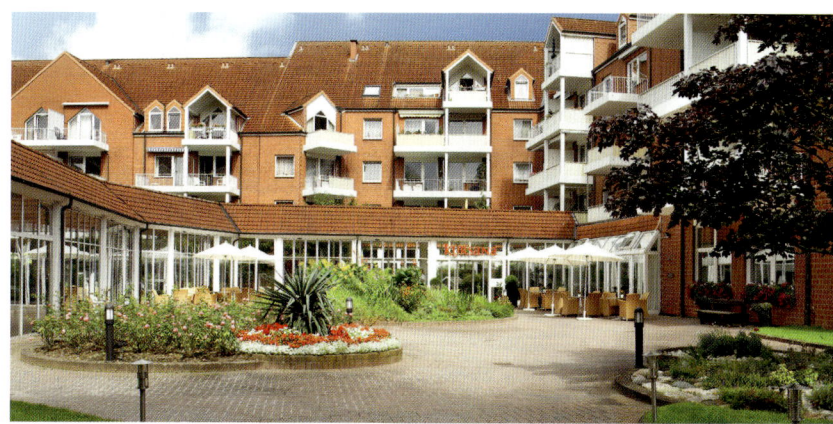

**Anschrift:** Gorch-Fock-Straße 4, 22880 Wedel
**Direktion:** Sven Witte, ☏ 04103/12 0-0
www.kursana.de
140 Appartements und Pflegebereich mit 28 Plätzen

**Residenzen**

**Wohnen:** Appartement mit Service und ambulanter Pflege
- Mittagessen im Restaurant: 3 Menüs zur Auswahl, Salatbar, Frühstücks- und Abendessenabonnement möglich
- Schwimmbad, Café, Theatersaal, Bibliothek, Gartenanlage mit Strandkörben
- Konzerte, Lesungen, Handarbeiten, Kartenspiele, Wassergymnastik, Gedächtnistraining, Herrenstammtisch, Andachten
- Reinigung des Appartements
- Angeschlossener Pflegewohnbereich, siehe Seite 516

**Ausstattung:** Die Appartements haben Kochnische, WC und barrierefreie Dusche, Teppichboden oder Laminat, Balkon, Keller/Boden, Notruf, Telefon- und TV-Anschluss. Die Bewohner richten sich mit eigenen Möbeln ein.

**Miete:**

| | | |
|---|---|---|
| 1-Zimmer-Wohnung | 31 bis 39,5 m² | € 1.750,– bis € 2.200,– |
| 2-Zimmer-Wohnung | 40 bis 67 m² | € 2.150,– bis € 3.200,– |
| 3-Zimmer-Wohnung | 62 bis 68,5 m² | € 3.100,– bis € 3.400,– |

Zweite Person im Appartement: € 603,– pro Monat
Frühstücksabonnement: € 127,– pro Monat
Abendessenabonnement: € 121,– pro Monat
**Kaution:** 2 Monatsmieten
**Nahverkehr:** S-Bahnhof Wedel, Linie: S1
**Lage:** Citylage, Wohngebiet, Wedeler Marsch

*Das Residenzwohnen bei Kursana ermöglicht Ihnen ein komfortables und unabhängiges Leben. Sie wohnen privat und ungestört in Ihrem eigenen Appartement und gestalten Ihr Leben, wie Sie es gern möchten. Genießen Sie die zahlreichen Serviceleistungen, die Ihnen den Alltag erleichtern. Erfreuen Sie sich am breiten Spektrum kultureller Angebote und interessanter Freizeitaktivitäten. Wir*

**Residenzen**

*sind in jeder Lebenssituation für Sie da. Auch dann, wenn Sie mehr Unterstützung benötigen sollten. Unsere umfangreiche Betreuung und Pflege im Appartement oder die Möglichkeit der Versorgung im Pflegewohnbereich geben Ihnen die Gewissheit, bestens versorgt zu sein. Unsere Gästeappartements stehen zum Probewohnen zur Verfügung. Wir freuen uns, Sie in unserem Haus begrüßen zu dürfen.*

Sven Witte, Direktor

## Seniorenresidenz Graf Luckner Haus

**Anschrift:** Hans-Böckler-Platz 15, 22880 Wedel
**Residenzleitung:** Grada Jakobs-van Drie, ☏ 04103/705 20 00
Vereinigte Hamburger Wohnungsbaugenossenschaft eG (vhw), www.vhw-hamburg.de
209 Appartements
**Wohnen:** Service-Wohnen premium im Appartement
- Die Mahlzeiten können sich die Bewohner selbst zubereiten oder gegen Bezahlung im Restaurant einnehmen. Es werden täglich 3 Mahlzeiten angeboten.
- Bewegungsbad, Bibliothek, Café mit Dachterrasse
- Jahreszeitliche Feste, Veranstaltungen, Ausflüge, Hobbygruppen, Konzerte, Theaterbesuche, Therapiegruppen
- Reinigung des Appartements gegen Bezahlung
- In gesundheitlichen Krisensituationen werden bis zu 30 Tage im Jahr allgemeine Unterstützungsleistungen geboten, zum Beispiel hauswirtschaftliche Hilfen im Krankheitsfall.
- Beratung und Vermittlung von Dienstleistungen
- Ambulante Pflege im Appartement bei Bedarf

**Residenzen**

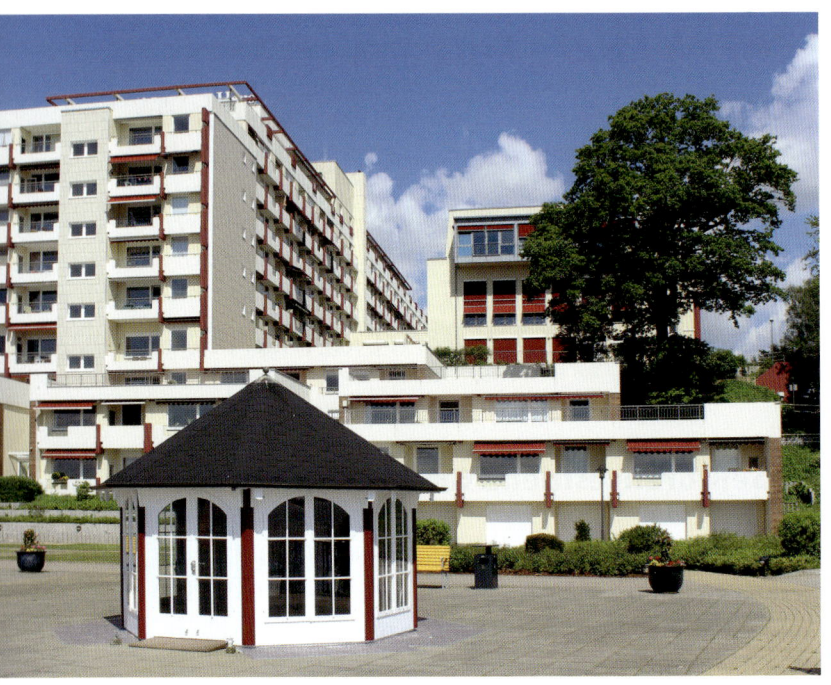

**Ausstattung:** Die Appartements haben Küchenzeile, WC und Dusche, Loggia oder Terrasse, Keller, Notruf, Telefon- und TV-Anschluss. Die Bewohner richten sich mit eigenen Möbeln ein.

**Miete:**

| | | |
|---|---|---|
| 1-Zimmer-Appartement | 31 bis 37 m² | € 1.077,– bis € 1.485,– |
| 2-Zimmer-Appartement | 39 bis 72 m² | € 1.540,– bis € 2.536,– |

Energieausweis: Baujahr 1970, Verbrauchsausweis, 291 kWh/(m²a), Erdgas Energieeffizienzklasse H

Zweite Person im Appartement: € 275,– pro Monat
Reinigung des Appartements: ab € 52,– pro Monat
Frühstücksabonnement: € 80,– pro Monat
Mittagessenabonnement: € 180– pro Monat
Abendbrotabonnement: € 80,– pro Monat

**Residenzen**

**Genossenschaftsanteile:** Zum Erwerb der Mitgliedschaft sind 25 Genossenschaftsanteile in Höhe von € 1.300,– notwendig, zuzüglich eines einmaligen Eintrittsgeldes von € 55,–. Beim Einzug sind die Anteile auf € 3.588,– bis € 10.192,– zu erhöhen.
**Nahverkehr:** Hans-Böckler-Platz, Bus: 189
**Lage:** Elbufer. Kiosk im Haus, Einkaufen in der Nähe

> *Bei uns in der Seniorenresidenz Graf Luckner Haus können Sie Ihr Leben in vollen Zügen genießen. Unser Haus liegt direkt an der Elbe. Viele Appartements bieten einen wunderschönen Elbblick. Aber das Beste ist unser individueller Service. Unser Restaurant verwöhnt Sie mit abwechslungsreichen Menüs, und unser Kulturangebot lässt keine Wünsche offen. Sollten Sie pflegerische Unterstützung benötigen, betreut Sie unser Ambulanter Dienst (MDK-Note: 1,1) in Ihrem Appartement. Wir würden uns freuen, wenn Sie einmal einige Tage zur Probe bei uns wohnen würden.*
>
> Grada Jakobs-van Drie, Residenzleiterin

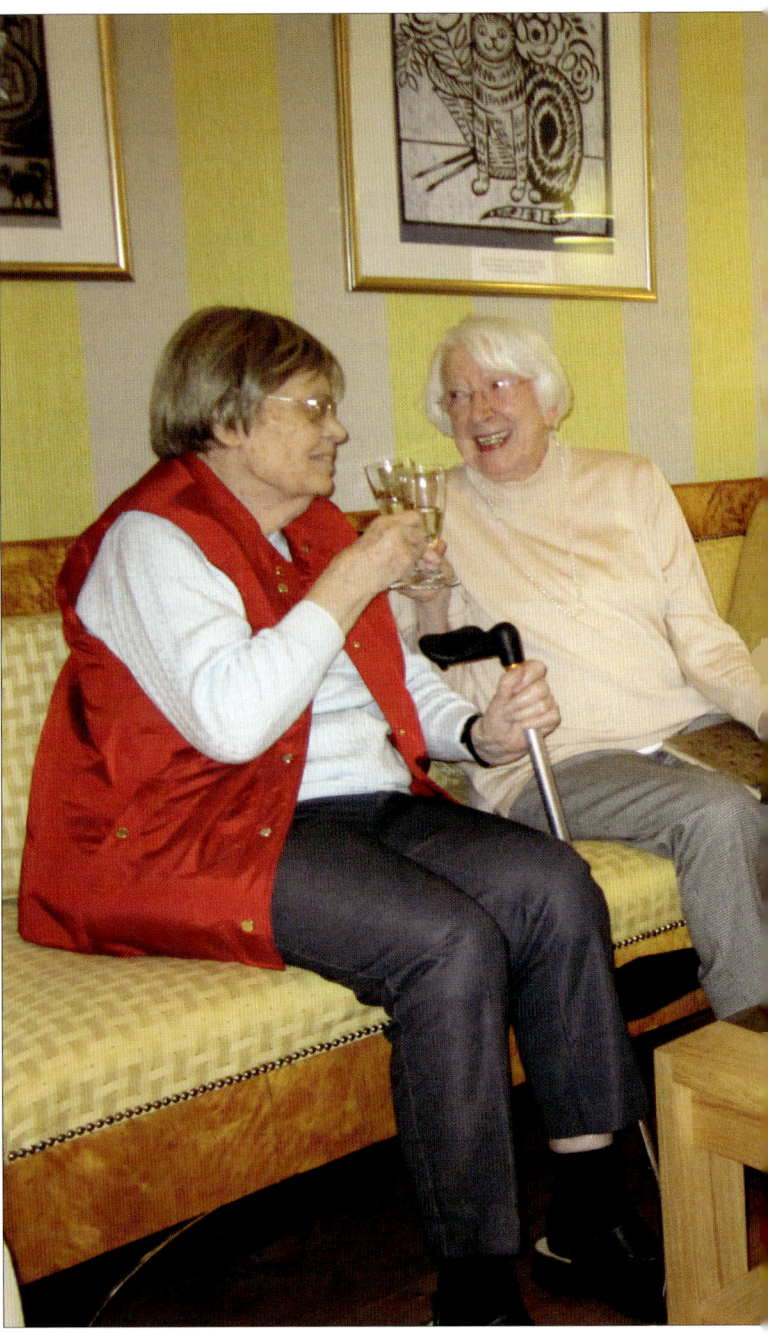

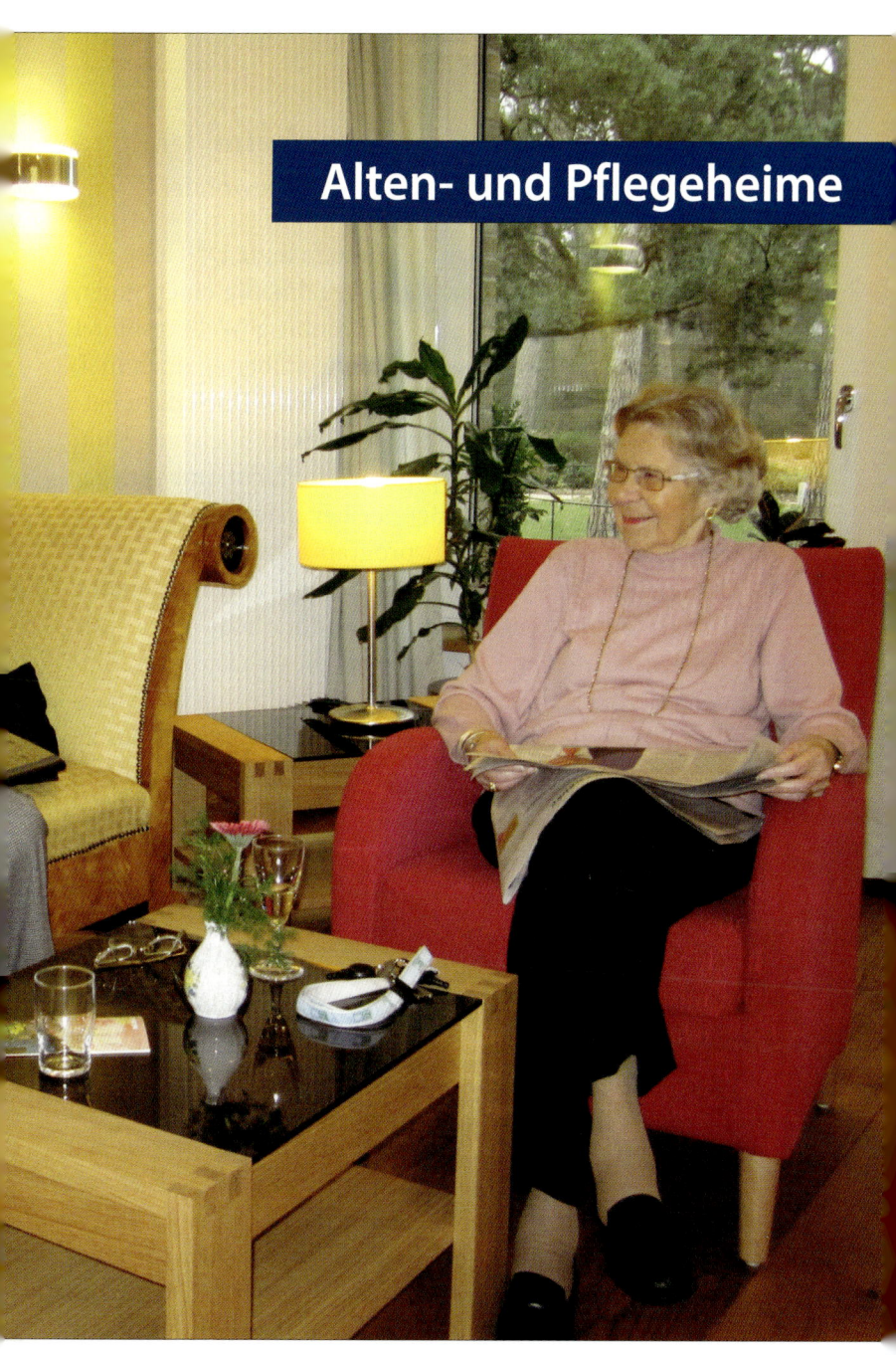

## Der Umzug ins Altenheim
### Eine große Umstellung für neue Bewohner

Berührungsängste vor einem Altenheim hatte Dr. Horst Benad nicht. Schließlich besuchte er regelmäßig einen guten Freund, der im Alsterdomizil in Hamburg-Wellingsbüttel lebt. Dieser emeritierte Pastor meinte: »Überleg doch mal, ob du hier nicht auch rechtzeitig einziehst.« Doch dazu hatte Dr. Benad überhaupt keine Lust. »Das ist noch lange hin, bis ich ins Heim ziehe!« Der promovierte Jurist und Verleger war noch immer als EDV-Berater berufstätig und stattete Druckereien mit Kalkulationsprogrammen aus.

Doch leider ergab sich innerhalb von wenigen Monaten eine vollkommen veränderte gesundheitliche Lage. Der 83-Jährige hatte einen Zusammenbruch. »Ich kam vom Einkaufen und mir wurde plötzlich schwindelig. Ich hatte meinen Nachbarn noch gebeten, mir einen Stuhl vors Haus zu bringen, damit ich mich setzen konnte. Und der hat dann einen Rettungswagen gerufen.« Es folgten mehrere Wochen im Krankenhaus und in der Reha. Etwas verwirrt und ziemlich wackelig auf den Beinen wurde der Patient schließlich entlassen. Ein Leben allein in seinem geliebten Reihenhaus in Hamburg-Volksdorf war ausgeschlossen. Von hundert auf null und noch einmal ganz von vorn anfangen: So geht es vielen Menschen, die aus gesundheitlichen Gründen plötzlich aus ihrem gewohnten Alltag gerissen werden. Danach ist nichts mehr so wie früher. Das musste auch Horst Benad einsehen. Vor einem halben Jahr entschied er sich schweren Herzens, in das Altenheim zu ziehen, das er von den Besuchen bei seinem Freund bereits kannte.

Patienten, die direkt vom Krankenhaus oder nach einer Reha-Maßnahme in eine stationäre Pflegeeinrichtung ziehen, sind oft vollkommen durcheinander, körperlich geschwächt und seelisch angeschlagen. Die neuen Bewohner haben noch nicht ganz verstanden, wie ihre gesundheitliche Lage jetzt aussieht und müssen erst einmal zu sich kommen. Trotz der großen Anstrengungen bei der Therapie – bei der Krankengymnastin genauso wie beim Logopäden – geht es nicht wieder nach Hause. Das muss ein alter Mensch erst einmal verstehen. Hoffnungslosigkeit, Ängste und depressive Verstimmungen sind am Anfang häufige Begleiterscheinungen.

Ganz vorsichtig versuchen die Mitarbeiter, einen neuen Bewohner aus seinem seelischen Tief herauszuholen. Das führt mit Verständnis und liebevoller Zuwendung auch zum Erfolg. Ein großer Fortschritt ist es bereits, wenn ein Neuankömmling sein Zimmer verlassen mag, um in seiner Wohngruppe auf der Etage die Mahlzeiten einzunehmen. Manchmal sind es Haustiere, die die Stimmung aufhellen.

Dr. Horst Benad nutzt in seinem Appartement neue und alte Medien.

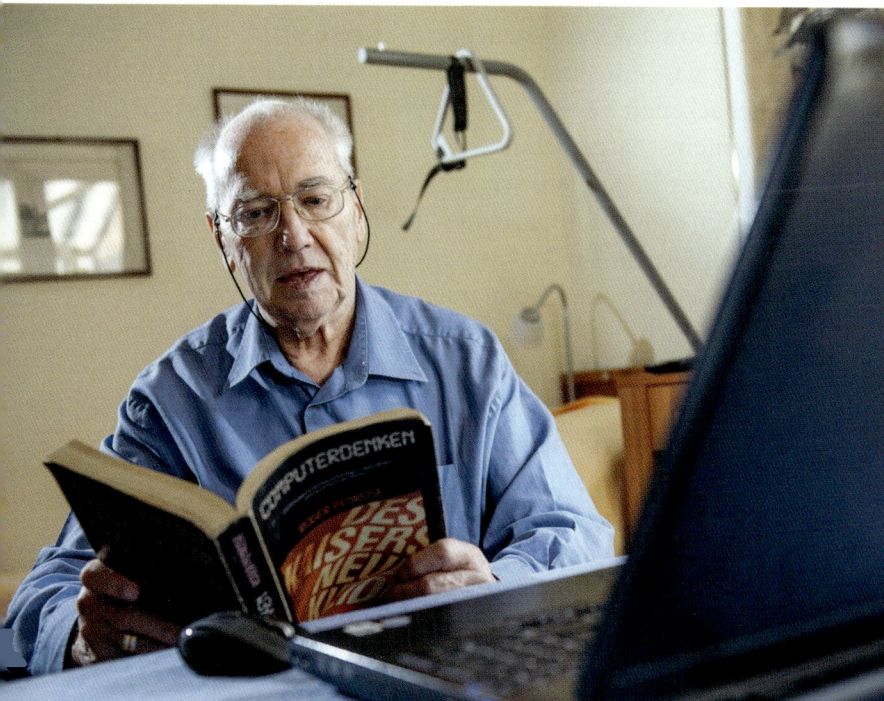

Die Menschen sind dann ganz beseelt und glücklich, wenn sie den Besuchshund streicheln können oder das Kaninchen auf dem Schoß haben. Es sind viele kleine Schritte, die getan werden müssen, bis man sich eingelebt hat.

Im Altenheim gibt es zahlreiche Angebote. Die Gemeinschaftsräume auf den Etagen haben eine Küchenzeile, denn die Bewohner leben in Wohngruppen zusammen und können sich selbst etwas kochen oder backen. Das Foyer ist die Visitenkarte eines Altenheims. Hier sitzen viele Bewohner gern, warten auf ihren Besuch, schauen, wer kommt und geht. Gymnastik, Singen, Gedächtnistraining und die tägliche Zeitungsrunde sorgen für Anregungen. In einigen Häusern gehört eine Abendrunde zu den Highlights. Die Therapeuten lesen vor, diskutieren mit Bewohnern und stellen Rätselaufgaben. Ausflüge mit dem hauseigenen Bus in die nähere Umgebung, Spaziergänge im Park oder ein Besuch im Einkaufszentrum sind sehr beliebt. Besonderen Idealismus zeigen die Häuser, die einen Bewohnerurlaub anbieten. Und so schwer für manchen die persönliche Situation auch sein mag – die besinnliche Adventszeit, der Duft von frisch gebackenen Keksen und die Weihnachtsfeier sind ein tolles Gemeinschaftserlebnis.

Horst Benad lebt seit acht Monaten im Seniorenheim in einem eigenen Appartement mit Balkon, WC und barrierefreier Dusche. Im Wohnraum stehen Pflegebett, Nachttisch, Fernseher, sein Lieblingssessel und ein Bücherbord. Auf dem Tisch liegt sein Laptop. In den vergangenen Monaten hat sich Benad gut erholt. »Ich war lange Zeit sehr unzufrieden, weil ich zurück in mein Reihenhaus wollte. Die Mitarbeiter geben sich aber viel Mühe, es fehlt mir an nichts. Ich musste erst begreifen, dass ich nicht mehr allein klar gekommen wäre, und – schwups – von einem auf den anderen Tag habe ich mich hier plötzlich zu Hause gefühlt.«

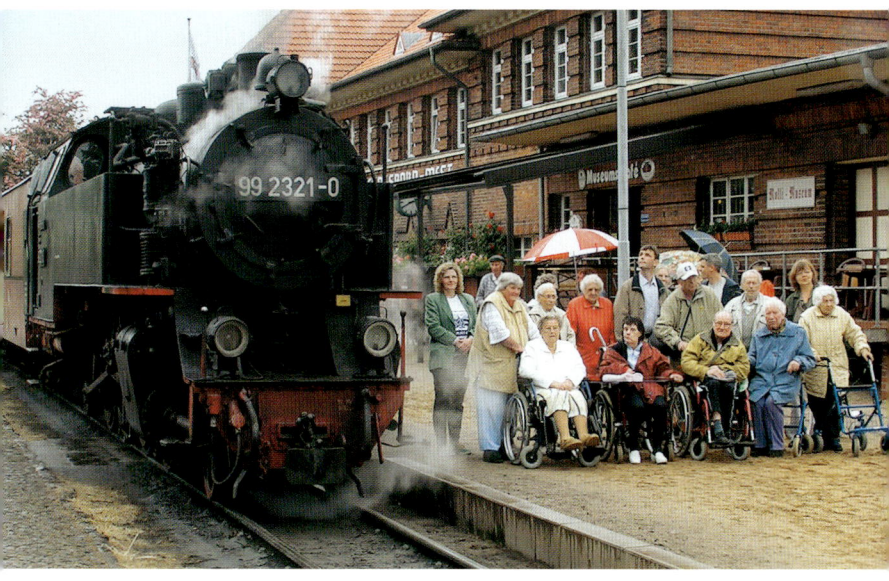

Urlaub an der Ostsee ist bei Altenheimbewohnern beliebt, wie hier während einer Fahrt mit der Schmalspurbahn Molli in Kühlungsborn.

Horst Benad gibt sich große Mühe. Die Krankengymnastin macht mit ihm einmal in der Woche einen langen Spaziergang bis zum Alsterwanderweg. Er geht auch allein vor die Tür, weil er spürt, dass seinem Körper die Bewegung an der frischen Luft gut tut. Fast jeden Tag trifft sich Benad nach dem Frühstück mit seinem Freund und Mitbewohner, dem ehemaligen Pastor. Die beiden unterhalten sich ausgiebig über das aktuelle Tagesgeschehen und tauschen sich aus. Seine langjährige Bridge-Freundin kommt regelmäßig zu Besuch. Außerdem kümmert sich die Familie – zwei Töchter, ein Sohn und vier Enkel – um den Vater und Großvater. Trotzdem: So ganz zufrieden ist Horst Benad noch nicht. Ihm fehlt eine Aufgabe. Zurzeit ist sein größtes Problem, dass ihm die Kraft dafür fehlt, etwas Neues anzufangen. Doch er ist auf einem guten Weg.

## »Ich vermisse absolut gar nichts«

Noch nie gab es so viele alte Menschen wie heute, noch nie so viele, die sich bei guter Gesundheit viel jünger fühlen, als sie sind, und auch so aussehen. Doch vor Schicksalsschlägen ist niemand sicher. So war es auch bei Ingrid Wild. Die heute 77-Jährige lebte zusammen mit Ehemann Jürgen in einem Haus mit Garten in Wilhelmshaven. Gemeinsam reiste das Paar in der ganzen Welt herum. Seit dem Tod ihres Mannes vor sechs Jahren hat die Witwe das große Haus an der Nordsee allein bewirtschaftet und sich im Sportstudio sowie beim Klavierspielen fit gehalten. Doch vor einem halben Jahr geriet ihr geordnetes Leben aufgrund eines Schlaganfalls aus den Fugen. Nach dem Krankenhausaufenthalt war sie sechs Wochen in einer Rehaklinik und musste alles wieder neu erlernen – wie das Sprechen und Laufen.

Die Reha hat große Fortschritte gebracht, doch an ein Leben im alten Haus war nicht mehr zu denken. Die Idee, in die Nähe ihres Sohnes zu ziehen, gefiel der Seniorin. Nach intensiver Suche fand Sohn Holger das Rosendomizil (Hamburg-Groß Flottbek). Zwei Mal in der Woche gehen Mutter und Sohn zum Einkaufen oder machen ausgiebige Spaziergänge mit anschließendem Restaurantbesuch.

Ingrid Wild hat sich schnell eingelebt. Dabei hat ihr auch der herzliche Empfang in diesem Altenheim geholfen. »Ich vermisse absolut gar nichts«, resümiert die Seniorin und blickt auf die zahlreichen Bilder ihres Mannes, der als Maler und Künstler tätig war. Seine Aquarelle und Fotos haben in ihrem Appartement einen neuen Platz gefunden. Außerdem bringen einige gewohnte Möbel ein Stück Heimat ins neue Zuhause. »Bald kommt dann auch noch mein Klavier«, freut sich die Bewohnerin, die oft auf ihrer neuen Terrasse sitzt.

Auch an den Aktivitäten des Hauses nimmt Ingrid Wild

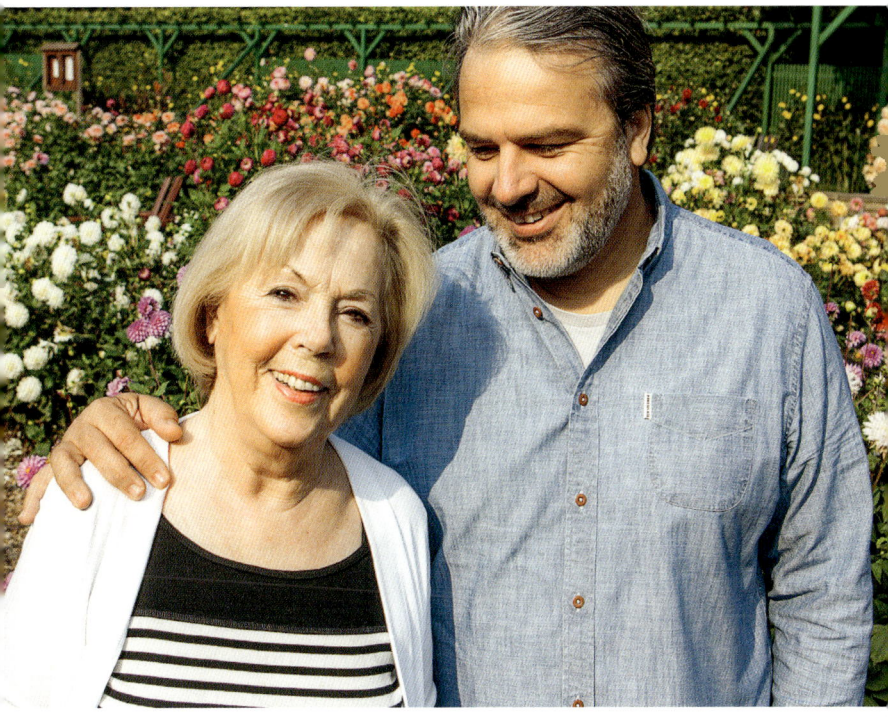

Ingrid Wild und Sohn Holger genießen die gemeinsame Zeit – wie hier bei einem Ausflug in den Dahliengarten in Hamburg-Lurup.

gerne teil. So geht sie jeden Morgen zur Zeitungsrunde sowie zum Gehirnjogging. Außerdem meldet sich die Seniorin regelmäßig bei den Ausflügen an, um mehr über Hamburg zu erfahren. Die Therapie- und Gymnastikangebote helfen, sich ganz von den Folgen des Schlaganfalls zu erholen. Ingrid Wild ist voller Hoffnung.

## Das Einleben dauert bis zu einem halben Jahr

Im Hospital zum Heiligen Geist in Hamburg-Poppenbüttel leben über 1.000 Bewohner. Rund 300 pflegebedürftige

Alten- und Pflegeheime

Menschen ziehen hier pro Jahr auf Dauer ein. Sylvia Benke hat viele von ihnen in der schwierigen Phase des Einlebens begleitet. Die 48-Jährige hat vor 33 Jahren im Hospital mit einer Ausbildung zur Altenpflegerin begonnen, sich zur Stations- und Pflegedienstleitung hochgearbeitet und leitet heute das Kundenzentrum.

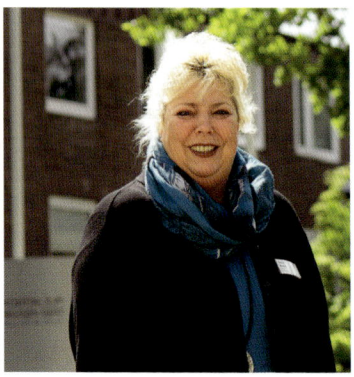

Sylvia Benke

*Frau Benke, wie viele Bewohner entscheiden sich selbstständig für einen Umzug ins Altenheim?*
Bei uns sind das etwa 70 Prozent. Die Menschen haben sich über Jahre damit beschäftigt, wie ihr letzter Lebensabschnitt aussehen könnte. Viele von ihnen haben sich bereits verschiedene Einrichtungen angesehen, um selbstbestimmt eine Entscheidung für einen Umzug treffen zu können.

Dann gibt es einen konkreten Anlass. Die Senioren spüren ganz genau, wann der richtige Zeitpunkt für so einen Umzug gekommen ist. Manchmal ist für Alleinlebende die Einsamkeit kaum noch zu ertragen. Andere schaffen Haus und Garten nicht mehr, wollen Ballast abwerfen und spüren Erleichterung durch das »All-inclusive-Paket« hier im Haus. Wer rechtzeitig umzieht, kann aktiv mitgestalten und sich sein Apartment aussuchen und einrichten. Viele Bewohner freuen sich darauf, ganz neu zu planen und kaufen sich selbst z. B. neue Möbel.

*Wie lange dauert das Einleben?*
Es dauert ein gutes halbes Jahr, bis sich neue Bewohner eingelebt haben. Zunächst lernen sie die Wege in ihrer Wohngruppe und auf dem Gelände, unsere Mitarbeiter und die

Nachbarn kennen. Wenn ich sie nach ein paar Wochen in ihrem Apartment besuche, sagen sie bereits: »Gucken Sie mal, das sieht hier wie bei mir zu Hause aus.«

*Wie ist das bei den Menschen, die direkt aus dem Krankenhaus umziehen? Also nach einem Sturz oder Schlaganfall?*
Viele Menschen wissen genau, wie es um ihre Gesundheit steht, dass sie zum Beispiel nicht wieder so laufen können wie früher. Doch eigentlich bekommen sie diesen Übergang ganz gut hin. Ein Problem ist, dass sie sich nicht von zu Hause verabschieden konnten. Eine Bewohnerin hat neulich zu mir gesagt: »Lassen Sie mich bitte noch einmal nach Hause in meinen Garten. Einmal Tschüss sagen, ich komme auch wieder.«

Es hat viel mit der Einstellung zu tun. Ich bewundere, wie manche Menschen diesen Neuanfang meistern – nach dem Tod von Ehepartner oder Kindern. Zur Lebenserfahrung gehört oft die Erkenntnis: Es muss weitergehen.

*Reicht es eigentlich im Altenheim, dass die Schwester nett ist?*
Wir sind gute Zuhörer, Beobachter und Blitzableiter. Manchmal sind wir Freunde oder der einzige Kontakt zur Außenwelt. Zur Kompetenz der Pflegeheime gehören jedoch auch umfangreiche Kenntnisse in Krankenbeobachtung, Dementenbetreuung, Hospizarbeit, Psychologie, Wundversorgung, Medikamentenkunde, Ernährung und vieles mehr.

*Warum wird das Altenheim so negativ bewertet?*
Die Öffentlichkeit empfindet Altenheime häufig als negativ, weil die in ihnen lebenden alten Menschen oft krank und pflegebedürftig sind und hier auch versterben. Wir nehmen die Menschen in ihrer jeweiligen Lebenssituation an und versuchen, für unsere Bewohner eine gute Lebensqualität zu erhalten, damit sie sich wohl und gut betreut fühlen.

**Alten- und Pflegeheime**

## Ausbildung zum Altenpfleger
### Der zielstrebige Weg zum Examen

Die Altenpflege begleitet Nikolaj Thomsen, seit er denken kann. Seine Mutter hatte in der Pflege gearbeitet. Da lag es nahe, dass der Sohn in ihre Fußstapfen tritt. Der 22-Jährige befindet sich mittlerweile im zweiten Ausbildungsjahr zum Altenpfleger und arbeitet seit September auf der Schülerstation im Hospital zum Heiligen Geist, siehe Seite 480. Dieser Wohnbereich mit 14 Bewohnern wird von 18 Altenpflegeschülern unterschiedlicher Ausbildungsjahre betreut.

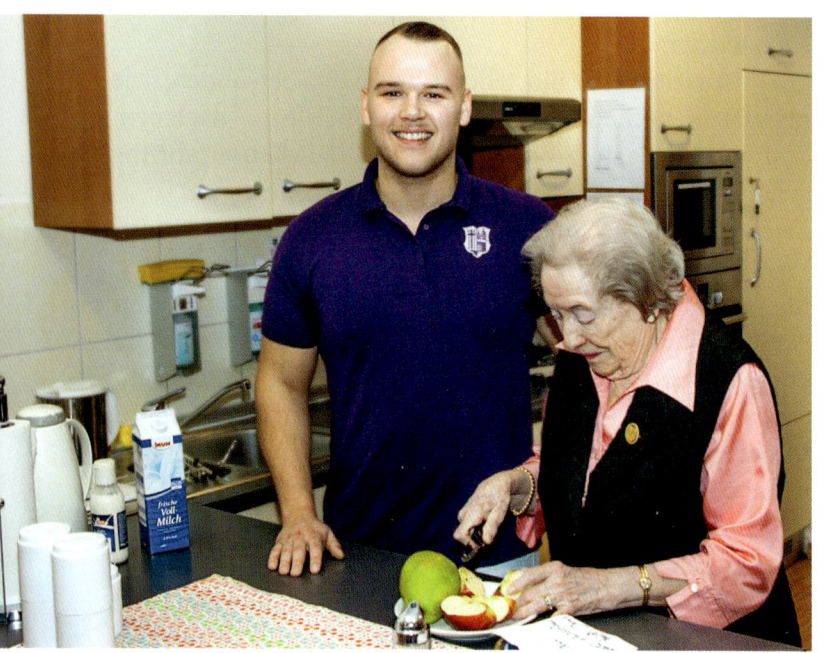

Lisa Metzger bereitet sich einen Obstteller zu. Nikolaj Thomsen achtet darauf, dass die Bewohner so viel wie möglich selbst machen. Das erhält die Selbstständigkeit.

Alten- und Pflegeheime

Eine examinierte Pflegekraft steht den Azubis bei der Organisation des Tagesablaufes und bei Fragen stets zur Seite.

Der Tag auf der Station beginnt mit der Übergabe. Im Anschluss unterstützen die Auszubildenden die Bewohner beim Aufstehen, Waschen und Anziehen, bevor es zum Frühstück geht. Nach dem gemütlichen Beisammensitzen gibt es zahlreiche Betreuungsangebote. Nikolaj Thomsen ist immer wieder beeindruckt, wenn sich demente Bewohner beim Singen plötzlich an Ereignisse aus der jüngeren Vergangenheit erinnern oder beim Spazierengehen einfach glücklich sind.

Diese Arbeit bereichert sein Leben. Natürlich gibt es auch Schattenseiten. Der Tod ist ein ständiger Begleiter im Pflegeheim. »Man lernt damit umzugehen, doch das ist nicht immer leicht, da uns die Bewohner schließlich ans Herz gewachsen sind«, erklärt der sympathische Azubi. Die fachliche Kompetenz der Trauerarbeit, aber auch die allgemeine Krankheitslehre, Medikamentenkunde und das Wundmanagement stehen in der Berufsschule auf dem Lehrplan. Außerdem gehören Anatomie, Recht, Ethik, Psychologie, Ernährung und Geriatrie (Altersheilkunde) neben Deutsch, Mathematik und Englisch zum soliden Grundwissen. Ein großer Vorteil dieses sozialen Berufes ist, dass die Theorie sofort in der Praxis angewandt werden kann.

Nach seiner Ausbildung muss Nikolaj Thomsen mindestens zwei Jahre Berufserfahrung sammeln, danach hat er sich die Weiterbildung zum Pflegedienstleiter als Ziel gesetzt. Fürs kommende Jahr hat er keine besonderen Wünsche: Er möchte glatt ins 3. Lehrjahr kommen. Mit der Ausbildungsvergütung (900 Euro brutto plus Schichtzulagen) kann Nikolaj Thomsen seine Wohnung bezahlen und kommt gut zurecht.

## Quereinstieg in die Altenpflege
### Juliane Wolff hat ihr Examen in der Tasche

Juliane Wolff strahlt über das ganze Gesicht. Die 44-Jährige hat gerade mit tollen Noten ihr Examen als Altenpflegerin abgelegt. Als ihre Großmutter an Krebs erkrankte und später auf Pflege angewiesen war, übernahm die gelernte Bürokauffrau ohne mit der Wimper zu zucken ihren Anteil der Betreuung innerhalb der Familie. »Die pflegerischen Tätigkeiten, aber auch die Zeit, die ich mit meiner Oma in dieser Lebensphase verbracht habe, waren beglückend für mich«, erinnert sich die frischgebackene Altenpflegerin. Nachdem ihre beiden heute 16- und 19-jährigen Kinder aus dem Gröbsten raus waren, suchte sie nach einer neuen beruflichen Herausforderung. Juliane Wolff bewarb sich im Theodor-Fliedner-Haus um einen berufsbegleitenden Ausbildungsplatz zur Altenpflegerin und wurde genommen.

Eine Entscheidung mit Weitsicht, denn soziale und pflegerische Berufe haben Zukunft. Im Jahr 2025 werden laut einer Modellrechnung des Statistischen Bundesamtes und des Bundesinstituts für Berufsbildung rund 150.000 Mitarbeiter in Pflegeberufen fehlen. Angesichts des zunehmenden Fachkräftemangels sind auch ältere Bewerber gefragt. »Wer Lebensreife mitbringt, kann sich häufig besser auf die Bedürfnisse unserer Bewohner einstellen«, weiß Beatrice Reinitz, die den Auszubildenden als Praxisanleiterin zur Seite steht. »Der Spagat zwischen Job, Familie und dem Lernen für das Examen war mitunter schwierig«, räumt Juliane Wolff ein. Abschalten konnte sie bei den täglichen Spaziergängen mit ihren beiden Hunden. Bei der Prüfung hatte sie am meisten Respekt vor dem theoretischen Teil, »da man nie weiß, was die Prüfer genau abfragen«.

Nach Abschluss der Ausbildung dürfen examinierte Altenpfleger Spritzen geben, Medikamente verabreichen und eigenverantwortlich die Pflege und Betreuung der Bewohner übernehmen. Darüber hinaus können sie sich auf Fachgebiete spezialisieren und Fortbildungen besuchen, zum Beispiel in den Bereichen Wundmanagement, Palliativ-Care oder Demenz. Juliane Wolff wird nach ihrem erfolgreich abgelegten Examen als festangestellte Mitarbeiterin übernommen. Vorher gönnt sie sich aber erst einmal einen erholsamen Urlaub in Thailand. Anschließend will sich die sympathische Mittvierzigerin entscheiden, in welchem Fach sie sich spezialisieren möchte.

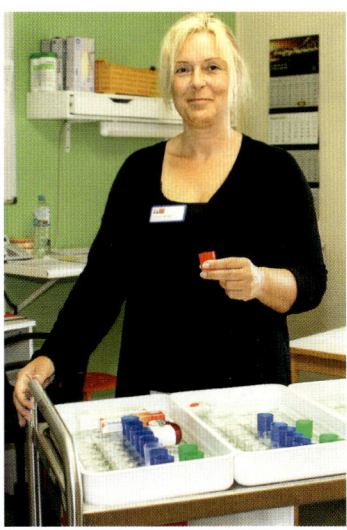

Altenpflegerin Juliane Wolff übernimmt Verantwortung – wie hier bei der Tablettengabe.

## Neue Wege in der Küche
### Altenheime setzen auf frisch zubereitete Speisen

Das Mittagessen gehört zu den Höhepunkten im Tagesablauf von Altenheimbewohnern. Die Senioren treffen sich ab zwölf Uhr im Speisesaal und genießen ihre Mahlzeit plaudernd in geselliger Runde. Die Freude ist groß, wenn es Hausmannskost wie Rouladen, Gulasch oder Frikadellen gibt. »Das Essen soll aber nicht nur gut schmecken und appetitlich angerichtet sein, sondern auch lecker duften«, sagt

**Alten- und Pflegeheime**

## Neue Wege in der Küche

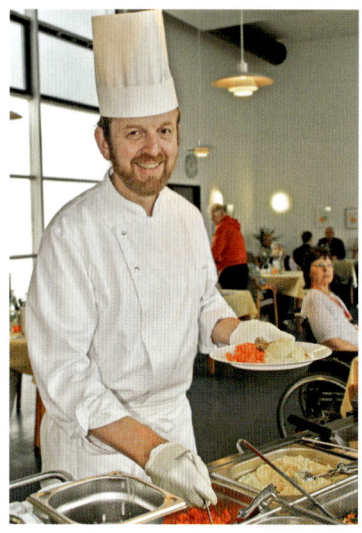

Gourmetkoch Georg Kratzer weiß, dass Hausmannskost bei den Bewohnern immer gut ankommt.

Georg Kratzer, der neue Küchenchef im Theodor-Fliedner-Haus.

In Zeiten, in denen manche Altenheime das Essen für ihre Bewohner fertig gekocht in Warmhalteboxen anliefern lassen, geht das Bramfelder Seniorenheim neue Wege rund um den Mittagstisch. »Uns war wichtig, eine Ernährung mit hohem Frischeanteil und ohne Geschmacksverstärker anzubieten«, sagt Einrichtungsleiter Christian Bergmann. Mahlzeiten, die mit frischen Zutaten direkt im Haus zubereitet werden, haben einen deutlich höheren Nährstoffanteil und schmecken einfach besser. Das Küchenteam bereitet die Mahlzeiten seit einem knappen halben Jahr unter der fachkundigen Anleitung von Georg Kratzer zu. Ein Glücksfall für die Alten- und Pflegeeinrichtung. Der 49-jährige Gourmetkoch kochte in seiner Heimat Bayern in verschiedenen Sterne-Küchen, bevor es ihn der Liebe wegen nach Hamburg zog.

Die Bewohner haben täglich die Wahl zwischen einem Schonkost- oder einem Vollwertmenü. Der Küchenchef setzt auf Bioprodukte sowie Milch, Quark, Jogurt und Gemüse von regionalen Lieferanten. Erwartungsvoll sitzen die Senioren jetzt mittags im Speisesaal und freuen sich auf eine leckere, frisch zubereitete Mahlzeit. »Heute haben Sie sich wieder selbst übertroffen«, lobt eine alte Dame und schnup-

**Alten- und Pflegeheime**

pert genießerisch an ihrem Teller, auf dem zarter Putenrollbraten mit Waldpilzragout, Kartoffel-Sellerie-Püree und Karottengemüse appetitlich angerichtet sind.

Georg Kratzer steckt voller kreativer Ideen. So plant er zum Beispiel, auf dem Außengelände der Einrichtung im kommenden Jahr einen duftenden Kräutergarten und einen »Naschgarten« mit frischen Früchten anzulegen. Außerdem wird der Speisesaal demnächst komplett modernisiert und verschönert. Auch diese Maßnahmen sollen den Appetit der Senioren anregen und zu einer höheren Lebensqualität beitragen.

## Sensible Therapeuten mit Fell und Federn
### Haustiere im Altenheim bewirken wahre Wunder

Stück für Stück verschwindet bei Demenzkranken die Gegenwart im Vergessen. Manche Patienten leben in ihrer eigenen Welt und sind kaum noch erreichbar. Besonders am Anfang der Erkrankung ist den Menschen ihre zunehmend hilflose Lage durchaus bewusst, deshalb reagieren sie häufig aggressiv auf ihr Umfeld. Doch das Zusammenleben mit Tieren bewirkt bisweilen kleine Wunder, haben die Mitarbeiter im Haus Volksdorf festgestellt.

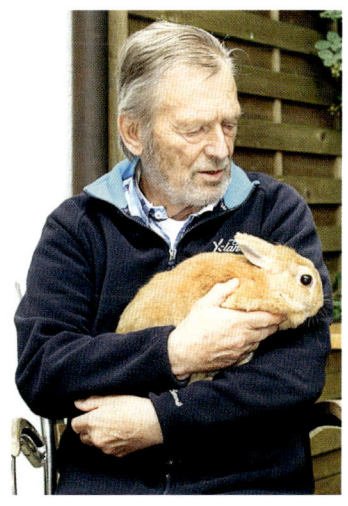

Norbert Basch hat mit Kaninchen Socke eine ganz spezielle Freundschaft geschlossen.

**Alten- und Pflegeheime**

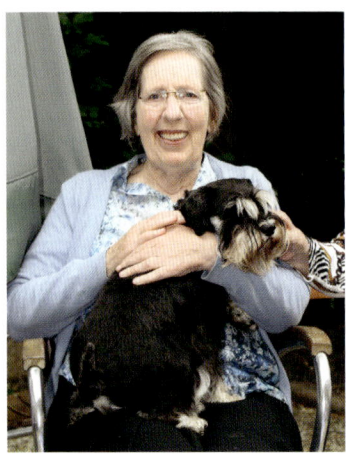

Zwergschnauzer Mona zaubert ein strahlendes Lächeln in das Gesicht von Bewohnerin Birgit Schepler.

»Tiere lösen positive Gefühle bei Demenzkranken aus«, berichtet Pflegedienstleiterin Iwona Erm aus ihrem Alltag. Vor acht Jahren rettete sie Katze Lilly vor dem Tierheim und brachte die Samtpfote versuchsweise mit in ihr Alten- und Pflegeheim. Im Handumdrehen avancierte Lilly zum Liebling der Bewohner. »Die Körperwärme und das Schnurren wirken auf unsere Dementen wunderbar beruhigend«, hat Iwona Erm beobachtet. Jede Nacht sucht sich die Katzendame einen neuen Schlafplatz und hat im Laufe der Jahre ein erstaunliches Gespür dafür entwickelt, wer ihre Nähe gerade besonders benötigt. »Beim Frühstück erzählen sich die Bewohner dann ganz aufgeregt, an welchem Fußende sich die Katze in der letzten Nacht zusammengerollt hat. Oder erinnern sich daran, dass sie früher selbst ein Haustier hatten«, hat Jeanette Vogt, Leiterin des Betreuungsdienstes, festgestellt.

Inzwischen hat sich fast ein kleiner Zoo entwickelt. In einem Gehege im Garten wohnen die beiden Kaninchen Martina und Socke, gleich neben dem Goldfischteich. Wellensittich Max singt und spricht in einer Vogelvoliere im Speisesaal. Zwergschnauzer Mona und Labrador Margo, die beiden Hunde von Iwona Erm, haben sich zu echten Entertainern entwickelt, die den Bewohnern täglich ein Lächeln ins Gesicht zaubern.

»Alle Mitarbeiter fühlen sich für die Pflege unserer Bewohner genauso verantwortlich wie für die Pflege der Tiere«, freut sich Iwona Erm. Hygiene sei natürlich gerade im Altenheim ein wichtiges Thema. Dazu gehöre, dass der kleine Streichelzoo regelmäßig entwurmt wird und selbstverständlich keine Flöhe haben darf. Außerdem müssten Käfige und Gehege regelmäßig gereinigt werden. »Eine Zusatzaufgabe, die wir alle gern erledigen«, versichert Jeanette Vogt und freut sich darüber, dass die Bewohner bei der Fütterung gern mithelfen.

## Zu viele Medikamente
### Eine Broschüre klärt auf

Eines fällt den Fachkräften in zahlreichen Altenheimen bereits beim Einzug von neuen Bewohnern auf: Alte Menschen nehmen oft viel zu viele Medikamente zu sich. Damit sind nicht die Pillen gegen Herzbeschwerden, erhöhten Blutdruck oder zu hohe Cholesterinwerte gemeint, sondern angstlösende Psychopharmaka, Schmerz- und Schlafmittel. Schmerzen werden subjektiv wahrgenommen. Ein Beispiel: Arthrose in den Knien tut weh. Schmerzmittel können in so einem Fall durchaus sinnvoll sein, die Dosierung hängt jedoch von den individuellen Lebensumständen ab. Wenn ein Patient zusätzlich allein und in tiefer Trauer lebt, weil der Ehepartner vor Kurzem gestorben ist, empfindet er diese Knieschmerzen viel stärker. Ähnlich ist es bei Ängsten und Schlafstörungen. Einsamkeit verstärkt die Probleme.

Nadine Lindner arbeitet als Pflegedienstleiterin im Haus Birkengrund und beobachtet beim Einzug von neuen Bewohnern, dass etwa 70 Prozent zu viele Medikamente nehmen. »In vielen Fällen können wir uns in Absprache mit den

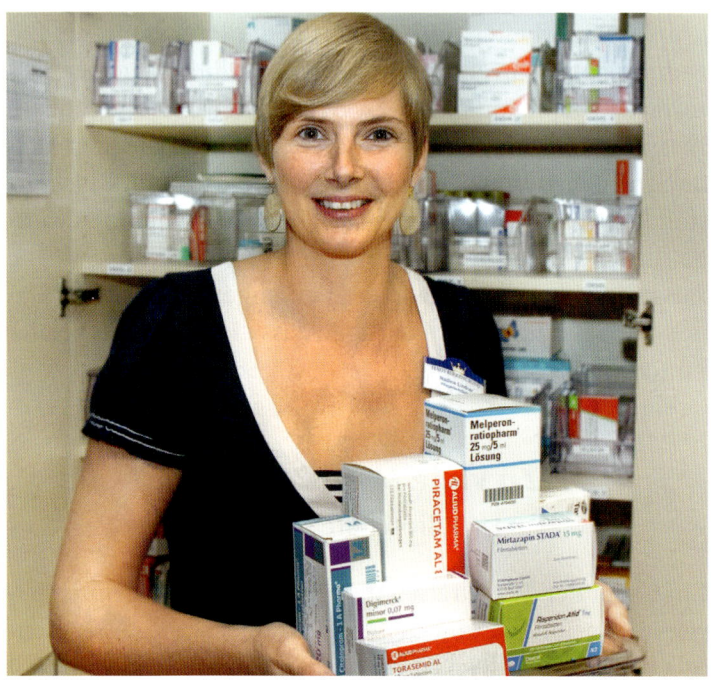

Nadine Lindner hat Medikamente zusammengestellt, deren Dosierung regelmäßig in Absprache mit den Ärzten überprüft werden sollte.

Ärzten aus den Psychopharmaka herausschleichen.« Denn wer in einer Wohngruppe lebt, fühlt sich geborgen. Dadurch gehen Ängste zurück, Misstrauen baut sich ab. Wer in eine feste Tagesstruktur eingebunden ist und kleinere Aufgaben – wie das Tischdecken oder den Abwasch – zu erledigen hat, ist ausgeglichener. »Die Menschen lachen wieder, das Erinnerungsvermögen kehrt zurück und sie kommen wesentlich besser im Alltag zurecht«, freut sich Nadine Lindner.

Das Bundesforschungsministerium hat in einer Broschüre eine Übersicht von über 83 Wirkstoffen in Arzneimitteln veröffentlicht, die für ältere Menschen ungeeignet sein können. Oft werden die Nebenwirkungen übersehen, weil sie den typischen Alterserscheinungen ähnlich sind. Dazu zählen Schwindel und Benommenheit, eine beeinträchtigte Sehkraft, Magen-Darm-Probleme, Verwirrung, Schlafstörungen, Schwierigkeiten beim Wasserlassen und Inkontinenz. Deshalb wird geraten, dass Patienten einmal jährlich ihre Medikamentenliste gemeinsam mit einem Arzt kritisch durchgehen und Überflüssiges »entrümpeln«.

Das 44-seitige Heft »Medikamente im Alter: Welche Wirkstoffe sind ungeeignet?« ist kostenlos beim Bundesministerium für Bildung und Forschung zu bestellen unter ☎ 030 / 182 722 721.

## Wege aus der Altersdepression
### Altenheime bieten zahlreiche Unterstützungsangebote

Das Alter ist oft mit Schicksalsschlägen und Verlusterfahrungen verbunden. Die eigene Gesundheit spielt nicht mehr mit, die Trauer um verstorbene Angehörige ist noch nicht überwunden. Kraft- und Appetitlosigkeit, Niedergeschlagenheit und eine generelle Antriebslosigkeit sind die typischen Symptome einer Depression. Laut Statistik leiden rund 20 Prozent der über 65-Jährigen an Depressionen, bei Altenheimbewohnern sind es sogar bis zu 40 Prozent. »In den meisten Fällen können wir diesen Menschen aus ihrem Stimmungstief heraushelfen«, macht Holger Braun Mut, der als Pflegedienstleiter im Parkdomizil (Hamburg-Bahrenfeld) arbeitet.

Manche Bewohner haben nach dem Umzug ins Heim Probleme, sich in ihrem neuen Umfeld zurechtzufinden. »Sie vermissen die vertraute Umgebung oder den verstorbenen Partner und können sich nicht vorstellen, neue

**Alten- und Pflegeheime**

Freundschaften zu knüpfen«, erzählt Holger Braun. In diesen Fällen reicht es oft bereits aus, für kurzweilige Ablenkung zu sorgen. Ergotherapeuten bieten zahlreiche Bewegungsangebote an wie zum Beispiel Qigong, Yoga, Schwimmen oder Tanznachmittage. Bei den geselligen Zeitungsrunden, Spielenachmittagen oder im Bastelkurs kommt man schnell mit den Nachbarn ins Gespräch und findet Halt in der Gemeinschaft. Auch ein Ausflug an die Ostsee oder ein Rundgang im duftenden Blumen- und Gemüsegarten des Hauses kann die Stimmung wieder aufhellen.

»Unsere Bewohner dürfen auch mal traurig sein, das hal-

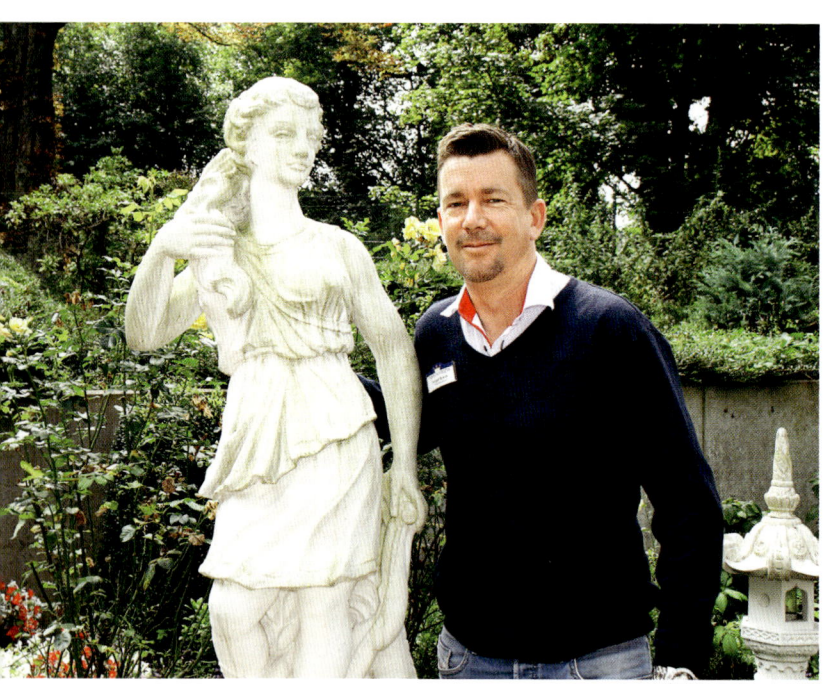

Holger Braun und seine Kollegen wissen, wie man depressiven Senioren aus ihrem Stimmungstief heraushilft.

Alten- und Pflegeheime

ten wir aus«, versichert der Pflegedienstleiter. Braun und seine Kollegen haben ein Gespür dafür entwickelt, welche Art von Unterstützung depressive Bewohner zu welcher Zeit benötigen. Betroffene werden intensiv in die Aktivitäten des Altenheims eingebunden, denn eine stabile Tagesstruktur verhindert, dass man in die Isolation abrutscht. Manchmal hilft es schon, sich einfach mal Zeit zu nehmen und zuzuhören. Auch eine Umarmung bewirkt oft ein kleines Wunder.

Tritt trotz liebevoller Zuwendung keine Besserung ein, ziehen die Pfleger den Hausarzt oder einen Neurologen hinzu, die in der Regel eine medikamentöse oder psychotherapeutische Behandlung verordnen. Bei einer durch Serotoninmangel verursachten Depression können Medikamente helfen. Außerdem gibt es eine Reihe von Antidepressiva, durch die betroffene Senioren ihre Depression in den Griff bekommen und ihr Leben wieder positiv gestalten können.

## Schlagermove im Altenheim
### Senioren legen eine flotte Sohle aufs Parkett

Eine 88-jährige Bewohnerin hat sich zur Feier des Tages Schleifen ins silberne Haar flechten lassen. Eine andere Seniorin hat auf Wimperntusche und schrille Klamotten verzichtet, macht aber auf der Tanzfläche eine tolle Figur. Auch der 76-jährige Hans-Peter Gronau ist trotz Kunstgelenk noch beeindruckend beweglich in der Hüfte. Ansonsten gilt: Schunkeln, Lachen und in die Hände klatschen funktioniert immer und macht auch im Sitzen viel Spaß. Schlagermove geht auch im Altenheim.

Für echte Live-Atmosphäre sorgt Ulli´s Gang. »Die sind klasse«, lobt eine Bewohnerin und wippt begeistert mit den

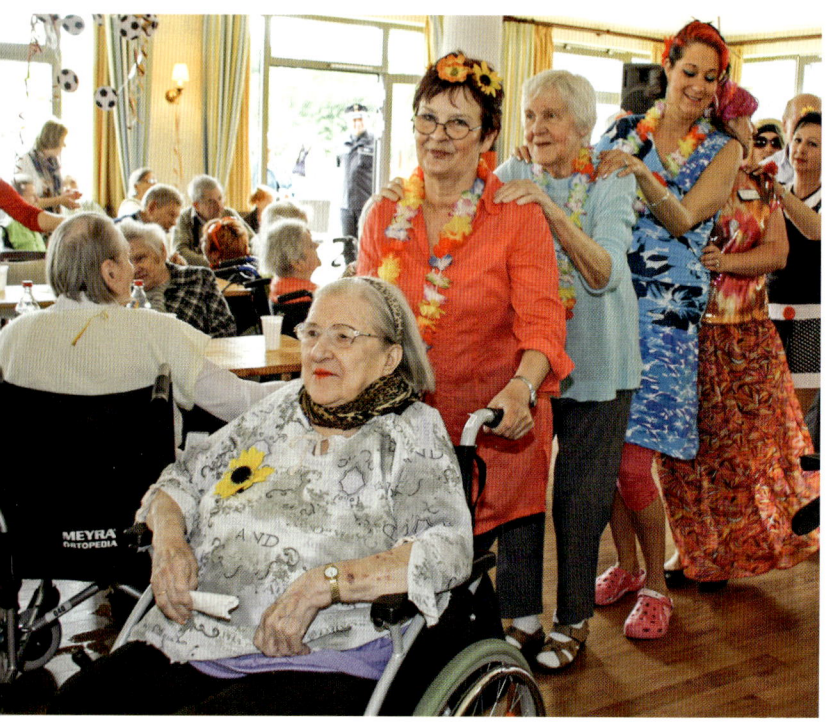

Hier fliegen gleich die Löcher aus dem Käse: Die große Polonaise beim Schlagermove im Altenheim.

Füßen. Der große Festsaal im Haus wurde von Mitarbeitern und ehrenamtlichen Helfern mit Sonnenblumen, Ballons und Girlanden geschmückt. Bereits nach kurzer Zeit kommt die Party in Schwung. Es fließen Selters, Saft und Alsterwasser in Strömen. Auf der Terrasse grillen Pfleger Würstchen im Akkord. Die Stimmung ist ausgelassen. Jeder Bewohner wird mit einbezogen, egal, ob er das Tanzbein noch schwingen kann oder sich lieber im Sitzen amüsiert.

»Musik aktiviert das Langzeitgedächtnis«, hat Mitarbeiterin Anja Twardy beobachtet. Sie hatte auch die Idee, einen Schlagermove im Altenheim ins Leben zu rufen. Beim Hören vertrauter Klänge würden häufig längst vergessen geglaubte Erinnerungen wieder an die Oberfläche des Bewusstseins gespült. Dies sei gerade für die demenzkranken Bewohner ein beglückendes Erlebnis.

»Musik macht das Leben schöner«, findet auch Seniorin Friedel Prüßmann. Allerdings steht die alte Dame nicht auf die romantischen Songs von Udo Jürgens und Roland Kaiser. Ihr Herz schlage für Rocker Peter Maffay, erzählt sie mit einem strahlenden Lächeln. Dann hat sie aber keine Zeit mehr für einen Plausch, denn die Polonaise zieht gerade an ihr vorbei und sie muss sich hurtig einen Platz in der Reihe der fröhlichen Tänzer sichern.

## Altenheime kompakt

Eine der schwierigsten Entscheidungen im Leben eines Menschen ist es, seine gewohnte Umgebung aus gesundheitlichen Gründen aufzugeben und in ein Alten- und Pflegeheim umzuziehen. Damit verbunden ist das Eingeständnis, dass die eigenen Kräfte nachlassen. Hauswirtschaft und Pflege sind in den eigenen vier Wänden nicht mehr optimal zu gewährleisten, pflegende Angehörige oft überfordert. Hinzu kommen Ängste vor einer neuen, unbekannten Gemeinschaft und Umgebung.

In einem längeren Beratungsgespräch machte eine ältere Dame ihrem Herzen Luft: »Der liebe Herrgott hat mir meine Gesundheit genommen, nimmt mir jetzt meine Wohnung und meine Kinder. Einen alten Baum verpflanzt man nicht!« Unsere Antwort in diesem Gespräch: »Das ist sehr schwer für Sie. Möglicherweise wird Ihnen aber nicht nur etwas genommen. Sie haben auch eine Chance im Altenheim: Vielleicht gelingt es Ihnen doch, sich in der Gemeinschaft einzuleben. Ihre Kinder verlieren Sie ja auch nicht, vielmehr haben sie dann mehr Zeit für Sie, weil sie sich nicht mehr um das Hauswirtschaftliche kümmern müssen.«

## Was bietet ein Alten- und Pflegeheim?

Das Altenheim bietet Unterkunft, Betreuung und Verpflegung für Menschen, die ihren Haushalt nicht mehr allein führen können oder wollen. Dies bedeutet eine erhebliche Erleichterung, aber auch eine Umstellung: So wird das Zimmer sauber gemacht, die Mahlzeiten werden zubereitet. Allerdings müssen sich die neuen Bewohner an andere Zeitabläufe, zum Beispiel feste Essenszeiten, gewöhnen.

### Unterkunft

Im Einzelzimmer haben die Bewohner ihr eigenes Reich, in dem sie sich mit ihren Möbeln, Bildern und lieb gewonnenen Erinnerungsstücken einrichten. Im Doppelzimmer ist dieses Maß an Individualität zwar eingeschränkt, doch hat es einen großen Vorteil: Der Kontakt mit dem Mitbewohner schützt vor dem Alleinsein, vor langen Stunden der Einsamkeit. Das ist besonders wichtig, wenn der pflegebedürftige Mensch nur noch selten das Zimmer verlassen kann und bettlägerig ist. Im Idealfall gehören zum Zimmer WC und barrierefreie Dusche, Balkon oder Terrasse, Telefon- sowie Radio- und TV-Anschluss.

### Betreuung und Therapie

Jedes Alten- und Pflegeheim verfügt über ein eigenes Betreuungsangebot, das sich im Lauf der Zeit aus den Wünschen der Bewohner entwickelt hat. So bieten Basteln,

Singen, Kartenspiele, Bibelstunden, Gymnastik, Gedächtnistraining, Klönrunden, Vorlesen, Malkreise und Gartenfeste Möglichkeiten, am gemeinschaftlichen Leben teilzuhaben und Hobbys wieder aufleben zu lassen. Besonderen Idealismus zeigen Heime, die Ausflüge und Reisen anbieten. Die Bewohner können an allen Betreuungsangeboten und gemeinschaftlichen Unternehmungen teilnehmen. Es wird jedoch auch respektiert, wenn ein Bewohner lieber für sich im eigenen Zimmer bleiben und nur hauswirtschaftlich sowie pflegerisch versorgt sein möchte.

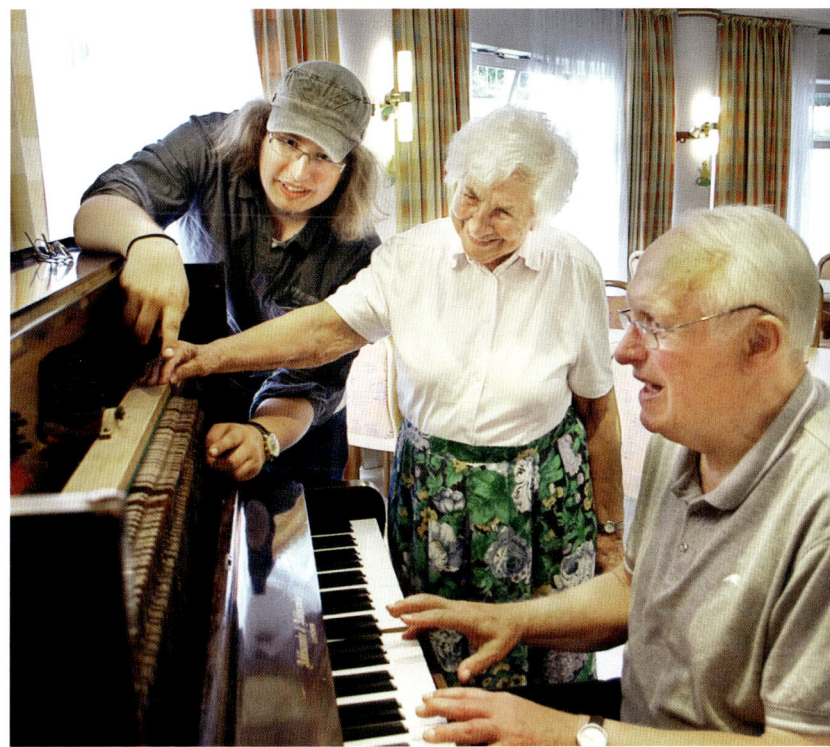

Woher kommen die Klänge aus dem Klavier? Bei Musiktherapeut Felix Metzner können die Senioren es selbst herausfinden.

**Alten- und Pflegeheime**

Hinzu kommen spezielle Angebote, die auf die persönlichen Bedürfnisse abgestimmt sind. Krankengymnastik, Physiotherapie, logopädische Übungen und altersgerechte Bewegung sind darauf ausgerichtet, die Selbstständigkeit zu erhalten: Greifen und körperliche Beweglichkeit werden trainiert. Weiterhin selbst essen zu können ist ein sehr wichtiges Ziel dieser Arbeit, außerdem wird das Gedächtnis in Schwung gehalten.

## Verpflegung

Zur Verpflegung gehören drei Mahlzeiten und Nachmittagskaffee mit Kuchen. Beim Mittagessen stehen häufig verschiedene Menüs zur Auswahl, bei Bedarf Diätkost. Die Mahlzeiten werden im Speisesaal oder im Wohnzimmer der Wohngruppe eingenommen. Es ist aber auch möglich, auf dem Zimmer zu essen.

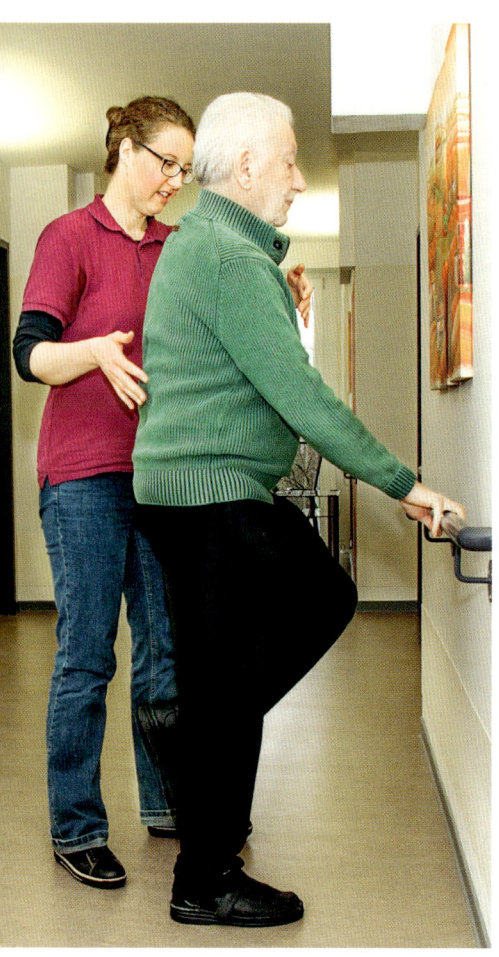

Die wichtige Arbeit der Physiotherapeuten. Sie helfen Schlaganfall-Patienten, um wieder auf die Beine zu kommen.

## Dementenbetreuung

Zur Betreuung altersverwirrter (dementer) Bewohner bieten einige Häuser spezielle Programme an: Zur besseren Orientierung gehört ein strukturierter Tagesablauf mit immer wiederkehrenden Elementen. Beispiele: das Zubereiten des Frühstücks in der Gemeinschaft, Geschichten und Spiele rund um die Jahreszeiten, Gymnastik mit Bällen und Musikbegleitung. Diese Betreuung hilft, sich besser zurechtzufinden, kontaktfähig zu bleiben und sich wohlzufühlen. Von großen Therapieerfolgen ist immer wieder zu berichten, wenn Haustiere zu Besuch kommen. Dann blühen die Bewohner auf.

## Haustiere

In vielen Heimen ist das Mitbringen von Haustieren möglich oder wird im Einzelfall gestattet. Vor dem Einzug sind zwei wichtige Punkte zu klären: Welche Tiere sind erlaubt? Und: Wer versorgt den Vogel, die Katze oder den Hund, wenn der Bewohner dazu nicht mehr in der Lage ist? Das bedeutet: Angehörige müssen sich bereit erklären, das Tier in diesem Fall aufzunehmen. Dies gilt insbesondere für Hunde und Katzen. Für herrenlos gewordene Vögel gibt es in einigen Häusern Volieren, in denen Kanarienvögel und Wellensittiche versorgt werden.

## Pflegeversicherung

In den Alten- und Pflegeheimen ist ein monatliches Heimentgelt zu zahlen. Die Pflegekasse zahlt entsprechend der Pflegebedürftigkeit einen Zuschuss, siehe Seite 86.

## Beihilfe für Beamte

Beamte erhalten Beihilfe. Dabei werden die Zahlungen der Pflegeversicherung um 50 Prozent gekürzt. Der gekürzte Betrag wird von der Beihilfe voll übernommen.

## Selbstverständlichkeiten im Altenheim

Neben den für jedes Heim aufgeführten Angaben gibt es eine Reihe von Dingen, die in jedem Haus zum Standard gehören und deshalb nicht einzeln aufgeführt sind:
- Reinigung des Wohnbereiches und der Fenster
- Friseur und Fußpflege
- Gedächtnistraining
- Krankengymnastik
- Mahlzeiten gibt es regelmäßig drei- bis viermal pro Tag, dazu kommen bei Bedarf – je nach Krankheitsbild – weitere Zwischenmahlzeiten.
- Pflegebad
- Aufzug
- Freie Arztwahl: Jeder hat das Recht auf freie Arztwahl. In den Heimen kommen regelmäßig Hausärzte und bei Bedarf auch Fachärzte zur Behandlung.

# Qualität in der Altenpflege

Wer im Altenheim lebt, ist auf die Hilfe der dort arbeitenden Menschen angewiesen – eine besondere Verantwortung für die Mitarbeiter. Die Bewohner erwarten zunächst nur, dass sie sich »ein wenig zu Hause fühlen« können. Doch zur Professionalität in der Altenpflege gehört viel mehr. Wer kümmert sich am Einzugstag um den neuen Bewohner und be-

## Qualität in der Altenpflege

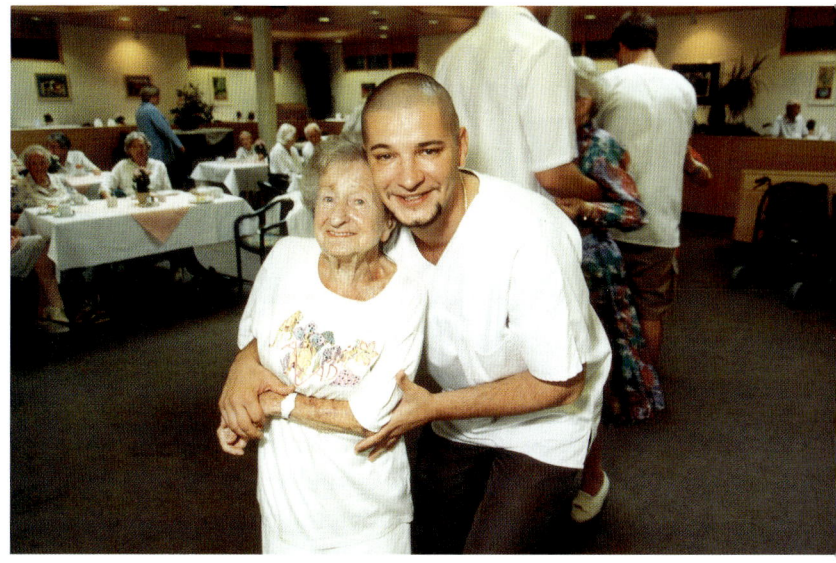

Von den Mitarbeitern im Altenheim wird auch Unterhaltungsvermögen erwartet – wie hier beim Tanznachmittag.

sorgt die Blumen? Wie lassen sich überflüssige Wege vermeiden? Wie kann man den Krankenstand der Mitarbeiter senken, damit mehr Personal für die Pflege zur Verfügung steht? Wie werden Beschwerden bearbeitet? Wie können Mitarbeiter gefördert werden, damit sie ihren Beruf auch künftig mit Professionalität und Liebe ausüben?

### Was ist ein Pflegestandard?

Qualität im Altenheim ist täglich aufs Neue zu gewährleisten – unabhängig davon, wer gerade Dienst hat. In vielen Altenheimen haben die Mitarbeiter genau definiert, wie die Arbeitsabläufe durchzuführen sind – sie haben »Pflegestandards« festgelegt. Ein Beispiel: Bevor ein Mitarbeiter das Zimmer eines Bewohners betritt, um einen Verband zu

**Alten- und Pflegeheime**

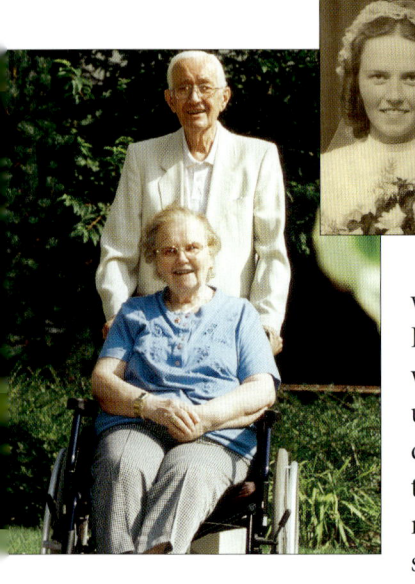

»Wir sind heute noch genauso glücklich wie an unserem Hochzeitstag«, sagen Ilse und Alfred Bichels.

wechseln, hat er einen Blick in die Pflegeakte (Dokumentation) zu werfen, sich die Hände zu waschen und anzuklopfen. Im Zimmer hat er das Material vollständig vorzubereiten und für eine angenehme Temperatur sowie ausreichend Licht zu sorgen. Er sollte mit dem Bewohner sprechen und ihm erklären, was als Nächstes passiert. Am Ende hat sich der Mitarbeiter zu verabschieden, damit der Bewohner weiß, dass der Pfleger seine Arbeit abgeschlossen hat und deshalb nicht noch einmal zurückkommt. Hände waschen, Pflegematerial desinfizieren, Eintrag in die Dokumentation: Vom An- und Auskleiden bis zur Krankenbeobachtung – jeder Mitarbeiter im Team hat sich an die gemeinsam entwickelten Pflegestandards zu halten.

## Rückmeldungen der Bewohner

Auch Bewohner und Angehörige sind in Sachen Qualität gefordert. Kritik ist der Ausgangspunkt für Verbesserungen. Auch oder gerade alte Menschen sollten sagen, was sie verändert haben möchten. Das fällt manchmal schwer. Doch

Alten- und Pflegeheime

niemandem ist geholfen, wenn ein Bewohner sich unwohl fühlt, sich bei seinen Angehörigen beklagt, sie jedoch gleichzeitig bittet, nichts zu unternehmen! Die Mitarbeiter brauchen eine Rückmeldung. Mit gutem Willen lässt sich im Gespräch alles regeln.

Viele Familien erhalten Unterstützung in einer schweren Lebensphase eines kranken Angehörigen. Die Altenpflegekräfte ermöglichen dies durch ihre Professionalität und menschliche Zuwendung. Ein Lob oder ein Dankeschön motiviert und zeigt, dass das Engagement in der Altenpflege in der Bevölkerung anerkannt wird.

## Noten für gute Altenpflege

Bei den Verbrauchern sind Noten für Produkte und Dienstleistungen sehr beliebt, doch kaum eine Organisation hat sich bisher an die Bewertung von Altenheimen und ambulanten Pflegediensten herangewagt. Aber lässt sich Qualität im Altenheim genauso testen wie ein Toaster? Der Gesetzgeber in Berlin bejaht dies und hat dazu im Jahr 2008 das sogenannte Pflege-Weiterentwicklungsgesetz beschlossen. Danach werden bundesweit alle Altenheime und Pflegedienste einmal jährlich vom Medizinischen Dienst der Krankenkassen (MDK) geprüft und die Bewertungen veröffentlicht – ein Feldversuch nach dem Schulnotenprinzip mit insgesamt rund 22.000 Unternehmen.

Als Grundlage für die Noten im Altenheim dienen die Ergebnisse der Qualitätsprüfungen des MDK. Von den dort ermittelten 77 Bewertungen fließen 59 Ergebnisse in die Benotung ein. Aus den vier Prüfungsbereichen wird die Gesamtnote zwischen »sehr gut« und »mangelhaft« errechnet.

**Alten- und Pflegeheime**

- 32 Einzelkriterien beziehen sich auf Pflege und Medizin.
- 9 Punkte werden in Bezug auf den Umgang mit demenzkranken Bewohnern herangezogen.
- 9 Prüfungsteile gibt es zur sozialen Betreuung und Alltagsgestaltung.
- 9 Fragen beziehen sich auf Wohnen und Verpflegung

Bei der ambulanten Pflege werden die Leistungen für Körperpflege, Ernährung sowie eine nachvollziehbare Krankenbeobachtung beurteilt. Es wird kontrolliert, ob die vom Arzt verschriebenen Behandlungen ordentlich durchgeführt werden. Außerdem steht die Organisation des Betriebes auf dem Prüfstand und die Kundenzufriedenheit wird erfragt.

## Bedingte Aussagekraft der MDK-Noten

Die MDK-Pflegenoten sollten für den Verbraucher bei der Auswahl einer guten Pflegeeinrichtung nur ein Kriterium unter vielen sein. Deshalb veröffentlichen wir die Noten unter Vorbehalt.

Einige Unternehmen klagen gegen die Veröffentlichung ihrer Noten vor den zuständigen Sozialgerichten. Die Gerichtsurteile fallen unterschiedlich aus. Dies kann als Beleg dafür gelten, dass das Verfahren zur Benotung noch nicht ausgereift ist. Deshalb sollte man sich unbedingt auch im Bekanntenkreis nach guten Häusern erkundigen und die infrage kommenden Heime persönlich besuchen. Da das Benotungssystem in seiner jetzigen Form noch erhebliche Mängel aufweist, wird es möglicherweise in den kommenden Jahren verbessert, sodass es erst dann eine qualifizierte Aussagekraft haben wird.

Die vollständigen Prüfberichte der von uns vorgestellten Einrichtungen sind auf der Homepage zu diesem Ratgeber unter www.umsorgt-wohnen.de nachzulesen.

**Alten- und Pflegeheime**

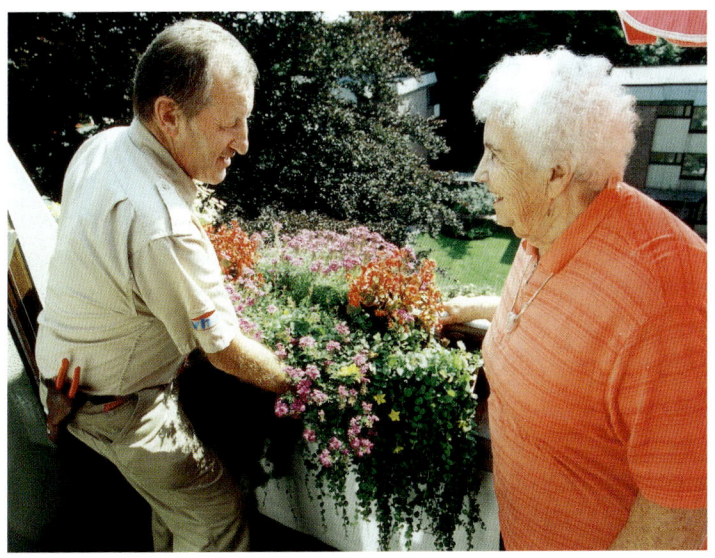

Balkonpflanzen schaffen eine wohnliche Atmosphäre.

Und so sieht unsere Darstellung der Pflegenoten aus: Erläuterungen dazu finden Sie auf der hinteren Buchklappe.

**Pflegenoten:**

| Pflege | Demenz | Betreuung | Wohnen | **Gesamt** | Bewohner |
|--------|--------|-----------|--------|------------|----------|
| 1,3    | 1,0    | 1,0       | 1,0    | **1,1**    | 1,0      |

## Rund um den Einzug

Im Sinne eines reibungslosen Ablaufs im Haus sowie zur Information von Bewohnern und Angehörigen liegen Kontaktdaten der verschiedenen Ansprechpartner aus: von der Heimaufsicht und dem Medizinischen Dienst der Krankenkassen (MDK) bis zum Heimbeirat und dem Qualitätsbeauftragten. Selbstverständlich sind auch die Mitarbeiter in den Wohnbereichen jederzeit ansprechbar.

Alten- und Pflegeheime

Beim Einzug werden viele Fragen rund um den Beruf und die Familie sowie die Lebens- und Ernährungsgewohnheiten des neuen Bewohners gestellt. Sind Sie ein Früh- oder Spätaufsteher? Was ist Ihr Lieblingsgericht? Lesen Sie morgens gern die Zeitung? Mögen Sie Spieleabende? Die Mitarbeiter des Altenheims möchten den Neuankömmling kennenlernen, um ihn gut betreuen zu können. Das ist besonders bei demenziell erkrankten Menschen wichtig. Damit das Heim für ihn so schnell wie möglich zu einem gemütlichen Zuhause wird, ist die Gestaltung seines Zimmers mit eigenen Bildern und Erinnerungsstücken wichtig.

Besuchszeiten am Mittwoch und Sonntag sind von gestern. Die Bewohner können jederzeit Besuch empfangen. Nur in einem Fall müssen sich Freunde und die Familie etwas gedulden: Wenn der pflegebedürftige Angehörige im Doppelzimmer lebt und der Mitbewohner pflegerisch versorgt wird, muss der Besuch – genauso wie im Krankenhaus – warten.

Die Bewohner suchen sich die Kleidung aus, die sie anziehen möchten. Beim Frühstück, Mittag und Abendbrot sagen sie, was sie essen möchten. Demente Bewohner werden dabei vom Pflegepersonal unterstützt, können und wollen aber trotz eingeschränkter Hirnleistung vieles noch selbst entscheiden.

## Wie finde ich ein gutes Altenheim?

Die notwendigen Informationen über die Altenheime in Hamburg und Umgebung haben wir in diesem Buch zusammengetragen: von den Freizeitangeboten über die Ausstattung der Apartments bis zu den Preisen. So ergibt sich ein Eindruck von der Gemeinschaft und Atmosphäre in den einzelnen Häusern.

**Alten- und Pflegeheime**

## In die Nähe der Kinder ziehen

Jeder bewundert die 90-jährige Dame, die am kulturellen Leben teilnimmt, Freundschaften pflegt, Haus und Garten bewirtschaftet – fit und gesund ist. Doch plötzlich kann alles ganz anders sein! Niemand kann sagen, ob sie einmal an einer schweren Krankheit leiden wird, wie der Pflegebedarf dann aussieht, ob sie in ihrer vertrauten Umgebung bleiben kann oder ins Pflegeheim umziehen muss.

Angesichts der ungewissen Zukunft ist es verständlich, dass die Menschen am Vertrauten festhalten. Der Satz »Wenn schon ein Umzug, dann wenigstens hier innerhalb des Stadtteils« bringt das zum Ausdruck. Doch was nützt es, zum Beispiel im vertrauten Stadtteil Rissen wohnen zu bleiben, wenn die Tochter am anderen Ende der Stadt, in Pop-

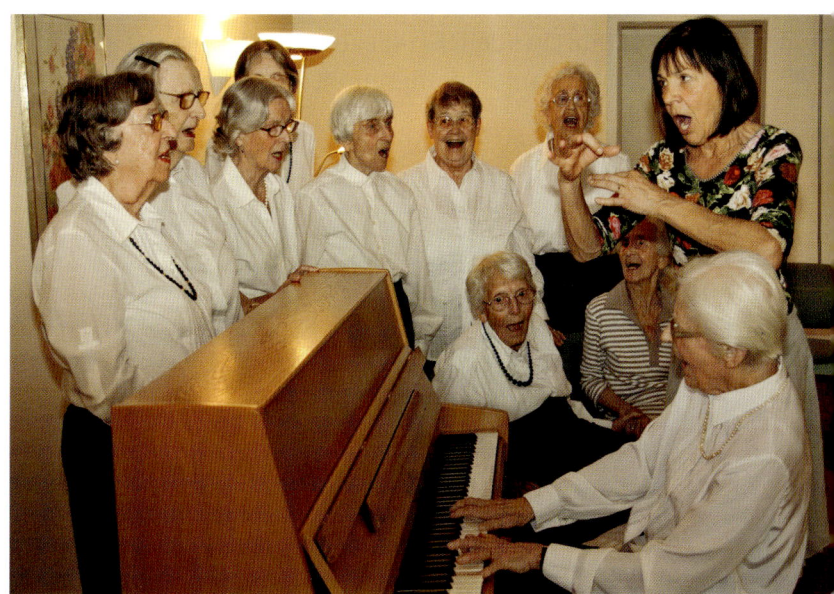

Christine Korfant leitet einen Chor im Altenheim.

**Alten- und Pflegeheime**

penbüttel, wohnt. Wenn schon ein Umzug ins Pflegeheim, dann in die Nähe der Angehörigen. So können die Verwandten schnell mal vorbeischauen, ohne eine lange Anfahrt auf sich nehmen zu müssen. Wer sich über Altenheime informieren möchte, sollte damit also in der Nähe der Angehörigen beginnen.

Es gibt Lebensumstände, bei denen es besser ist, in ein Pflegeheim umzuziehen. Den Zeitpunkt für einen Umzug bestimmt jeder selbst. Welches Haus bei einer möglichen Pflegebedürftigkeit das beste ist, ebenfalls! Dazu ist es hilfreich, sich rechtzeitig vor Ort einen Eindruck zu verschaffen. Wer die Hemmschwelle überwindet und mit mehreren Häusern Kontakt aufnimmt, hat einen großen Schritt getan. Neben einem persönlichen Gespräch mit dem Heimleiter gibt es auch Tage der offenen Tür, Sommerfeste und allgemeine Besichtigungstermine, bei denen kleine Gruppen durch das Haus geführt werden. Es gibt also immer mehrere Möglichkeiten, einen Anknüpfungspunkt zu finden.

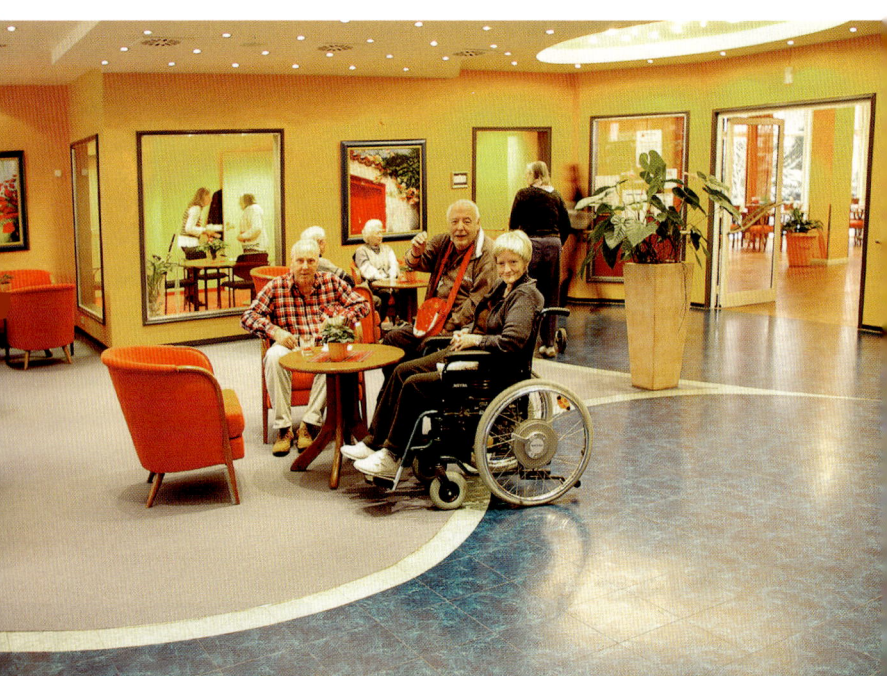

Gemeinsam mit einer Freundin ist es leichter, auf Erkundungstour zu gehen. Hinterher kann man über alles reden. Auf den ersten Blick war zwar alles hell und freundlich, doch die vielen kranken Menschen machten zunächst ziemlich traurig: der alte Mann am Gehwagen, die altersverwirrte Frau, die sich in der eigentlich überschaubaren Wohnanlage verlaufen hatte. Auch die Dame, die nach einem Schlaganfall halbseitig gelähmt und auf den Rollstuhl angewiesen ist. Sie lebt gemeinsam mit ihrem Mann hier, der sie liebevoll betreut. Das Ehepaar ist zufrieden: »Schauen Sie, wir sind seit 58 Jahren verheiratet und hatten ein erfülltes Leben. Wir wohnen hier seit einem Jahr, werden ausgezeichnet versorgt und sind nach wie vor sehr glücklich.«

Manche Krankheit wirkt auf den ersten Blick schockierend auf Außenstehende, obwohl der Betroffene selbst damit schon lange gut zurechtkommt. »Die Welt der Alten« und, dass es einem selbst auch einmal so gehen könnte, wollen eben erst einmal verarbeitet sein.

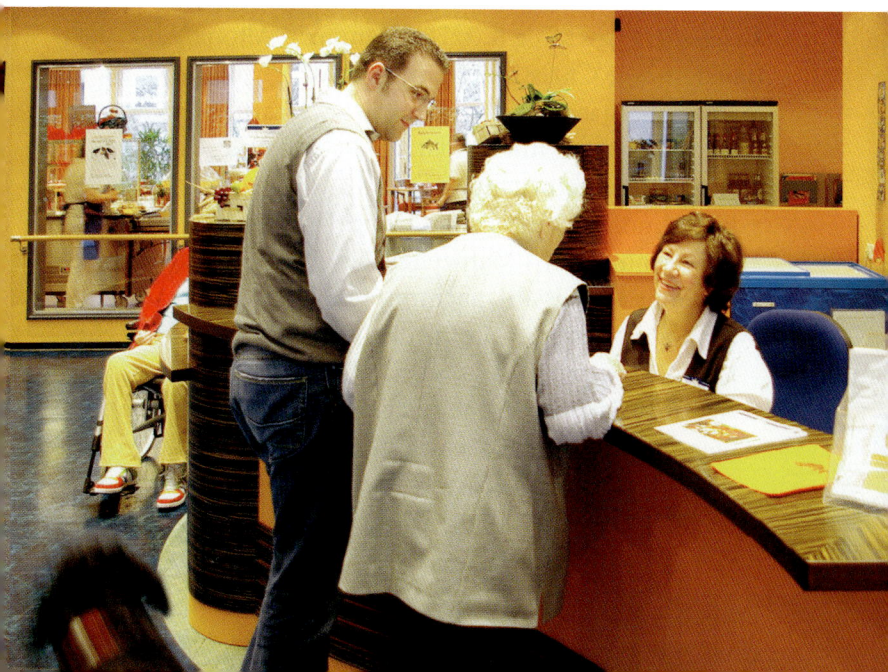

## Alten- und Pflegeheime im Überblick

## Malteserstift St. Theresien

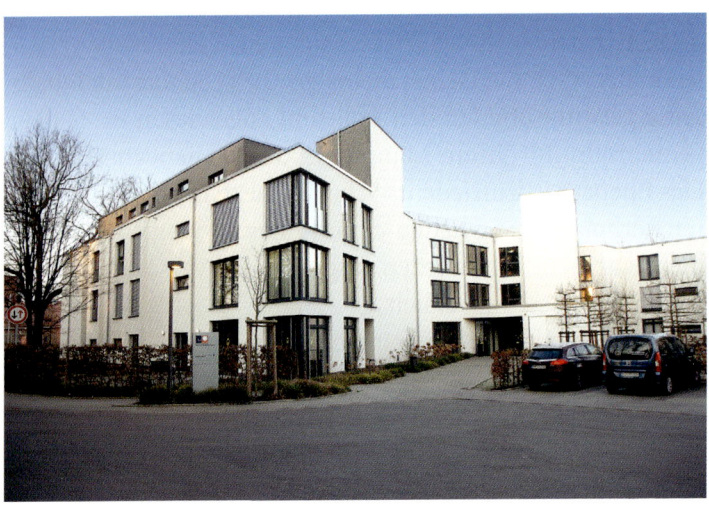

**Anschrift:** Dohrnweg 8, 22767 Hamburg-Altona/Altstadt
**Hausleitung:** Christine Meinlschmidt, ☎ 040/431 38 10
Malteser Caritas Hamburg gGmbH, www.caritas-hamburg.de
Pflegeeinrichtung mit 80 Plätzen, Palliativpflege
**Wohnen:** Pflegeeinrichtung
- Unterkunft in Einzel- und Doppelzimmern
- Verpflegung mit 4 Mahlzeiten aus eigener Küche, mittags 3 Menüs nach Wahl, nachmittags Kaffee
- Empfang, Wohnküche in den Wohngruppen, Kapelle, Dachterrasse und Balkone
- Ausflüge, jahreszeitliche Feste, Konzerte, Tangonachmittage, Bingo, Chor, Meerschweinchen streicheln, Vorlesungen, Filmvorführungen, Seelsorge, Andachten und Gottesdienste

**Pflegenoten:**

| Pflege | Demenz | Betreuung | Wohnen | **Gesamt** | Bewohner |
|--------|--------|-----------|--------|------------|----------|
| 1,8 | 1,4 | 1,0 | 1,0 | **1,4** | 1,5 |

**Ausstattung:** Die Zimmer haben Pflegebett, Nachttisch, WC und Dusche, Kleiderschrank, Tisch und Stuhl, Schwesternruf, Telefon- und TV-Anschluss. Die Bewohner können sich mit eigenen Möbeln einrichten.

**Monatliche Kosten:**

|    | Grad 1 | Grad 2 | Grad 3 | Grad 4 | Grad 5 |
|----|--------|--------|--------|--------|--------|
| H: | 1.979,43 | 2.607,90 | 3.100,10 | 3.612,98 | 3.842,95 |
| P: | −125,00 | −770,00 | −1.262,00 | −1.775,00 | −2.005,00 |
| **Z:** | **1.854,43** | **1.837,90** | **1.838,10** | **1.837,98** | **1.837,95** |

**Nahverkehr:** Sternbrücke, Bus: 3, 15
**Lage:** Wohngebiet, Wohlerspark. Einkaufen im Schanzenviertel

*Mitten im Leben – mitten in Altona*
*Im Malteserstift St. Theresien spürt man den Puls von Altona – dem besonders lebendigen und vielschichtigen Stadtteil, in dem die Menschen tolerant miteinander umgehen. Das Malteserstift St. Theresien hat vorwiegend Einzelzimmer und liegt verkehrsgünstig und trotzdem ruhig. Der Wohlerspark lädt zu einem Spaziergang ein. Unsere Mitarbeiter verpflichten sich einem gemeinsamen professionellen und ethischen Kodex. Dabei stehen die Wünsche und Vorlieben der Bewohner im Mittelpunkt. Die seelsorgerische Betreuung und ehrenamtliche Unterstützung der Bewohner wird im Malteserstift St. Theresien in Zusammenarbeit mit den Kirchengemeinden sichergestellt. Eine Dachterrasse mit Blick über Altona lädt zum Verweilen ein.*

Christine Meinlschmidt, Hausleiterin

## Parkdomizil Am Bahrenfelder See

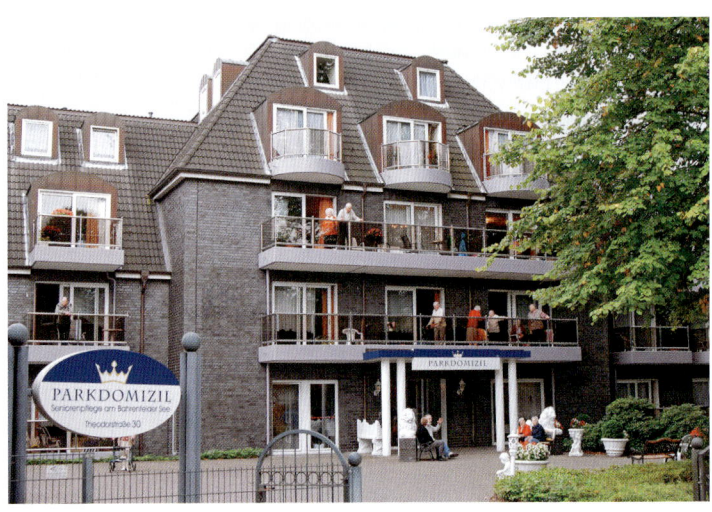

**Anschrift:** Theodorstraße 30, 22761 Hamburg-Bahrenfeld
**Direktion:** Frank Haesloop, ☎ 040/89 95 70
www.parkdomizil.de
**Vermietung:** Angela Gutknecht, ☎ 040/970 70 970
Seniorenpflegeeinrichtung mit 106 Plätzen, Dementenwohnbereich
**Wohnen:** Seniorenpflegeeinrichtung
- Unterkunft in Einzel- und Doppelappartements
- Verpflegung mit 4 Mahlzeiten
- Lobby, Restaurant, Therapieräume, Klönecken, Garten
- Bewohnerurlaub, Ausflüge, jahreszeitliche Feste, Andachten, Live-Musik, Filmvorführungen, Singen

**Pflegenoten:**

| Pflege | Demenz | Betreuung | Wohnen | **Gesamt** | Bewohner |
|---|---|---|---|---|---|
| 1,3 | 1,0 | 1,0 | 1,0 | **1,1** | 1,0 |

**Ausstattung:** Die Appartements haben Pflegebett, Einbauschrank, Nachttisch, Tisch und Stühle, barrierefreies Bad mit WC, Balkon oder Terrasse, Notruf, Telefon- und TV-Anschluss. Im Einzelzimmer können sich die Bewohner mit eigenen Möbeln einrichten. Im Doppelzimmer können Kleinmöbel mitgebracht werden.

**Monatliche Kosten:**

|              | Grad 2    | Grad 3    | Grad 4    | Grad 5    |
|---|---|---|---|---|
| Heimentgelt: | 2.817,58  | 3.309,58  | 3.822,58  | 4.052,58  |
| Pflegekasse: | −770,00   | −1.262,00 | −1.775,00 | −2.005,00 |
| **Zu zahlen:** | **2.047,58** | **2.047,58** | **2.047,58** | **2.047,58** |

**Zuschlag:** Für besondere Komfortleistungen (z. B. zusätzliche Wohnfläche) werden € 250,– bis € 575,55 erhoben.
**Nahverkehr:** August-Kirch-Straße, Bus: 2, 3
Osdorfer Weg, Bus: 37, 283
**Lage:** Wohngebiet mit Ein- und Zweifamilienhäusern, Bahrenfelder See, Volkspark. Kiosk im Haus, Begleitung zum Einkaufen mit dem hauseigenen Bus

*Aktiv sein ist die beste Methode, um jung zu bleiben. Das Parkdomizil grenzt an den schön gelegenen Bonnepark. Das Elbe-Einkaufszentrum, die Innenstadt sowie der Elbstrand sind gut zu erreichen. Wir leisten mit unseren Angeboten einen wichtigen Beitrag zur pflegerischen und sozial-betreuerischen Versorgung, indem wir die Teilnahme der Menschen am gesellschaftlichen und kulturellen Leben fördern. Einen besonderen Stellenwert nimmt bei uns die Dementenbetreuung ein. Unser Haus ist geprägt durch eine konsequente Bewohnerorientierung und Offenheit. Dies bewirkt viel Lebendigkeit und Lebensfreude. Der Veranstaltungsplan lädt alle Bewohner ein und fördert die Gemeinschaft innerhalb des Hauses.*

Frank Haesloop, Direktor

## **Rosendomizil**

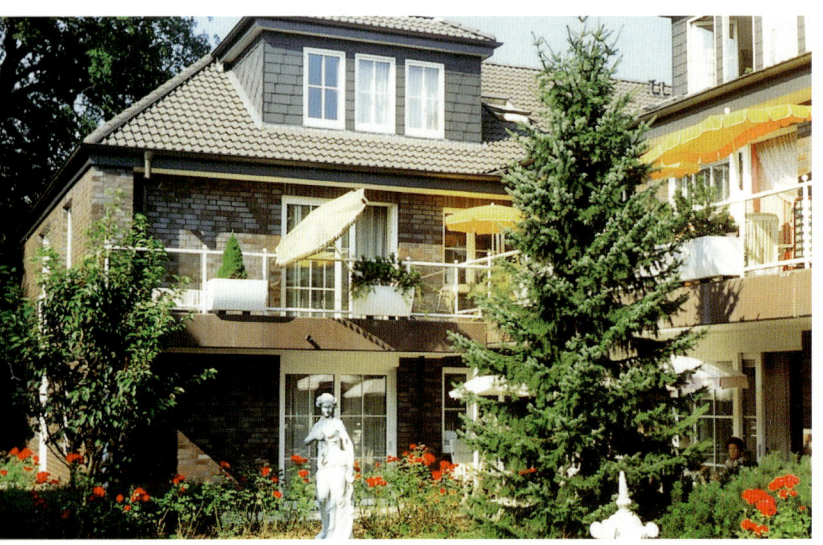

**Anschrift:** Rosenhagenstraße 56
22607 Hamburg-Groß Flottbek
**Direktion:** Frank Haesloop, ☎ 040/890 890
www.rosendomizil.com
**Vermietung:** Angela Gutknecht, ☎ 040/970 70 970
Alten- und Pflegeheim mit 94 Plätzen, Dementenwohnbereich

**Wohnen:** Alten- und Pflegeheim
- Unterkunft in Einzel- und Doppelappartements
- Verpflegung mit 4 Mahlzeiten
- Lobby, Restaurant, Therapieräume, Klönecken, Garten
- Bewohnerurlaube, Ausflüge, jahreszeitliche Feste, Andachten, Live-Musik, Filmvorführungen, Singen

**Pflegenoten:**

| Pflege | Demenz | Betreuung | Wohnen | **Gesamt** | Bewohner |
|--------|--------|-----------|--------|------------|----------|
| 1,2 | 1,0 | 1,0 | 1,0 | **1,1** | 1,0 |

**Alten- und Pflegeheime**

**Ausstattung:** Die Appartements haben Einbauschrank, teilweise Pantry, barrierefreie Dusche und WC, teilweise mit Balkon oder Terrasse, Notruf, Telefon- und TV-Anschluss. Im Einzelappertement können sich die Bewohner mit eigenen Möbeln einrichten. Im Doppelappartement können Kleinmöbel mitgebracht werden.

**Monatliche Kosten:**

|              | Grad 2    | Grad 3    | Grad 4    | Grad 5    |
|---           |---        |---        |---        |---        |
| Heimentgelt: | 2.689,82  | 3.181,82  | 3.694,82  | 3.924,82  |
| Pflegekasse: | −770,00   | −1.262,00 | −1.775,00 | −2.005,00 |
| **Zu zahlen:** | **1.919,82** | **1.919,82** | **1.919,82** | **1.919,82** |

**Zuschlag:** Für besondere Komfortleistungen (z. B. zusätzliche Wohnfläche) wird ein Zuschlag von € 150,– bis € 350,– erhoben.
**Nahverkehr:** S-Bahnhof Othmarschen, Linie: S1
**Lage:** Wohngebiet mit Ein- und Zweifamilienhäusern, Villengegend. Einkaufen in der Waitzstraße am S-Bahnhof

*Das Rosendomizil gehört seit Juli 2015 zur Frank Wagner Holding. Es liegt im Herzen des beschaulichen Elbvorortes Othmarschen mit seinen alten Stadthäusern und gepflegten Vorgärten.*

*Die gemütliche Einkaufsstraße des Stadtteils, die Waitzstraße, mit hübschen Cafés und einer Vielfalt an kleinen Geschäften ist nur 500 Meter vom Haus entfernt, genau wie die lauschige Grünanlage Beseler Platz. Unsere Bewohner leben in großzügigen, freundlichen Einzel- und Doppel-Appartements und werden betreut und gepflegt von einem engagierten Team.*

Frank Haesloop, Direktor

**Alten- und Pflegeheime**

## Rosenhof Hamburg

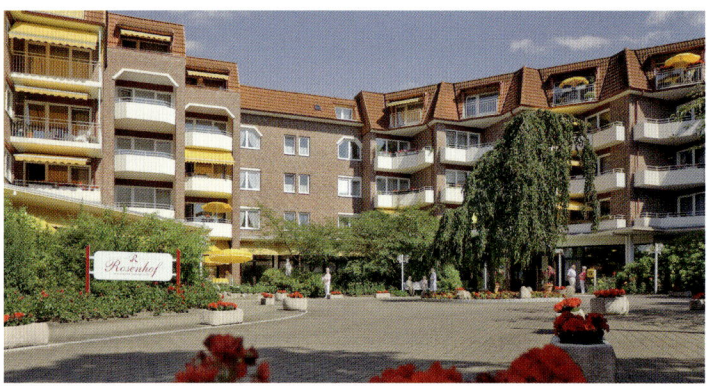

**Anschrift:** Isfeldstraße 30, 22589 Hamburg-Iserbrook
**Vermietung:** Daniela Karmosin, ☎ 040/87 08 73-13
www.rosenhof.de
282 Komfort-Appartements und 50 Pflegeplätze
**Wohnen:** Pflegewohnbereich
- Unterkunft in Einzel- und Doppelzimmern
- Verpflegung mit 4 Mahlzeiten im Pflege-Restaurant
- Restaurant/Café, Bibliothek, Musikzimmer, weitere Veranstaltungsräume
- Kulinarische und kulturelle Angebote sowie Hobbygruppen, Veranstaltungen
- Angeschlossene Residenz, siehe Seite 290

**Pflegenoten:**

| Pflege | Demenz | Betreuung | Wohnen | **Gesamt** | Bewohner |
|---|---|---|---|---|---|
| 1,0 | 1,0 | 1,0 | 1,0 | **1,0** | 1,0 |

**Ausstattung:** Die Pflegezimmer haben Pflegebett, Nachttisch, Kleiderschrank, Sideboard, Tisch und Stühle, WC und Dusche, Notruf, Telefon- und TV-Anschluss, Balkon oder Terrasse. Auf der Etage: Pflegebad. Kleinmöbel können mitgebracht werden.

**Monatliche Kosten im Doppelzimmer:**

|              | Grad 2    | Grad 3    | Grad 4    | Grad 5    |
|---|---|---|---|---|
| Heimentgelt: | 2.578,16  | 3.070,16  | 3.583,16  | 3.813,16  |
| Pflegekasse: | −770,00   | −1.262,00 | −1.775,00 | −2.005,00 |
| **Zu zahlen:** | **1.808,16** | **1.808,16** | **1.808,16** | **1.808,16** |

Energieausweis: 227,6 kWh/(m²a), Energieeffizienzklasse G

**Zuschlag:** Einzelzimmer ab 19 m² monatlich ab € 760,42
**Nahverkehr:** Grotefendweg, Bus: 1; Hof Bockhorst, Bus: 22
**Lage:** Kleines Waldstück in der Nähe. Kiosk im Haus, Shuttle-Service zum Elbe-Einkaufszentrum

*Auch im stationären Pflegebereich lebt der Bewohner in einer stilvollen Umgebung. Der Standard in Pflege und Ausstattung ermöglicht es jedem Bewohner, seine persönliche Lebensqualität optimal zu erhalten. Die verschiedenen Förderkurse unserer Beschäftigungstherapeutinnen, zum Beispiel Sprach- und Bewegungsübungen, Gedächtnistraining, Bastel- und Singkreis, tragen hierzu bei und sind in den Leistungen unserer Pflegeabteilung enthalten. Darüber hinaus werden bei uns regelmäßig Feste gefeiert.*

Thomas Läufer, Direktor

## Haus Sieberling

**Anschrift:** Sieberlingstraße 10, 22609 Hamburg-Nienstedten
**Leitung:** Marius Klein, ☏ 040/82 58 58
www.stubbenhof.de
Alten- und Pflegeheim mit 27 Plätzen
**Wohnen:** Alten- und Pflegeheim
- Einzel-Appartements mit 1, 1,5 und 2 Zimmern

Alten- und Pflegeheime

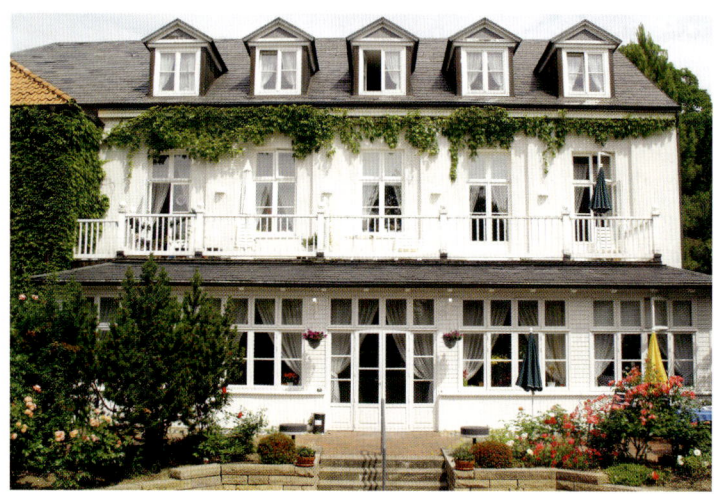

- Verpflegung mit 3 Mahlzeiten sowie Kaffee, Kuchen, Obst oder Joghurt
- Speisesaal, Gymnastikraum
- Ausflüge, Veranstaltungen, Therapieangebote

**Pflegenoten:**

| Pflege | Demenz | Betreuung | Wohnen | **Gesamt** | Bewohner |
|---|---|---|---|---|---|
| 1,6 | 1,4 | 1,7 | 1,0 | **1,5** | 1,1 |

**Ausstattung:** Die Appartements haben WC und Dusche, teilweise Balkon, Dachboden, Notruf, Telefon- und TV-Anschluss. Die Bewohner richten sich mit eigenen Möbeln ein.

**Monatliche Kosten für ein Appartement bis 20 m²:**

|    | Grad 1 | Grad 2 | Grad 3 | Grad 4 | Grad 5 |
|---|---|---|---|---|---|
| H: | 2.110,24 | 2.699,17 | 3.191,37 | 3.704,25 | 3.934,22 |
| P: | −125,00 | −770,00 | −1.262,00 | −1.775,00 | −2.005,00 |
| **Z:** | **1.985,24** | **1.929,17** | **1.929,37** | **1.929,25** | **1.929,22** |

Je nach Appartementgröße und Ausstattung erhöhen sich die monatlichen Heimkosten um bis zu € 308,–.

**Nahverkehr:** Sieberlingstraße, Bus: 36, 39, 286

Alten- und Pflegeheime

**Lage:** Dorfkern von Nienstedten, Elbe, Nienstedtener Kirche. Geschäfte in der Nähe

*Haus Sieberling liegt inmitten des Elbvorortes Nienstedten und lässt seine Bewohner unmittelbar am Leben dieses Stadtteils teilhaben. Jeweils wenige Meter entfernt befinden sich der Marktplatz, der Elbuferweg und die Nienstedtener Kirche. Ihnen steht ein großer Tagesraum mit der nach Süden vorgelagerten Veranda und ein schön angelegter Garten zur Verfügung. Im Tagesraum können Sie an unserem reichhaltigen Veranstaltungsprogramm teilnehmen. Ebenso, wie Haus Sieberling den intimen Charakter eines privaten Wohngebäudes vermittelt, betreuen wir unsere Bewohner persönlich und individuell.*

Marius Klein, Leiter

## Seniorenzentrum Böttcherkamp

**Anschrift:** Böttcherkamp 187, 22549 Hamburg-Osdorf
**Leitung:** Cindy Brümmer, ☏ 040/84 00 50
Senioren-Zentren Geschwister Jensen GmbH
www.geschwister-jensen.de
76 Wohnungen, Seniorenzentrum mit 146 Plätzen, Kurzzeitpflege
**Wohnen:** Seniorenzentrum
- Unterkunft in Einzelzimmern
- Verpflegung mit 4 Mahlzeiten aus hauseigener Küche, mittags Menüwahl
- Restaurant, Gemeinschaftsräume, Terrasse, Garten
- Ausflüge mit hauseigenem Bus, jahreszeitliche Feste, Singkreis, Spiel- und Bastelgruppen, Musik- und Tanzveranstaltungen, Vorlesen

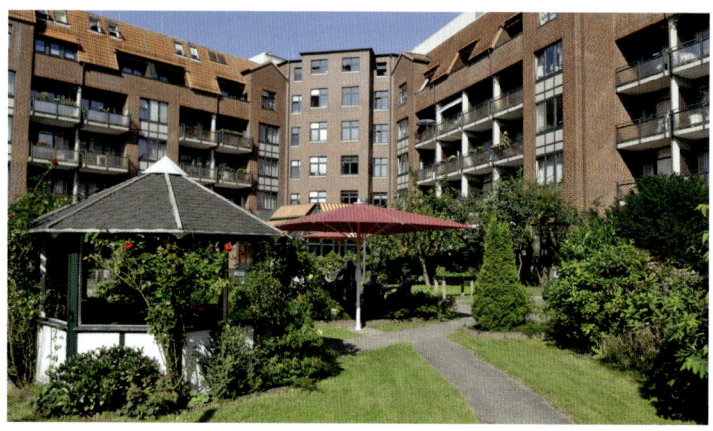

- Angeschlossene Seniorenwohnungen, siehe Seite 215

**Pflegenoten:**

| Pflege | Demenz | Betreuung | Wohnen | **Gesamt** | Bewohner |
|--------|--------|-----------|--------|------------|----------|
| 1,0    | 1,0    | 1,0       | 1,0    | **1,0**    | 1,0      |

**Ausstattung:** Die Zimmer haben Pflegebett, Nachttisch, Schrank, WC und teilweise barrierefreie Dusche, teilweise Balkon, Notruf, Telefon- und TV-Anschluss. Auf Wunsch können eigene Möbel mitgebracht werden.

**Monatliche Kosten:**

|    | Grad 1    | Grad 2    | Grad 3    | Grad 4    | Grad 5    |
|----|-----------|-----------|-----------|-----------|-----------|
| H: | 2.090,47  | 2.722,29  | 3.214,49  | 3.727,37  | 3.957,34  |
| P: | −125,00   | −770,00   | −1.262,00 | −1.775,00 | −2.005,00 |
| **Z:** | **1.965,47** | **1.952,29** | **1.952,49** | **1.952,37** | **1.952,34** |

**Nahverkehr:** Böttcherkamp, Bus: 3, 21, 37
**Lage:** Wohngebiet, Luruper Moorgraben, Helmuth-Schack-See, Bornpark. Geschäfte in der Nähe

*Seit nunmehr 30 Jahren verstehen wir uns als ein im Stadtteil eingebundenes Haus und bieten unseren Bewoh-*

nern unsere umfangreichen qualifizierten Dienstleistungen an. Getreu unserem Leitgedanken »Willkommen zu Hause«, geben wir unseren Bewohnern die Sicherheit, sich gut gepflegt, betreut und umsorgt zu fühlen. Wir stellen Ihnen sehr gern im Rahmen eines gemeinsamen Gesprächs und eines persönlichen Besuchs unser Seniorenzentrum vor. Sprechen Sie auch gerne mit unseren Bewohnerinnen und Bewohnern, die schon länger bei uns leben, um sie gerne auch persönlich zu fragen, wie es ihnen gefällt. Alles Tun und Handeln in unserem Seniorenzentrum dient dem Wohle unserer Bewohnerinnen und Bewohner.

*Cindy Brümmer, Leiterin*

## Auguste-Viktoria-Stiftung

**Anschrift:** Elbchaussee 88, 22763 Hamburg-Ottensen
**Einrichtungsleitung:** Jutta Degner, ☏ 040/39 86 83 29
Diakonie Alten Eichen, www.diakonie-alten-eichen.de
Alten- und Pflegeheim mit 95 Plätzen, Dementenwohnbereich und Kurzzeitpflege
**Wohnen:** Alten- und Pflegeheim
- Unterkunft in Einzel- und Doppelzimmern
- Verpflegung mit 4 Mahlzeiten aus hauseigener Küche, mittags 2 Menüs zur Wahl
- Cafeteria, Speise- und Aufenthaltsräume auf den Etagen, Lesezimmer, Snoezelenraum, Andachtsraum, parkähnliches Gelände, Sinnesgarten
- Ausflüge, jahreszeitliche Feste, Konzerte, Kunst-, Musik- und Kochgruppen, Spiel- und Bastelgruppen, Gottesdienste, Freundeskreis
- Angeschlossene Seniorenwohnungen, siehe Seite 216

**Alten- und Pflegeheime**

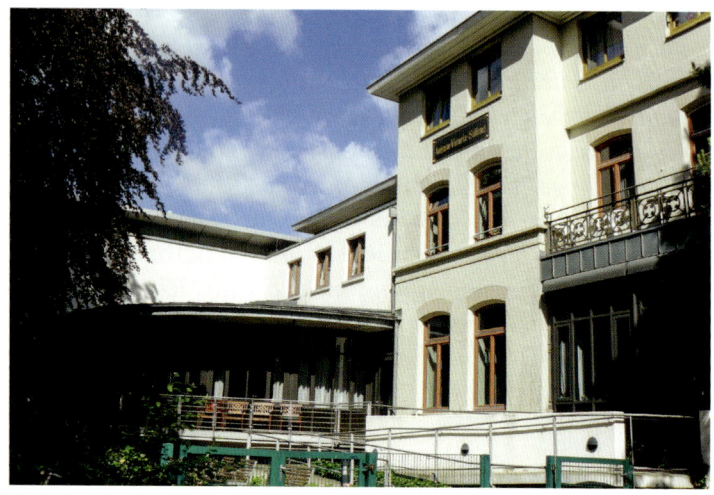

**Ausstattung:** Die Zimmer haben Pflegebett, Nachttisch, WC und barrierefreie Dusche, Tisch und Stühle, Schrank, teilweise Balkon, Notruf, Telefon- und TV-Anschluss. Die Bewohner können sich mit eigenen Möbeln einrichten.

**Monatliche Kosten:**

|    | Grad 1 | Grad 2 | Grad 3 | Grad 4 | Grad 5 |
|----|--------|--------|--------|--------|--------|
| H: | 2.156,78 | 2.844,34 | 3.336,34 | 3.849,34 | 4.079,34 |
| P: | −125,00 | −770,00 | −1.262,00 | −1.775,00 | −2.005,00 |
| **Z:** | **2.031,78** | **2.074,34** | **2.074,34** | **2.074,34** | **2.074,34** |

**Nahverkehr:** Susettestraße, Bus: 36
**Lage:** Wohngebiet an der Elbe. Geschäfte in der Nähe

*Seit über 140 Jahren hat sich die gemeinnützige Auguste-Viktoria-Stiftung zur Aufgabe gemacht, pflegebedürftige Damen und Herren zu versorgen und zu betreuen. Unser wichtigstes Ziel ist, die Eigenständigkeit und den eigenen Sinn des Einzelnen beizubehalten und zu fördern.*

**Alten- und Pflegeheime**

*Die besonderen Bedürfnisse von Bewohnern mit Demenz berücksichtigen wir in einer neu gestalteten Wohnebene. Für private Feiern stehen Räumlichkeiten zur Verfügung.*

Jutta Degner, Einrichtungsleiterin

## Alten- und Pflegeheim Haus Wittenbergen

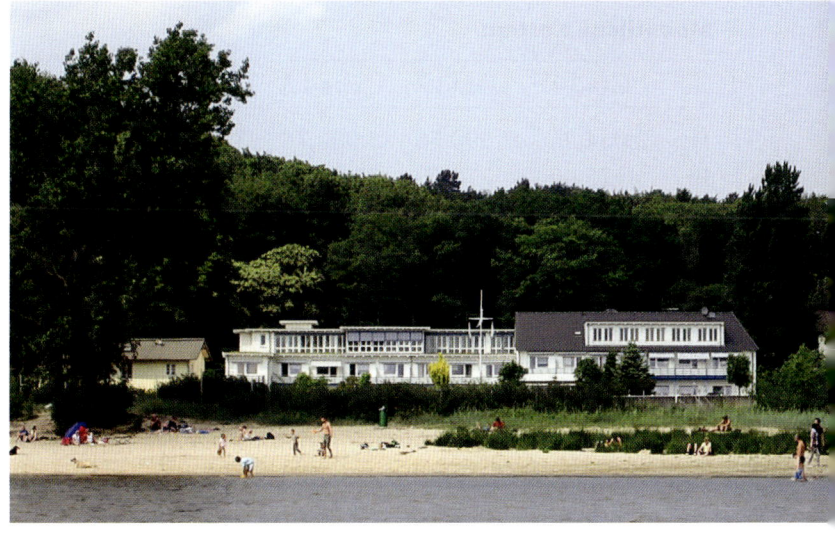

**Anschrift:** Rissener Ufer 15, 22559 Hamburg-Rissen
**Einrichtungsleitung:** Ute Haats, ☎ 040/81 23 25
www.haus-wittenbergen.net
Alten- und Pflegeheim mit 59 Plätzen, Kurzzeitpflege
**Wohnen:** Alten- und Pflegeheim
- Unterkunft in Einzel- und Doppelzimmern
- Verpflegung mit 4 Mahlzeiten, hauseigene Küche

Alten- und Pflegeheime

- Gemeinschaftsraum, Wintergärten, Waldterrasse, Garten mit Sonnenterrasse und Elbblick, kneippsches Wassertret- und Armbecken
- Ausflüge, Basteln, Singkreis, Vorträge, Gottesdienste, Sitztanz, Feste, Familienfeste, kneippsche Anwendungen

**Pflegenoten:**

| Pflege | Demenz | Betreuung | Wohnen | **Gesamt** | Bewohner |
|---|---|---|---|---|---|
| 1,2 | 1,0 | 1,0 | 1,0 | **1,1** | 1,0 |

**Ausstattung:** Die Zimmer haben Pflegebett, WC und barrierefreie Dusche, Balkon oder Terrasse, Notruf, Telefon- und TV-Anschluss. Eigene Möbel können mitgebracht werden.

**Monatliche Kosten:**

|  | Grad 1 | Grad 2 | Grad 3 | Grad 4 | Grad 5 |
|---|---|---|---|---|---|
| H: | 2.054,26 | 2.590,56 | 3.082,76 | 3.595,64 | 3.825,62 |
| P: | −125,00 | −770,00 | −1.262,00 | −1.775,00 | −2.005,00 |
| Z: | **1.929,26** | **1.820,56** | **1.820,76** | **1.820,64** | **1.820,62** |

**Zuschlag:** im Einzelzimmer monatlich € 84,26
**Nahverkehr:** Tinsdaler Kirchenweg, Bus: 189, 286
**Lage:** Naturschutzgebiet direkt an der Elbe.

*Unser Haus liegt direkt am Elbstrand. Von den Zimmern genießen Sie einen wunderschönen unverbauten Ausblick auf die Elbe und das Naturschutzgebiet. Die Zimmer können individuell eingerichtet werden. Bringen Sie doch ein Stück »Zuhause« mit. Täglich werden traditionelle norddeutsche Gerichte seniorengerecht und qualitativ hochwertig frisch durch unser eigenes Küchenteam zubereitet. Als einzige Kneipp zertifizierte Einrichtung im Raum Hamburg und Schleswig Holstein bieten wir naturheilkundliche Pflege in Abstimmung mit der Schulmedizin an, wie z. B. Wasseranwendungen, Wickel und Heilkräu-*

*ter zur Stärkung der Abwehrkräfte, die das Programm der Ergotherapeuten und der Betreuungskräfte abrunden. Auch Kurzzeitpflege ist bei uns möglich. Lassen Sie sich Ihren Lebensabend durch uns versüßen.*

Ute Haats, Einrichtungsleiterin

## Hartwig Hesse Haus am Klövensteen

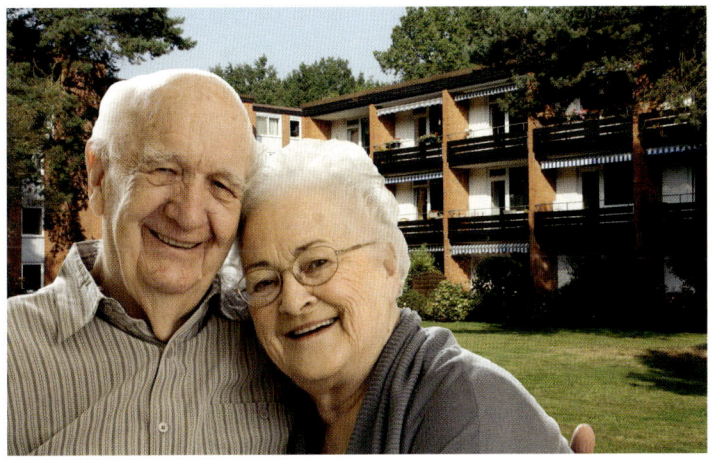

**Anschrift:** Klövensteenweg 25, 22559 Hamburg-Rissen
**Einrichtungsleitung:** Anke Kruse, ☎ 040/81 90 60
www.hartwig-hesse-stiftung.de
Wohnpflegeeinrichtung mit 138 Plätzen, Kurzzeitpflege
**Wohnen:** Wohn-Pflege-Einrichtung
- Unterkunft in Ein- und Zweizimmer-Apartments
- Verpflegung mit 4 Mahlzeiten, mittags 2 Menüs zur Wahl, morgens und abends Buffet, nachmittags Kaffee
- Café, Speise- und Aufenthaltsräume, Festsaal, Bibliothek, Garten

Alten- und Pflegeheime

- Ausflüge, jahreszeitliche Feste, Film-, Kunst- und Musikveranstaltungen, Spiel- und Bastelgruppen, Konzerte, Vorlesungen, Andachten, Freundeskreis

**Pflegenoten:**

| Pflege | Demenz | Betreuung | Wohnen | **Gesamt** | Bewohner |
|---|---|---|---|---|---|
| 1,2 | 1,0 | 1,0 | 1,0 | **1,1** | 1,8 |

**Ausstattung:** Die Apartments haben Pflegebett, Nachttisch, WC und barrierefreie Dusche, Balkon oder Terrasse, Notruf, Telefon- und TV-Anschluss, Flurschrank. Die Bewohner richten sich mit eigenen Möbeln ein.

**Monatliche Kosten:**

|  | Grad 1 | Grad 2 | Grad 3 | Grad 4 | Grad 5 |
|---|---|---|---|---|---|
| H: | 2.395,24 | 3.044,10 | 3.536,30 | 4.049,18 | 4.279,15 |
| P: | −125,00 | −770,00 | −1.262,00 | −1.775,00 | −2.005,00 |
| **Z:** | **2.270,24** | **2.274,10** | **2.274,30** | **2.274,18** | **2.274,15** |

**Zuschlag:** Je nach Größe des Apartments steigt das Heimentgelt zwischen € 107,36 und € 764,38.

**Nahverkehr:** S-Bahnhof Rissen, Linie: S1

**Lage:** Wohngebiet, Rissener Dorfkern, Waldpark Falkenstein, Wittenbergener Heide, der Römische Garten und der Elbwanderweg in der Nähe. Geschäfte in der Nähe, Kiosk im Haus

*Das Hartwig Hesse Haus gliedert sich in drei miteinander verbundene Apartment-Häuser, die inmitten einer großen, gepflegten Parkanlage liegen. Rund um die Uhr sorgen Krankenschwestern, Krankenpfleger und Altenpflegerinnen für den besten Pflegekomfort. Die Pflege findet ausschließlich in dem eigenen Apartment statt – das wirkt sich positiv auf das allgemeine Wohlbefinden aus. Als gemeinnützige Stiftung steht für uns der Mensch im Vordergrund.*

**Alten- und Pflegeheime**

*Wir investieren unsere wirtschaftlichen Erfolge in den Ausbau unserer Einrichtungen, die Weiterbildung unserer Mitarbeiter sowie in das kulturelle und gemeinschaftliche Freizeitangebot unserer Bewohner. Auf gleichem Grundstück befinden sich auch zwei ambulant betreute Wohn-Pflege-Gemeinschaften für Menschen mit Demenz und der im Stadtgebiet tätige Ambulante Pflegedienst.*

Maik Greb, Geschäftsführer

## Philipp F. Reemtsma Stiftung

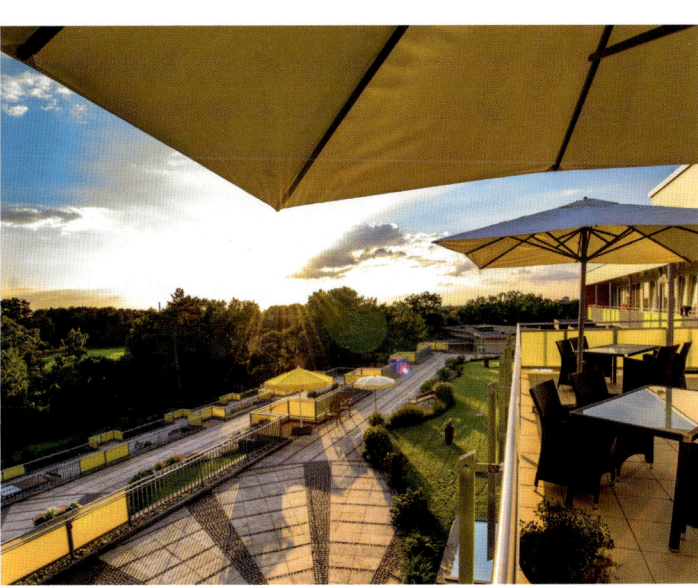

**Anschrift:** Storchenheimweg 15, 22559 Hamburg-Rissen
**Heimleitung:** Verena Meier, ☏ 040/81 90 50
Pflegeheim mit 137 Plätzen, Dementenwohnbereich, Kurzzeitpflege

**Wohnen:** Pflegeheim
- Unterkunft in Einzel- und Doppelzimmern
- Verpflegung mit 4 Mahlzeiten aus der hauseigenen Küche, 3 Menüs zur Wahl
- Speiseräume, Gemeinschaftsräume, Bibliothek, Ergotherapie
- Ausflüge, jahreszeitliche Feste, kreatives Gestalten, Handarbeiten, Bingo, Malen, Spielen, Singen, Vorlesen, Konzerte, Diavorträge, Kochgruppe

**Ausstattung:** Die barrierefreien Zimmer haben Pflegebett, Nachttisch, Einbauschrank, WC und barrierefreie Dusche, Terrasse, Notruf, Telefon und Fernsehgerät. Gerne richten sich die Bewohner mit eigenen Möbeln ein.

**Monatliche Kosten im Doppelzimmer:**

|    | Grad 1   | Grad 2   | Grad 3    | Grad 4    | Grad 5    |
|----|----------|----------|-----------|-----------|-----------|
| H: | 2.126,46 | 2.757,65 | 3.249,65  | 3.762,65  | 3.992,65  |
| P: | −125,00  | −770,00  | −1.262,00 | −1.775,00 | −2.005,00 |
| Z: | 2.001,46 | 1.987,65 | 1.987,65  | 1.987,65  | 1.987,65  |

**Zuschlag:** Für Einzelzimmer je nach Größe monatlich zwischen € 172,– und € 275,–

**Nahverkehr:** Haus Rissen, Bus: 189

**Lage:** Wohn- und Waldgebiet, Klövensteen, Elbhang Wittenberge

*Sicherheit und Wohlbefinden der Bewohnerinnen und Bewohner stehen für uns Tag und Nacht an erster Stelle. Die hellen Zimmer mit eigenem Zugang zur Terrasse, eine genussvolle Ernährung und an den individuellen Vorlieben und Interessen orientierte Beschäftigungsangebote sind dafür von großer Bedeutung. Geselligkeit und gemeinschaftliche Aktivitäten geben dem Leben im Pflege-*

**Alten- und Pflegeheime**

*heim verlässliche Strukturen. Für an Demenz erkrankte Bewohner bieten wir spezielle Wohnbereiche, welche auf die verschiedenen Stadien der Demenzerkrankung ausgerichtete Angebote vorhalten.*

Verena Meier, Heimleiterin

## Stiftung Hanna Reemtsma Haus
## Wohnen im Park

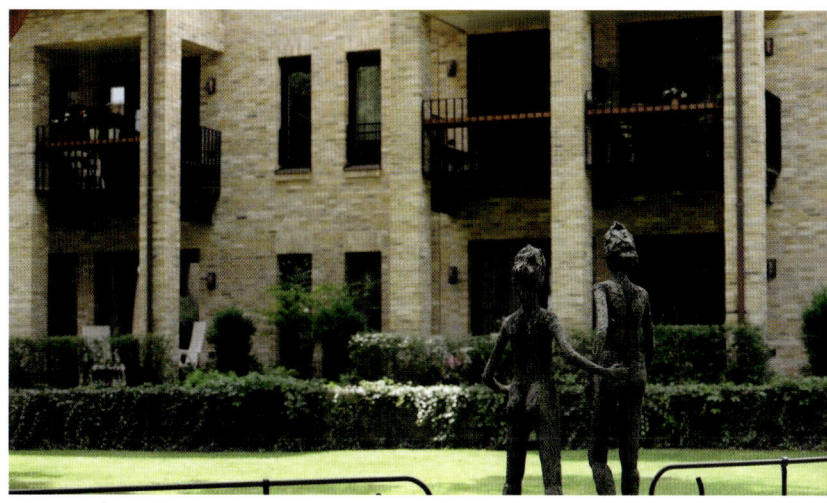

**Anschrift:** Kriemhildstraße 15, 22559 Hamburg-Rissen
**Geschäftsführer:** Christoph Nemitz
**Leitung:** Sabine Petereit, ☏ 040/81 95 80
www.hanna-reemtsma-haus.de
59 Wohnungen, Wohnpflegehaus mit 3 stationären Wohngemeinschaften mit 41 Plätzen, Wohngemeinschaft für Menschen mit Demenz

Alten- und Pflegeheime

**Wohnen:** Wohnpflegehaus
- Unterkunft in Einzelapartments
- Die Mahlzeiten werden in den Küchen der Wohngruppen zubereitet. Die Bewohner können sich an den wohngemeinschaftlichen Aktivitäten beteiligen.
- Restaurant »Kienappel«, Konzert- und Andachtsraum, Medienräume, Sinnesgarten
- Jahreszeitliche Feste, Malen, Andachten, Konzerte, Literaturkreis, Ergo- und Kunstgruppen
- Angeschlossene Seniorenwohnungen, siehe Seite 220

**Pflegenoten:**

| Pflege | Demenz | Betreuung | Wohnen | **Gesamt** | Bewohner |
|---|---|---|---|---|---|
| 2,0 | 1,0 | 1,7 | 1,0 | **1,6** | 1,9 |

**Ausstattung:** Die Apartments haben Pflegebett bei Bedarf, Einbauschrank, WC und barrierefreie Dusche, Balkon oder Terrasse, Notruf, Telefon- und TV-Anschluss. Eigene Möbel sind erwünscht.

**Monatliche Kosten:**

|  | Grad 1 | Grad 2 | Grad 3 | Grad 4 | Grad 5 |
|---|---|---|---|---|---|
| H: | 2.206,41 | 2.843,66 | 3.335,86 | 3.848,74 | 4.078,71 |
| P: | −125,00 | −770,00 | −1.262,00 | −1.775,00 | −2.005,00 |
| **Z:** | **2.081,41** | **2.073,66** | **2.073,86** | **2.073,74** | **2.073,71** |

**Nahverkehr:** S-Bahnhof Rissen, Linie: S1
**Lage:** Wohn- und Waldgebiet Klövensteen. Krämerladen im Haus, ein Shuttlebus fährt zum Ortszentrum Rissen, zum S-Bahnhof und zum Marktplatz Blankenese

*Unser modernes Wohnpflegehaus wird durch ein zentrales Tages- und Servicezentrum mit Gesellschaftsräumen, z. B. Lounge, Restaurant, Konzert - und Andachtsraum, Medienräume, Physiotherapie, Podologie, Heilpraktik und zahl-*

**Alten- und Pflegeheime**

*reiche Dienstleistungsangebote ergänzt. Unser Wohngemeinschaftskonzept mit familiären Charme besteht aus drei Wohngruppen. So werden die Apartments individuell nach dem Bedarf ausgestattet. Alle Bewohner können sich an den hauswirtschaftlichen Aktivitäten beteiligen und auch das umfangreiche Beschäftigungsangebot wahrnehmen. Für Menschen mit Demenz bieten wir in einer autonomen Wohngruppe ein gezieltes Wohngruppenkonzept. Ein Kindergarten »Dreckspatzen« ist im Wohnkonzept integriert.*

Christoph Nemitz, Geschäftsführer

## Elisabeth Alten- und Pflegeheim der Freimaurer von 1795 e.V.

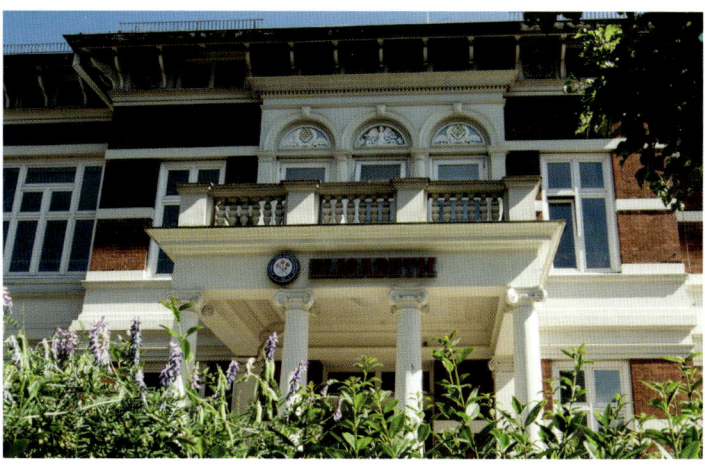

**Anschrift:** Kleiner Schäferkamp 43
20357 Hamburg-Sternschanze
**Leitung:** Dr. Hans-Jürgen Wilhelm

Alten- und Pflegeheime

**Beratung:** Dorothea Heutger, ☏ 040/44 18 08-11 33
www.elisabeth-altenheim.de
Alten- und Pflegeheim mit 174 Plätzen, Dementenbereich
**Wohnen:** Alten- und Pflegeheim
- Unterkunft in Einzel- und Doppel-Apartments
- Verpflegung mit 4 Mahlzeiten, mittags 2 Menüs zur Wahl, morgens und abends Buffet, nachmittags Kaffee
- Café, Musikzimmer, Festsaal, Speise- und Aufenthaltsräume auf den Etagen, Bibliothek, Plüschzimmer, Gymnastikraum, Andachtsraum, Gästezimmer, Wintergärten, Dachterrasse, Park mit Teich
- Ausflüge, jahreszeitliche Feste, Konzerte, Filmclub, kulturelle Veranstaltungen, Tanznachmittage, Kunst-, Musik-, Bewegungs-, Bastel-, Spiel-, Sing-, Koch- und Backgruppen, Wii-Gruppe, Märchenerzählerin, Gottesdienste, Freundeskreis, Kino

**Pflegenoten:**

| Pflege | Demenz | Betreuung | Wohnen | **Gesamt** | Bewohner |
|---|---|---|---|---|---|
| 1,8 | 1,0 | 1,0 | 1,0 | **1,4** | 1,1 |

**Ausstattung:** Die Apartments haben Pflegebett, Nachttisch, Schrank, Tisch und Stühle, WC und barrierefreie Dusche, teilweise Balkon, Notruf, Telefon- und TV-Anschluss. Auf Wunsch können eigene Möbel mitgebracht werden.

**Monatliche Kosten:**

|     | Grad 1   | Grad 2   | Grad 3    | Grad 4    | Grad 5    |
|-----|----------|----------|-----------|-----------|-----------|
| H:  | 2.127,59 | 2.707,16 | 3.199,16  | 3.712,16  | 3.942,16  |
| P:  | −125,00  | −770,00  | −1.262,00 | −1.775,00 | −2.005,00 |
| Z:  | **2.002,59** | **1.937,16** | **1.937,16** | **1.937,16** | **1.937,16** |

**Nahverkehr:** U-Bahnhof Schlump, Linien: U2, U3
S-Bahnhof Sternschanze, Linien: S11, S21, S31
**Lage:** Wohngebiet, Schanzenpark. Geschäfte in der Nähe, Einkaufsdienst, Begleitung zum Einkaufen

*Das Elisabeth Alten- und Pflegeheim liegt mitten im Schanzenviertel. Es ist ein Haus mit langer Geschichte und mit unzähligen guten Erinnerungen, die aber nie den Blick nach vorne verstellen. Wer zu uns kommt, spürt schnell, dass bei uns das Leben pulsiert. Mal ganz kräftig und laut, mit Kulturprogrammen und Ausflügen, gerne auch weit über die Nachbarschaft hinaus, oder eben ganz leise und entspannt im wunderschön angelegten Park des Hauses. Hier hat Leben genau jene Qualität und Zukunft, um die es nach unserer Auffassung in der modernen Altenpflege geht. Sie muss Spaß und Sinn machen und zwar für Bewohner und Mitarbeiter gleichermaßen. So entsteht ein Miteinander, in dem es sich nicht nur besonders gut, sondern auch besonders gerne leben lässt.*

Dr. Hans-Jürgen Wilhelm, Leiter

## Stadtdomizil Altenpflege-Zentrum

**Anschrift:** Lippmannstr. 21, 22769 Hamburg-Sternschanze
**Direktion:** Sabine Riediger, ☎ 040/43 28 10
**Vermietung:** Angela Gutknecht, ☎ 040/970 70 970
www.stadtdomizil.com
Seniorenpflegeeinrichtung mit 180 Plätzen und 19 Kurzzeitpflegeplätzen, Dementenwohnbereich
**Wohnen:** Seniorenpflegeeinrichtung
- Unterkunft in Einzel- und Doppel-Apartments
- Verpflegung mit 4 Mahlzeiten aus eigener Küche, Menüwahl
- Restaurant, Foyer, Dachterrasse, Gymnastik-, Snoezelen- und Beschäftigungsräume, Wohnzimmer, Hausgarten, Schrebergarten

Alten- und Pflegeheime

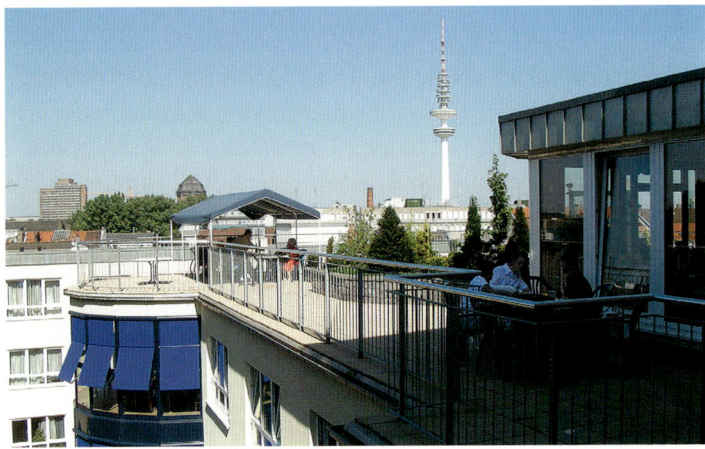

- Kunst- und Beschäftigungstherapie, Snoezelen, Meditation, Tierempathie-Therapie, Basale Stimulation, Wassertreten, Wohlfühlbäder, Schwimmbadbesuche, Validationsgruppe, Kooperation mit Kindergarten und Schulen
- Angeschlossene Kurzzeitpflege, siehe Seite 160

**Pflegenoten:**

| Pflege | Demenz | Betreuung | Wohnen | **Gesamt** | Bewohner |
|---|---|---|---|---|---|
| 1,0 | 1,0 | 1,0 | 1,0 | **1,0** | 1,0 |

**Ausstattung:** Die Apartments haben Pflegebett, Nachttisch, Tisch und Stühle, Schrank, WC und barrierefreie Dusche, teilweise Balkon, Notruf, Telefon-, Internet- und TV-Anschluss. Kleinmöbel können mitgebracht werden.

**Monatliche Kosten:**

|  | Grad 2 | Grad 3 | Grad 4 | Grad 5 |
|---|---|---|---|---|
| Heimentgelt: | 2.942,91 | 3.434,91 | 3.947,91 | 4.177,91 |
| Pflegekasse: | −770,00 | −1.262,00 | −1.775,00 | −2.005,00 |
| **Zu zahlen:** | **2.172,91** | **2.172,91** | **2.172,91** | **2.172,91** |

**Zuschlag:** für besondere Komfortleistungen (z. B. zusätzliche Wohnfläche) zwischen € 110,– und € 540,–

**Nahverkehr:** Bernstorffstraße, Bus: 3
**Lage:** Citylage, Wohngebiet. Kiosk, Geschäfte in der Nähe

*Unser Motto lautet: »Mitten im Leben«. Unser Seniorenpflegedomizil mit Aussicht auf Hamburg ist nicht nur durch den hohen Einzelzimmeranteil hochmodern. Die interessante Architektur und das Farbkonzept bieten eine warme und geschützte Atmosphäre. Zwei Wohnbereiche sind spezialisiert auf die Betreuung demenziell erkrankter Menschen. Unsere kulturellen Veranstaltungen finden mehrmals wöchentlich statt. Verschiedene Beschäftigungsangebote bieten wir täglich an und von April bis Oktober tägliche Fahrten zu unserem Schrebergarten. Wir haben überdurchschnittlich viele Fachkräfte und hoch motivierte Mitarbeiter. Unser Haus ist geprägt durch Bewohnerorientierung und Offenheit. Dies bewirkt Lebendigkeit und Lebensfreude. Wir beraten Sie gern, auch am Wochenende.*

*Sabine Riediger, Direktorin*

## ELIM Seniorencentrum Bergedorf

**Anschrift:** Am Güterbahnhof 9, 21035 Hamburg-Bergedorf
**Heimleitung:** Albrecht Borowski, ☏ 040/69 20 70-0
www.elim-diakonie.de
Stiftung Freie evangelische Gemeinde in Norddeutschland
Seniorencentrum mit 128 Plätzen
**Wohnen:** Seniorencentrum
- Unterkunft in Einzel- und Doppelzimmern
- Verpflegung mit 4 Mahlzeiten
- Speise- und Aufenthaltsräume, Café, Garten, Dachterrasse
- Ausflüge, Feste, Beschäftigungstherapie, Andachten

**Alten- und Pflegeheime**

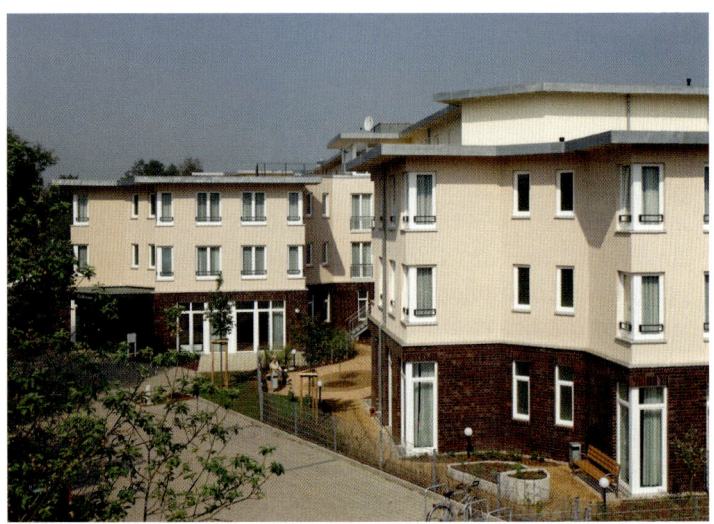

**Pflegenoten:**

| Pflege | Demenz | Betreuung | Wohnen | **Gesamt** | Bewohner |
|---|---|---|---|---|---|
| 1,7 | 1,4 | 1,0 | 1,0 | **1,4** | 1,1 |

**Ausstattung:** Die Zimmer haben Pflegebett, Nachttisch, Kleiderschrank, WC und barrierefreie Dusche, Notruf, Telefon- und TV-Anschluss. Persönliche Möbel können mitgebracht werden.

**Monatliche Kosten:**

|    | Grad 1 | Grad 2 | Grad 3 | Grad 4 | Grad 5 |
|---|---|---|---|---|---|
| H: | 2.182,02 | 2.852,78 | 3.344,98 | 3.857,86 | 4.087,83 |
| P: | −125,00 | −770,00 | −1.262,00 | −1.775,00 | −2.005,00 |
| **Z:** | **2.057,02** | **2.082,78** | **2.082,98** | **2.082,86** | **2.082,83** |

**Zuschlag:** Wohngruppen für Menschen mit Demenz € 283,82
**Nahverkehr:** S-Bahnhof Bergedorf, Linien: S2, S21
Am Güterbahnhof, Bus: 227, 235
**Lage:** Wohngebiet, Bergedorfer Schloss. Geschäfte in wenigen Gehminuten in der Innenstadt

Alten- und Pflegeheime

> *»Ich will euch tragen bis ins hohe Alter und bis ihr grau werdet (Jesaja 46,4)«. Unser Haus hat 116 Einzelzimmer und 6 Doppelzimmer und liegt im Herzen des Stadtquartiers »Am Güterbahnhof«. Teil des Centrums sind auch zwei Wohngruppen für jeweils 12 Menschen mit Demenz. Sie leben in Einzelzimmern, die rund um einen Gemeinschaftsraum mit Wohn- und Essbereich sowie eigener Küche liegen. »Alltagsbegleiter« unterstützen sie darin, sich an den Arbeiten des täglichen Lebens zu beteiligen und so ihren Alltag zu strukturieren. Sie können sicher sein, von unseren 80 Mitarbeitern menschlich und pflegerisch bestens umsorgt zu werden. Bilden Sie sich ein eigenes Urteil und besuchen Sie uns gerne. In einem Gespräch finden wir gemeinsam die richtige Lösung für Sie.*
>
> Albrecht Borowski, Heimleiter

## Seniorenzentrum Dr. Carl Kellinghusen

**Anschrift:** Saarstraße 2, 21029 ☎ Hamburg-Bergedorf
**Leitung:** Claudia Dierschke, ☎ 040/72 10 80
Senioren-Zentren Geschwister Jensen GmbH
www.geschwister-jensen.de
Seniorenzentrum mit 82 Plätzen, Kurzzeitpflege
**Wohnen:** Seniorenzentrum
- Unterkunft in Einzel- und Doppelzimmern
- Verpflegung mit 4 Mahlzeiten aus hauseigener Küche, mittags Menüwahl
- Restaurant, Gemeinschaftsräume mit Balkon, Dachterrassen, Terrasse, parkähnliche Gartenanlage
- Ausflüge mit hauseigenem Bus, jahreszeitliche Feste, Singkreis, Spiel- und Bastelgruppen, Musik-, Klön- und Tanzveranstaltungen, Vorlesungen, Modenschauen

**Alten- und Pflegeheime**

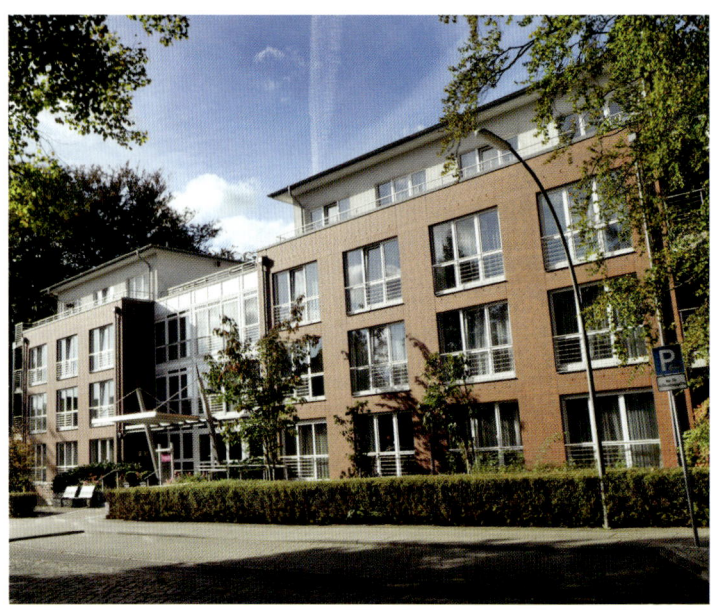

**Pflegenoten:**

| Pflege | Demenz | Betreuung | Wohnen | **Gesamt** | Bewohner |
|--------|--------|-----------|--------|------------|----------|
| 2,7    | 1,0    | 1,0       | 1,0    | **1,8**    | 1,0      |

**Ausstattung:** Die Zimmer haben Pflegebett, Nachttisch, Schrank, WC und teilweise barrierefreie Dusche, teilweise Balkon, Notruf, Telefon- und TV-Anschluss. Auf Wunsch können eigene Möbel mitgebracht werden.

**Monatliche Kosten:**

|    | Grad 1   | Grad 2   | Grad 3    | Grad 4    | Grad 5    |
|----|----------|----------|-----------|-----------|-----------|
| H: | 2.145,23 | 2.744,20 | 3.236.39  | 3.749.28  | 3.979.25  |
| P: | −125,00  | −770,00  | −1.262,00 | −1.775,00 | −2.005,00 |
| **Z:** | **2.020,23** | **1.974,20** | **1.974,39** | **1.974,28** | **1.974,25** |

**Nahverkehr:** Rathaus Bergedorf, Bus: 235, 8810
**Lage:** Villenviertel, Bergedorfer Gehölz. Einkaufsfahrten, Fußgängerzone mit Geschäften

Alten- und Pflegeheime

*Unser Seniorenzentrum liegt in unmittelbarer Nähe der wichtigsten Einkaufsstraße in der Bergedorfer Innenstadt, dem Sachsentor, das mit seinen vielen historischen Fachwerkhäusern eine beliebte Adresse darstellt. Ebenfalls in fußläufiger Entfernung liegt das Bergedorfer Gehölz, das mit seinem Wildgehege einen parkähnlichen Stadtwald als echtes Naherholungsquartier für die ganze Familie bietet. Unser Seniorenzentrum ist seit seiner Eröffnung im Jahr 1999 ein im Quartier sehr gut vernetztes und eingebundenes Haus. Mit unserem motivierten und qualifizierten Mitarbeitern erbringen wir für unsere Bewohner umfangreiche Dienstleistungen, sodass sie sich gut gepflegt, betreut und umsorgt fühlen*

Claudia Dierschke, Leiterin

## Seniorenzentrum St. Klara

**Anschrift:** Reinbeker Weg 50, 21029 Hamburg-Bergedorf
**Leitung:** Kira Niemann, ☏ 040/72 10 10
Senioren-Zentren Geschwister Jensen GmbH
www.geschwister-jensen.de
Seniorenzentrum mit 75 Plätzen, Kurzzeitpflege
**Wohnen:** Seniorenzentrum
- Unterkunft in Einzel- und Doppelzimmern
- Verpflegung mit 4 Mahlzeiten aus hauseigener Küche, mittags Menüwahl
- Restaurant, Gemeinschaftsräume, Terrasse, Garten
- Ausflüge mit hauseigenem Bus, jahreszeitliche Feste, Koch- und Backgruppen, Singkreis, Musikveranstaltungen

**Alten- und Pflegeheime**

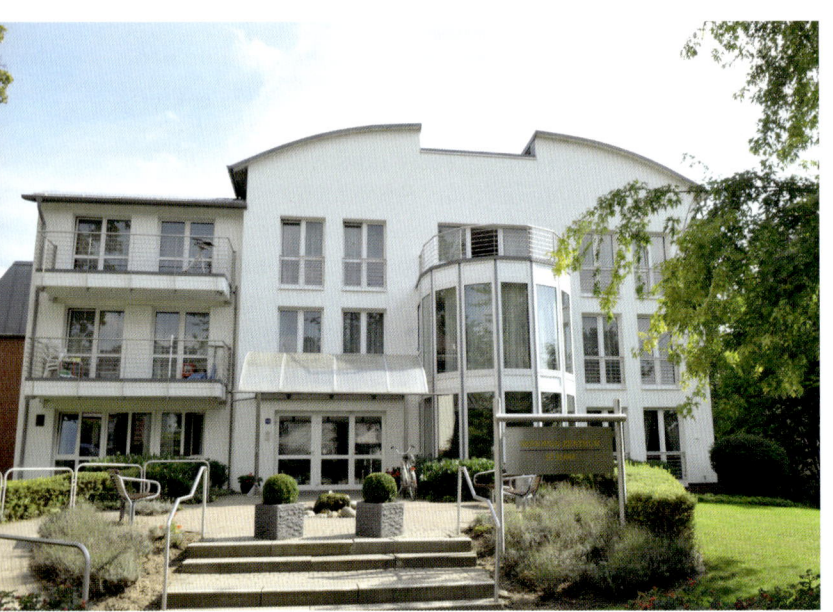

**Pflegenoten:**

| Pflege | Demenz | Betreuung | Wohnen | **Gesamt** | Bewohner |
|---|---|---|---|---|---|
| 1,1 | 1,0 | 1,0 | 1,0 | **1,0** | 1,2 |

**Ausstattung:** Die Zimmer haben Pflegebett, Nachttisch, Schrank, WC und teilweise barrierefreie Dusche, teilweise Balkon, Notruf, Telefon- und TV-Anschluss. Auf Wunsch können eigene Möbel mitgebracht werden.

**Monatliche Kosten:**

|   | Grad 1 | Grad 2 | Grad 3 | Grad 4 | Grad 5 |
|---|---|---|---|---|---|
| H: | 2.139,74 | 2.750,27 | 3.242,47 | 3.755,35 | 3.985,32 |
| P: | −125,00 | −770,00 | −1.262,00 | −1.775,00 | −2.005,00 |
| **Z:** | **2.014,74** | **1.980,27** | **1.980,47** | **1.980,35** | **1.980,32** |

**Nahverkehr:** Schlebuschweg, Bus: 135, 535
**Lage:** Villenviertel, Bergedorfer Gehölz. Einkaufsfahrten, Fußgängerzone mit Geschäften

Alten- und Pflegeheime

*Unser Seniorenzentrum liegt in unmittelbarer Nähe der wichtigsten Einkaufsstraße in der Bergedorfer Innenstadt, dem Sachsentor, das mit seinen vielen historischen Fachwerkhäusern eine beliebte Adresse darstellt. Ebenfalls in fußläufiger Entfernung liegt das Bergedorfer Gehölz, das mit seinem Wildgehege einen parkähnlichen Stadtwald als echtes Naherholungsquartier für die ganze Familie bietet. Unser Seniorenzentrum ist seit seiner Eröffnung im Jahr 1997 ein im Quartier sehr gut vernetztes und eingebundenes Haus. Wir freuen uns, Sie bei uns begrüßen zu dürfen, damit wir gemeinsam mit Ihnen vor einer anstehenden Entscheidung Ihre Fragen beantworten können.*

*Kira Niemann, Leiterin*

## Malteserstift Johannes XXIII.

**Anschrift:** Bornbrook 7/11, 21031 Hamburg-Lohbrügge
**Hausleitung:** Anja Stremplat, ☏ 040/739 23 20
Malteser Caritas Hamburg gGmbH, www.caritas-hamburg.de
40 Servicewohnungen und Pflegeeinrichtung mit 54 Plätzen
**Wohnen:** Pflegeeinrichtung
- Unterkunft in Einzel- und Doppelzimmern
- Verpflegung mit 4 Mahlzeiten aus eigener Küche, mittags 2 Menüs zur Wahl, nachmittags Kaffee
- Restaurant, Aufenthaltsräume in den Wohngruppen, Kapelle, Garten
- Ausflüge, jahreszeitliche Feste, Kochgruppe, Chor, Konzerte, Spiel- und Bastelgruppen, Bingo, Andachten, Gottesdienste, Dementen-Gottesdienst, Seelsorge, Vorlesen, Filmnachmittage
- Angeschlossenes Servicewohnen, siehe Seite 222

**Alten- und Pflegeheime**

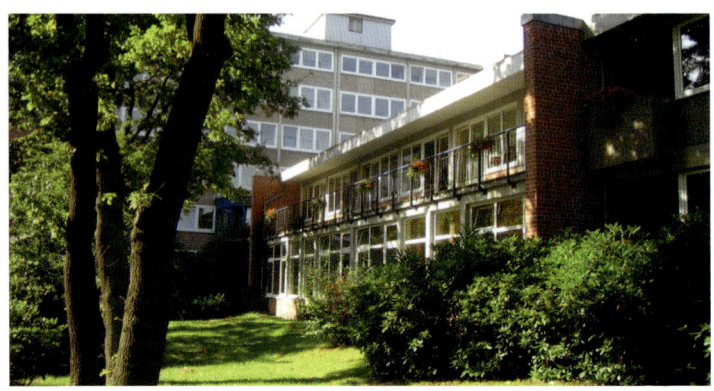

**Pflegenoten:**

| Pflege | Demenz | Betreuung | Wohnen | **Gesamt** | Bewohner |
|--------|--------|-----------|--------|------------|----------|
| 1,6    | 1,0    | 1,0       | 1,0    | **1,3**    | 1,6      |

**Ausstattung:** Die Zimmer haben Pflegebett, Nachttisch, WC und barrierefreie Dusche, Einbauschrank, Tisch und Stuhl, Notruf, Telefon- und TV-Anschluss. Die Bewohner können sich mit eigenen Möbeln einrichten.

**Monatliche Kosten:**

|    | Grad 1    | Grad 2    | Grad 3     | Grad 4     | Grad 5     |
|----|-----------|-----------|------------|------------|------------|
| H: | 1.948,71  | 2.567,75  | 3.059,95   | 3.572,83   | 3.802,81   |
| P: | −125,00   | −770,00   | −1.262,00  | −1.775,00  | −2.005,00  |
| **Z:** | **1.823,71** | **1.797,75** | **1.797,95** | **1.797,83** | **1.797,81** |

**Nahverkehr:** Heidkampsredder, Bus: 234

**Lage:** Wohngebiet, Sackgasse, Bornbekteich. Wochenmarkt wöchentlich im Haus, Geschäfte in der Nähe

*Im Alter in guten Händen*
*Im Malteserstift Johannes XXIII. steht der ältere Mensch mit seinen Wünschen und Bedürfnissen im Mittelpunkt. Das Malteserstift Johannes XXIII. in Hamburg-Lohbrüg-*

**Alten- und Pflegeheime**

*ge ist von einer parkähnlichen Anlage mit hübschen Teichen und Pflanzen umgeben. Hier kann man sich bei Spaziergängen gut erholen und wohnt trotzdem zentral: Unser Haus befindet sich nur ein Stück oberhalb des Stadtzentrums inmitten eines ansprechenden Wohngebiets. Schon nach einem kurzen Fußweg durch den Park erreicht man ein kleines Einkaufszentrum.*

Anja Stremplat, Hausleiterin

## Residenz an der Mühlenau

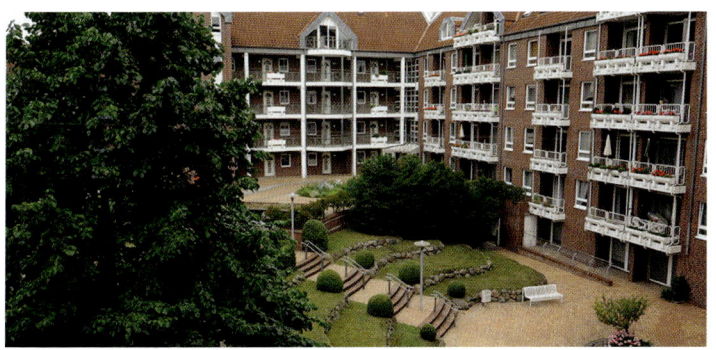

**Anschrift:** Reichsbahnstraße 20, 22525 Hamburg-Eidelstedt
**Direktion:** Christina Wolf
**Beratung:** Andreas Bock, ☎ 040/57 20 3-60 29
www.hamburger-senioren-domizile.de
160 Appartements und 180 Pflegeplätze
**Wohnen:** Pflegewohnbereich
- Unterkunft in Einzel- und Doppelzimmern sowie 2-Zimmer-Appartements
- Mittagessen, 3 Menüs aus hauseigener Küche zur Auswahl

**Alten- und Pflegeheime**

- Bewegungsbad, öffentliches Café, Gymnastikraum, Theatersaal, Garten
- Ausflüge, jahreszeitliche Feste, musikalische Nachmittage, Film- und Dia-Präsentationen, Basteln, Singkreis, Spielnachmittage, Gesprächskreise
- Angeschlossene Residenz, siehe Seite 294

**Pflegenoten:**

| Pflege | Demenz | Betreuung | Wohnen | **Gesamt** | Bewohner |
|--------|--------|-----------|--------|------------|----------|
| 1,0    | 1,0    | 1,0       | 1,0    | **1,0**    | 1,0      |

**Ausstattung:** Die Zimmer haben Pflegebett, WC und Dusche, Tisch und Stühle, Balkon oder Terrasse, Notruf, Telefon- und TV-Anschluss. Kleinmöbel können mitgebracht werden.

**Monatliche Kosten:**

|    | Grad 1    | Grad 2    | Grad 3     | Grad 4     | Grad 5     |
|----|-----------|-----------|------------|------------|------------|
| H: | 2.077,08  | 2.599,39  | 3.091,59   | 3.604,47   | 3.834,45   |
| P: | −125,00   | −770,00   | −1.262,00  | −1.775,00  | −2.005,00  |
| Z: | **1.952,08** | **1.829,39** | **1.829,59** | **1.829,47** | **1.829,45** |

Für besondere Komfortleistungen (zum Beispiel Wohnfläche) wird ein Zuschlag von € 150 bis € 600 erhoben.

**Nahverkehr:** Reichsbahnstraße, Bus: 4, 39, 183, 281, 283
**Lage:** Wohngebiet, Mühlenau, Stadtwanderweg

*Wir tun unser Bestes, um jedem unserer Bewohner gerecht zu werden. Dazu gehört für uns neben einer individuellen Betreuung, freier Arztwahl und umfangreichen therapeutischen Angeboten auch ein umfassendes Veranstaltungsprogramm. Qualifiziertes Personal ist rund um die Uhr in Ihrer Nähe. Auch auf die Auswahl eines geeigneten Pflege-Zimmers oder das Angebot von Pflege-Appartements für Paare legen wir großen Wert, damit sich unsere Bewohner wohlfühlen können.*

*Christina Wolf, Direktorin*

## Altenheim St. Johannis St. Nikolai

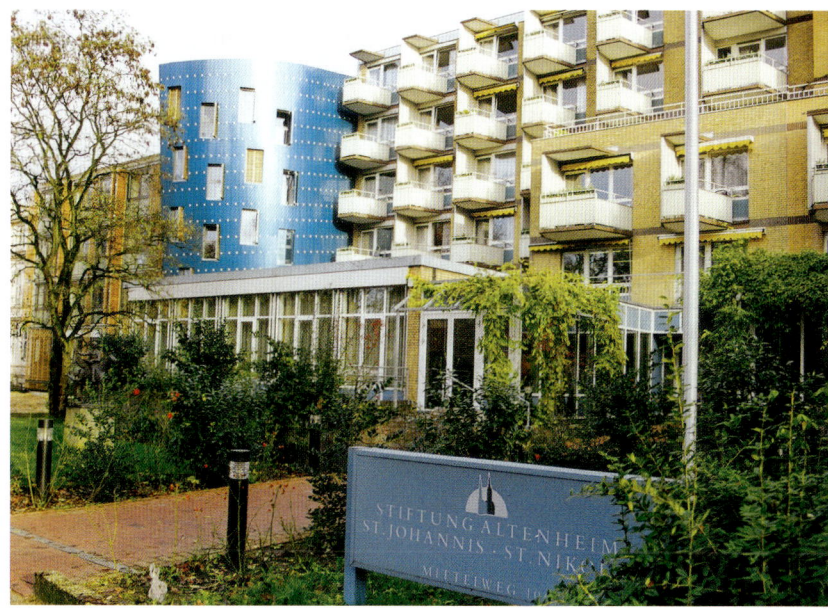

**Anschrift:** Mittelweg 106, 20149 Hamburg-Harvestehude
**Leitung:** Uwe Koch, ☎ 040/41 44 90
Diakoniestiftung Alt-Hamburg, www.diakoniestiftung.de
Alten- und Pflegeheim mit 121 Plätzen, Dementenbetreuung
**Wohnen:** Alten- und Pflegeheim
- Unterkunft in Ein- und Zwei-Zimmer-Appartements
- Verpflegung mit 3 Mahlzeiten und Nachmittagskaffee, morgens und abends Buffet. Persönliche Vorlieben werden berücksichtigt.
- Speise-, Gemeinschafts- und Therapieräume, Café con Takt, Bibliothek
- Ausflüge, Begehen kirchlicher und jahreszeitlicher Feste, Seelsorgeangebote, Andachten, Gottesdienste, Konzerte, Vorträge

**Alten- und Pflegeheime**

**Ausstattung:** Die Appartements haben Küchenzeile, teilweise Einbauschränke, WC und barrierefreie Dusche, Balkon oder Terrasse, Notruf, Telefon- und TV-Anschluss, Abstellschränke. Die Bewohner richten sich mit eigenen Möbeln ein.

**Monatliche Kosten:**

|   | Grad 1 | Grad 2 | Grad 3 | Grad 4 | Grad 5 |
|---|---|---|---|---|---|
| H: | 2.021,10 | 2.706,23 | 3.198,23 | 3.712,24 | 3.941,23 |
| P: | −125,00 | −770,00 | −1.262,00 | −1.775,00 | −2.005,00 |
| **Z:** | **1.896,10** | **1.936,23** | **1.936,23** | **1.937,24** | **1.936,23** |

Je nach Ausstattung und Größe (bis zu 69 m$^2$) des Appartements ist monatlich ein Zuschlag zwischen € 154,– und € 1.000,– zu zahlen.

**Nahverkehr:** Sophienterrasse, Bus: 109
U-Bahnhof Hallerstraße, Linie: U1

**Lage:** Wohngebiet, Alsterpark. Geschäfte in der Nähe, Wochenmarkt, Getränkeverkauf im Haus

*Unser Haus zeichnet sich durch eine warme, offene und individuelle Atmosphäre aus. Wir betreuen Sie ganzheitlich: Körper, Seele und Geist werden gleichermaßen bedacht. Für uns bedeutet aktivierende Pflege, die Selbsthilfekräfte jedes Einzelnen zu fördern, zu erhalten und – wenn möglich – wiederherzustellen. Wir bieten Literatur- und Konzertnachmittage im Café con Takt, Englischkurse und Gymnastik. Die Seelsorge steht bei uns im Mittelpunkt. Ein Besucher- und ein Förderkreis unterstützen unsere Arbeit. Wenn Sie unser Haus näher kennenlernen möchten, darf ich Ihnen unseren Mittagstisch anbieten. Wir freuen uns auf Ihren Anruf und beraten Sie gern.*

Uwe Koch, Leiter

## Pro Seniore Residenz Hamburg

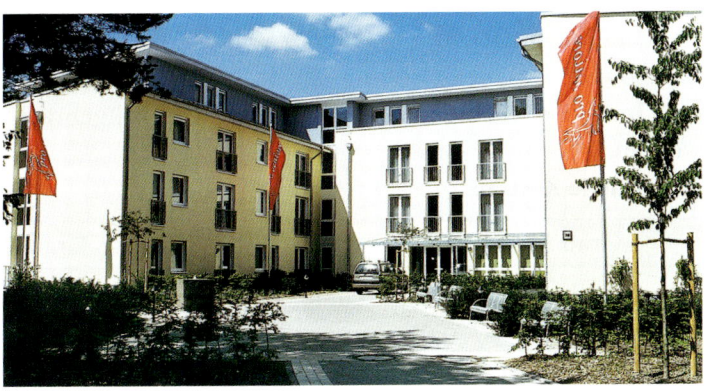

**Anschrift:** Gazellenkamp 38, 22529 Hamburg-Lokstedt
**Residenzleitung:** Marcel Kubacki, www.pro-seniore.de
**Residenzberatung:** Thomas Zimmermann
☎ 040/41 92 54 83

Alten- und Pflegeheim mit 159 Plätzen, Kurzzeitpflege, Wachkomapflege und Heimbeatmung, Dementenwohnbereich, Pflege junger Menschen

**Wohnen:** Alten- und Pflegeheim
- Unterkunft in Einzel- und Doppelzimmern
- Verpflegung mit 4 Mahlzeiten, mittags Menü, morgens und abends Buffet
- Speiseraum und Gemeinschaftsküche auf der Etage, Café »Elbperle«, Hobby- und Therapieräume, Garten
- Ausflüge, jahreszeitliche Feste, Konzerte, Vorträge, Seidenmalerei, Holz- und Tonarbeiten, Vorlesen aus der Zeitung, Singkreis, Andachten, regelmäßige Angehörigentreffen

**Pflegenoten:**

| Pflege | Demenz | Betreuung | Wohnen | **Gesamt** | Bewohner |
|---|---|---|---|---|---|
| 1,4 | 1,0 | 1,0 | 1,0 | **1,2** | 1,1 |

**Alten- und Pflegeheime**

**Ausstattung:** Die Zimmer haben Pflegebett, Nachttisch, Schrank, Kommode, Tisch und Sessel, WC und barrierefreie Dusche, Notruf, Telefon- und TV-Anschluss. Im Einzelzimmer können sich die Bewohner mit eigenen Möbeln einrichten. Im Doppelzimmer können Kleinmöbel mitgebracht werden.

**Monatliche Kosten:**

|    | Grad 1   | Grad 2   | Grad 3    | Grad 4    | Grad 5    |
|----|----------|----------|-----------|-----------|-----------|
| H: | 2.013,80 | 2.476,19 | 2.968,38  | 3.481,26  | 3.711,24  |
| P: | −125,00  | −770,00  | −1.262,00 | −1.775,00 | −2.005,00 |
| Z: | 1.888,80 | 1.706,19 | 1.706,38  | 1.706,26  | 1.706,24  |

**Zuschlag:** Nutzung eines Doppelzimmers als Einzelzimmer monatlich € 466,60.
**Nahverkehr:** Oddernskamp, Bus: 22, 39, 281, 391
**Lage:** Hagenbecks Tierpark, Niendorfer Gehege. Geschäfte in der Grelckstraße

> *Wir begleiten unsere Bewohner mit Liebe und Verständnis in ihrem Alltag, schaffen Lebensqualität und Lebensfreude. Pflege verstehen wir als Hilfe zur Selbsthilfe, denn jeder noch so kleine Schritt in die Selbstständigkeit gibt unseren Bewohnern Stolz, Selbstvertrauen und Mut. In der behüteten Pflege gestalten wir vor allem den von Demenz betroffenen und hinlaufgefährdeten Bewohnern den Alltag abwechslungsreicher und damit lebenswerter. In unserem Vital-Centrum wollen wir Senioren zum Beispiel im Anschluss an einen Klinikaufenthalt beim Erlernen verloren gegangener Kompetenzen unterstützen. Hier können wir auch Wachkoma-Patienten und Menschen, die auf Heimbeatmung angewiesen sind, versorgen.*
>
> Marcel Kubacki, Residenzleiter

**Alten- und Pflegeheime**

## Seniorenwohnanlage Lokstedt

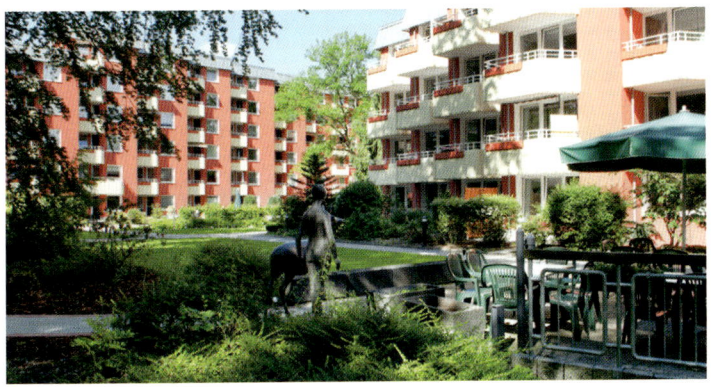

**Anschrift:** Julius-Vosseler-Straße 10, 22527 Hamburg-Lokstedt
**Leitung:** Oliver Langpaap, ☏ 040/5 60 84 20 00
Vereinigte Hamburger Wohnungsbaugenossenschaft eG (vhw), www.vhw-hamburg.de
112 Wohnungen, Pflegewohnen mit 114 Plätzen
**Wohnen:** Pflegewohnen
- Unterkunft in Einzel- und Doppelzimmern/Apartments
- Verpflegung mit 4 Mahlzeiten
- Speisesaal, Café, Gemeinschaftsräume, Bewegungsbad, Sauna, Parkanlage, Bibliothek, Gemeinschaftsküche auf der Etage
- Ausflüge, Veranstaltungen, Therapieangebote, jahreszeitliche Feste, Spielenachmittage, Sitzgymnastik, Dia- und Filmvorführungen, Gottesdienste, Heimzeitung
- Angeschlossenes Servicewohnen, siehe Seite 225

**Pflegenoten:**

| Pflege | Demenz | Betreuung | Wohnen | **Gesamt** | Bewohner |
|---|---|---|---|---|---|
| 1,0 | 1,0 | 1,0 | 1,0 | **1,0** | 1,0 |

**Ausstattung:** Die Zimmer haben Pflegebett, Nachttisch, Einbauschrank, WC und Dusche, Balkon oder Terrasse,

Notruf, Telefon- und TV-Anschluss. Die Bewohner richten sich mit eigenen Möbeln ein. Im Doppelzimmer können Kleinmöbel mitgebracht werden.

**Monatliche Kosten im Doppelzimmer:**

|    | Grad 1 | Grad 2 | Grad 3 | Grad 4 | Grad 5 |
|----|--------|--------|--------|--------|--------|
| H: | 1.824,59 | 2.385,84 | 2.878,04 | 3.390,92 | 3.620,89 |
| P: | −125,00 | −770,00 | −1.262,00 | −1.775,00 | −2.005,00 |
| **Z:** | **1.699,59** | **1.615,84** | **1.616,04** | **1.615,92** | **1.615,89** |

Energieausweis: Baujahr 1984, Bedarfsausweis, 69,1 kWh/(m²a), Erdgas Energieeffizienzklasse E, KWK regenerativ

**Zuschlag:** im Doppelapartment € 56,28; im Einzelzimmer € 101,91; im Einzelapartment € 144,50

**Genossenschaftsanteile:** Zum Erwerb der Mitgliedschaft sind 25 Genossenschaftsanteile in Höhe von € 1.300,– notwendig, zuzüglich eines einmaligen Eintrittsgeldes von € 55,–. Beim Einzug sind die Anteile auf bis zu € 1.768,– zu erhöhen. Die Höhe ist abhängig von der Zimmergröße.

**Nahverkehr:** Oddernskamp, Bus: 22, 39, 281, 391

**Lage:** Hagenbecks Tierpark, Niendorfer Gehege. Geschäfte in der Grelckstraße und am Siemersplatz

*Die Seniorenwohnanlage Lokstedt bietet altersgerechte Wohnformen an. Die 1985 erbaute und im Jahr 2010 vollständig modernisierte Einrichtung befindet sich am Straßendreieck Gazellenkamp/Oddernskamp/Julius-Vosseler-Straße. Hagenbecks Tierpark und das Niendorfer Gehege sind beliebte Ausflugsziele. Die Bushaltestelle ist direkt vor der Tür. Mit unserem umfassenden Service- und Betreuungsangebot tragen wir dazu bei, dass Sie sich mit Ihren Wünschen und Bedürfnissen gut aufgehoben und umsorgt fühlen. Neben einer professionellen Pflege durch*

**Alten- und Pflegeheime**

*examinierte Mitarbeiter machen Ihnen Ausfahrten, therapeutische Aktivitäten, kulturelle Veranstaltungen sowie ein gutes gastronomisches Angebot das Leben in unserem Haus angenehm und bereiten einen sicheren und schönen Lebensabend.*

*Oliver Langpaap, Leiter*

## ELIM Seniorencentrum Niendorf

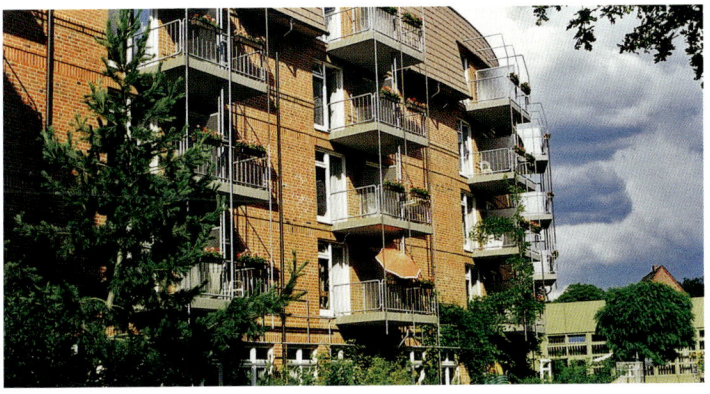

**Anschrift:** Bondenwald 50, 22459 Hamburg-Niendorf
**Einrichtungsleitung:** Ulrich Reiser, ☎ 040/55 42 50
Stiftung Freie evangelische Gemeinde in Norddeutschland
www.elim-diakonie.de
Pflegeeinrichtung mit 100 Plätzen, Dementenwohnbereich
**Wohnen:** Pflegeeinrichtung
- Unterkunft in Einzel- und Doppelzimmern
- Verpflegung mit 5 Mahlzeiten
- Speisesaal, Aufenthalts- und Therapieräume, weitläufiges Parkgelände, Terrasse, Garten, Gottesdienst- und Mehrzweckraum

- Ausflüge, jahreszeitliche Feste, Beschäftigungstherapie, tägliche Andachten, Bibelarbeiten

**Pflegenoten:**

| Pflege | Demenz | Betreuung | Wohnen | **Gesamt** | Bewohner |
|---|---|---|---|---|---|
| 2,5 | 1,2 | 1,0 | 1,0 | **1,8** | 1,1 |

**Ausstattung:** Die Zimmer haben Pflegebett und Nachttisch, Einbauschrank, WC und barrierefreie Dusche, Balkon oder Terrasse, Notruf, Telefon- und TV-Anschluss.
Im Einzelzimmer richten sich die Bewohner mit eigenen Möbeln ein. Im Doppelzimmer können Kleinmöbel mitgebracht werden.

**Monatliche Kosten:**

|  | Grad 1 | Grad 2 | Grad 3 | Grad 4 | Grad 5 |
|---|---|---|---|---|---|
| H: | 1.968,79 | 2.618,56 | 3.110,75 | 3.623,63 | 3.853,61 |
| P: | −125,00 | −770,00 | −1.262,00 | −1.775,00 | −2.005,00 |
| **Z:** | **1.843,79** | **1.848.56** | **1.848,75** | **1.848,63** | **1.848,61** |

**Nahverkehr:** U-Bahnhof Niendorf Markt, Linie: U2
**Lage:** Wohngebiet, Niendorfer Gehege. Kiosk im Haus, einmal wöchentlich Einkaufsfahrten, 800 Meter bis zum Einkaufszentrum

*ELIM, für ein würdevolles Zuhause im Alter.*
*Das Altenzentrum ELIM liegt idyllisch inmitten eines Landschaftsschutzgebietes am Rande des Niendorfer Geheges. Bei uns finden Sie ein breit gefächertes Angebot an hauswirtschaftlichen, betreuenden und pflegerischen Dienstleistungen, die wir Ihren persönlichen Wünschen und Lebenslagen anpassen. Sie können sicher sein, von uns jederzeit bestens umsorgt zu werden.*
*Speziell für unsere dementen Bewohner stellen wir ein besonderes Betreuungsprogramm zusammen. Bilden Sie sich*

**Alten- und Pflegeheime**

*ein eigenes Urteil oder besser: Besuchen Sie uns. Im persönlichen Gespräch werden wir gemeinsam die richtige Lösung für Sie finden. Vereinbaren Sie einfach einen Termin.*

Ulrich Reiser, Einrichtungsleiter

## Kursana Residenz Hamburg-Niendorf

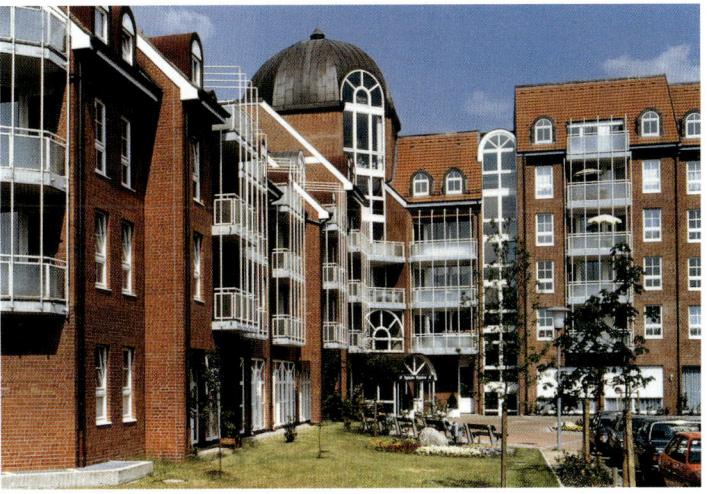

**Anschrift:** Ernst-Mittelbach-Ring 47
22455 Hamburg-Niendorf, www.kursana.de
**Vermietung:** Christiane Weyde, ☏ 040/55 20 20
316 Wohnungen und Pflegestation mit 51 Plätzen
**Wohnen:** Alten- und Pflegeheim
- Unterkunft in Einzel- und Doppelzimmern
- Vollverpflegung mit 4 Mahlzeiten, 3 Mittagsmenüs zur Auswahl

**Alten- und Pflegeheime**

- Schwimmbad, Café, Theatersaal, Bibliothek, Turmzimmer, Terrasse
- Veranstaltungen, Wandergruppe, Handarbeit, Theatergruppe, Chor, Beschäftigungs- und Bewegungsgruppe
- Angeschlossene Residenz, siehe Seite 298

**Pflegenoten:**

| Pflege | Demenz | Betreuung | Wohnen | **Gesamt** | Bewohner |
|---|---|---|---|---|---|
| 1,3 | 1,0 | 1,0 | 1,0 | **1,1** | 1,4 |

**Ausstattung:** Die Zimmer haben Pflegebett, Nachttisch, Pflegemöbel, WC und Dusche, Notruf, Telefonanlage mit Durchwahl, TV-Anschluss, teilweise Balkon. Kleinmöbel können mitgebracht werden.

**Monatliche Kosten:**

|  | Grad 1 | Grad 2 | Grad 3 | Grad 4 | Grad 5 |
|---|---|---|---|---|---|
| H: | 2.131,23 | 2.657,19 | 3.149,38 | 3.662,26 | 3.892,24 |
| P: | −125,00 | −770,00 | −1.262,00 | −1.775,00 | −2.005,00 |
| Z: | **2.006,23** | **1.887,19** | **1.887,38** | **1.887,26** | **1.887,24** |

**Zuschlag:** für besondere Komfortleistungen (z. B. zusätzliche Wohnfläche) € 396,– bis € 670,–
**Nahverkehr:** U-Bahnhof Niendorf-Nord, Linie: U2
**Lage:** Wohngebiet, Niendorfer Gehege. Einkaufszentrum

*Das ist unsere Kursana-Philosophie: Frei von Zukunftssorgen und belastenden Pflichten freudig und aktiv das Leben genießen. In der sicheren Gewissheit, dass man nie hilflos und einsam sein wird. Und mit dem guten Gefühl, dass man »zur rechten Zeit« selbst dafür gesorgt hat, dass man seinen Lebensabend in Geborgenheit und Würde verbringen kann.*

*Bärbel Eickhoff, Direktorin*

**Alten- und Pflegeheime**

# Malteserstift Bischof-Ketteler

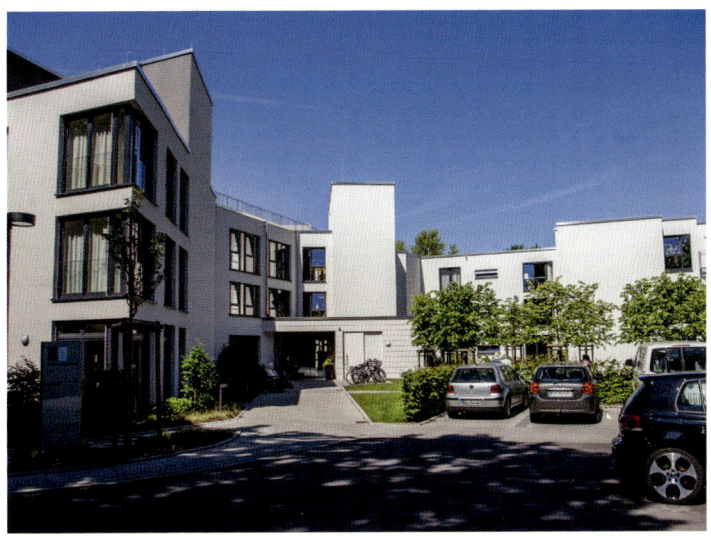

**Anschrift:** Ketelerweg 5, 22457 Hamburg-Schnelsen
**Einrichtungsleitung:** Regina Wilhelm
Malteser Caritas Hamburg GmbH, www.caritas-schnelsen.de
**Pflegedienstleitung:** Sabine Praetorius, ☎ 040/559 86 80
33 Apartments, Pflegeeinrichtung mit 129 Plätzen, Kurzzeitpflege
**Wohnen:** Pflegeeinrichtung
- Unterkunft in Einzel- und Doppelzimmern
- Verpflegung mit 4 Mahlzeiten aus eigener Küche, mittags 3 Menüs zur Wahl, nachmittags Kaffee
- Empfang, Cafeteria, Wohnküchen in den Bereichen mit Aufenthaltsbereich, Kapelle, Garten und Terrassen
- Ausflüge, jahreszeitliche Feste, Konzerte, Musik- und Kochgruppen, Spiel- und Bastelgruppen, Bingo, Andachten, Gottesdienste, Seelsorge, Vorlesen, Filmnachmittage
- Angeschlossenes Service-Wohnen, siehe Seite 229

Alten- und Pflegeheime

**Pflegenoten:**

| Pflege | Demenz | Betreuung | Wohnen | **Gesamt** | Bewohner |
|--------|--------|-----------|--------|------------|----------|
| 1,4    | 1,5    | 1,0       | 1,0    | **1,3**    | 1,2      |

**Ausstattung:** Die Zimmer haben Pflegebett, Nachttisch, WC und barrierefreie Dusche, Einbauschrank, Tisch und Stuhl, Notruf, Telefon- und TV-Anschluss. Die Bewohner können sich mit eigenen Möbeln einrichten.

**Monatliche Kosten:**

|    | Grad 1    | Grad 2    | Grad 3    | Grad 4    | Grad 5    |
|----|-----------|-----------|-----------|-----------|-----------|
| H: | 2.344,47  | 2.919,10  | 3.411,30  | 3.924,18  | 4.154,16  |
| P: | −125,00   | −770,00   | −1.262,00 | −1.775,00 | −2.005,00 |
| **Z:** | **2.219,47** | **2.149,10** | **2.149,30** | **2.149,18** | **2.149,16** |

**Nahverkehr:** Schnelsen, AKN: A1 Kriegerdankweg, Bus: 183, 191, 195, 283

**Lage:** Wohngebiet, Niendorfer Gehege. Geschäfte in der Nähe

*Idyllisch und doch zentral im Nordwesten Hamburgs liegt unsere Einrichtung, umgeben von einem schönen Park. Alles, was man für ein komfortables Leben im Alter braucht, befindet sich direkt vor der Tür: Geschäfte, Natur pur und gute Verkehrsanbindungen. Unser Haus bietet innovative Wohnkonzepte. Der Bereich »Pflegewohnen« bietet qualifizierte Pflege in 123 Einzel- und drei Doppelzimmern, verteilt auf elf Wohngemeinschaften, in denen auch gemeinsam gekocht wird. Die Bewohner leben in familiärer Atmosphäre mit individuellen Rückzugsmöglichkeiten.*

Regina Wilhelm, Einrichtungsleiterin

**Alten- und Pflegeheime**

## Wohn-Pflegeeinrichtung im Albertinen-Haus und Max Herz-Haus

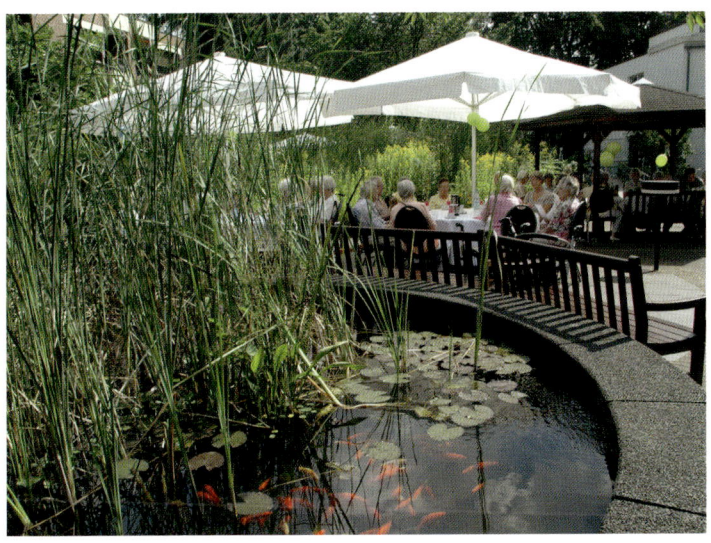

**Anschrift:** Sellhopsweg 18–22, 22459 Hamburg-Schnelsen
**Leitung:** Frank Blume, ☏ 040/55 81 19 08
www.albertinen.de
**Beratung:** Andrea Bendicks-Leßmann, ☏ 040/55 81 18 21
150 Wohnungen, Wohn-Pflegeeinrichtung mit 80 Plätzen, Wohngruppe und Wohngemeinschaft für Menschen mit Demenz, Kurzzeitpflege
**Wohnen:** Wohn-Pflegeeinrichtung
- Unterkunft in Einzel- und Doppelzimmern oder 1,5-Zimmer-Pflegewohnungen
- Verpflegung mit 4 Mahlzeiten aus der hauseigenen Küche, mittags 3 Menüs zur Auswahl, Obst und Joghurt
- Wohn-Gruppenräume, Cafeteria, Foyer, Bibliothek, Internet-Café, Veranstaltungssaal, Garten mit Teich, Gästewohnungen

**Alten- und Pflegeheime**

- Ausflüge, jahreszeitliche Feste, Spiele, Singen, kreatives Gestalten, Hunde-Besuchsdienst, Kino, Konzerte, Vorträge, Ausstellungen, Bibelstunden, Gottesdienste
- Fachärztesprechstunden
- Angeschlossene Seniorenwohnungen, siehe Seite 227
- Angeschlossene Tagespflege, siehe Seite 146

**Pflegenoten:**

| Pflege | Demenz | Betreuung | Wohnen | **Gesamt** | Bewohner |
|---|---|---|---|---|---|
| 1,8 | 1,0 | 1,0 | 1,0 | **1,4** | 1,0 |

**Ausstattung:** Die Zimmer haben Pflegebett, Schrank, Tisch und Stühle, WC und barrierefreie Dusche, teilweise Balkon oder Terrasse, Notruf, Telefon- und TV-Anschluss. Im Einzelzimmer oder in der Pflegewohnung richten sich die Bewohner mit eigenen Möbeln ein. Im Doppelzimmer können Kleinmöbel mitgebracht werden. Die 44 m² großen Pflegewohnungen haben zusätzlich eine Küchenzeile.

**Monatliche Kosten in Pavillon 1 und 2:**

|   | Grad 1 | Grad 2 | Grad 3 | Grad 4 | Grad 5 |
|---|---|---|---|---|---|
| H: | 2.060,97 | 2.689,52 | 3.181,52 | 3.694,52 | 3.924,52 |
| P: | −125,00 | −770,00 | −1.262,00 | −1.775,00 | −2.005,00 |
| **Z:** | **1.935,97** | **1.919,52** | **1.919,52** | **1.919,52** | **1.919,52** |

**Zuschlag:** für die Dementenbetreuung im Max Herz-Haus monatlich zwischen € 270,– bis € 400,–

In den Pflegewohnungen reduzieren sich die Preise monatlich um € 229,97.

**Nahverkehr:** Sellhopsweg (Albertinen-Haus), Bus: 5, 191, 195
**Lage:** Wohngebiet am Niendorfer Gehege. Kiosk im Haus, Geschäfte in der Nähe

*Das Albertinen-Haus – Zentrum für Geriatrie und Gerontologie – verknüpft in einem modellhaften Konzept*

*Angebote für ältere Menschen. Die Wohn-Pflegeeinrichtung zeichnet sich durch eine besondere Struktur aus. In drei Wohngruppen pflegen und betreuen wir vor allem Menschen, deren körperliche und zum Teil kognitive Fähigkeiten eingeschränkt sind. Im Vordergrund steht für uns, die Lebensqualität unserer Bewohner zu erhalten bzw. zu verbessern. Mit dem Bundesmodell Max Herz-Haus haben wir eine Einrichtung für Menschen mit Demenz und ihre Angehörigen geschaffen, die fünf aufeinander abgestimmte Angebote unter einem Dach beherbergt: die Beratungsstelle Demenz, die Tagespflege, die Autonome stationäre Wohngemeinschaft, die Wohngruppe sowie Wohnungen für Angehörige.*

*Frank Blume, Einrichtungsleiter*

## Diesterweg-Stiftung

**Anschrift:** Tierparkallee 30, 22527 Hamburg-Stellingen
**Einrichtungsleitung:** Susanne Haller, ☏ 040/540 70 24
www.diesterweg-stiftung.de
Seniorenpflegeeinrichtung mit 100 Plätzen
**Wohnen:** Seniorenpflegeeinrichtung
- Unterkunft in Ein- und Zwei-Zimmer-Apartments
- Verpflegung mit 3 Mahlzeiten aus eigener Küche, Nachmittagskaffee
- Speisesaal, großzügiges Foyer mit Flügel als Treffpunkt für musikalische Veranstaltungen, Bibliothek, Bewegungsraum, Garten, Gartenhaus für Familienfeiern
- Ausflüge, Feste, Konzerte, Vorträge, Gesprächskreise, Singen, Vorlesen, Basteln, Verkaufsveranstaltungen

**Alten- und Pflegeheime**

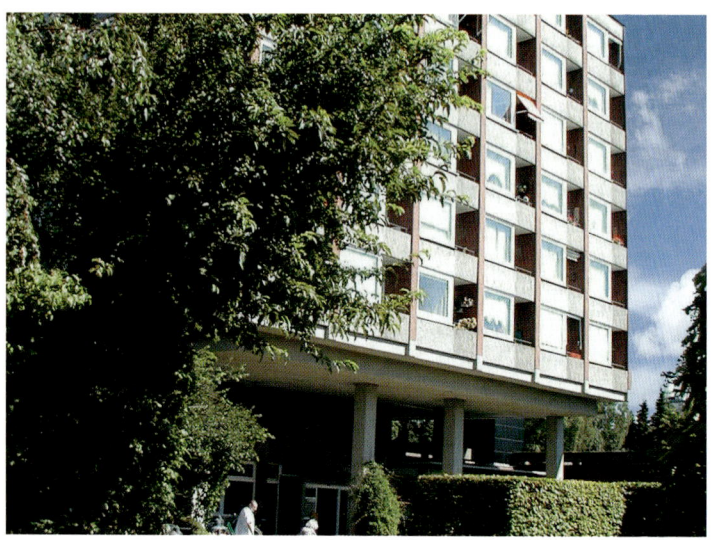

**Ausstattung:** Die Apartments haben eine kleine Küchenzeile, WC, teilweise Dusche und Bad, Loggia. Die Bewohner können sich mit eigenen Möbeln einrichten. Auf jedem Stockwerk befindet sich ein Sanitärbereich. Notruf, Telefon- und TV-Anschluss ist für jeden Bewohner vorhanden.

Pflegewohnbereich Erdgeschoss: Unterkunft in Einzel- und Doppelzimmern mit Terrasse. Die Zimmer haben Pflegebett, Nachttisch, Tisch und Stühle, Bücherbord, Einbauschrank. Kleinmöbel können mitgebracht werden.

**Monatliche Kosten:**

|    | Grad 1   | Grad 2   | Grad 3    | Grad 4    | Grad 5    |
|----|----------|----------|-----------|-----------|-----------|
| H: | 1.792,35 | 2.429,34 | 2.921,54  | 3.434,42  | 3.664,39  |
| P: | −125,00  | −770,00  | −1.262,00 | −1.775,00 | −2.005,00 |
| Z: | **1.667,35** | **1.659,34** | **1.659,54** | **1.659,42** | **1.659,39** |

**Nahverkehr:** Rathaus Stellingen, Bus: 22, 39, 281
**Lage:** Hagenbecks Tierpark, Niendorfer Gehege. Einkaufen am U-Bahnhof und an der Kieler Straße

**Alten- und Pflegeheime**

*Die Diesterweg-Stiftung möchte für ihre Bewohner und Bewohnerinnen ein behagliches Heim sein, in dem sie so selbstständig wie möglich leben und ihren Interessen nachgehen können. Dazu bieten wir Ihnen ein abwechslungsreiches Betreuungsprogramm an, das sich von jahreszeitlichen Festen über Konzerte und Bewegungsgruppen bis hin zum Gedächtnistraining erstreckt. Auch Kurzzeitpflege ist bei uns möglich. Der Kreis langjähriger Mitarbeiter aller Arbeitsbereiche versorgt unsere Bewohner stets mit Freundlichkeit und Kompetenz.*

Susanne Haller, Einrichtungsleiterin

## Senioren-Zentrum
## »An der Jütländer Allee«

Eröffnung im April 2017

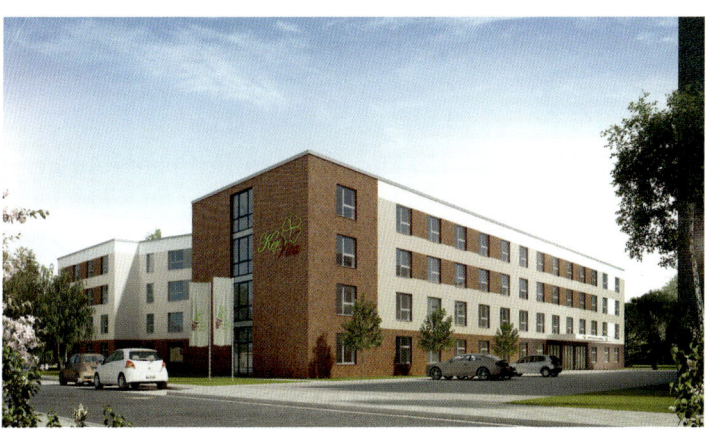

**Anschrift:** Jütländer Allee 48, 22527 Hamburg-Stellingen
**Beratung:** KerVita-Gruppe, ☎ 0800/537 84 82
Kuehnstr. 71d, 22045 Hamburg, www.kervita.de

**Alten- und Pflegeheime**

Seniorenzentrum mit 143 Plätzen, Kurzzeitpflege, Dementenwohnbereich

**Wohnen:** Seniorenzentrum
- Unterkunft in Einzelzimmern
- Verpflegung mit 4 Mahlzeiten aus hauseigener Küche, mittags Menüwahl, nachmittags Kaffee und Kuchen
- Cafeteria, Veranstaltungsraum, Bibliothek, Terrasse, parkähnliche Gartenanlage
- Ausflüge, jahreszeitliche Feste, Backen, Basteln, Bingo, Singen, Malen, Tanzveranstaltungen, Vorlesungen, Andachten

**Ausstattung:** Die Zimmer haben Pflegebett, Nachttisch, Schrank, WC und barrierefreie Dusche, Notruf, Telefon- und TV-Anschluss. Auf Wunsch können eigene Möbel mitgebracht werden.

**Monatliche Kosten:** Die Preise stehen erst kurz vor der Eröffnung fest.

**Nahverkehr:** Wegenkamp, Bus: 281

**Lage:** Wohngebiet, Hagenbecks Tierpark. Geschäfte in der Nähe

*Im unserem neuen KerVita-Senioren-Zentrum »An der Jütländer Allee« können Sie sich ab dem Tag Ihres Einzugs auf die angenehmen Seiten des Lebens konzentrieren. All die Dinge, die Ihnen Mühe bereiten, nehmen wir Ihnen gerne ab. Unsere Einrichtung kombiniert alle Vorzüge aus Service und Lebensqualität, bietet Geborgenheit und schafft Ihnen ein behagliches Zuhause. Wir möchten für Sie einen neuen Lebensmittelpunkt schaffen, den Sie als Ihr Zuhause schätzen lernen. Dafür steht Ihnen unser qualifiziertes Pflegepersonal mit seiner hohen Sozial- und Fachkompetenz engagiert zur Seite. Mit viel Herz und*

**Alten- und Pflegeheime**

*persönlichem Einsatz kümmern wir uns um Ihr Wohlergehen und schenken Ihnen gern jederzeit ein offenes Ohr. Herzlichkeit und menschliche Zuwendung sind dabei unser höchster Anspruch.*

*André Burghardt, Direktor*

## Bodemann-Heim Finkenwerder

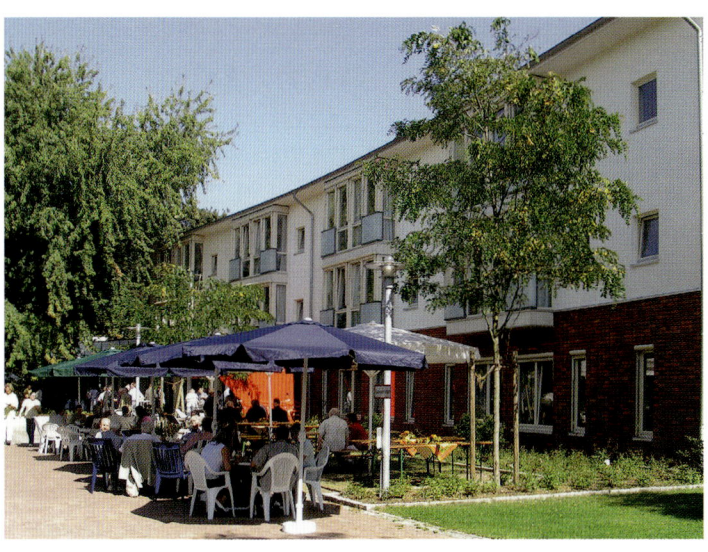

**Anschrift:** Norderschulweg 11, 21129 Hamburg-Finkenwerder
**Heimleitung:** Dagmar Thiessen, ☏ 040/74 21 76 22
Diakoniestiftung Alt-Hamburg, www.diakoniestiftung.de
Alten- und Pflegeheim mit 104 Plätzen
**Wohnen:** Alten- und Pflegeheim
- Unterkunft in Einzel- und Doppelapartments
- Verpflegung mit 4 Mahlzeiten, Zwischen- und Spätmahlzeiten, Salatbuffet, morgens und abends Buffet

**Alten- und Pflegeheime**

- Gemeinschafts- und Speisesaal, Gruppenräume, Garten und Terrassen, Kiosk mit Café und Terrasse
- Freundeskreis, Spiele- und Klönnachmittage, jahreszeitliche Feste, Singen, Musikveranstaltungen, Basteln

**Ausstattung:** Die Zimmer haben Pflegebett, Nachttisch, WC und barrierefreie Dusche, Erker, Notruf, Telefon- und TV-Anschluss. Wohnküche auf jeder Etage. Die Bewohner können sich mit eigenen Möbeln einrichten.

**Monatliche Kosten:**

|   | Grad 1 | Grad 2 | Grad 3 | Grad 4 | Grad 5 |
|---|---|---|---|---|---|
| H: | 2.130,31 | 2.844,57 | 3.336,77 | 3.849,65 | 4.079,63 |
| P: | −125,00 | −770,00 | −1.262,00 | −1.775,00 | −2.005,00 |
| **Z:** | **2.005,31** | **2.074,57** | **2.074,77** | **2.074,65** | **2.074,63** |

**Nahverkehr:** Norderschulweg, Bus: 150, 251
Finkenwerder Landungsbrücke, Fähre: 62, 64
**Lage:** Elbe, Ortskern Finkenwerder. Kiosk im Haus, Einkaufsstraße, Wochenmarkt

*Das Bodemann-Heim liegt in ruhiger und doch zentraler Lage mitten im Grünen im Ortskern von Finkenwerder. Unser Haus bietet eine räumlich großzügige, wohnliche Atmosphäre, in der jeder Bewohner nach seinen Gewohnheiten und seinem persönlichen Empfinden von Gemütlichkeit in eigener Möblierung leben kann. Hilfsbereites, freundliches und qualifiziertes Personal in der Küche, Wäscherei, Haustechnik, Verwaltung, Pflege und Betreuung kümmert sich um Wünsche und Bedürfnisse, damit Sie sich bei uns rundum wohlfühlen.*

*Dagmar Thiessen, Heimleiterin*

## Haus Weinberg

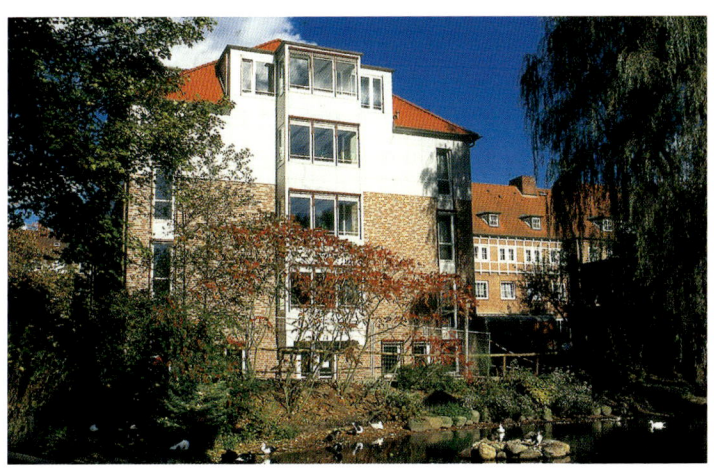

**Anschrift:** Beim Rauhen Hause 21, 22111 Hamburg-Horn
**Einrichtungsleitung:** Ulrich Bartels, ☏ 040/65 59 11 50
www.rauheshaus.de
**Pflegedienstleitung:** Ralf Hegger
Alten- und Pflegeheim mit 87 Plätzen, Kurzzeitpflege, Wohnbereich für Menschen mit schwerer Demenz
**Wohnen:** Alten- und Pflegeheim
- Unterkunft in Einzelzimmern
- Verpflegung mit 4 Mahlzeiten aus hauseigener Küche, mittags 2 Menüs zur Wahl, nachmittags Kaffee
- Restaurant, Wohnküchen und Aufenthaltsräume, Andachtsraum, Gästezimmer, Parkanlage mit Teich, Gemeinschaftsbalkone
- Ausflüge, jahreszeitliche Feste, Musik- und Kochgruppen, Spiel- und Bastelgruppen, Bingo, Qigong, Vorlesen, Hauszeitung, Andachten, Gottesdienste, Seelsorge, Filmnachmittage, Angehörigenbeirat
- Angeschlossene Kurzzeitpflegeeinrichtung, siehe Seite 162

**Alten- und Pflegeheime**

**Pflegenoten:**

| Pflege | Demenz | Betreuung | Wohnen | **Gesamt** | Bewohner |
|--------|--------|-----------|--------|------------|----------|
| 2,0 | 1,0 | 1,0 | 1,0 | **1,5** | 1,3 |

**Ausstattung:** Die Zimmer haben Pflegebett, Nachttisch, Tisch und Stühle, WC und barrierefreie Dusche, Notruf, Telefon- und TV-Anschluss, Schrank, Kühlschrank. Die Bewohner richten sich mit eigenen Möbeln ein.

**Monatliche Kosten:**

|    | Grad 1 | Grad 2 | Grad 3 | Grad 4 | Grad 5 |
|----|--------|--------|--------|--------|--------|
| H: | 2.220,66 | 2.908,15 | 3.400,35 | 3.913,23 | 4.143,20 |
| P: | −125,00 | −770,00 | −1.262,00 | −1.775,00 | −2.005,00 |
| **Z:** | **2.095,66** | **2.138,15** | **2.138,35** | **2.138,23** | **2.138,20** |

**Zuschlag:** Dementenbetreuung »BestDem« monatlich 347,09 €
**Nahverkehr:** U-Bahnhof Rauhes Haus, Linien: U2, U4
**Lage:** Blohms Park, Wohngebiet. Geschäfte in der Nähe, Einkaufsdienst, Kiosk im Haus

*Das Haus Weinberg im Park des Rauhen Hauses bietet pflegebedürftigen alten Menschen ein Zuhause. Wer hier einzieht, richtet sich mit seinen Möbeln und persönlichen Gegenständen ein. Teppich- und Parkettböden schaffen eine wohnliche und behagliche Atmosphäre. Die erste Etage ist speziell auf die besonderen Bedürfnisse von Menschen mit Demenz zugeschnitten – mit entsprechender Einrichtung, wie einer speziellen Lichttechnik und Betreuung. Wir bieten Begleitung in jeder Lebenssituation, ob Arztbesuche, Friseur oder Fußpflege. Außerdem werden wir durch ehrenamtliche Hilfen unterstützt und können zusätzliche Betreuungsangebote bei Demenz leisten. Unsere ausgebildeten Mitarbeiterteams arbeiten mit Tarifvertrag. Kommen Sie gerne vorbei!*

*Ulrich Bartels, Einrichtungsleiter*

## Seniorenzentrum Kapernaum

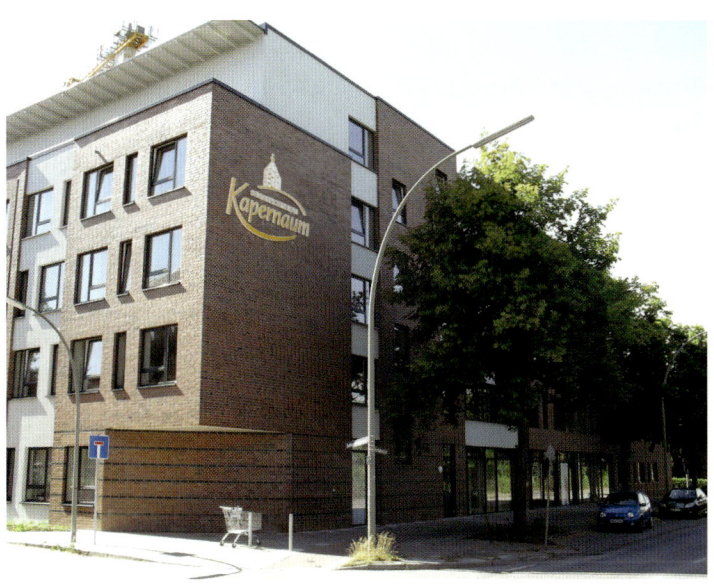

**Anschrift:** Rennbahnstrasse 51-53, 22111 Hamburg-Horn
**Einrichtungsleitung:** Uta Ohme, ☏ 040/350 186 0
SENATOR Senioreneinrichtungen GmbH
www.alloheim.de
Alten- und Pflegeheim mit 137 Plätzen, Kurzzeitpflege, Dementenwohnbereich
**Wohnen:** Seniorenzentrum
- Unterkunft in Einzel- und Doppelzimmern
- Verpflegung mit 4 Mahlzeiten aus hauseigener Küche, mittags zwei Menüs zur Wahl
- Restaurant, Veranstaltungsraum, Bibliothek, Dachterrasse, Garten
- Ausflüge, jahreszeitliche Feste, Bingo, Spiel- und Bastelnachmittage, Singen, Vorlesungen, Gottesdienste, Zeitungsrunde

Alten- und Pflegeheime

**Pflegenoten:**

| Pflege | Demenz | Betreuung | Wohnen | **Gesamt** | Bewohner |
|--------|--------|-----------|--------|------------|----------|
| 1,8    | 1,7    | 1,0       | 1,0    | **1,5**    | 1,2      |

**Ausstattung:** Die Zimmer haben Pflegebett, Nachttisch, Schrank, WC und barrierefreie Dusche, Notruf, Telefon- und TV-Anschluss. Auf Wunsch können eigene Möbel mitgebracht werden.

**Monatliche Kosten:**

|    | Grad 1    | Grad 2    | Grad 3     | Grad 4     | Grad 5     |
|----|-----------|-----------|------------|------------|------------|
| H: | 2.135,48  | 2.622,57  | 3.114,57   | 3.627,57   | 3.857,57   |
| P: | −125,00   | −770,00   | −1.262,00  | −1.775,00  | −2.005,00  |
| Z: | 2.010,48  | 1.852,57  | 1.852,57   | 1.852,57   | 1.852,57   |

**Nahverkehr:** U-Bahnhof Horner Rennbahn: U2, U4
**Lage:** Wohngebiet, Horner Rennbahn. Kiosk im Haus, Einkaufsfahrten, Geschäfte in der Nähe

> *Die Einrichtung bietet auch Kurzzeitpflege an und sichert in einem stationären Bereich die Langzeitunterbringung pflegebedürftiger Bewohner. Ein solides Serviceangebot rundet das gesamte Angebot des Hauses ab. Die Pflegeeinrichtung befindet sich zentral gelegen im Hamburger Stadtteil Horn. Regelmäßige U-Bahnverbindungen sind vorhanden. Das Seniorenzentrum Kapernaum bietet Räume zur Begegnung und Teilnahme am Gemeinschaftsleben des Hauses. Als Mitglieder einer Religionsgemeinschaft gehören die BewohnerInnen unseres Hauses zu den jeweiligen Kirchengemeinden. Das Seniorenzentrum Kapernaum stellt sicher, dass ökumenische Gottesdienste im Haus stattfinden können. Auf Bewohnerwunsch werden jeweilige Kontakte zu Kirchen, Geistlichen und Hospiz vermittelt und ermöglicht.*
>
> Uta Ohme, Einrichtungsleiterin

**Alten- und Pflegeheime**

## Haus St. Hildegard

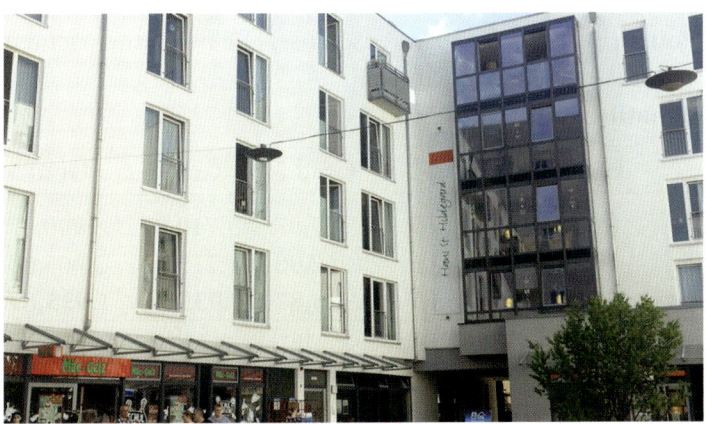

**Anschrift:** Rothenburgsorter Marktplatz 2
20539 Hamburg-Rothenburgsort
**Einrichtungsleitung:** Katarina Fries, ☎ 040/468 97 20
Pflegewerk Hamburg gGmbH, www.pflegewerk-hamburg.de
41 Wohnungen, Pflegeeinrichtung mit 78 Plätzen, Kurzzeitpflege
**Wohnen:** Pflegeeinrichtung
- Unterkunft in Einzelzimmern
- Verpflegung mit 4 Mahlzeiten aus eigener Küche, mittags 3 Menüs zur Wahl, nachmittags Kaffee
- Wohnküchen in den Bereichen, Aufenthaltsräume, Kapelle, Balkonzimmer, Wintergärten
- Ausflüge, jahreszeitliche Feste, Konzerte, Musik- und Kochgruppen, Spiel- und Bastelgruppen, Bingo, Andachten, Gottesdienste, Seelsorge, Vorträge
- Angeschlossenes Servicewohnen, siehe Seite 236

**Pflegenoten:**

| Pflege | Demenz | Betreuung | Wohnen | **Gesamt** | Bewohner |
|---|---|---|---|---|---|
| 1,4 | 1,0 | 1,0 | 1,0 | **1,2** | 1,1 |

**Ausstattung:** Die Zimmer haben Pflegebett, Nachttisch, Tisch und Stühle, Schrank, WC und barrierefreie Dusche. Notruf, Telefon- und TV-Anschluss. Die Bewohner richten sich mit eigenen Möbeln ein.

**Monatliche Kosten:**

|   | Grad 1 | Grad 2 | Grad 3 | Grad 4 | Grad 5 |
|---|---|---|---|---|---|
| H: | 2.072,83 | 2.705,87 | 3.197,87 | 3.710,87 | 3.940,87 |
| P: | −125,00 | −770,00 | −1.262,00 | −1.775,00 | −2.005,00 |
| **Z:** | **1.947,83** | **1.935,87** | **1.935,87** | **1.935,87** | **1.935,87** |

**Nahverkehr:** Rothenburgsorter Marktplatz, Bus: 3, 120, 124, 130
**Lage:** Wohngebiet, Stadtteilzentrum Rothenburgsort. Geschäfte in der Nähe

*Mittendrinner geht's nicht! Das Pflege-/Servicewohnen im Haus St. Hildegard am Rothenburgsorter Marktplatz bietet alles, was im Leben älterer Menschen wichtig ist: Komfort, qualifizierte und liebevolle Betreuungs- und Pflegeangebote sowie kurze Wege. Sie brauchen für Ihre täglichen Besorgungen das Stadtteilzentrum nicht zu verlassen und erreichen alles bequem und barrierefrei: Arztpraxen, Apotheke, Supermarkt, Drogeriemarkt, Haspa sowie weitere Läden und Cafés. Im Bereich »Servicewohnen« leben Sie selbstständig in Ihrer Wohnung und können bei Bedarf die Leistungen des unmittelbar angrenzenden Pflegeheims in Anspruch nehmen. Das Pflegeheim bietet in 78 Einzelzimmern qualifizierte Pflegeleistungen rund um die Uhr. Auf jeder der drei Etagen bildet eine große Wohnküche das Zentrum. Und wer es eher ruhiger mag, kann sich in das gemütliche Balkonzimmer zurückziehen oder die Sonne direkt auf dem großen Balkon genießen.*

*Katarina Fries, Einrichtungsleiterin*

# Evangelisches Altenwohnheim Billwerder Bucht

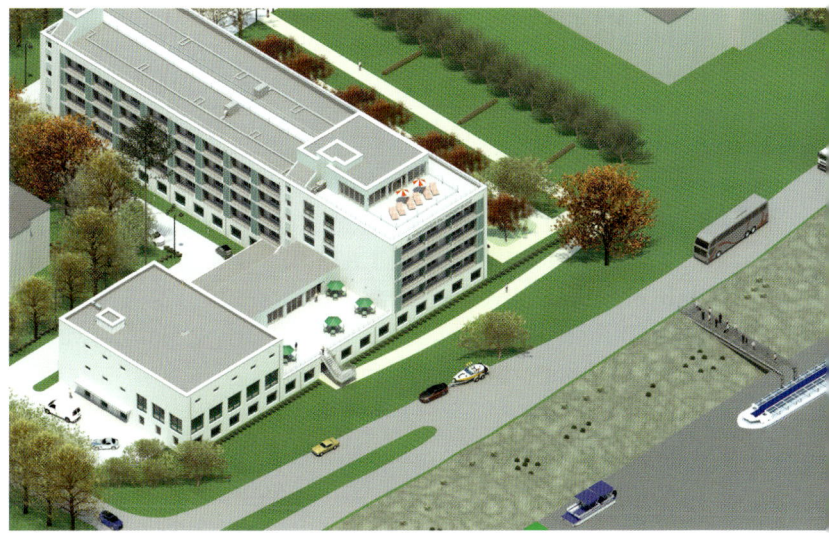

**Anschrift:** Vierländer Damm 292
20539 Hamburg-Rothenburgsort
**Heimleitung:** Jörg Wisotzki, ☏ 040/780 82-720
Diakoniestiftung Alt-Hamburg, www.diakoniestiftung.de
56 Wohnungen, Alten- und Pflegeheim mit 54 Plätzen, Dementenwohnbereich
**Wohnen:** Alten- und Pflegeheim
- Unterkunft in Einzelzimmern
- Verpflegung mit 3 Mahlzeiten, Salatbuffet, nachmittags Kaffee und Kuchen
- Speiseraum, Aufenthalts- und Hobbyräume, Dachterrasse mit Elbblick, Sitzgruppen
- Ausflüge, jahreszeitliche Feste, Konzerte, Kino, Bingo, Gottesdienste und Bibelstunden, Einzelbetreuung
- Angeschlossene Seniorenwohnungen, siehe Seite 234

Alten- und Pflegeheime

**Ausstattung:** Die Zimmer haben Pflegebett, Nachttisch, Schrank, WC und barrierefreie Dusche, Balkon oder Terrasse, Notruf, Telefon- und TV-Anschluss. Die Bewohner richten sich mit eigenen Möbeln ein.

**Monatliche Kosten:**

|    | Grad 1    | Grad 2    | Grad 3     | Grad 4     | Grad 5     |
|----|-----------|-----------|------------|------------|------------|
| H: | 1.949,01  | 2.604,87  | 3.097,07   | 3.609,95   | 3.839,92   |
| P: | −125,00   | −770,00   | −1.262,00  | −1.775,00  | −2.005,00  |
| **Z:** | **1.824,01** | **1.834,87** | **1.835,07** | **1.834,95** | **1.834,92** |

**Nahverkehr:** Zollvereinsstraße, Bus: 3, 120, 124, 130
**Lage:** Billwerder Bucht, Elbe, Traunspark. Gemischtwarenladen und Supermarkt in der Nähe

*Im März 2015 wurde unser Neubau fertiggestellt. Im Anschluss wurde unser altes Gebäude abgerissen und ein großer Garten für die Bewohner angelegt. Unser Anliegen ist, dass Sie sich in unserem Haus sicher und geborgen fühlen. Deshalb liegt uns eine persönliche und wohnliche Atmosphäre am Herzen. Wir möchten, dass Sie bei uns Ihre alltäglichen Gewohnheiten beibehalten. Unsere Angebote und Hilfestellungen sind deshalb in einem hohen Maß individuell ausgerichtet.*

*Jörg Wisotzki, Heimleiter*

## Heinrich-Sengelmann-Haus

**Anschrift:** Stiftstraße 50, 20099 Hamburg-St. Georg
**Heimleitung:** Norbert Ruttorf, ☏ 040/284 05 60
Diakoniestiftung Alt-Hamburg, www.diakoniestiftung.de
Alten- und Pflegeheim mit 95 Plätzen, Dementenwohnbereich

**Alten- und Pflegeheime**

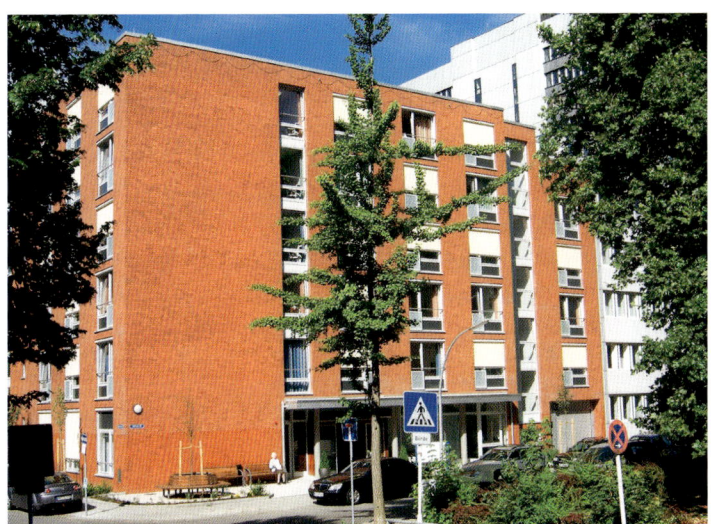

**Wohnen:** Alten- und Pflegeheim
- Unterkunft in Einzel- und Doppelzimmern
- Verpflegung mit 4 Mahlzeiten
- Gemeinschaftsräume, Wintergarten mit Terrasse, Dachterrasse, Innenhof
- Ausflüge, Veranstaltungen und Therapieangebote, Freizeitbeschäftigung mit ehrenamtlichen Mitarbeitern, Geburtstagskaffee, Bibelstunde, Andachten und Gottesdienst

**Ausstattung:** Die Zimmer haben Pflegebett, Nachttisch, WC und barrierefreie Dusche, Notruf, Telefon- und TV-Anschluss. Die Bewohner richten sich mit eigenen Möbeln ein. Möbel können auch gestellt werden.

**Monatliche Kosten:**

|    | Grad 1    | Grad 2    | Grad 3    | Grad 4    | Grad 5    |
|----|-----------|-----------|-----------|-----------|-----------|
| H: | 2.243,63  | 2.995,53  | 3.487,53  | 4.000,53  | 4.230,53  |
| P: | −125,00   | −770,00   | −1.262,00 | −1.775,00 | −2.005,00 |
| Z: | **2.118,63** | **2.225,53** | **2.225,53** | **2.225,53** | **2.225,53** |

Alten- und Pflegeheime

**Nahverkehr:** U-Bahnhof Lohmühlenstraße, Linie: U1
**Lage:** Citylage. Einkaufsmöglichkeiten in der Nähe

> *Das Heinrich-Sengelmann-Haus befindet sich im Norden des Stadtteils St. Georg in einem ruhigen Wohngebiet. Das Haus hat überwiegend Einzelzimmer und erfüllt alle Bedingungen und Anforderungen einer guten und personengerechten Versorgung und Pflege. Die individuelle Gestaltung Ihres Lebensabends ist nicht nur möglich, sie wird auch gewünscht.*
>
> Norbert Ruttorf, Heimleiter

## Senioren-Zentrum »Am Inselpark«

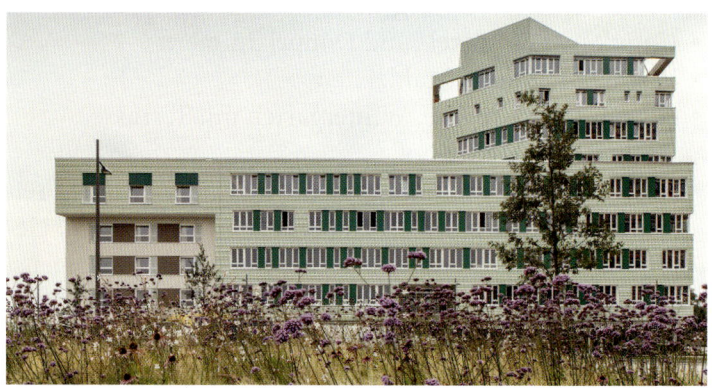

**Anschrift:** Neuenfelder Str. 33a
21109 Hamburg-Wilhelmsburg
**Direktion:** Enrico Schmidt, ☎ 040/325 284 0
KerVita Betriebs GmbH, www.kervita.de
Seniorenzentrum mit 141 Plätzen, Kurzzeitpflege, Dementenwohnbereich

**Alten- und Pflegeheime**

**Wohnen:** Seniorenzentrum
- Unterkunft in Einzel- und Doppelzimmern
- Verpflegung mit 4 Mahlzeiten aus hauseigener Küche, mittags Menüwahl, nachmittags Kaffee und Kuchen
- Cafeteria, Veranstaltungsraum, Bibliothek, Terrasse, parkähnliche Gartenanlage
- Ausflüge, jahreszeitliche Feste, Backen, Basteln, Bingo, Singen, Malen, Tanzveranstaltungen, Vorlesungen, Kaminabende, Andachten

**Pflegenoten:**

| Pflege | Demenz | Betreuung | Wohnen | **Gesamt** | Bewohner |
|---|---|---|---|---|---|
| 2,9 | 1,0 | 1,0 | 1,0 | **2,0** | 1,6 |

**Ausstattung:** Die Zimmer haben Pflegebett, Nachttisch, Schrank, WC und barrierefreie Dusche, Notruf, Telefon- und TV-Anschluss. Auf Wunsch können eigene Möbel mitgebracht werden.

**Monatliche Kosten:**

|    | Grad 1 | Grad 2 | Grad 3 | Grad 4 | Grad 5 |
|---|---|---|---|---|---|
| H: | 2.212,45 | 2.720,53 | 3.212,53 | 3.725,33 | 3.955,53 |
| P: | −125,00 | −770,00 | −1.262,00 | −1.775,00 | −2.005,00 |
| **Z:** | **2.087,45** | **1.950,53** | **1.950,53** | **1.950,33** | **1.950,53** |

**Nahverkehr:** Inselpark, Bus: 13, 34, 151, 152, 154, 156, 252
**Lage:** Wohngebiet, Gelände der Internationalen Gartenbauausstellung. Einkaufsfahrten, Geschäfte in der Nähe

*Unser KerVita Senioren-Zentrum »Am Inselpark« liegt auf der Elbinsel Wilhelmsburg an der Neuenfelder Straße und bietet den Bewohnern eine einmalige und entspannende Atmosphäre. Das angrenzende Gelände der Internationalen Gartenbauausstellung lädt zu Spaziergängen und zum Verweilen ein. Ein lebendiges Wohlfühlambien-*

**Alten- und Pflegeheime**

*te entsteht vor allem durch die persönliche Zuwendung von liebenswürdigen und hochmotivierten Pflegekräften, die sich viel Zeit für Ihre individuellen Belange nehmen. Sie sorgen für eine optimale medizinische Versorgung und alle erforderlichen Maßnahmen, um Ihnen eine größtmögliche Unabhängigkeit zu erhalten. Herzlichkeit und menschliche Zuwendung sind dabei unser höchster Anspruch.*

Enrico Schmidt, Direktor

## Seniorenresidenz Alsterpark

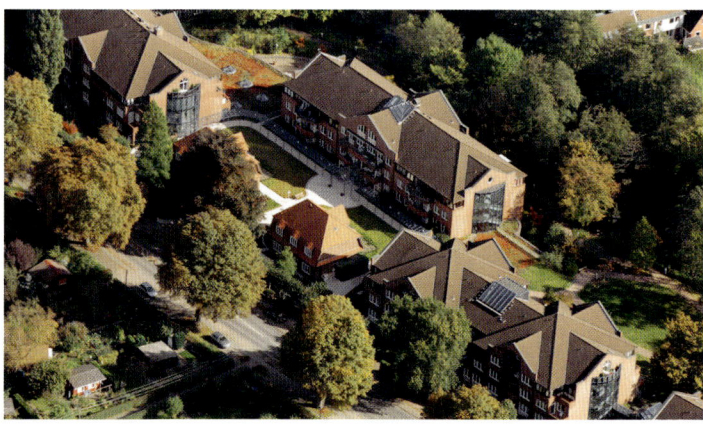

**Anschrift:** Rathenaustraße 4-10, 22297 Hamburg-Alsterdorf
**Pflegeleitung:** Janina Volland, ☏ 040/511 27-20 00, Vereinigte Hamburger Wohnungsbaugenossenschaft eG (vhw)
150 Appartements und Pflegewohnen mit 75 Plätzen
**Wohnen:** Pflegewohnen
- Unterkunft in Einzel- und Doppelzimmern
- Verpflegung mit 4 Mahlzeiten

**Alten- und Pflegeheime**

- Bewegungsbad, Sauna
- Freizeitangebote, kulturelle Veranstaltungen, Tanztee, Lesungen, Ausfahrten und Spaziergänge
- Angeschlossene Residenz, siehe Seite 300

**Pflegenoten:**

| Pflege | Demenz | Betreuung | Wohnen | **Gesamt** | Bewohner |
|--------|--------|-----------|--------|------------|----------|
| 1,9 | 1,2 | 1,0 | 1,0 | **1,5** | 1,2 |

**Ausstattung:** Die Zimmer haben Pflegebett, Nachttisch, WC und teilweise Dusche, Notruf, Telefon- und TV-Anschluss, Einbauschrank, Balkon. Auf der Etage: Dusche und Pflegebad. Die Bewohner richten sich mit eigenen Möbeln ein.

**Monatliche Kosten:**

|    | Grad 1 | Grad 2 | Grad 3 | Grad 4 | Grad 5 |
|----|--------|--------|--------|--------|--------|
| H: | 2.009,86 | 2.611,26 | 3.103,46 | 3.616,34 | 3.846,31 |
| P: | −125,00 | −770,00 | −1.262,00 | −1.775,00 | −2.005,00 |
| **Z:** | **1.884,86** | **1.841,26** | **1.841,46** | **1.841,34** | **1.841,31** |

Energieausweis: Baujahr 1991, Verbrauchsausweis, 218,9 kWh/(m²a), Erdgas H

**Genossenschaftsanteile:** Beim direkten Einzug in den Pflegebereich ist ein einmaliges Eintrittsgeld in Höhe von € 55,– zu zahlen. Die Genossenschaftsanteile betragen € 3.016,– für ein Doppelpflegezimmer und € 7.020,– für ein Einzelpflegezimmer.

**Nahverkehr:** Wilhelm-Metzger-Straße, Bus: 109
Bebelallee, Schnellbus: 39

**Lage:** Alsterwanderweg. Kiosk auf dem Gelände, Geschäfte in der Nähe

*Die Seniorenresidenz Alsterpark fügt sich mit ihren stilvollen Gebäuden architektonisch und harmonisch in den Villenstadtteil Alsterdorf ein. Verweilen können Sie in der eigenen, liebevoll gestalteten Parkanlage. Der Blick auf den Skager-*

**Alten- und Pflegeheime**

*rakkanal und die gelegentlich vorbeifahrenden Alsterschiffe lassen vergessen, dass man sich in zentraler Lage inmitten der Hansestadt Hamburg befindet. Alles Handeln in unserem Hause dient dem Wohle der Bewohner, die in unserer Seniorenresidenz Alsterpark leben. Unaufdringlich, aber stets aufmerksam steht Ihnen unser Team zur Seite. Überzeugen Sie sich bei einem Besuch – wir beraten Sie gern.*

Janina Volland, Pflegedienstleiterin

## Hesse-Diederichsen-Heim

**Anschrift:** Lämmersieth 75, 22305 Hamburg-Barmbek/Nord
**Einrichtungsleitung:** Ronald Wilm-Zielinski
☎ 040/611 84 10, www.ahdh.de
Pflegeheim mit 121 Plätzen und Dementenbetreuung
**Wohnen:** Pflegeheim
- Unterkunft in Einzel- und Doppelzimmern
- Verpflegung mit 4 Mahlzeiten aus eigener Küche
- Speise- und Veranstaltungssaal, Kino, Aufenthaltsräume, Garten
- Ausfahrt, jahreszeitliche Feste, Gottesdienste, Theater, Konzerte, künstlerische Projektarbeit, Angehörigenstammtisch

**Pflegenoten:**

| Pflege | Demenz | Betreuung | Wohnen | **Gesamt** | Bewohner |
|---|---|---|---|---|---|
| 1,5 | 1,0 | 1,0 | 1,0 | **1,2** | 1,1 |

**Ausstattung:** Die Zimmer haben Pflegebett, Nachttisch, Tisch und Sessel, Einbauschrank, Notruf, Telefon- und TV-Anschluss. Im Neubau: WC, barrierefreie Dusche und Pflegebad. Im Einzelzimmer können nach Absprache Kleinmöbel mitgebracht werden.

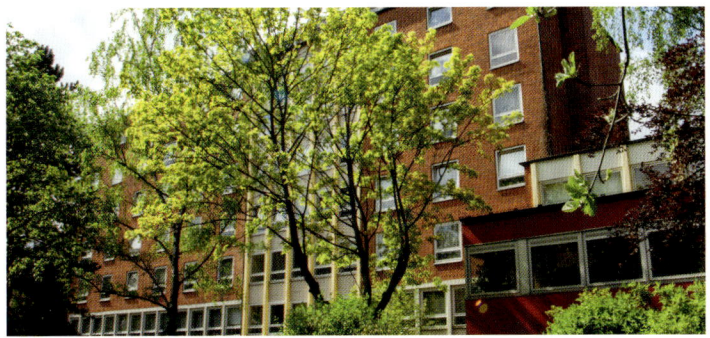

**Monatliche Kosten:**

|    | Grad 1   | Grad 2   | Grad 3    | Grad 4    | Grad 5    |
|----|----------|----------|-----------|-----------|-----------|
| H: | 1.925,56 | 2.375,51 | 2.867,70  | 3.380,57  | 3.610,55  |
| P: | −125,00  | −770,00  | −1.262,00 | −1.775,00 | −2.005,00 |
| Z: | **1.800,56** | **1.605,51** | **1.605,70** | **1.605,57** | **1.605,55** |

**Zuschlag:** Je nach Zimmerkategorie erhöhen sich die monatlichen Kosten bis zu € 118,03.
Demenz-Wohngruppe monatlich € 345,57
**Nahverkehr:** U-Bahnhof Alter Teichweg, Linie: U1
**Lage:** Wohngebiet. Geschäfte in der Nähe

> *Das Haus ist für hilfsbedürftige alte Menschen geeignet. Sie sind der Mittelpunkt, um sie hat sich alles zu drehen. Alles, was das Leben der Bewohner in vernünftiger Weise erleichtern und verbessern kann, soll ermöglicht werden. So haben wir zum Beispiel drei Wohngruppen für Menschen mit Demenz. Aktivierung von Körper und Geist ist von der Pflegeaufgabe nicht zu trennen. Eine noch so perfekte Pflege ist lückenhaft, wenn sie nicht mit menschlicher Zuwendung verbunden ist.*
>
> Ronald Wilm-Zielinski, Einrichtungsleiter

**Alten- und Pflegeheime**

## Senioren-Zentrum »Am Osterbekkanal«

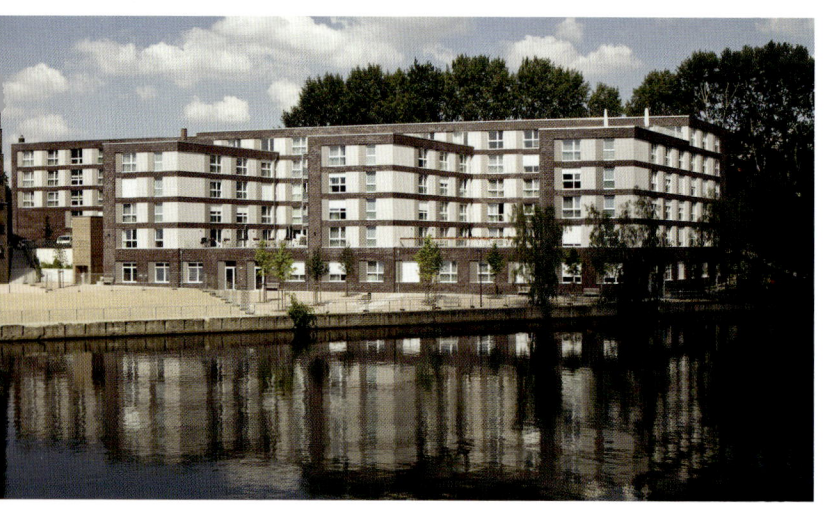

**Anschrift:** Lämmersieth 14, 22305 Hamburg-Barmbek/Nord
**Direktion:** Mathias Stübe, ☏ 040/421 047 0
KerVita Betriebs GmbH, www.kervita.de
Seniorenzentrum mit 143 Plätzen, Kurzzeitpflege, Dementenwohnbereich
**Wohnen:** Seniorenzentrum
- Unterkunft in Einzel- und Doppelzimmern
- Verpflegung mit 4 Mahlzeiten aus hauseigener Küche, mittags Menüwahl, nachmittags Kaffee und Kuchen
- Cafeteria, Veranstaltungsraum, Bibliothek, Terrasse, parkähnliche Gartenanlage
- Ausflüge, jahreszeitliche Feste, Backen, Basteln, Bingo, Singen, Malen, Tanzveranstaltungen, Vorlesungen, Kaminabende, Andachten

**Pflegenoten:**

| Pflege | Demenz | Betreuung | Wohnen | **Gesamt** | Bewohner |
|---|---|---|---|---|---|
| 1,3 | 1,2 | 1,0 | 1,0 | **1,2** | 1,0 |

**Ausstattung:** Die Zimmer haben Pflegebett, Nachttisch, Schrank, WC und barrierefreie Dusche, Notruf, Telefon- und TV-Anschluss. Auf Wunsch können eigene Möbel mitgebracht werden.

**Monatliche Kosten:**

|    | Grad 1   | Grad 2   | Grad 3    | Grad 4    | Grad 5    |
|----|----------|----------|-----------|-----------|-----------|
| H: | 2.208,80 | 2.778,33 | 3.270,33  | 3.783,33  | 4.013,33  |
| P: | −125,00  | −770,00  | −1.262,00 | −1.775,00 | −2.005,00 |
| **Z:** | **2.083,80** | **2.008,33** | **2.008,33** | **2.008,33** | **2.008,33** |

**Nahverkehr:** Lämmersieth, Bus: 23
**Lage:** Wohngebiet, Osterbekkanal. Einkaufsfahrten, Geschäfte in der Nähe

*Unser KerVita Senioren-Zentrum »Am Osterbekkanal« –direkt am Ufer des Osterbekkanals gelegen– bietet den Bewohnern eine einmalige und entspannende Atmosphäre. Gleichzeitig besteht die Möglichkeit, weiterhin am städtischen Leben teilzuhaben. Wie wäre es z.B. mit einem Bummel durch das nahe gelegene Einkaufszentrum oder einem Spaziergang entlang des Osterbekkanals? In unserem Haus kommen sowohl aktive als auch Ruhe suchende Senioren auf ihre Kosten.*

*KerVita-Häuser grenzen sich durch die aufwendige Gestaltung der Wohnräume von herkömmlichen Senioreneinrichtungen ab. Die tolle Uferlage sowie die Außen- und Innengestaltung entsprechen höchsten Erwartungen, die Sie sonst vielleicht an ein 4- bis 5-Sterne Hotel stellen würden. Herzlichkeit und menschliche Zuwendung sind dabei unser höchster Anspruch.*

Mathias Stübe, Direktor

**Alten- und Pflegeheime**

## Evangelisch-reformierte Stiftung Altenhof

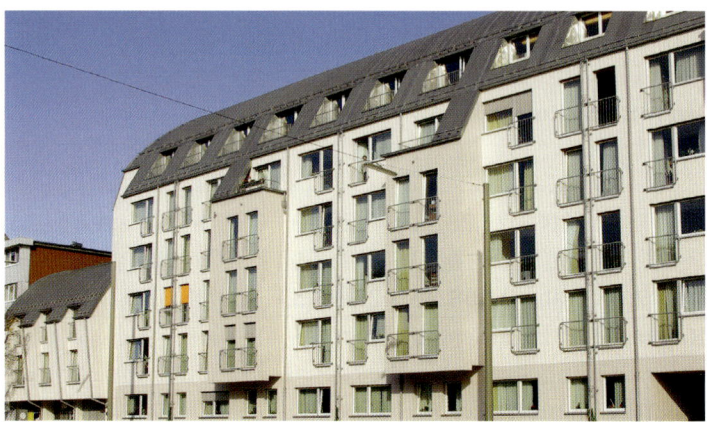

**Anschrift:** Winterhuder Weg 98–108
22085 Hamburg-Barmbek/Süd
**Heimleitung:** Petra Winkler, ☎ 040/229 41 10
www.stiftung-altenhof.de
45 Wohnungen, Pflegeheim mit 118 Plätzen, Dementenwohnbereich
**Wohnen:** Pflegeheim
- Unterkunft in Einzel- und Doppelzimmern
- Verpflegung mit 5 Mahlzeiten aus eigener Küche, morgens und abends Buffet
- Speisesaal, Gemeinschaftsraum, Schwimmbad, Café, Erlebnisbad, Garten, Terrasse, Dachterrasse
- Ausflüge in unser Freizeithaus in Ratzeburg, Feste, Basteln, Spaziergänge, Spiele, Musik, Besuchsdienst, Gottesdienst, Gesprächskreis
- Angeschlossene Seniorenwohnungen, siehe Seite 240

**Pflegenoten:**

| Pflege | Demenz | Betreuung | Wohnen | **Gesamt** | Bewohner |
|--------|--------|-----------|--------|------------|----------|
| 1,6 | 1,5 | 1,0 | 1,0 | **1,4** | 1,0 |

**Ausstattung:** Die Zimmer haben Pflegebett, Teeküche, WC und barrierefreie Dusche, Notruf, Telefon- und TV-Anschluss. Im Einzelzimmer richten sich die Bewohner mit eigenen Möbeln ein, im Doppelzimmer können Kleinmöbel mitgebracht werden.

**Monatliche Kosten:**

|    | Grad 1   | Grad 2   | Grad 3    | Grad 4    | Grad 5    |
|----|----------|----------|-----------|-----------|-----------|
| H: | 2.153,74 | 2.843,36 | 3.335,55  | 3.848,43  | 4.078,41  |
| P: | −125,00  | −770,00  | −1.262,00 | −1.775,00 | −2.005,00 |
| Z: | 2.028,74 | 2.073,36 | 2.073,55  | 2.073,43  | 2.073,41  |

**Zuschlag:** Dementenbetreuung monatlich bis zu € 354,70
**Nahverkehr:** Beethovenstraße, Bus: 25, 172, 173
**Lage:** Wohngebiet, Geschäfte in der Nähe

*Unser »Altenhof« hat rundherum ein sehr schönes neues Gesicht bekommen, denn wir haben auch für Sie neu- und umgebaut. Sie werden begeistert sein! Unsere »Tür« ist für jeden älteren Menschen offen, egal welcher Herkunft. Und da wir ein Haus mit christlichem Bekenntnis sind, möchten wir ganz bewusst die persönliche und liebevolle Betreuung jeder Bewohnerin und jedes Bewohners hervorheben. Wie es der 23. Psalm sagt, so werden Sie unseren »Altenhof« tatsächlich erleben, zum einen als ein neues Zuhause mit menschlicher Wärme und Nähe und als einen Ort der Geborgenheit, Freude sowie Zufriedenheit und zum anderen mit wunderbarem Flair, ganz modernen Zimmern, wirklich sehr guter Küche, vielfältigen Freizeitangeboten, einem beheizten Schwimmbad.*
*Schauen Sie doch mal vorbei, wir freuen uns auf Sie.*

*Petra Winkler, Heimleiterin*

**Alten- und Pflegeheime**

## St. Gertrud Gemeindepflege
## Alten- und Pflegeheim

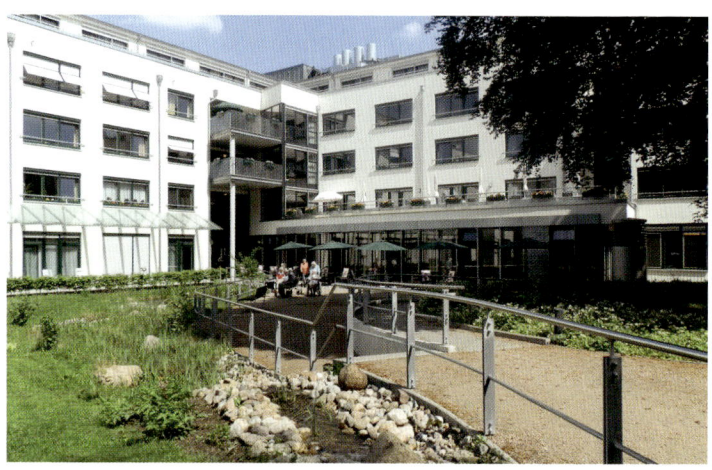

**Anschrift:** Schubertstraße 16, 22083 Hamburg-Barmbek/Süd
**Heimleitung:** Irmtraut Voss, ☏ 040/22 72 37 50
Diakoniestiftung Alt-Hamburg, www.diakoniestiftung.de
Alten- und Pflegeheim mit 114 Plätzen, Dementenwohnbereich
**Wohnen:** Alten- und Pflegeheim
- Unterkunft in Einzel- und Doppelzimmern/Apartments
- Verpflegung mit 4 Mahlzeiten aus eigener Küche und Menüwahl, Frühstücks- und Abendbuffet
- Speise- und Veranstaltungssaal, Teeküche, Kapelle, Garten, Gruppen- und Aufenthaltsräume
- Ausfahrten, jahreszeitliche und monatliche Feste, Gottesdienste, seelsorgerische Betreuung, Betreuungsangebote wie Sitzgymnastik

**Ausstattung:** Die Zimmer und Apartments haben Pflegebett, Nachtschrank, WC und barrierefreie Dusche, Notruf, Telefon- und TV-Anschluss. Kleinmöbel können mitgebracht werden.

**Alten- und Pflegeheime**

**Monatliche Kosten:**

|    | Grad 1   | Grad 2   | Grad 3    | Grad 4    | Grad 5    |
|----|----------|----------|-----------|-----------|-----------|
| H: | 2.269,33 | 3.004,96 | 3.496,96  | 4.009,96  | 4.239,96  |
| P: | −125,00  | −770,00  | −1.262,00 | −1.775,00 | −2.005,00 |
| Z: | 2.144,33 | 2.234,96 | 2.234,96  | 2.234,96  | 2.234,96  |

**Zuschlag:** für besondere Komfortleistungen € 201,05 bis € 360,25 pro Monat
**Nahverkehr:** Schumannstraße, Bus: 172, 173
**Lage:** Wohngebiet. Einkaufszentrum, Geschäfte in der Nähe

*Schon beim Betreten des Foyers fällt Ihr Blick in unseren Garten im Innenhof mit der weit über 100 Jahre alten Blutbuche, dem kleinen Bachlauf und den ansprechenden Grünanlagen. Lernen Sie unser Haus in Ihrem Stadtteil kennen, indem Sie als Senioren unseren Mittagstisch für Gäste nutzen, oder testen Sie unsere Pflege und Betreuungsleistungen während eines Probewohnens oder einer Kurzzeitpflege. Für einen Besuch mit einem Beratungsgespräch stehen wir gern zur Verfügung.*

*Irmtraut Voss, Heimleiterin*

## Seniorenwohnanlage Kiefhörn

**Anschrift:** Kiefhörn 1 – 5, 22049 Hamburg-Dulsberg
**Leitung:** Matthias Fichelscher, ☎ 040/696 802 000
Vereinigte Hamburger Wohnungsbaugenossenschaft eG (vhw), www.vhw-hamburg.de
68 Wohnungen, Pflegewohnen mit 74 Plätzen
**Wohnen:** Pflegeappartements
- Unterkunft in Einzelappartements

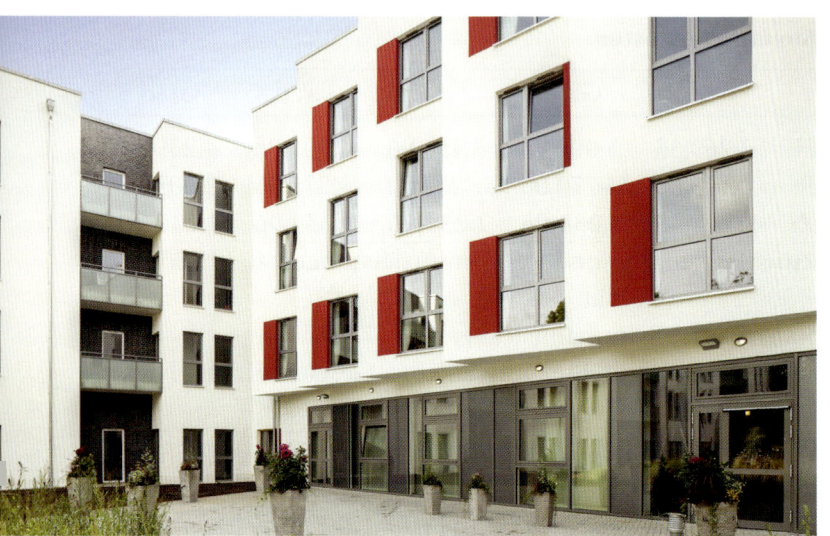

- Verpflegung mit 4 Mahlzeiten
- Restaurant, Gemeinschaftsräume
- Ausflüge, Veranstaltungen, Therapieangebote
- Angeschlossenes Service-Wohnen, siehe Seite 242

**Pflegenoten:**

| Pflege | Demenz | Betreuung | Wohnen | **Gesamt** | Bewohner |
|---|---|---|---|---|---|
| 1,1 | 1,0 | 1,0 | 1,0 | **1,0** | 1,2 |

**Ausstattung:** Die Zimmer haben Pflegebett, Nachttisch, Einbauschrank, WC und barrierefreie Dusche, Notruf, Telefon- und TV-Anschluss. Eigene Möbel können mitgebracht werden.

**Monatliche Kosten:**

|  | Grad 1 | Grad 2 | Grad 3 | Grad 4 | Grad 5 |
|---|---|---|---|---|---|
| H: | 2.192,37 | 2.811,11 | 3.303,31 | 3.816,19 | 4.046,16 |
| P: | −125,00 | −770,00 | −1.262,00 | −1.775,00 | −2.005,00 |
| **Z:** | **2.067,37** | **2.041,11** | **2.041,31** | **2.041,19** | **2.041,16** |

Energieausweis: Baujahr 2015, Bedarfsausweis, 47,5 kWh/(m²a), KWK regenerativ

Alten- und Pflegeheime

**Genossenschaftsanteile:** Zum Erwerb der Mitgliedschaft sind 25 Genossenschaftsanteile in Höhe von € 1.300,– notwendig, zuzüglich eines einmaligen Eintrittsgeldes von € 55,–. Beim Einzug sind die Anteile auf bis zu € 1.352,– zu erhöhen. Die Höhe ist abhängig von der Wohnungsgröße.
**Nahverkehr:** U-Wandsbek-Gartenstadt, Linien: U1, U3
**Lage:** Wohngebiet. Einkaufen am U-Bahnhof

> *Gerade im Alter ist es angenehm, von so mancherlei Beschwernissen des Alltags entlastet zu werden. In unserem Haus können Sie bei umfassendem Service und professioneller Betreuung diesen Lebensabschnitt gestalten. Viele Feste, Veranstaltungen und Hobbyangebote, vor allem aber die freundliche Atmosphäre am Kiefhörn werden Ihnen den Eingewöhnungsprozess erleichtern. Wenn erforderlich, bieten wir Ihnen selbstverständlich fachgerechte Pflege unter Berücksichtigung der individuellen Pflegesituation.*
>
> Matthias Fichelscher, Leiter

## ELIM Seniorencentrum Eppendorf

**Anschrift:** Frickestraße 22, 20251 Hamburg-Eppendorf
**Einrichtungsleitung:** Jürgen Heinisch, ☏ 040/46 06 34 11
Stiftung Freie evangelische Gemeinde in Norddeutschland
www.elim-diakonie.de
Alten- und Pflegeheim mit 62 Plätzen
**Wohnen:** Alten- und Pflegeheim
- Unterkunft in Einzelzimmern
- Verpflegung mit 4 Mahlzeiten
- 4 Speiseräume, Therapie-, Andachts-, Mehrzweckraum,

**Alten- und Pflegeheime**

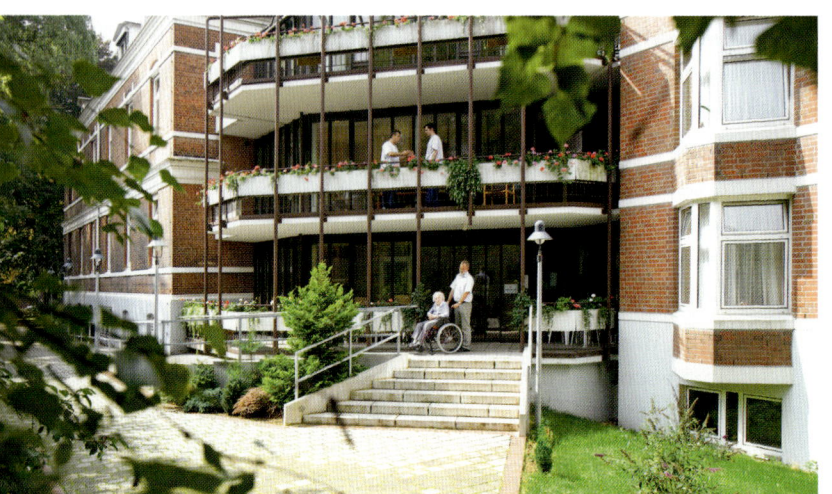

  Atriumbalkon, Garten, Terrasse, Dachterrasse
- Veranstaltungen, Therapieangebote, Mehrgenerationen-Musikprojekt, Andachten, Gottesdienst, Seelsorgeangebote

**Pflegenoten:**

| Pflege | Demenz | Betreuung | Wohnen | **Gesamt** | Bewohner |
|---|---|---|---|---|---|
| 1,9 | 1,0 | 1,0 | 1,0 | **1,4** | 1,2 |

**Ausstattung:** Die Zimmer haben Pflegebett, Schrank und Nachttisch, barrierefreie Nasszelle, Notruf, Telefon- und TV-Anschluss. Kleinmöbel können mitgebracht werden.

**Monatliche Kosten:**

|    | Grad 1 | Grad 2 | Grad 3 | Grad 4 | Grad 5 |
|---|---|---|---|---|---|
| H: | 2.139,13 | 2.762,13 | 3.254,33 | 3.767,21 | 3.997,18 |
| P: | −125,00 | −770,00 | −1.262,00 | −1.775,00 | −2.005,00 |
| **Z:** | **2.014,13** | **1.992,13** | **1.992,33** | **1.992,21** | **1.992,18** |

**Nahverkehr:** Julius-Reincke-Stieg, Bus: 20, 25
**Lage:** Eppendorfer Park. Einkaufen am Eppendorfer Markt, Hoheluftchaussee

**Alten- und Pflegeheime**

*... für mehr Himmel auf Erden! Mitten im Herzen Eppendorfs und doch mit viel Grün umgeben, liegt das ELIM-Seniorencentrum Eppendorf. Seit 1894 finden hier betagte, pflegebedürftige Menschen ein Zuhause. Das historische Gebäude wurde im Jahre 2012 grundsaniert. Die Renovierung im Anbau erfolgte parallel. ELIM, der Name unserer Diakonie, steht für das, was wir möchten: für Menschen, die Hilfe benötigen, ein Ort der Zuflucht und Ruhe sein. Wir wissen uns den von Jesus Christus vorgelebten Werten verpflichtet. Darum sollen unsere Bewohner bei uns Begleitung, ganz viel Lebensqualität sowie kompetente Dienstleistungen, verbunden mit einer Grundhaltung der Wertschätzung und Akzeptanz, erfahren. Machen Sie sich am besten persönlich ein Bild. Wir freuen uns auf Ihren Besuch.*

*Jürgen Heinisch, Einrichtungsleiter*

## Stiftung Anscharhöhe
## Carl-Ninck-Haus

**Anschrift:** Tarpenbekstraße 107
20251 Hamburg-Eppendorf
**Einrichtungsleitung:** Petra Kraft
**Vermietung:** Sabine Giese, ☏ 040/46 69-326
www.anscharhoehe.de
72 Wohnungen, Pflegeheim mit 160 Plätzen
**Wohnen:** Pflegeheim
- Unterkunft in Einzelzimmern
- Verpflegung mit 4 Mahlzeiten, mittags 3 Menüs zur Wahl
- Tages- und Speiseräume mit Teeküche auf der Etage, Bibliothek, »Café im Wintergarten«, Gästeappartement

**Alten- und Pflegeheime**

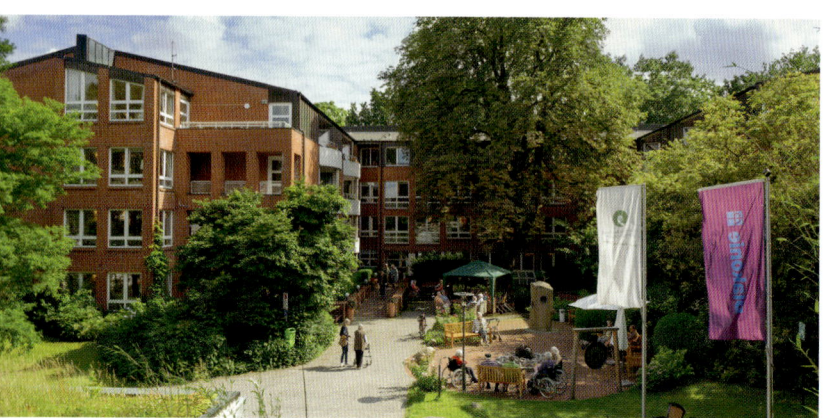

- Ausflüge, jahreszeitliche Feste, Vorträge, Konzerte, Malen, Singen, Spielenachmittage, Gottesdienste, Bibelstunden, gesellige Stunden, Bewohnerzeitung
- Angeschlossene Seniorenwohnungen, siehe Seite 244

**Pflegenoten:**

| Pflege | Demenz | Betreuung | Wohnen | **Gesamt** | Bewohner |
|---|---|---|---|---|---|
| 1,4 | 1,0 | 1,0 | 1,0 | **1,2** | 1,0 |

**Ausstattung:** Die Zimmer haben Pflegebett, Nachttisch, Einbauschrank, WC und barrierefreie Dusche, Notruf, Telefon- und TV-Anschluss. Die Bewohner richten sich mit eigenen Möbel ein.

**Monatliche Kosten:**

|    | Grad 1 | Grad 2 | Grad 3 | Grad 4 | Grad 5 |
|---|---|---|---|---|---|
| H: | 1.985,52 | 2.680,92 | 3.173,12 | 3.686,00 | 3.915,97 |
| P: | –125,00 | –770,00 | –1.262,00 | –1.775,00 | –2.005,00 |
| **Z:** | **1.860,52** | **1.910,92** | **1.911,12** | **1.911,00** | **1.910,97** |

**Nahverkehr:** Nedderfeld (Anscharhöhe), Bus: 34, 281 Frickestraße, Bus: 22, 39

**Lage:** Wohngebiet, Park. Kiosk mit Lieferservice, Einkaufen am Nedderfeld und in Eppendorf

**Alten- und Pflegeheime**

*Die Stiftung Anscharhöhe ist wie ein Dorf mitten in der Stadt: Die Häuser und die Kirche unserer Einrichtung sind von einem großen, schönen Park umgeben – und der liegt mitten im belebten und beliebten Hamburger Stadtteil Eppendorf. Das Herz unseres Parkgeländes ist die St. Anscharkirche. Direkt nebenan finden Sie einen Kiosk mit angrenzendem Café. Regelmäßig bietet ein Marktstand frisches Obst und Gemüse an. Ein Friseursalon und eine Physiotherapiepraxis sowie eine Facharztpraxis für Psychiatrie und Psychotherapie runden das Angebot ab. Für Gäste bieten wir Gästeappartements.*

*Petra Kraft, Einrichtungsleiterin*

## Altenzentrum Ansgar

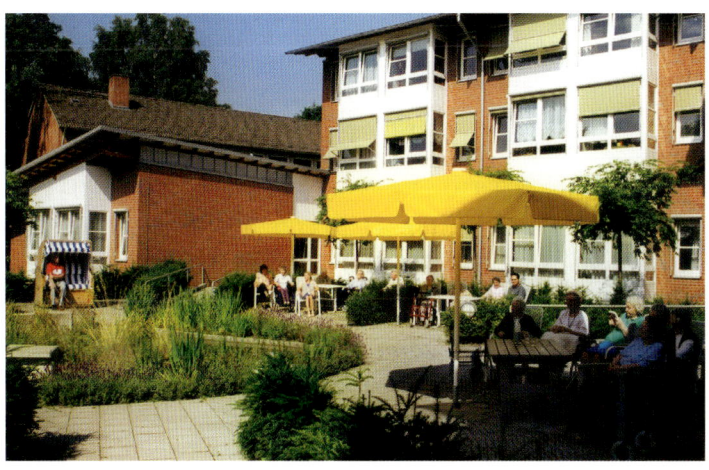

**Anschrift:** Reekamp 49–51, 22415 Hamburg-Langenhorn
**Leitung:** Brigitte Springhorn, ☏ 040/530 47 40
Diakoniestiftung Alt-Hamburg, www.diakoniestiftung.de
Alten- und Pflegeheim mit 142 Plätzen

**Alten- und Pflegeheime**

**Wohnen:** Alten- und Pflegeheim
- Unterkunft in Einzel- und Doppelzimmern
- Verpflegung mit 3 Mahlzeiten, nachmittags Kaffee, Menüwahl
- Gemeinschafts- und Speiseräume, Festsaal, Therapieräume, »Geburtstagszimmer«, Terrasse, Garten
- Ausflüge mit hauseigenem Bus, Tai-Chi, Bibelstunden, Andachten, Gottesdienste über hauseigenen TV-Sender, Kreativ-Werkstatt, Mittwochsveranstaltungen, Diavorträge, Ausstellungen, Filme, Konzerte, ergotherapeutische Angebote, Literaturnachmittage, Angehörigentreffen, Förderverein, Seelsorgegruppe, ehrenamtliche Mitarbeiter

**Ausstattung:** Die Zimmer haben Pflegebett, Nachttisch, WC und barrierefreie Dusche, Notruf, Telefon- und TV-Anschluss, Erker. Die Bewohner richten sich mit eigenen Möbeln ein.

**Monatliche Kosten:**

|  | Grad 2 | Grad 3 | Grad 4 | Grad 5 |
|---|---|---|---|---|
| Heimentgelt: | 2.810,51 | 3.302,70 | 3.815,58 | 4.045,56 |
| Pflegekasse: | −770,00 | −1.262,00 | −1.775,00 | −2.005,00 |
| **Zu zahlen:** | **2.040,51** | **2.040,70** | **2.040,58** | **2.040,56** |

**Nahverkehr:** U-Bahnhof Langenhorner Markt, Linie: U1 Dreyerpfad, Bus: 292
**Lage:** Wohngebiet, Ansgar-Kirche. Einkaufszentrum Langenhorn Markt

*Bei uns werden Sie Ihren Bedürfnissen entsprechend gefördert, begleitet, betreut und gepflegt. Sie können Ihr Zimmer mit Ihren Möbeln und nach Ihrem Geschmack einrichten, sodass Sie sich von Anfang an zu Hause fühlen*

**Alten- und Pflegeheime**

*können. Unsere Einrichtung ist behindertengerecht ausgestattet – dies bedeutet eine erhebliche Erleichterung und mehr Selbstständigkeit im Alltag. Durch das Engagement unserer ehrenamtlichen Helfer können wir Ihnen ein Mehr an individueller Betreuung anbieten. Unser Förderverein unterstützt unsere Arbeit in vielfältiger Weise.*

Brigitte Springhorn, Leiterin

## Seniorenwohnanlage Langenhorn

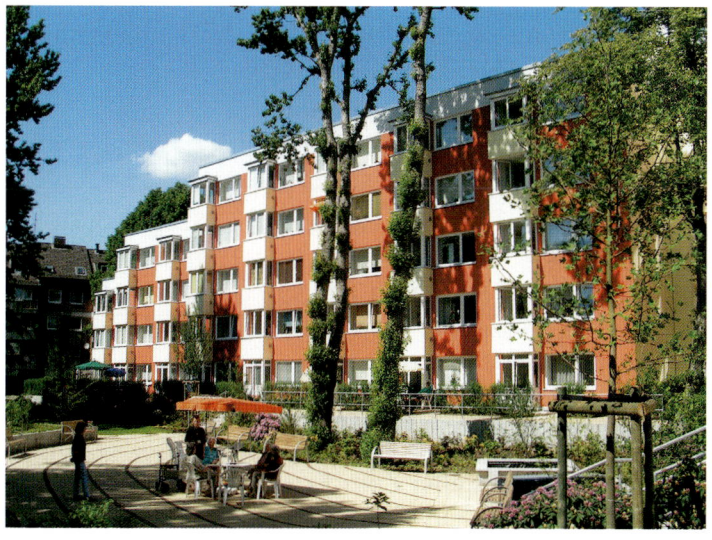

**Anschrift:** Dortmunder Straße 19–21
22419 Hamburg-Langenhorn
**Leitung:** Andrea Röder-Khabiri, ☎ 040/537 59 20 00
Vereinigte Hamburger Wohnungsbaugenossenschaft eG (vhw), www.vhw-hamburg.de
90 Wohnungen, Pflegewohnen mit 105 Plätzen

**Wohnen:** Pflegewohnen
- Unterkunft in Einzel- und Doppelzimmern/Apartments
- Verpflegung mit 4 Mahlzeiten
- Restaurant mit Café, Hobbyräume
- Ausflüge, Beschäftigungsangebote, jahreszeitliche Feste
- Angeschlossenes Servicewohnen, siehe Seite 248

**Pflegenoten:**

| Pflege | Demenz | Betreuung | Wohnen | **Gesamt** | Bewohner |
|---|---|---|---|---|---|
| 1,4 | 1,0 | 1,0 | 1,0 | **1,2** | 1,4 |

**Ausstattung:** Die Zimmer haben Pflegebett, Nachttisch, Einbauschrank, WC und Dusche, Wintergarten oder Terrasse, Notruf, Telefon- und TV-Anschluss. Die Bewohner richten sich mit eigenen Möbeln ein. Im Doppelzimmer können Kleinmöbel mitgebracht werden.

**Monatliche Kosten im Doppelzimmer:**

|  | Grad 1 | Grad 2 | Grad 3 | Grad 4 | Grad 5 |
|---|---|---|---|---|---|
| H: | 1.813,34 | 2.377,33 | 2.869,52 | 3.382,41 | 3.612,38 |
| P: | –125,00 | –770,00 | –1.262,00 | –1.775,00 | –2.005,00 |
| **Z:** | **1.688,34** | **1.607,33** | **1.607,52** | **1.607,41** | **1.607,38** |

Energieausweis: Baujahr 1983, Verbrauchsausweis, 141 kWh/(m²a), Erdgas Energieeffizienzklasse H

**Zuschlag:** im Doppelapartment € 62,06; im Einzelzimmer € 103,43; im Einzelapartment € 142,97

**Genossenschaftsanteile:** Zum Erwerb der Mitgliedschaft sind 25 Genossenschaftsanteile in Höhe von € 1.300,– notwendig, zuzüglich eines einmaligen Eintrittsgeldes von € 55,–. Beim Einzug sind die Anteile auf € 1.456,– bis € 2.496,– zu erhöhen. Die Höhe ist abhängig von der Zimmergröße.

**Nahverkehr:** Dortmunder Straße, Bus: 278

**Lage:** Wohngebiet, Grünanlagen, Spazierwege. Kiosk im Haus, Einkaufszentrum Käkenflur

Alten- und Pflegeheime

*Die Seniorenwohnanlage Langenhorn liegt in einem ruhigen, grünen Wohngebiet, an der Stadtgrenze zu Norderstedt. Wir bieten unseren Bewohnern neben einer fachkundigen, individuell aktivierenden Pflege umfassende Beschäftigungs- und Veranstaltungsangebote. Besuch von Angehörigen und Bekannten haben für unsere Bewohner einen hohen Stellenwert, daher sind sie uns jederzeit willkommen.*

Andrea Röder-Khabiri, Leiterin

### Haus Alstertal

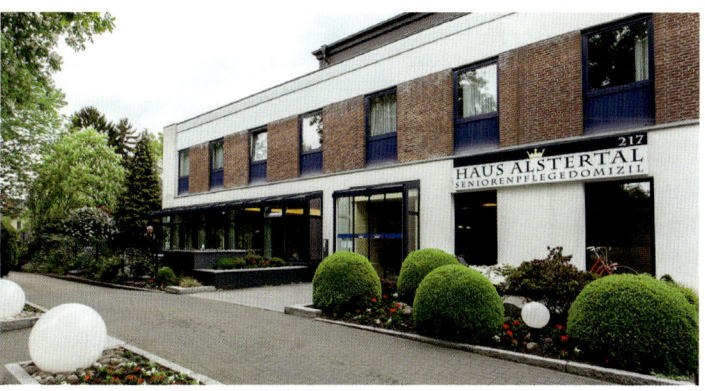

**Anschrift:** Wellingsbütteler Landstraße 217
22337 Hamburg-Ohlsdorf
**Direktion:** Simone Zmura, ☎ 040/50 71 50
**Vermietung:** Angela Gutknecht, ☎ 040/970 70 970
www.haus-alstertal.de
Seniorenpflegeeinrichtung mit 138 Plätzen
**Wohnen:** Seniorenpflegeeinrichtung
• Unterkunft in Einzel- und Doppel-Apartments

**Alten- und Pflegeheime**

- Verpflegung mit 4 Mahlzeiten aus eigener Küche, Menüwahl
- Restaurant, Foyer, Festsaal, Dachterrasse, Gymnastik- und Beschäftigungsräume, eigener Park an der Alster
- Ausflüge, Singen, Spielen, Gottesdienste, Livemusik, Kino, Snoezelen

**Pflegenoten:**

| Pflege | Demenz | Betreuung | Wohnen | **Gesamt** | Bewohner |
|---|---|---|---|---|---|
| 1,7 | 1,2 | 1,0 | 1,0 | **1,5** | 1,2 |

**Ausstattung:** Die Apartments haben Pflegebett, Nachttisch, Tisch und Stühle, Schrank, WC und Dusche, teilweise Balkon oder Terrasse, Notruf, Telefon- und TV-Anschluss. Kleinmöbel können mitgebracht werden.

**Monatliche Kosten:**

|  | Grad 2 | Grad 3 | Grad 4 | Grad 5 |
|---|---|---|---|---|
| Heimentgelt: | 2.925,26 | 3.417,26 | 3.930,26 | 4.160,26 |
| Pflegekasse: | −770,00 | −1.262,00 | −1.775,00 | −2.005,00 |
| **Zu zahlen:** | **2.155,26** | **2.155,26** | **2.155,26** | **2.155,26** |

Für besondere Komfortleistungen (z. B. zusätzliche Wohnfläche) wird ein Zuschlag von € 110,– bis € 540,– erhoben.
**Nahverkehr:** S-Bahnhof Kornweg, Linie: S1
**Lage:** Wohngebiet mit Ein- und Zweifamilienhäusern. Kiosk im Haus, kleine Geschäfte am S-Bahnhof

*Das Seniorenpflegedomizil Haus Alstertal liegt in beschaulicher Lage direkt am Alsterlauf. Die wunderschön angelegte Gartenanlage mit Springbrunnen, Fasanerie und vielen Sitzgelegenheiten ist ein idealer Ort, um Ruhe und Erholung zu finden. Im Haus Alstertal ist der Bewohner Kunde, und der Kunde ist König. Die Tochter einer Bewohnerin hat uns mit einem Leserbrief im Hamburger*

**Alten- und Pflegeheime**

*Abendblatt so beschrieben: »Ich habe mich für das Haus Alstertal entschieden und es nicht bereut. Überall spürt man die fröhliche und liebevolle Atmosphäre. Die alten Herrschaften behalten, auch wenn sie noch so pflegebedürftig sind, ihre Würde. Meine Mutter fühlt sich dort sehr wohl und ich kann berufstätig bleiben, denn ich weiß, sie ist in sehr guten Händen. Dafür bin ich dankbar.«*
*Wir beraten Sie gerne und freuen uns auf Sie.*

Simone Zmura, Direktorin

## Das Epiphanienhaus in Winterhude

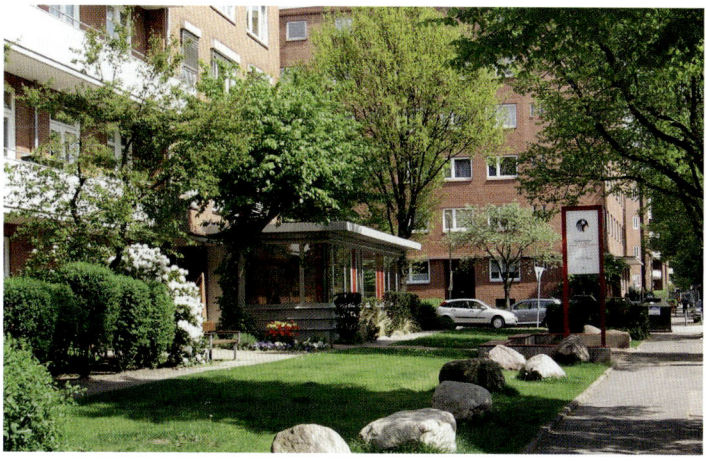

**Anschrift:** Jarrestraße 75, 22303 Hamburg-Winterhude
**Heimleitung:** Lothar Lepold, ☎ 040/27 84 45
Diakoniestiftung Alt-Hamburg, www.diakoniestiftung.de
Alten- und Pflegeheim mit 115 Plätzen, Kurzzeitpflege
**Wohnen:** Alten- und Pflegeheim
- Unterkunft in Einzelzimmern

**Alten- und Pflegeheime**

- Verpflegung mit 4 Mahlzeiten, Menüwahl, nachmittags Kaffee, abends Buffet
- Speisesaal, Aufenthaltsräume, Veranstaltungsraum, Wintergärten, Bibliothek, Café, Teeküche auf der Etage
- Ausflüge, jahreszeitliche Feste, Gottesdienste, Musikveranstaltungen, Diavorträge, Vorlesen, Kreativgruppe, Heimzeitung

**Ausstattung:** Die Apartments haben Pflegebett und Nachttisch, WC und Dusche, teilweise Balkon oder Terrasse, Notruf, Telefon- und TV-Anschluss. Die Bewohner richten sich mit eigenen Möbeln ein.

**Monatliche Kosten:**

|    | Grad 1 | Grad 2 | Grad 3 | Grad 4 | Grad 5 |
|----|--------|--------|--------|--------|--------|
| H: | 1.937,76 | 2.632,01 | 3.124,01 | 3.637,01 | 3.867,01 |
| P: | −125,00 | −770,00 | −1.262,00 | −1.775,00 | −2.005,00 |
| **Z:** | **1.812,76** | **1.862,01** | **1.862,01** | **1.862,01** | **1.862,01** |

**Nahverkehr:** U-Bahnhof Saarlandstraße, Linie: U3
**Lage:** Wohngebiet, Stadtpark. Kiosk, Geschäfte in der Nähe

*Eigenständig und doch geborgen! Eines Tages – ganz unbemerkt – spricht man von seinem Zuhause und meint Epiphanien! Wir bauen Ihnen eine sichere Brücke zu Ihrem neuen Lebensabschnitt, sodass auch Sie das Epiphanienhaus bald Ihr Zuhause nennen können. Mittendrin in der lebendigen Jarrestadt bieten wir Ihnen eine zugewandte und sorgsame Pflege und Versorgung. Für Unterhaltung und ein abwechslungsreiches Programm ist ebenfalls gesorgt. Wir begrüßen Sie gern in unserer Informationsstunde immer am Mittwoch von 10.00 bis 11.00 Uhr oder am Donnerstag von 17.00 bis 18.00 Uhr.*

Lothar Lepold, Heimleiter

**Alten- und Pflegeheime**

## Seniorenhaus Matthäus

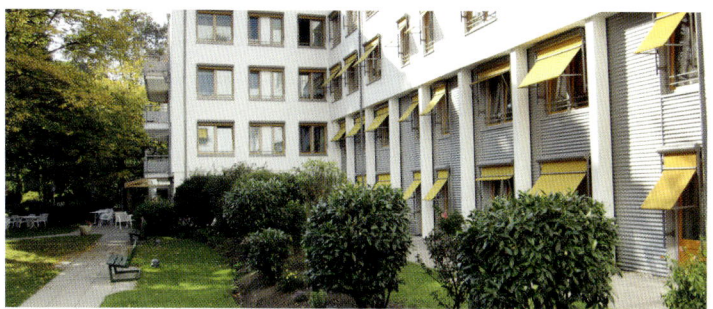

**Anschrift:** Maria-Louisen-Straße 30
22301 Hamburg-Winterhude
**Leitung:** Rainer Gropp, ☏ 040/46 85 30
Diakoniestiftung Alt-Hamburg, www.diakoniestiftung.de
Alten- und Pflegeheim mit 122 Plätzen
Dementenbetreuung
**Wohnen:** Alten- und Pflegeheim
- Unterkunft in Einzel- und Doppelzimmern
- Verpflegung mit 5 Mahlzeiten, Menüwahl
- Speise- und Aufenthaltsräume, Wintergarten und Garten am Leinpfadkanal
- Ausflüge, Gesprächskreise und Gottesdienste

**Ausstattung:** Die Zimmer haben Pflegebett und Nachttisch, WC und barrierefreie Dusche, teilweise Balkon, Notruf, Telefon- und TV-Anschluss. Die Bewohner richten sich mit eigenen Möbeln ein.

**Monatliche Kosten:**

|    | Grad 1   | Grad 2   | Grad 3    | Grad 4    | Grad 5    |
|----|----------|----------|-----------|-----------|-----------|
| H: | 2.289,71 | 3.012,19 | 3.504,38  | 4.017,27  | 4.247,24  |
| P: | −125,00  | −770,00  | −1.262,00 | −1.775,00 | −2.005,00 |
| Z: | 2164,71  | 2.242,19 | 2.242,38  | 2.242,27  | 2.242,24  |

**Alten- und Pflegeheime**

**Nahverkehr:** U-Bahnhof Sierichstraße, Linie: U3
Maria-Louisen-Straße, Bus: 109
**Lage:** Wohngebiet, das Haus liegt direkt am Leinpfadkanal. Einkaufen in der Dorotheenstraße und Maria-Louisen-Straße

> *Das Seniorenhaus befindet sich im Stadtteil Winterhude direkt an der Alsterkehre zum Rondeel und zum Leinpfadkanal, an den auch unser schöner Garten grenzt. Das Haus hat einen wirklich idealen Standort für Spaziergänge, denn die Alster ist nur einige Gehminuten entfernt. Menschliche und seelsorgerische Zuwendung kommt auch durch die Anwendung neuester wissenschaftlicher Pflegeerkenntnisse bei uns nicht zu kurz.*
>
> *Rainer Gropp, Leiter*

## Seniorenwohnanlage Neuwiedenthal

**Anschrift:** Rehrstieg 44 und 46, 21147 Hamburg-Hausbruch
**Leitung:** Sabine Schirmer, ☏ 040/797 03 20 00
Vereinigte Hamburger Wohnungsbaugenossenschaft eG (vhw) www.vhw-hamburg.de
234 Wohnungen, Pflegewohnen mit 93 Plätzen
**Wohnen:** Pflegewohnen
- Unterkunft in Einzel- und Doppelzimmern/Apartments
- Verpflegung mit 4 Mahlzeiten
- Gemeinschaftsräume, Bewegungsbad
- Ausflüge, Veranstaltungen, Therapieangebote
- Angeschlossenes Servicewohnen, siehe Seite 251

**Pflegenoten:**

| Pflege | Demenz | Betreuung | Wohnen | **Gesamt** | Bewohner |
|--------|--------|-----------|--------|------------|----------|
| 1,0 | 1,0 | 1,0 | 1,0 | **1,1** | 1,0 |

**Alten- und Pflegeheime**

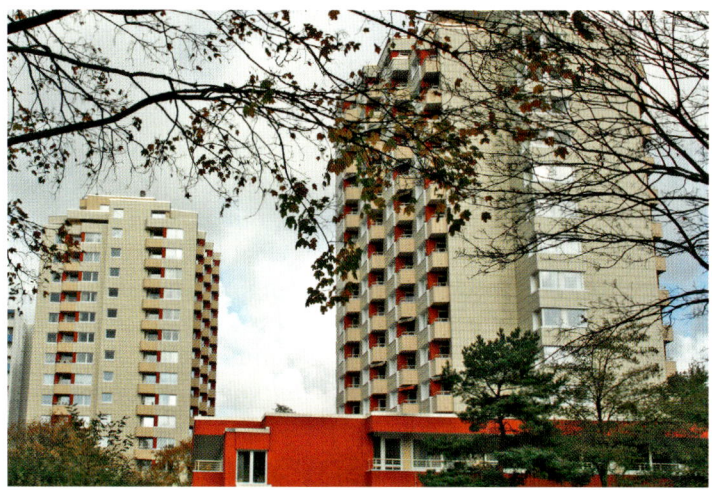

**Ausstattung:** Die Zimmer haben Pflegebett, Nachttisch, Einbauschrank, WC und barrierefreie Dusche, Balkon oder Terrasse, Keller, Notruf, Telefon- und TV-Anschluss. Die Bewohner richten sich mit eigenen Möbeln ein. Im Doppelzimmer können Kleinmöbel mitgebracht werden.

**Monatliche Kosten im Doppelzimmer:**

|    | Grad 1 | Grad 2 | Grad 3 | Grad 4 | Grad 5 |
|----|--------|--------|--------|--------|--------|
| H: | 1.800,56 | 2.397,70 | 2.889,90 | 3.402,78 | 3.632,75 |
| P: | −125,00 | −770,00 | −1.262,00 | −1.775,00 | −2.005,00 |
| **Z:** | **1.675,56** | **1.627,70** | **1.627,90** | **1.627,78** | **1.627,75** |

Energieausweis: Baujahr 1977, Bedarfsausweis, 68,7 kWh/(m²a), KWK fossil

**Zuschlag:** im Doppelapartment € 48,67; im Einzelzimmer € 109,51; im Einzelapartment € 164,27

**Genossenschaftsanteile:** Zum Erwerb der Mitgliedschaft sind 25 Genossenschaftsanteile in Höhe von € 1.300,– notwendig, zuzüglich eines einmaligen Eintrittsgeldes von € 55,–. Beim Einzug sind die Anteile auf bis zu € 2.340,– zu erhöhen. Die Höhe ist abhängig von der Zimmergröße und Lage.

**Alten- und Pflegeheime**

**Nahverkehr:** S-Bahnhof Neuwiedenthal, Linie: S3
**Lage:** Harburger Berge, Altes Land. Einkaufszentrum

*Die im Jahr 2009 vollständig modernisierte Seniorenwohnanlage Neuwiedenthal liegt im Süden Hamburgs, ganz in der Nähe des Alten Landes. Ein gut und bequem zu erreichendes Wald- und Heidegebiet lädt zum Spazierengehen ein. Einkaufsmöglichkeiten und Kirchen finden Sie in der näheren Umgebung. Selbstverständlich bieten wir Ihnen fachkundige Pflege. Ein umfassendes Service- und Betreuungsangebot, Veranstaltungen, Hobbygruppen, das Bewegungsbad und Ausfahrten werden Ihnen das Einleben erleichtern sowie einen abwechslungsreichen und zugleich selbstständigen Alltag ermöglichen. Sicher haben Sie vor einer Entscheidung noch viele Fragen, die wir gern mit Ihnen besprechen können.*

*Sabine Schirmer, Leiterin*

## Seniorenresidenz Neugraben

**Anschrift:** Falkenbergsweg 1 und 3
21149 Hamburg Neugraben-Fischbek
**Pflegedienstleitung:** Hanna Wilczewska-Nogly
☏ 040/70 11-20 00 Vereinigte Hamburger Wohnungsbaugenossenschaft eG (vhw)
91 Appartements und Pflegewohnen mit 55 Plätzen
**Wohnen:** Pflegewohnen
- Unterkunft in Einzelzimmern/Apartments
- Verpflegung mit 4 Mahlzeiten
- Bewegungsbad, Sauna, Bibliothek, Café, Galerie
- Veranstaltungen, Ausstellungen, Hobbygruppen, Musiktherapie

Alten- und Pflegeheime

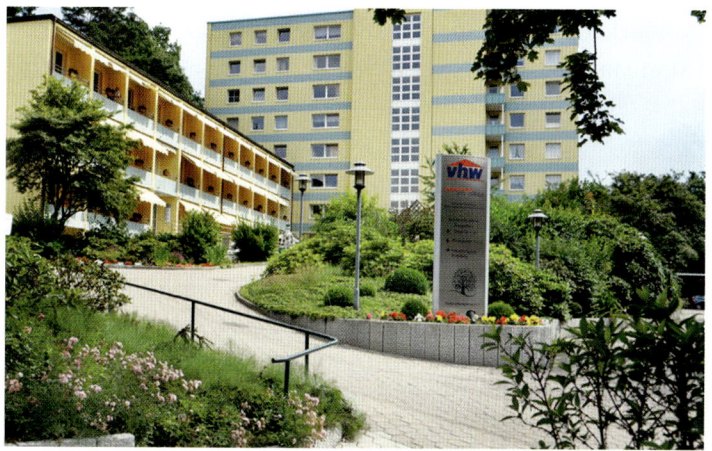

- Angeschlossene Residenz, siehe Seite 302

**Pflegenoten:**

| Pflege | Demenz | Betreuung | Wohnen | **Gesamt** | Bewohner |
|---|---|---|---|---|---|
| 1,0 | 1,0 | 1,0 | 1,0 | **1,0** | 1,0 |

**Ausstattung:** Die Zimmer haben Pflegebett, Nachttisch, WC und barrierefreie Dusche, Notruf, Telefon- und TV-Anschluss, Balkon oder Terrasse. Auf der Etage: Dusche und Pflegebad. Die Bewohner richten sich mit eigenen Möbeln ein.

**Monatliche Kosten:**

|  | Grad 1 | Grad 2 | Grad 3 | Grad 4 | Grad 5 |
|---|---|---|---|---|---|
| H: | 1.965,13 | 2.633,46 | 3.125,65 | 3.638,54 | 3.868,51 |
| P: | −125,00 | −770,00 | −1.262,00 | −1.775,00 | −2.005,00 |
| **Z:** | **1.840,13** | **1.863,46** | **1.863,65** | **1.863,54** | **1.863,51** |

Energieausweis: Baujahr 1967, Verbrauchsausweis, 189,3 kWh/(m²a), Fernwärme

**Genossenschaftsanteile:** Beim direkten Einzug in den Pflegebereich ist ein einmaliges Eintrittsgeld in Höhe von € 55,– zu zahlen. Die Genossenschaftsanteile betragen € 3.744,– für ein Einzelpflegezimmer.

**Alten- und Pflegeheime**

**Nahverkehr:** Francoper Straße, Bus: 141, 250
**Lage:** Harburger Berge, Fischbeker Heide, Altes Land. Einkaufszentrum am Bahnhof

> *Unseren Bewohnerinnen und Bewohnern garantieren wir eine individuelle und fachlich versierte Pflege und Betreuung im Apartment. Bei uns finden Sie ausschließlich Einzelzimmer bzw. -apartments, die gerne auch persönlich eingerichtet werden können. In angenehmer Atmosphäre werden Sie von freundlichen Pflegekräften rund um die Uhr versorgt. Sie haben die Möglichkeit, an kulturellen Veranstaltungen teilzunehmen und die therapeutischen Angebote zu nutzen. Bei allen Fragen des täglichen Lebens stehen wir Ihnen und Ihren Angehörigen gern beratend zur Seite.*
>
> Hanna Wilczewska-Nogly, kommissarische Pflegedienstleiterin

## Haus Fröhlich

**Anschrift:** Rodenbeker Straße 3-5
22395 Hamburg-Bergstedt
**Direktion:** Diaz Liedicke, ☏ 040/604 411 10
**Vermietung:** Angela Gutknecht, ☏ 040/970 70 970
www.hausfroehlich.de
Seniorenpflegeeinrichtung mit 36 Plätzen
**Wohnen:** Seniorenpflegeeinrichtung
- Unterkunft in Einzel- und Doppelappartements
- Verpflegung mit 4 Mahlzeiten
- Lobby, Restaurant, Therapieräume, Klönecken, Garten
- Bewohnerurlaube, Ausflüge, jahreszeitliche Feste, Andachten, Live-Musik, Filmvorführungen, Singen

**Alten- und Pflegeheime**

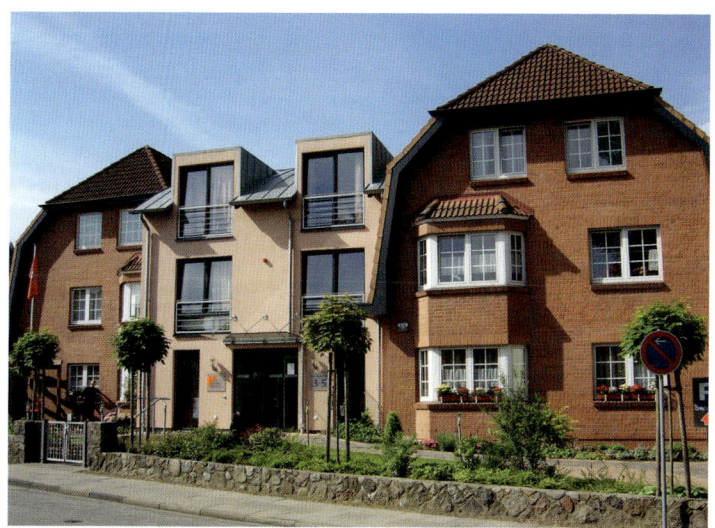

**Pflegenoten:**

| Pflege | Demenz | Betreuung | Wohnen | **Gesamt** | Bewohner |
|--------|--------|-----------|--------|------------|----------|
| 1,0    | 1,0    | 1,0       | 1,0    | **1,0**    | 1,0      |

**Ausstattung:** Die Appartements haben Pflegebett, Einbauschrank, Nachttisch, Tisch und Stühle, barrierefreies Bad mit WC, teilweise mit Balkon oder Terrasse, Notruf, Telefon- und Kabelanschluss. Kleinmöbel können mitgebracht werden.

**Monatliche Kosten:**

|             | Grad 2   | Grad 3   | Grad 4   | Grad 5   |
|-------------|----------|----------|----------|----------|
| Heimentgelt:| 2.692,54 | 3.184,54 | 3.697,54 | 3.927,54 |
| Pflegekasse:| −770,00  | −1.262,00| −1.775,00| −2.005,00|
| **Zu zahlen:** | **1.922,54** | **1.922,54** | **1.922,54** | **1.922,54** |

**Nahverkehr:** Bergstedter Markt, Bus: 174

**Lage:** Wohngebiet mit Ein- und Zweifamilienhäusern, Bergstedter Kirche. Bergstedter Markt und Geschäfte in der Nähe

**Alten- und Pflegeheime**

> *Hier wird mit der ruhigen, grünen und überschaubaren Umgebung mit vielen Wäldern, Natur und der direkten Anbindung zur Innenstadt eine hohe Lebensqualität geboten. Das Haus Fröhlich liegt mitten im Herzen von Bergstedt, sodass man zu Fuß bequem den Bergstedter Markt mit seinen Geschäften und in wenigen Minuten die sehenswerte Bergstedter Kirche erreicht. Außerdem bietet unser Team des Betreuenden Dienstes den Bewohnerinnen und Bewohnern ein abwechslungsreiches Programm an Veranstaltungen und Beschäftigungen. Die gute Hausgemeinschaft und die familiäre Atmosphäre tun ihr Übriges, damit im Haus Fröhlich keine Langeweile aufkommt.*
>
> Diaz Liedicke, Direktor

## Senioren- & Pflegeheim Margarethenhof

**Anschrift:** Wohldorfer Damm 156
22395 Hamburg-Bergstedt
**Leitung:** Birgitta Palm, ☎ 040/604 87 42
www.margarethenhof-hamburg.de
Pflegeheim mit 68 Plätzen, Dementenwohnbereich
**Wohnen:** Pflegeheim
- Unterkunft in Ein- und Doppelzimmern
- Verpflegung mit 4 Mahlzeiten, nachmittags Kaffee
- Tages- und Speiseraum, Wintergarten mit Terrasse, medizinisches Bad, Teeküchen, Garten mit Fischteich
- Ausflüge, Jahreszeitenfeste, Basteln, Spiele, Vorlesen, Handarbeiten, Musikveranstaltungen, Heimzeitung

**Pflegenoten:**

| Pflege | Demenz | Betreuung | Wohnen | **Gesamt** | Bewohner |
|---|---|---|---|---|---|
| 1,7 | 1,4 | 1,0 | 1,0 | **1,4** | 1,0 |

Alten- und Pflegeheime

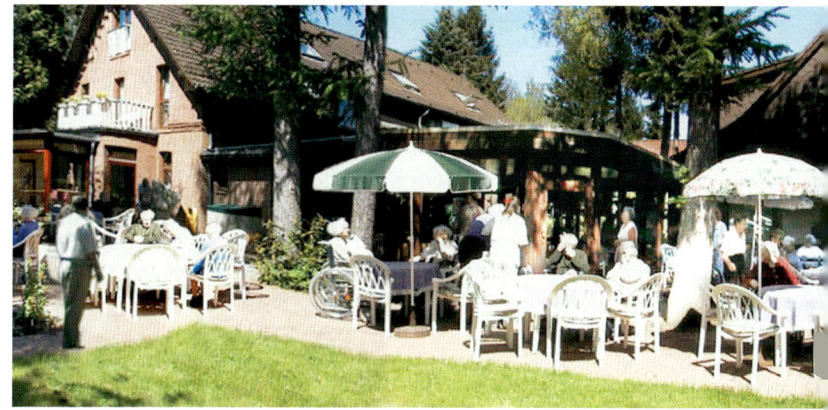

**Ausstattung:** Die Zimmer haben Pflegebett, Nachttisch, Schrank, Tisch, Stuhl, Bad mit WC und barrierefreie Dusche, Notruf, Telefon- und TV-Anschluss. Die Bewohner richten sich mit eigenen Möbeln ein.

**Monatliche Kosten:**

|    | Grad 1   | Grad 2   | Grad 3    | Grad 4    | Grad 5    |
|----|----------|----------|-----------|-----------|-----------|
| H: | 1.820,64 | 2.323,18 | 2.815,38  | 3.328,26  | 3.558,23  |
| P: | −125,00  | −770,00  | −1.262,00 | −1.775,00 | −2.005,00 |
| Z: | **1.695,64** | **1.553,18** | **1.553,38** | **1.553,26** | **1.553,23** |

**Zuschlag:** Für ein Einzelzimmer monatlich € 228,76
**Nahverkehr:** U-Bahnhof Hoisbüttel, Linie: U1, Fußweg ca. 20 Minuten
**Lage:** Wohngebiet, Wald- und Naturschutzgebiet.

*Ihre gute alte Zeit können wir Ihnen nicht zurückgeben. Gemeinsam können wir aber Ihren Alltag so gestalten, dass er Ihren Bedürfnissen und Ihrer Persönlichkeit entspricht. Wir verstehen unsere Aufgabe darin, Sie in Ihrer Einzigartigkeit zu akzeptieren. Wir verstehen Sie als*

**Alten- und Pflegeheime**

*selbstständigen Menschen, der verantwortlich für sein Handeln ist. Wir verstehen Sie als kompetenten Partner. Unsere Pflege ist daher auf die Förderung Ihrer Autonomie angelegt. Um sich von Anfang an wohlzufühlen, bringen Sie gern Ihre eigenen Möbel mit. Wir bieten gegen Entgelt auch Einkaufsfahrten mit Begleitung zum Bergstedter Markt oder zu Ihren Lieblingsgeschäften an.*

Birgitta Palm, Leiterin

## Fahrenkroen

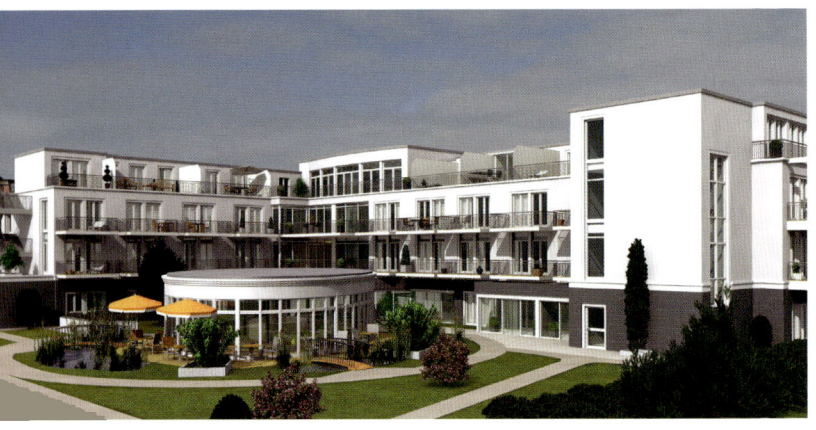

**Anschrift:** Fahrenkrön 125, 22179 Hamburg-Bramfeld
**Direktion:** Maren Brickwedel, ☏ 040/8000 400
**Beratung:** Angela Gutknecht, ☏ 040/970 70 970
www.fahrenkroen125.de
Seniorenpflegeeinrichtung mit 155 Plätzen, Dementenwohnbereich, Tagespflege und Kurzzeitpflege
**Wohnen:** Seniorenpflegeeinrichtung
- Unterkunft in Einzel- und Ehepaar-Appartements

**Alten- und Pflegeheime**

- Verpflegung mit 4 Mahlzeiten in Buffetform, mittags Salatbuffet
- Lobby, Restaurant mit Terrasse, Gemeinschaftsräume mit Wohnküchen, Therapieräume, Snoezelen-Raum, Klönecken, Terrassen, Wintergärten, Garten
- Urlaubsfahrten, Ausflüge, jahreszeitliche Feste, Filmvorführungen, Live-Musik, Singen, Spielen

**Ausstattung:** Die Appartements haben Pflegebett, Nachttisch, Tisch und Stühle, Schrank, barrierefreies Badezimmer mit WC, teilweise Balkon, Notruf, Telefon- und TV-Anschluss. Kleinmöbel können mitgebracht werden.

**Monatliche Kosten:**

|  | Grad 2 | Grad 3 | Grad 4 | Grad 5 |
|---|---|---|---|---|
| Heimentgelt: | 2.919,18 | 3.411,18 | 3.924,18 | 4.154,18 |
| Pflegekasse: | –770,00 | –1.262,00 | –1.775,00 | –2.005,00 |
| **Zu zahlen:** | **2.149,18** | **2.149,18** | **2.149,18** | **2.149,18** |

**Zuschlag:** für besondere Komfortleistungen (z. B. zusätzliche Wohnfläche) von € 75,– bis € 400,–
**Nahverkehr:** Fahrenkrön, Bus: 277
**Lage:** Wohngebiet, Teich. Geschäfte in der Nähe

*Fahrenkroen bietet auf dem weitläufigen Areal eine bunte und gut durchdachte Palette an Wohn-, Pflege- und Serviceleistungen. Ein Schwerpunkt von Fahrenkroen liegt darauf, Menschen mit Demenz in den unterschiedlichen Phasen ihrer Erkrankung kompetent und menschlich zu umsorgen, zu pflegen und zu fördern. Durch eine lichte Architektur und freundliche Farbgestaltung entsteht eine angenehme Atmosphäre. Die großzügigen Einzelzimmer bieten hohe Wohnqualität. Es gibt Wohlfühlbäder, Entspannungszonen und einen Wasserlauf im Garten. In*

*Fahrenkroen wird Wert auf gesunde, abwechslungsreiche Mahlzeiten gelegt. Täglich wird hier frisch gekocht, die Mahlzeiten werden im schönen Restaurant mit Rundumblick auf die Gartenanlage genossen.*

Maren Brickwedel, Direktorin

## Senioren-Pflegepension Mützendorpsteed Dieter Wurm

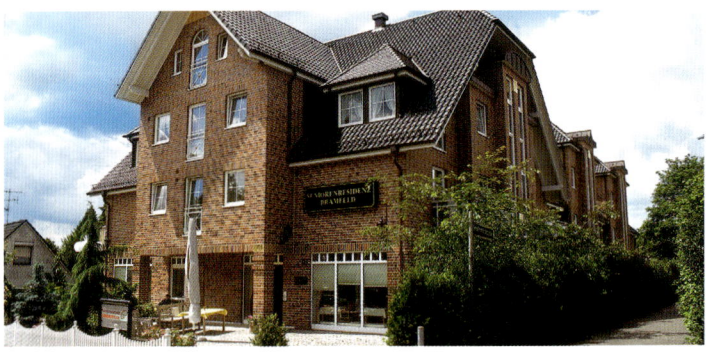

**Anschrift:** Mützendorpsteed 9, 22179 Hamburg-Bramfeld
**Leitung:** Ursula Sawallisch, ☏ 040/64 60 52 09
www.pflegeheim-wurm.de
Alten- und Pflegeheim mit 22 Plätzen
**Wohnen:** Alten- und Pflegeheim
- Unterkunft in Einzel- und Doppelzimmern
- Verpflegung mit 6 Mahlzeiten, Menüwahl
- Saal, Speisesaal, Bibliothek, Cafeteria, Therapieraum, Garten, Terrasse
- Ausflüge, jahreszeitliche Feste, Andachten, Spaziergänge, Liedernachmittage, Musikveranstaltungen, Bewegungs- und Beschäftigungstherapie

**Alten- und Pflegeheime**

- Angeschlossene Residenz, siehe Seite 305

**Pflegenoten:**

| Pflege | Demenz | Betreuung | Wohnen | **Gesamt** | Bewohner |
|--------|--------|-----------|--------|-----------|----------|
| 1,4 | 1,0 | 1,0 | 1,0 | **1,2** | 1,1 |

**Ausstattung:** Die Zimmer haben Pflegebett, Nachttisch, Schrank, Tisch und Stuhl, WC und barrierefreie Dusche, große Terrasse, Notruf, Telefon- und TV-Anschluss. Kleinmöbel können mitgebracht werden.

**Monatliche Kosten:**

|    | Grad 1 | Grad 2 | Grad 3 | Grad 4 | Grad 5 |
|----|--------|--------|--------|--------|--------|
| H: | 1.982,39 | 2.440,29 | 2.932,49 | 3.445,37 | 3.675,34 |
| P: | −125,00 | −770,00 | −1.262,00 | −1.775,00 | −2.005,00 |
| **Z:** | **1.857,39** | **1.670,29** | **1.670,49** | **1.670,37** | **1.670,34** |

**Nahverkehr:** Bramfelder Dorfplatz, Bus: 8, 37, 118, 173, 277

**Lage:** Wohngebiet, Bramfelder See. Einkaufsdienst, Kiosk, Einkaufsmöglichkeiten am Bramfelder Dorfplatz, Wochenmarkt

---

*Zwei Häuser – eine Philosophie*
*Unsere Bewohnerinnen und Bewohner sollen sich, unter Berücksichtigung ihrer eigenen Gewohnheiten, bei uns geborgen und zu Hause fühlen. Dazu gehören individuelle Essens- und Ruhezeiten. Unsere aktivierende Pflege bietet Hilfestellung in allen Bereichen des täglichen Lebens mit dem Ziel an, Eigenständigkeit zu erhalten, zu fördern oder wiederzuerlangen. Sollte sich der Pflegeaufwand bis zur Schwerstpflegebedürftigkeit erhöhen, so wird kein Wechsel auf eine Pflegestation notwendig. Die umfassende pflegerische und medizinische Versorgung leisten unsere Haus- und Fachärzte gemeinsam mit unseren qualifizierten Mitarbeitern.*

*Pflegeteam Wurm*

## Theodor-Fliedner-Haus

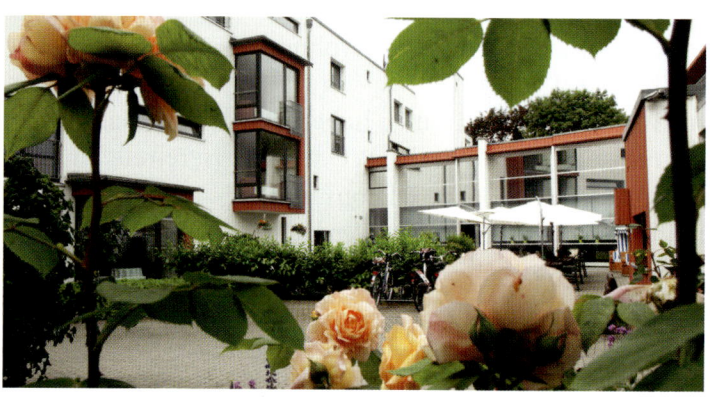

**Anschrift:** Berner Chaussee 37–41, 22175 Hamburg-Bramfeld
**Einrichtungsleitung:** Christian Bergmann
☏ 040/646 04 50, www.tfh-hamburg.de
Alten- und Pflegeheim mit 122 Plätzen, Dementenwohnbereich

**Wohnen:** Alten- und Pflegeheim
- Unterkunft in Einzel- und Doppelzimmern
- Verpflegung mit 4 Mahlzeiten, mittags 2 Menüs zur Auswahl, Salatbuffet, morgens und abends Buffet, nachmittags Kaffee
- Speisesaal, Gruppenräume, Teeküchen, Wohngruppenräume, Kaminzimmer, Bibliothek, Andachtsraum, Dachterrasse, gestalteter Innenhof
- Ausflüge, jahreszeitliche Feste, Konzerte, Vorträge, Bastelarbeiten, Vorlesen aus Tageszeitung und Literatur, Gymnastik, Angehörigentreffen, Gottesdienste, begleitete Spaziergänge

**Pflegenoten:**

| Pflege | Demenz | Betreuung | Wohnen | **Gesamt** | Bewohner |
|--------|--------|-----------|--------|------------|----------|
| 3,0    | 1,4    | 1,0       | 1,0    | **2,0**    | 1,0      |

**Ausstattung:** Die Zimmer haben Pflegebett, Nachttisch, Schrank, WC und barrierefreie Dusche, überwiegend Balkon oder Terrasse, Notruf, Telefon- und TV-Anschluss. Kleinmöbel können mitgebracht werden.

**Monatliche Kosten:**

|    | Grad 1    | Grad 2    | Grad 3     | Grad 4     | Grad 5     |
|----|-----------|-----------|------------|------------|------------|
| H: | 2.281,20  | 3.005,81  | 3.498,00   | 4.010,88   | 4.240,86   |
| P: | −125,00   | −770,00   | −1.262,00  | −1.775,00  | −2.005,00  |
| **Z:** | **2.156,20** | **2.235,81** | **2.236,00** | **2.235,88** | **2.235,86** |

**Zuschlag:** »BestDem« Dementenbetreuung monatlich € 357,44
**Nahverkehr:** Hohnerkamp, Bus: 277
**Lage:** Wohngebiet, Bramfelder See. Kiosk im Haus, Geschäfte in der Nähe

*Das Theodor-Fliedner-Haus (Baujahr 1998) bietet großzügige Einzel- und Doppelzimmer und ist in allen Bereichen auf individuelle Pflege und Betreuung ausgerichtet. »Einfach gut gepflegt und umsorgt« ist Motto und Selbstverpflichtung für das Team des Hauses. Damit Sie sich bei uns wohlfühlen, halten wir ein abwechslungsreiches Veranstaltungsangebot bereit und ergänzen dies durch Ausfahrten zu Zielen in Hamburg. Ein besonderes Highlight ist unser liebevoll gestalteter, geschützter Innenhof mit seinen vielen blühenden Pflanzen. Für Menschen mit eingeschränkter Orientierung oder demenzieller Veränderung halten wir spezielle Angebote bereit. Wir engagieren uns im Rahmen der Landesinitiative LINDE für die Weiterentwicklung der Wohn- und Pflegeangebote. Moderne Pflege und Geborgenheit sind dabei unsere Ziele.*

*Christian Bergmann, Einrichtungsleiter*

**Alten- und Pflegeheime**

## Ruckteschell-Heim der Stiftung Eilbeker Gemeindehaus

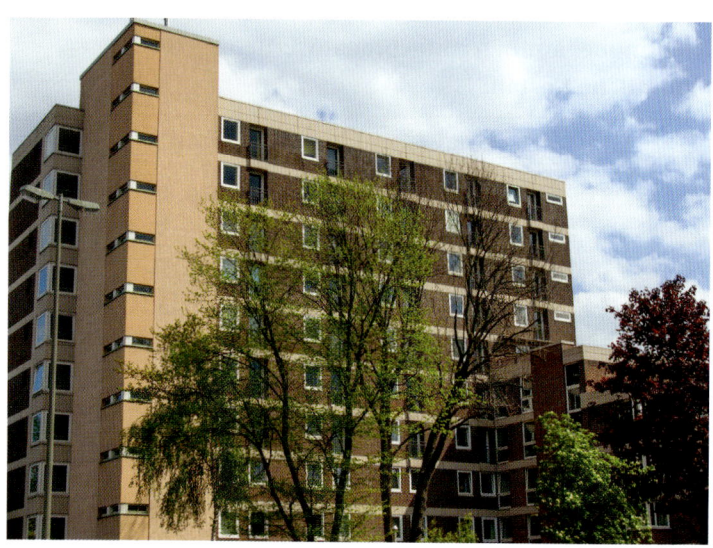

**Anschrift:** Friedenstraße 4, 22089 Hamburg-Eilbek
**Einrichtungsleitung:** Philipp Kobus, ☎ 040/209 88 00
www.stiftung-eilbeker-gemeindehaus.de
46 Wohnungen, Alten- und Pflegeheim mit 71 Plätzen und Kurzzeitpflege
**Wohnen:** Alten- und Pflegeheim
- Unterkunft in Einzel- und Doppelzimmern
- Verpflegung mit 3 Mahlzeiten aus hauseigener Küche, mittags Menüwahl, nachmittags Kaffee
- Speisesaal, Bibliothek, Gemeinschaftsraum, Wintergarten, Garten
- Reisen, Ausflüge, Feste, Spielnachmittage, Singen, Andachten, Sonntagscafé, Lesungen, Konzerte, Tiertherapie mit Hund und Kaninchen
- Angeschlossene Seniorenwohnungen, siehe Seite 256

**Alten- und Pflegeheime**

**Pflegenoten:**

| Pflege | Demenz | Betreuung | Wohnen | **Gesamt** | Bewohner |
|--------|--------|-----------|--------|------------|----------|
| 2,3 | 2,5 | 2,5 | 1,0 | **2,1** | 1,1 |

**Ausstattung:** Die Zimmer haben Pflegebett, Nachttisch, WC und Dusche, Notruf, Telefon- und TV-Anschluss, WLAN. Im Einzelzimmer können sich die Bewohner mit eigenen Möbeln einrichten. Im Doppelzimmer können Kleinmöbel mitgebracht werden.

**Monatliche Kosten:**

|  | Grad 1 | Grad 2 | Grad 3 | Grad 4 | Grad 5 |
|---|---|---|---|---|---|
| H: | 2.031,75 | 2.649,04 | 3.141,04 | 3.654,04 | 3.884,04 |
| P: | −125,00 | −770,00 | −1.262,00 | −1.775,00 | −2.005,00 |
| **Z:** | **1.906,75** | **1.879,04** | **1.879,04** | **1.879,04** | **1.879,04** |

**Nahverkehr:** U und S Wandsbeker Chaussee, Linien: U1, S1
**Lage:** Wohngebiet, Jacobi Park. Geschäfte in der Nähe, Fahrdienst

*Immer mittendrin! Das Ruckteschell-Heim ist eine gute Adresse in Eilbek. Wenn die Kinder aus dem Tilemann-Hort die Gymnastik-Gruppe der Senioren stürmen, genießen alle das gemeinsame Bewegen und Lachen. Raum zum Nachdenken, Austausch und Beten bieten die Gottesdienste und Angebote des Hauses und der Kirchengemeinden, die eine Verbundenheit mit dem Stadtteil und seinen »alten Bekannten« ermöglichen. Lesungen, Singen und Feste aller Art setzen regelmäßig Höhepunkte im Alltag. Unsere Haupt- und Ehrenamtlichen unterstützen unsere Bewohner mit individueller Pflege, gutem Essen, Engagement und Einfallsreichtum, um eine selbstbestimmte Teilnahme an den Angeboten des gemeinsamen Lebens zu ermöglichen.*

*Philipp Kobus, Einrichtungsleiter*

**Alten- und Pflegeheime**

## Malteserstift St. Elisabeth

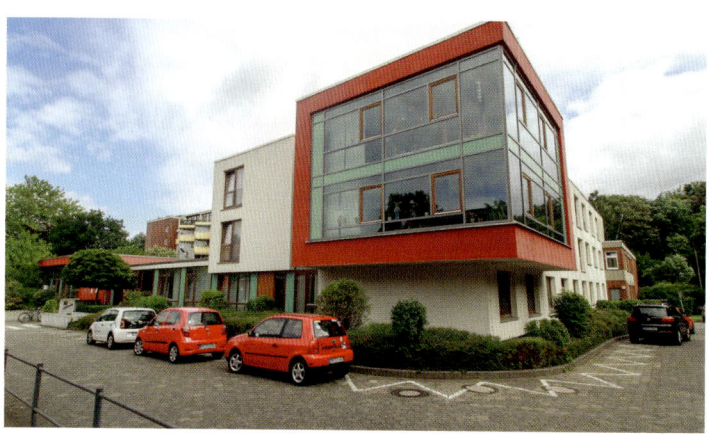

**Anschrift:** Rahlstedter Weg 17
22159 Hamburg-Farmsen/Berne
**Hausleitung:** Isabell Mölls, ☎ 040/645 57 90
Malteser Caritas Hamburg gGmbH
www.malteserstift-st-elisabeth-hamburg.de
98 Servicewohnungen und Pflegeeinrichtung mit 104 Plätzen
**Wohnen:** Pflegeeinrichtung
- Unterkunft in Einzel- und Doppelzimmern
- Verpflegung mit 4 Mahlzeiten, mittags 3 bis 4 Menüs nach Wahl, nachmittags Kaffee
- Empfang, Bistro, teilweise Küchenbereiche in den Wohnbereichen, Kapelle, Grünflächen und Terrassen
- Ausflüge, jahreszeitliche Feste, Handarbeits- und Handwerksgruppen, Bingo, Andachten, Konzerte, Gottesdienste, Seelsorge, Vorlesen, Filmnachmittage
- Angeschlossene Seniorenwohnungen, siehe Seite 257

**Pflegenoten:**

| Pflege | Demenz | Betreuung | Wohnen | **Gesamt** | Bewohner |
|---|---|---|---|---|---|
| 1,0 | 1,2 | 1,0 | 1,0 | **1,0** | 1,3 |

**Alten- und Pflegeheime**

**Ausstattung:** Die Zimmer haben Pflegebett, Nachttisch, WC und barrierefreie Dusche, Einbauschrank, Tisch und Stuhl, Notruf, Telefon- und TV-Anschluss. Die Bewohner können sich mit eigenen Möbeln einrichten.

**Monatliche Kosten:**

|    | Grad 1   | Grad 2   | Grad 3    | Grad 4    | Grad 5    |
|----|----------|----------|-----------|-----------|-----------|
| H: | 1.991,60 | 2.623,12 | 3.115,31  | 3.628,19  | 3.858,17  |
| P: | −125,00  | −770,00  | −1.262,00 | −1.775,00 | −2.005,00 |
| Z: | 1.866,60 | 1.853,12 | 1.853,31  | 1.853,19  | 1.853,17  |

**Nahverkehr:** U-Bahnhof Farmsen, Linie: U1
**Lage:** Farmsen-Zentrum, Berner Au. Kirche Heilig Geist Hamburg/Farmsen und Einkaufszentrum in der Nähe

*Im Malteserstift St. Elisabeth steht der ältere Mensch mit seinen Wünschen und Bedürfnissen im Mittelpunkt. Das moderne Malteserstift St. Elisabeth befindet sich in direkter Nachbarschaft zur katholischen Kirche Heilig Geist am Standort Farmsen. Einige Geschäfte des täglichen Bedarfs sind fußläufig im Einkaufstreffpunkt Farmsen erreichbar. Hier findet man alle Einkaufsmöglichkeiten, Cafés, Restaurants und Freizeiteinrichtungen. Die nahe gelegenen Bushaltestellen und die U-Bahn-Station Farmsen sorgen für eine gute Verbindung in zentrale Stadtteile Hamburgs. Die großzügig und anspruchsvoll ausgelegte Pflegeeinrichtung nimmt pflegebedürftige Menschen auf, die vorübergehende oder ständige Betreuung benötigen. Es gibt zahlreiche Gemeinschaftsräume, zum Beispiel Andachtsraum und Cafeteria.*

*Isabell Mölls, Hausleiterin*

## Seniorenwohnanlage Walddörfer

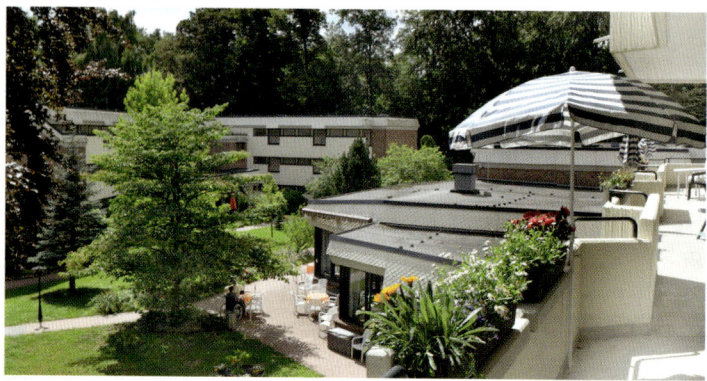

**Anschrift:** Berner Allee 3, 22159 Hamburg-Farmsen/Berne
**Leitung:** Frau Helge Röschmann, ☏ 040/644 18 20 00
Vereinigte Hamburger Wohnungsbaugenossenschaft eG (vhw), www.vhw-hamburg.de
56 Wohnungen, Pflegewohnen mit 189 Plätzen
**Wohnen:** Pflegewohnen
- Unterkunft in Einzel- und Doppelzimmern/Apartments
- Verpflegung mit 4 Mahlzeiten
- Bewegungsbad, Sauna, Speisesaal, Gemeinschaftsküche
- Ausflüge, Wandertage, Veranstaltungen des Freundeskreises, Therapieangebote
- Angeschlossenes Servicewohnen, siehe Seite 259

**Pflegenoten:**

| Pflege | Demenz | Betreuung | Wohnen | **Gesamt** | Bewohner |
|---|---|---|---|---|---|
| 1,5 | 1,0 | 1,0 | 1,0 | **1,2** | 1,1 |

**Ausstattung:** Die Zimmer haben Pflegebett, Nachttisch, Einbauschrank, WC und teilweise Dusche, Balkon oder Terrasse, Notruf, Telefon- und TV-Anschluss. Die Bewohner richten sich mit eigenen Möbeln ein. Im Doppelzimmer können Kleinmöbel mitgebracht werden.

**Monatliche Kosten im Doppelzimmer:**

|     | Grad 1 | Grad 2 | Grad 3 | Grad 4 | Grad 5 |
|-----|--------|--------|--------|--------|--------|
| H:  | 1.826,72 | 2.370,94 | 2.863,13 | 3.376,01 | 3.605,99 |
| P:  | –125,00 | –770,00 | –1.262,00 | –1.775,00 | –2.005,00 |
| Z:  | **1.701,72** | **1.600,94** | **1.601,13** | **1.601,01** | **1.600,99** |

Energieausweis: Baujahr 1986, Verbrauchsausweis, 250 kWh/(m²a), Erdgas Energieeffizienzklasse H

**Zuschlag:** im Doppelapartment € 54,15; im Einzelzimmer € 87,92; im Einzelapartment € 107,08

**Genossenschaftsanteile:** Zum Erwerb der Mitgliedschaft sind 25 Genossenschaftsanteile in Höhe von € 1.300,– notwendig, zuzüglich eines einmaligen Eintrittsgeldes von € 55,–. Beim Einzug sind die Anteile auf € 1.404,– bis € 3.016,– zu erhöhen. Die Höhe ist abhängig von der Zimmergröße.

**Nahverkehr:** U-Bahnhof Berne, Linie: U1

**Lage:** Berner Gutspark. Geschäfte in der Nähe, Wochenmarkt

---

*Über seine Zeit selbst verfügen, ohne an die täglichen Dinge des Haushalts denken zu müssen – so sollte es im Alter sein. Vielleicht stehen Sie vor der Entscheidung, in eine Seniorenwohneinrichtung einzuziehen. In einem persönlichen Gespräch würden wir Ihnen gern unser Haus vorstellen. Spüren Sie bei einem Besuch die Atmosphäre bei uns, reden Sie mit Bewohnerinnen und Bewohnern, die schon länger bei uns leben. Sehen Sie, wie Sie Ihre Zeit sinnvoll und frei in unserer Gemeinschaft gestalten können. Auch wenn der Fall eintritt, dass Sie auf die pflegerische Hilfe unseres Personals angewiesen sind, sind Sie bei uns richtig aufgehoben. Wir pflegen Sie fachkundig und persönlich.*

*Helge Röschmann, Leiterin*

## Christophorus Haus

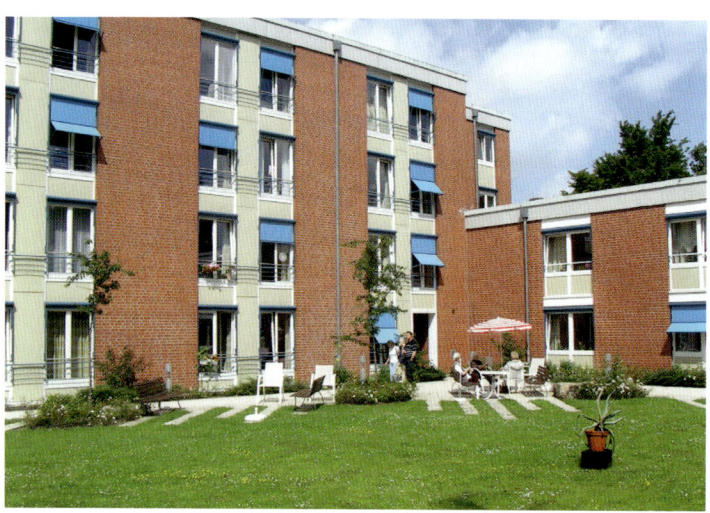

**Anschrift:** Hummelsbütteler Weg 84
22339 Hamburg-Hummelsbüttel
**Einrichtungsleitung:** Agnes Popow
**Beratung:** Grit Nonnenmacher-Entrich, ☎ 040/53 90 50
Diakoniestiftung Alt-Hamburg, www.diakoniestiftung.de
Alten- und Pflegeheim mit 124 Plätzen, Dementenbetreuung

**Wohnen:** Alten- und Pflegeheim
- Unterkunft in Einzel- und Doppelzimmern
- Verpflegung mit 3 Mahlzeiten, Menüwahl, nachmittags Kaffee
- Kleiner und großer Saal, Wohnzimmer mit Teeküche, Bibliothek/Clubraum, Raum der Stille, Gesellschafts- und Werkräume, Lichthof, Cafeteria, Garten, Balkone und Terrassen
- Ausflüge, Kurzurlaube, jahreszeitliche Feste, Andachten, Bibelstunden, Liedernachmittage, Theater- und Musik-

veranstaltungen, Einzel- und Gruppenbetreuung durch ehrenamtliche Helferinnen, Freundeskreis
**Ausstattung:** Die Zimmer haben Pflegebett, Nachttisch, WC und barrierefreie Dusche, Notruf, Telefon- und TV-Anschluss. Im Einzelzimmer richten sich die Bewohner mit eigenen Möbeln ein, im Doppelzimmer können Kleinmöbel mitgebracht werden.

**Monatliche Kosten:**

|    | Grad 1   | Grad 2   | Grad 3    | Grad 4    | Grad 5    |
|----|----------|----------|-----------|-----------|-----------|
| H: | 2.063,69 | 2.785,26 | 3.277,45  | 3.790,33  | 4.020,31  |
| P: | −125,00  | −770,00  | −1.262,00 | −1.775,00 | −2.005,00 |
| Z: | **1.938,69** | **2.015,26** | **2.015,45** | **2.015,33** | **2.015,31** |

**Nahverkehr:** Poppenbüttler Stieg, Bus: 174
**Lage:** Wohngebiet, Naturschutzgebiet Sievertsche Tongrube. Einkaufsmöglichkeiten in der Nähe

*Das Christophorus Haus gibt es seit 1967, es ist eine Einrichtung der Diakonie. Zu uns gehören die Kirchengemeinden Fuhlsbüttel, Hummelsbüttel und Poppenbüttel. Durch die Diakoniestiftung Alt-Hamburg können wir in guter Qualität auch wirtschaftlich arbeiten. »Vertrautes Mitbringen« ist ein wichtiger Leitsatz unseres Konzeptes. Damit ist mehr gemeint als nur Erinnerungstücke und Möbel. Das besondere ist Ihre Individualität, die wir respektieren und bewahren wollen. Es ist die wichtige Aufgabe unserer erfahrenen Mitarbeiter, durch liebevolle Zuwendung eine Atmosphäre der Geborgenheit und des Sich-Wohl-Fühlens zu schaffen. Ein Förderverein und viele ehrenamtliche Helfer sorgen für das gewisse Etwas.*

*Agnes Popow, Einrichtungsleiterin*

**Alten- und Pflegeheime**

## Haus Marienthal Seniorenpflegepension

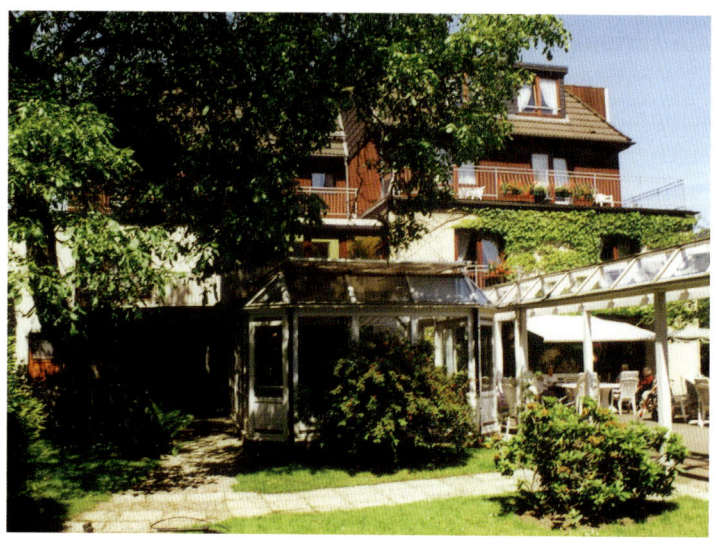

**Anschrift:** Ziesenißstr. 30–32, 22043 Hamburg-Marienthal
**Heimleitung:** Ernst Schäfer, ☎ 040/68 57 13
www.haus-marienthal-hamburg.de
Alten- und Pflegeheim mit 40 Plätzen, Dementenwohnbereich

**Wohnen:** Alten- und Pflegeheim
- Unterkunft in Einzel- und Doppel-Apartments
- Verpflegung mit 5 Mahlzeiten, nachmittags Kaffee und Kuchen, eigene Küche
- Speisesaal, Wintergarten, Gesellschaftsraum, Garten
- Jahreszeitliche Feste, Grillen im Garten, Diavorträge, Musik- und Bewegungstherapie, Angehörigenabende, Basteln, Feuerzangenbowle, Presseclub, Andachten

**Pflegenoten:**

| Pflege | Demenz | Betreuung | Wohnen | **Gesamt** | Bewohner |
|---|---|---|---|---|---|
| 1,1 | 1,0 | 1,0 | 1,0 | **1,0** | 1,0 |

**Alten- und Pflegeheime**

**Ausstattung:** Die Apartments haben Pflegebett, Nachttisch, WC und Dusche, Balkon oder Terrasse, Notruf, Telefon- und TV-Anschluss. Die Bewohner können Kleinmöbel mitbringen.

**Monatliche Kosten:**

|    | Grad 1   | Grad 2   | Grad 3    | Grad 4    | Grad 5    |
|----|----------|----------|-----------|-----------|-----------|
| H: | 2.055,48 | 2.600,00 | 3.092,19  | 3.605,08  | 3.835,05  |
| P: | −125,00  | −770,00  | −1.262,00 | −1.775,00 | −2.005,00 |
| Z: | **1.930,48** | **1.830,00** | **1.830,19** | **1.830,08** | **1.830,05** |

**Nahverkehr:** DB-Bahnhof Wandsbek, Linie: R10 Ziesenißstraße, Bus: 23

**Lage:** Wohngebiet mit Villen, Ein- und Zweifamilienhäusern, Wandsbeker Gehölz. Einkaufen am U-Bahnhof Wandsbek Markt, Einkaufsservice

> »*Kleines Haus mit großem Anspruch*«
> *Unser Ziel ist es, allen Bewohnern ein gemütliches Zuhause zu bieten. Ihre Zufriedenheit und Ihr Wohlbefinden stehen im Mittelpunkt unserer Bemühungen. Das umfangreiche Unterhaltungsangebot bietet für jeden Geschmack etwas. Unsere qualifizierten Mitarbeiter sind rund um die Uhr für Sie da und sorgen mit ihrem fröhlichen Engagement für eine gute Atmosphäre im Haus. Angehörige und Freunde unserer Bewohner sind gern gesehene Gäste. Menschen mit Demenz fühlen sich in unserem kleinen Haus schnell heimisch. Ihnen gehört unsere besondere Aufmerksamkeit und Fürsorge. Unser gut strukturierter Tagesablauf gibt ihnen Sicherheit und Geborgenheit. Sind Sie neugierig geworden? Dann rufen Sie uns an, wir freuen uns auf Ihren Besuch.*
>
> Ernst Schäfer, Heimleiter

## Senioren-Pflegepension Bärenallee Dieter Wurm

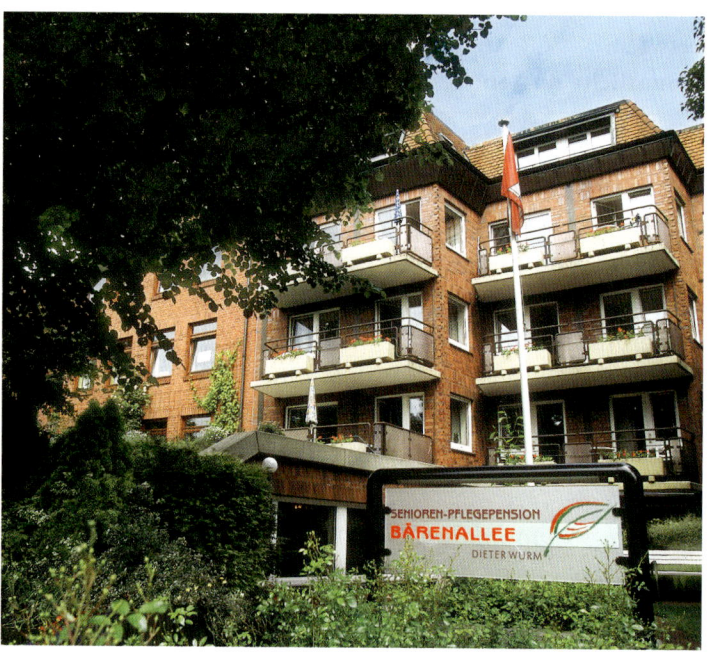

**Anschrift:** Bärenallee 19, 22041 Hamburg-Marienthal
**Leitung:** Ursula Sawallisch, ☎ 040/658 00 40
www.pflegeheim-wurm.de
Alten- und Pflegeheim mit 43 Plätzen
**Wohnen:** Alten- und Pflegeheim
- Unterkunft in Einzel- und Doppelzimmern
- Verpflegung mit 6 Mahlzeiten, Menüwahl
- Saal, Speisesaal, Aufenthalts- und Therapieraum, Garten, Terrasse, Balkone
- Ausflüge, jahreszeitliche Feste, Andachten, Spaziergänge, Liedernachmittage, Musikveranstaltungen, Hobbygruppen, Bewegungs- und Beschäftigungstherapie

Alten- und Pflegeheime

**Pflegenoten:**

| Pflege | Demenz | Betreuung | Wohnen | **Gesamt** | Bewohner |
|--------|--------|-----------|--------|------------|----------|
| 1,5    | 1,0    | 1,7       | 1,0    | **1,4**    | 1,1      |

**Ausstattung:** Die Zimmer haben Pflegebett, Nachttisch, Schrank, Tisch und Stuhl, WC und barrierefreie Dusche, Balkon, Notruf, Telefon- und TV-Anschluss. Gern können kleine persönliche Gegenstände mitgebracht werden.

**Monatliche Kosten:**

|     | Grad 1   | Grad 2   | Grad 3    | Grad 4    | Grad 5    |
|-----|----------|----------|-----------|-----------|-----------|
| H:  | 1.838,58 | 2.238,30 | 2.730,50  | 3.243,38  | 3.473,36  |
| P:  | −125,00  | −770,00  | −1.262,00 | −1.775,00 | −2.005,00 |
| Z:  | 1.713,58 | 1.468,30 | 1.468,50  | 1.468,38  | 1.468,36  |

**Nahverkehr:** U-/S-Bahnhof Wandsbeker Chaussee, Linien: U1, S1; U-Bahnhof Wandsbek Markt, Linie: U1

**Lage:** Wohngebiet, Altbauvillen. Einkaufsdienst, Kiosk, Einkaufsmöglichkeiten rund um den Wandsbeker Markt

*Zwei Häuser – eine Philosophie*
*Unsere Bewohner sollen sich, unter Berücksichtigung ihrer eigenen Gewohnheiten, bei uns geborgen und zu Hause fühlen. Dazu gehören individuelle Essens- und Ruhezeiten. Unsere aktivierende Pflege bietet Hilfestellung in allen Bereichen des täglichen Lebens an, mit dem Ziel, Eigenständigkeit zu erhalten, zu fördern oder wiederzuerlangen.*
*Sollte sich der Pflegeaufwand bis zur Schwerstpflegebedürftigkeit erhöhen, so wird kein Wechsel auf eine Pflegestation notwendig. Die umfassende pflegerische und medizinische Versorgung leisten unsere Ärzte gemeinsam mit unseren qualifizierten Mitarbeitern.*

Pflegeteam Wurm

**Alten- und Pflegeheime**

## Hospital zum Heiligen Geist
## Rundum-Pflege Heilig Geist

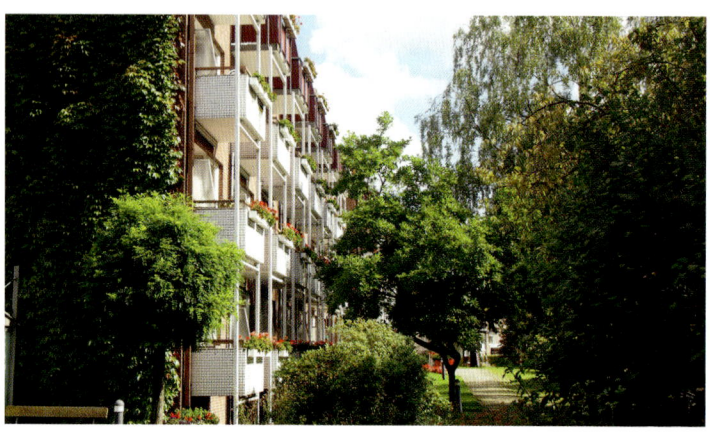

**Anschrift:** Hinsbleek 11, 22391 Hamburg-Poppenbüttel
**Beratung:** Sylvia Benke, ☎ 040/60 60 11 11, www.hzhg.de
285 Wohnungen, Alten- und Pflegeheim mit 812 Plätzen, 38 Kurzzeitpflegeplätzen und 17 Tagespflegeplätzen
**Wohnen:** Alten- und Pflegeheim
- Unterkunft in Einzel- und Paar-Apartments
- Verpflegung mit 4 Mahlzeiten, Menüwahl
- Gemeinschaftsräume, Festsaal, Physiotherapie mit Schwimmbad, Parkrestaurant, Bibliothek mit Internetcafé, Gästezimmer, parkähnliches Gelände
- Ausflüge, Soziale Betreuung, Kultur- und Veranstaltungsprogramme, Freundeskreis, Hobbytreff, ambulanter Hospizdienst, Gottesdienste
- Angeschlossene Seniorenwohnungen, siehe Seite 263; Kurzzeitpflege, Seite 164; Tagespflege, Seite 152

**Pflegenoten:**

| Pflege | Demenz | Betreuung | Wohnen | **Gesamt** | Bewohner |
|---|---|---|---|---|---|
| 2,2 | 1,0 | 1,0 | 1,0 | **1,6** | 1,3 |

**Alten- und Pflegeheime**

**Ausstattung:** Die Apartments haben Pflegebett, Einbauschrank, Kühlschrank, barrierefreie Dusche und WC, Terrasse oder Balkon, Rufanlage, Telefon- und TV-Anschluss. Auf Wunsch können eigene Möbel mitgebracht werden.

**Monatliche Kosten:**

|    | Grad 1 | Grad 2 | Grad 3 | Grad 4 | Grad 5 |
|----|--------|--------|--------|--------|--------|
| H: | 2.054,88 | 2.760,32 | 3.252,52 | 3.765,40 | 3.995,37 |
| P: | −125,00 | −770,00 | −1.262,00 | −1.775,00 | −2.005,00 |
| **Z:** | **1.929,88** | **1.990,32** | **1.990,52** | **1.990,40** | **1.990,37** |

**Zuschlag:** Je nach Größe und Ausstattung des Apartments im Altenheim wird monatlich ein Zuschlag zwischen € 105,– und € 250,– erhoben.

**Nahverkehr:** Hinsbleek, Bus: 179
Alte Landstraße, Bus: 24, 174, 176

**Lage:** Wohngebiet mit Ein- und Zweifamilienhäusern, Alsterwanderweg. Krämerladen im Haus, zweimal wöchentlich Buspendeldienst ins Einkaufszentrum

*Auf unserem schönen Parkgelände mit Bänken und schattigen Plätzen erleben Sie die Natur. Kulturelle Veranstaltungen und Gottesdienste in unserem Festsaal sind ebenso leicht zu erreichen wie die Apotheke, der Krämerladen oder die Sparkasse. Kontakte knüpfen Sie schnell in einem der zahlreichen Hobbykurse oder beim Gespräch in den gemütlichen Aufenthaltsräumen. In der »Kleinen Stadt für Senioren« finden Sie Hilfe im Alltag und fürsorgliche Pflege. Unser erfahrenes Pflegeteam mit ausgewiesenen Fachkompetenzen und die Pastorin stehen Ihnen zur Seite, damit Sie bei uns gut und sicher betreut sind.*

*Dr. Hartmut Clausen, Frank Schubert, Vorstand*

**Alten- und Pflegeheime**

## Alten- und Pflegeheim Kinne

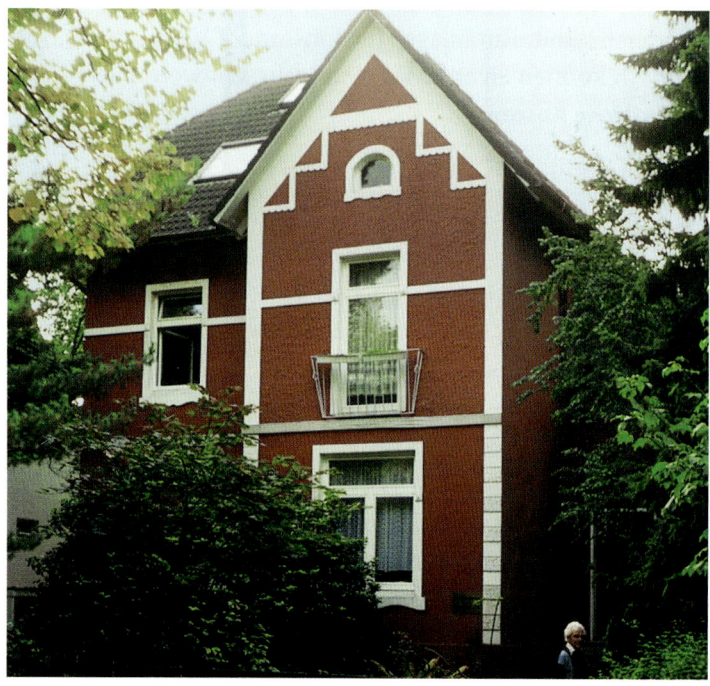

**Anschrift:** Paalende 11 und 30, 22149 Hamburg-Rahlstedt
**Heimleitung:** Sven und Oliver Kinne, ☎ 040/677 49 20
www.altenheim-kinne.de
Alten- und Pflegeheim mit 27 Plätzen für Sucht- und psychisch Kranke
**Wohnen:** Alten- und Pflegeheim
- Unterkunft in Einzel- und Doppelzimmern
- Verpflegung mit 4 Mahlzeiten
- Speiseraum, Tagesraum, Teeküche, Terrasse und Garten
- Ausflüge, Veranstaltungen, Therapieangebote

**Ausstattung:** Die Zimmer haben Holz- oder Parkettfußboden, Waschbecken, Keller, Notruf, Telefon- und TV-An-

**Alten- und Pflegeheime**

schluss. Auf der Etage: WC, Dusche und Pflegebad. Im Einzelzimmer richten sich die Bewohner mit eigenen Möbeln ein, im Doppelzimmer können Kleinmöbel mitgebracht werden.

**Monatliche Kosten:**

|     | Grad 1   | Grad 2    | Grad 3    | Grad 4    | Grad 5    |
| --- | -------- | --------- | --------- | --------- | --------- |
| H:  | 1.627,17 | 2.079,52  | 2.571,71  | 3.084,59  | 3.314,57  |
| P:  | −125,00  | −770,00   | −1.262,00 | −1.775,00 | −2.005,00 |
| **Z:** | **1.502,17** | **1.309,52** | **1.309,71** | **1.309,59** | **1.309,57** |

**Nahverkehr:** Amtsstraße, Bus: 162, 164
**Lage:** ruhiges Wohngebiet. Einkaufszentrum Rahlstedt

*Kleines privates Alten- und Pflegeheim mit familiärer Betreuung durch geschultes Personal. Liebevoll restaurierte alte Jugendstilvilla.*

Sven und Oliver Kinne, Heimleiter

## Haus Birkengrund

**Anschrift:** Greifenberger Straße 23–25
22147 Hamburg-Rahlstedt
**Direktion:** Petra Tiedemann, ☏ 040/88 88 17 30
**Vermietung:** Angela Gutknecht, ☏ 040/970 70 970
www.haus-birkengrund.de
Seniorenpflegeeinrichtung mit 74 Plätzen, Dementenwohnbereich
**Wohnen:** Seniorenpflegeeinrichtung
- Unterkunft in Einzel- und Doppelapartments
- Verpflegung mit 4 Mahlzeiten, Menüwahl

**Alten- und Pflegeheime**

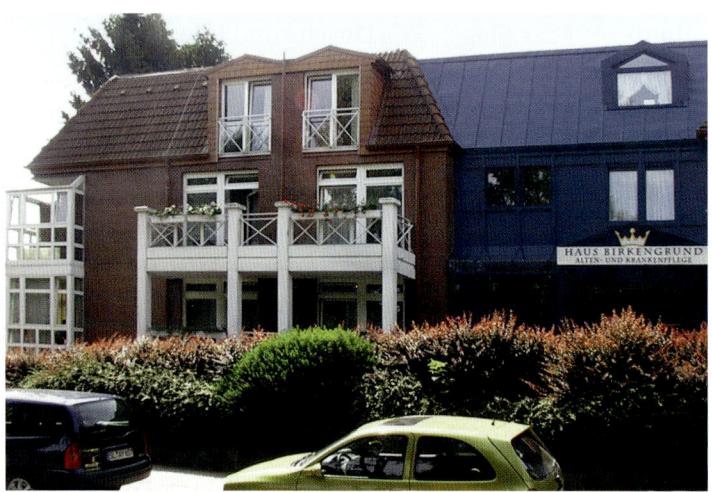

- Restaurant, Therapieräume, Wohnzimmer, Garten
- Ausflüge, jahreszeitliche Feste, Andachten, Livemusik, Filmvorführungen, Singen, Spielen

**Pflegenoten:**

| Pflege | Demenz | Betreuung | Wohnen | **Gesamt** | Bewohner |
|---|---|---|---|---|---|
| 1,0 | 1,0 | 1,0 | 1,0 | **1,0** | 1,0 |

**Ausstattung:** Die Apartments haben Pflegebett, Nachttisch, Tisch und Stühle, Schrank, WC und Dusche, Balkon oder Terrasse, Notruf, Telefon-, Internet- und TV-Anschluss. Kleinmöbel können mitgebracht werden.

**Monatliche Kosten:**

|  | Grad 2 | Grad 3 | Grad 4 | Grad 5 |
|---|---|---|---|---|
| Heimentgelt: | 2.738,18 | 3.230,18 | 3.743,18 | 3.973,18 |
| Pflegekasse: | −770,00 | −1.262,00 | −1.775,00 | −2.005,00 |
| **Zu zahlen:** | **1.968,18** | **1.968,18** | **1.968,18** | **1.968,18** |

**Nahverkehr:** Greifenberger Straße (Ost), Bus: 275
**Lage:** Wohngebiet mit Mehrfamilienhäusern. Einkaufsdienst, Einkaufszentrum in der Nähe

**Alten- und Pflegeheime**

*Das Haus Birkengrund ist eine Oase der Ruhe und Entspannung und stellt einen deutlichen Gegensatz zum tobenden Leben im Zentrum Hamburgs da. Die Bewohner nutzen gern die beschauliche Atmosphäre des angrenzenden Greifenberg Parks für Spaziergänge oder lassen sich auf einer der vielen Terrassen des Hauses von der Sonne verwöhnen. Insgesamt 74 Bewohner erhalten im Haus Birkengrund die Möglichkeit, ein Höchstmaß an kompetenter Pflege und Fürsorge zu genießen. Im Vordergrund steht der persönliche Bezug zu jedem einzelnen Bewohner. Wesentliche Bausteine der Pflege sind die Beschäftigungs-, Ergo- und Physiotherapie. Mit verschiedenen Maßnahmen wird das soziale und familiäre Umfeld gefördert. Gerne beraten wir Sie in einem persönlichen Gespräch – wir freuen uns auf Sie.*

Petra Tiedemann, Direktorin

## Parkresidenz Rahlstedt

**Anschrift:** Rahlstedter Straße 29, 22149 Hamburg-Rahlstedt
**Vermietung:** Ursula Zoch, ☏ 040/67 37 30
185 Appartements und Pflegestation mit 32 Plätzen
**Wohnen:** Pflegestation
- Unterkunft in Einzelzimmern
- Verpflegung mit 4 Mahlzeiten
- Schwimmbad, Café, Bar, Amphitheater, Bibliothek, Hobbyraum, Kaminzimmer, Wintergarten, Internetcafé
- Konzerte, Vorträge, Theater, Spielkreise, Veranstaltungen
- Angeschlossene Residenz, siehe Seite 307

**Pflegenoten:**

| Pflege | Demenz | Betreuung | Wohnen | **Gesamt** | Bewohner |
|---|---|---|---|---|---|
| 1,0 | 1,0 | 1,0 | 1,0 | **1,0** | 1,0 |

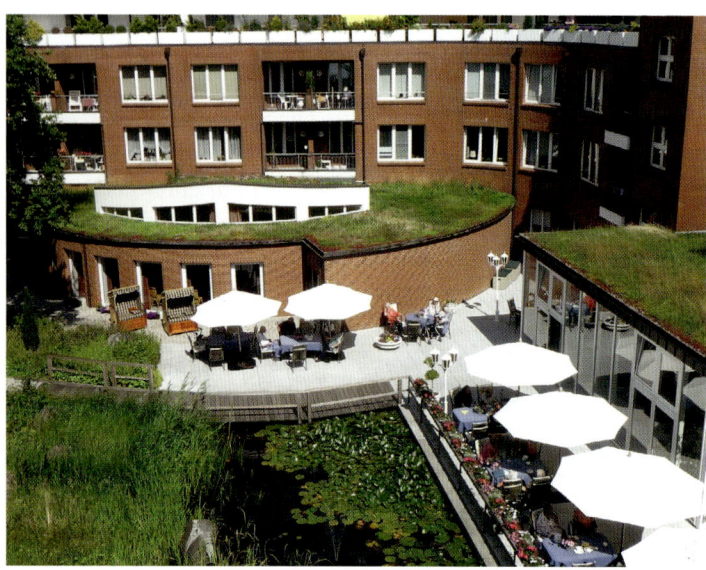

**Ausstattung:** Die Pflege-Appartements haben Pflegebett, WC und barrierefreie Dusche, Notruf, Telefon- und TV-Anschluss. Die Bewohner richten sich mit eigenen Möbeln ein.

**Monatliche Kosten:**

|    | Grad 1    | Grad 2    | Grad 3     | Grad 4     | Grad 5     |
|----|-----------|-----------|------------|------------|------------|
| H: | 3.075,00  | 3.566,00  | 3.959,60   | 4.370,00   | 4.554,00   |
| P*:| −125,00   | −616,00   | −1.009,60  | −1.420,00  | −1.604,00  |
| Z: | **2.950,00** | **2.950,00** | **2.950,00** | **2.950,00** | **2.950,00** |

*Die Parkresidenz hat auf eine Vergütungsvereinbarung gemäß § 91 SGB XI verzichtet. Daher haben die Versicherten nur einen Anspruch auf 80 % der Pauschalleistungen für vollstationäre Pflege des jeweiligen Pflegegrades.

**Zuschlag:** für ein großes Einzelzimmer (44 m²) € 480,–
**Nahverkehr:** Loher Straße, Bus: 9
**Lage:** Wandsetal. Läden im Haus, Einkaufszentrum Rahlstedt-Center, Wochenmarkt

*Durch eine überdurchschnittlich hohe Zahl an qualifizierten Fachkräften ermöglichen wir eine optimale Betreuung. Persönliche Zuwendung ist uns dabei besonders wichtig. Der gesamte Pflegebereich hat eine sehr hochwertige Ausstattung, die Sie in Ihrem Einzelzimmer durch eigene Möbel ergänzen können.*

Markus Berns, Direktor

## Seniorensitz am Hegen

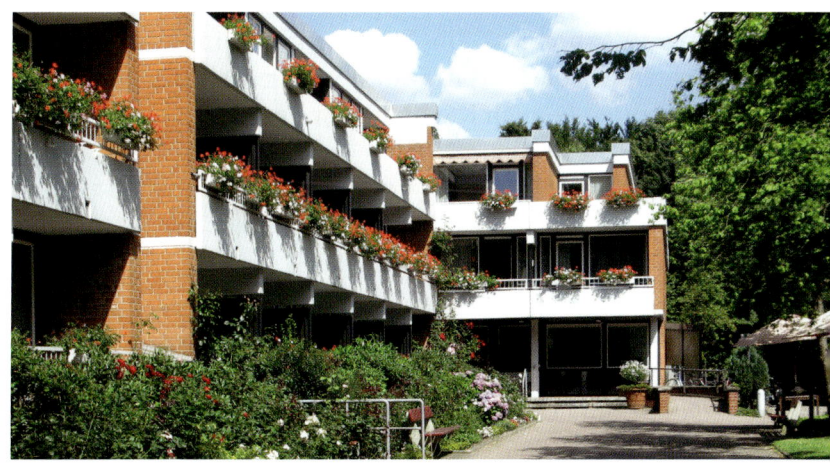

**Anschrift:** Am Hegen 29, 22149 Hamburg-Rahlstedt
**Einrichtungsleitung:** Thomas Fischer
**Kundenbüro:** Anne Scheffler und Nicola Humpke
☏ 040/673 70 40, www.seniorensitz-am-hegen.de
Alten- und Pflegeheim mit 162 Plätzen
**Wohnen:** Alten- und Pflegeheim
- Unterkunft in Einzel-Apartments sowie Einzel- und Doppelzimmern

**Alten- und Pflegeheime**

- Verpflegung mit 3 Mahlzeiten aus eigener Küche, Wahlmenüs, Nachmittagskaffee
- Gartenrestaurant, Aufenthalts- und Mehrzweckräume
- Ausflüge, jahreszeitliche Feste, Andachten, Spaziergänge, Sinnesgarten, Hobbygruppen, Vorlesen, Musikveranstaltungen, Filmvorführung, Bingo

**Pflegenoten:**

| Pflege | Demenz | Betreuung | Wohnen | **Gesamt** | Bewohner |
|---|---|---|---|---|---|
| 1,3 | 1,0 | 1,0 | 1,0 | **1,1** | 1,1 |

**Ausstattung:** Die Apartments/Zimmer haben Pflegebett, Nachttisch, Kleiderschrank, Tisch und Stuhl, WC und barrierefreie Dusche, überwiegend Loggia, Notruf, Telefon- und TV-Anschluss. Im Apartment und im Einzelzimmer richten sich die Bewohner mit eigenen Möbeln ein, im Doppelzimmer können Kleinmöbel mitgebracht werden.

**Monatliche Kosten:**

|  | Grad 1 | Grad 2 | Grad 3 | Grad 4 | Grad 5 |
|---|---|---|---|---|---|
| H: | 1.953,57 | 2.866,17 | 3.358,37 | 3.871,25 | 4.101,22 |
| P: | −125,00 | −770,00 | −1.262,00 | −1.775,00 | −2.005,00 |
| **Z:** | **1.828,57** | **2.096,17** | **2.096,37** | **2.096,25** | **2.096,22** |

**Zuschlag:** Für besondere Komfortleistungen (z. B. zusätzliche Wohnfläche) wird ein Zuschlag zwischen € 102,26 und € 572,20 erhoben.
**Nahverkehr:** Seniorensitz Am Hegen, Bus: 164
**Lage:** Wohngebiet, Waldgebiet. Einkaufen in der Nähe

*Im idyllischen Stadtteil Rahlstedt wurde vor über 30 Jahren der »Seniorensitz am Hegen« erbaut. Der schöne Garten und die Lage zum angrenzenden »Hegenwäldchen« laden zum Verweilen und zu Spaziergängen ein. Die Anbindung an den Rahlstedter Ortskern ist durch eine eige-*

ne Bushaltestelle gesichert. Ihre ca. 28 m² bis 45 m² großen Räumlichkeiten können sich unsere Bewohner mit ihren eigenen Möbeln einrichten. Kleine Haustiere dürfen mitgebracht werden. Dadurch entsteht ein »Zu-Hause-Gefühl«, das durch die freundliche, aufgeschlossene Art unserer Mitarbeiter und auch aufgrund der guten hauseigenen Küche zu einer engen Bindung an den »Hegen« führt. Für unsere langjährigen Bewohner ist er wirklich ein »Zuhause« geworden.

Thomas Fischer, Einrichtungsleiter

## Villa Eilersweg

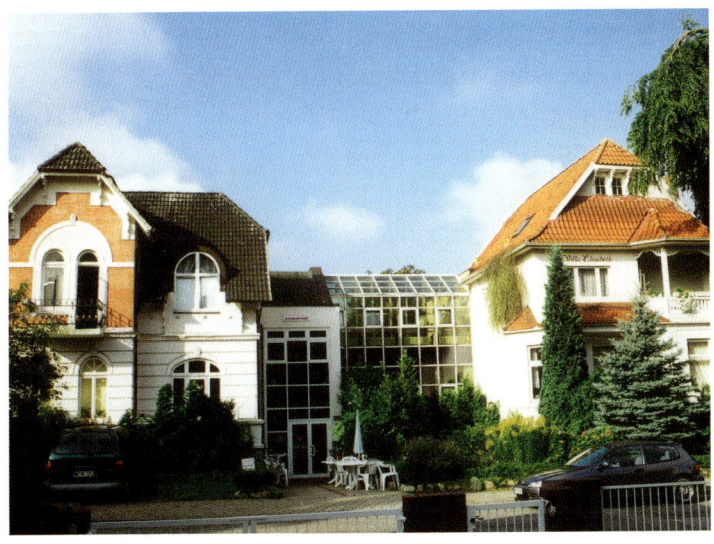

**Anschrift:** Eilersweg 10–12, 22143 Hamburg-Rahlstedt
**Heimleitung:** Oliver Kinne, ☏ 040/675 65 30
www.altenheim-kinne.de

**Alten- und Pflegeheime**

Alten- und Pflegeheim mit 27 Plätzen für Sucht- und psychisch Kranke

**Wohnen:** Alten- und Pflegeheim
- Unterkunft in Einzel- und Doppelzimmern
- Verpflegung mit 4 Mahlzeiten
- Speise- und Therapieraum, Garten
- Ausflüge, Reisen, Veranstaltungen

**Ausstattung:** Die Zimmer haben WC und Dusche, Notruf, Telefon- und TV-Anschluss. Alle Zimmer sind möbliert, eigene Möbel können mitgebracht werden.

**Monatliche Kosten:**

|    | Grad 1   | Grad 2   | Grad 3    | Grad 4    | Grad 5    |
|----|----------|----------|-----------|-----------|-----------|
| H: | 1.827,03 | 2.137,61 | 2.629,81  | 3.142,69  | 3.372,67  |
| P: | −125,00  | −770,00  | −1.262,00 | −1.775,00 | −2.005,00 |
| **Z:** | **1.702,03** | **1.367,61** | **1.367,81** | **1.367,69** | **1.367,67** |

**Nahverkehr:** Amtsstraße, Bus: E62, 162, 164
**Lage:** Wohngebiet mit Ein- und Zweifamilienhäusern. Geschäfte in der Nähe

*In einem schönen Villenviertel, nur wenige Minuten vom Rahlstedter Einkaufszentrum entfernt, liegt die Villa Eilersweg. Die Villa Eilersweg ist als christliches Heim bekannt, in dem die Heimbewohner mit Respekt behandelt werden. Wir möchten, dass Sie sich bei uns auch oder gerade als pflegebedürftiger Mensch geborgen und liebevoll betreut fühlen. Unser ausgebildetes Personal steht Ihnen rund um die Uhr zur Verfügung. Wir organisieren für Sie auch Ausflüge. Rufen Sie an oder besuchen Sie uns doch einfach!*

*Oliver Kinne, Heimleiter*

**Alten- und Pflegeheime**

## Haus Volksdorf

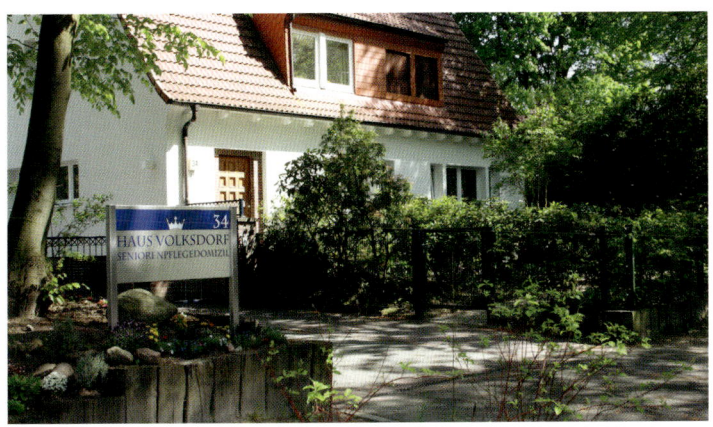

**Anschrift:** Lerchenberg 34, 22359 Hamburg-Volksdorf
**Direktion:** Martina Bergmann-Körber, ☎ 040/609 118 11
**Vermietung:** Angela Gutknecht, ☎ 040/970 70 970
www.haus-volksdorf.de
Seniorenpflegeeinrichtung mit 28 Plätzen, Dementenwohnbereich
**Wohnen:** Seniorenpflegeeinrichtung
- Unterkunft in Einzel- und Doppelappartements
- Verpflegung mit 4 Mahlzeiten
- Lobby, Restaurant, Therapieräume, Klönecken, Garten
- Bewohnerurlaube, Ausflüge, jahreszeitliche Feste, Andachten, Live-Musik, Filmvorführungen, Singen

**Pflegenoten:**

| Pflege | Demenz | Betreuung | Wohnen | **Gesamt** | Bewohner |
|---|---|---|---|---|---|
| 1,0 | 1,0 | 1,0 | 1,0 | **1,0** | 1,0 |

**Ausstattung:** Die Appartements haben Pflegebett, Einbauschrank, Nachttisch, Tisch und Stühle, barrierefreies Bad mit WC, Balkon oder Terrasse, Notruf, Telefon- und Kabelanschluss. Kleinmöbel können mitgebracht werden.

**Monatliche Kosten:**

|  | Grad 2 | Grad 3 | Grad 4 | Grad 5 |
|---|---|---|---|---|
| Heimentgelt: | 2.906,71 | 3.398,71 | 3.911,71 | 4.141,71 |
| Pflegekasse: | −770,00 | −1.262,00 | −1.775,00 | −2.005,00 |
| **Zu zahlen:** | **2.136,71** | **2.136,71** | **2.136,71** | **2.136,71** |

**Nahverkehr:** U-Bahnhof Volksdorf, Linie: U1
**Lage:** Wohngebiet, waldreiche Umgebung. Geschäfte in der Nähe

*Wohnlichkeit und Gemütlichkeit sind gleichzeitig jene Bedingungen, die jeder von uns an sein eigenes Zuhause stellt, um sich wohlzufühlen. In unserem kleinsten Haus wird mit einem Höchstmaß an Normalität gewohnt und gelebt. Dies unterscheidet unser Haus kategorisch von großen Pflegeeinrichtungen mit Krankenhauscharakter und ist deswegen nicht unbedacht im Stadtviertel Volksdorf angesiedelt.*
*Das Stadtviertel hat noch seinen eher dörflichen Charakter mitten im Grünen erhalten. Es gibt kleinere Geschäfte, die Kirche um die Ecke und kleine ruhige Straßen. Einer der schönsten Wochen- und Flohmärkte findet hier regelmäßig seine Fans ...*

*Martina Bergmann-Körber, Direktorin*

## Residenz am Wiesenkamp

**Anschrift:** Wiesenkamp 16, 22359 Hamburg-Volksdorf
**Pflegedienstleitung:** Karina Arlt, ☏ 040/64 41 60
191 Appartements und Pflegestation mit 95 Plätzen, Kurzzeitpflege

**Alten- und Pflegeheime**

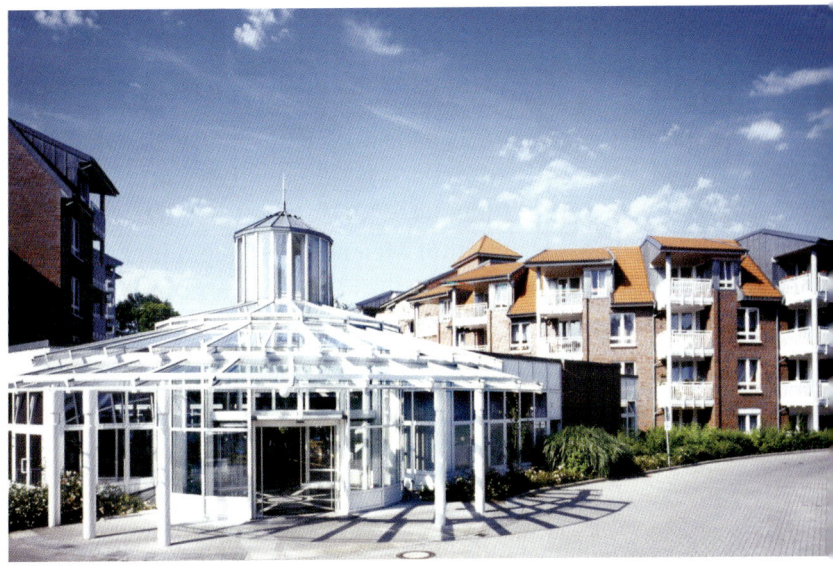

**Wohnen:** Pflegebereich
- Unterkunft in Einzelzimmern und 1,5-Zimmer-Appartements
- Verpflegung mit 4 Mahlzeiten, 3 Menüs zur Auswahl
- Bewegungsbad, Ergotherapie, Café, Bibliothek mit Internet
- Ausflüge, jahreszeitliche Feste, Veranstaltungen, Handarbeit, Singkreis, Bewegungstraining, Biografiegespräche
- Angeschlossene Residenz, siehe Seite 309

**Pflegenoten:**

| Pflege | Demenz | Betreuung | Wohnen | **Gesamt** | Bewohner |
|---|---|---|---|---|---|
| 1,2 | 1,0 | 1,0 | 1,0 | **1,1** | 1,4 |

**Ausstattung:** Die Pflegezimmer haben Pflegebett, WC und Bad, teilweise Balkon, Notruf, Telefonanlage mit Durchwahl und TV-Anschluss. Die Pflege-Appartements haben zusätzlich eine Küchenzeile. Eigene Möbel können mitgebracht werden.

**Monatliche Kosten:**

|    | Grad 1   | Grad 2   | Grad 3    | Grad 4    | Grad 5    |
|----|----------|----------|-----------|-----------|-----------|
| H: | 2.176,85 | 2.798,94 | 3.291,14  | 3.804,02  | 4.033,99  |
| P: | −125,00  | −770,00  | −1.262,00 | −1.775,00 | −2.005,00 |
| Z: | 2.051,85 | 2.028,94 | 2.029,14  | 2.029,02  | 2.028,99  |

**Nahverkehr:** U-Bahnhof Meiendorfer Weg, Linie: U1
**Lage:** Wohngebiet, Volksdorfer Wald. Kiosk im Haus, Einkaufen in Volksdorf, kostenlose Einkaufsfahrten

## Hamburger Blindenstiftung
## Senator-Ernst-Weiß-Haus

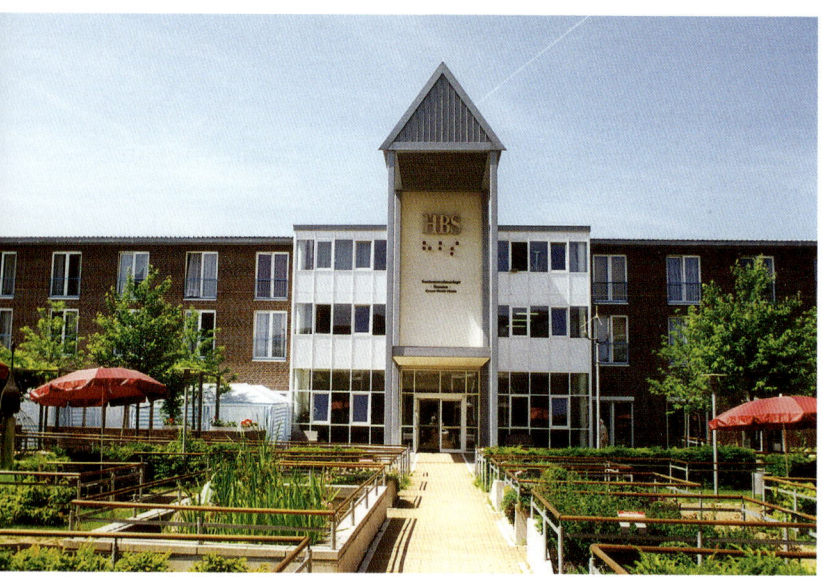

**Anschrift:** Bullenkoppel 17, 22047 Hamburg-Wandsbek
**Einrichtungsleitung:** Petra Koalick, ☏ 040/69 46-0
www.sewh.de

**Alten- und Pflegeheime**

Alten- und Pflegewohnanlage mit 132 Plätzen vorrangig für Sehbehinderte und Blinde
**Wohnen:** Alten- und Pflegewohnanlage
- Facheinrichtung für sehbehinderte und blinde Senioren
- Unterkunft in Einzel-Apartments
- Verpflegung mit 4 Mahlzeiten in den Wohngruppen
- Cafeteria, Gemeinschaftsräume, Garten, Terrasse
- Ausflüge, Konzerte und Lesungen im Haus, jahreszeitliche Feste, Freizeit- und Therapieangebote

**Pflegenoten:**

| Pflege | Demenz | Betreuung | Wohnen | **Gesamt** | Bewohner |
|---|---|---|---|---|---|
| 2,1 | 1,0 | 1,0 | 1,0 | **1,6** | 1,1 |

**Ausstattung:** Die Apartments haben WC und barrierefreie Dusche, Einbauschrank, Abstellraum, Notruf, Telefon- und TV-Anschluss. Die Erdgeschoss-Apartments haben Terrasse. Die Bewohner richten sich mit eigenen Möbeln ein.
**Facheinrichtung:** Das Haus ist mit einer Vielzahl individueller Orientierungshilfen und Leitsystemen ausgestattet, damit sich sehbehinderte und blinde Bewohner besser zurechtfinden: Rot als Leitfarbe, viel Helligkeit, Kontrastreichtum, beleuchtete Handläufe sowie taktile Leitsysteme. Klare Gliederung des Hauses und des Gartens zur besseren Orientierung, Duft- und Tastbeete, Notruf auch im Garten.
**Monatliche Kosten:**

|    | Grad 1   | Grad 2   | Grad 3   | Grad 4   | Grad 5   |
|----|----------|----------|----------|----------|----------|
| H: | 2.405,32 | 3.174,40 | 3.666,40 | 4.179,40 | 4.409,40 |
| P: | −125,00  | −770,00  | −1.262,00 | −1.775,00 | −2.005,00 |
| **Z:** | **2.280,32** | **2.404,40** | **2.404,40** | **2.404,40** | **2.404,40** |

**Nahverkehr:** U-Bahnhof Trabrennbahn, Linie: U1 Bullenkoppel, Bus: 118
**Lage:** Wohngebiet, Kleingartenverein. Kleines Einkaufszentrum in der Nähe

> *Bei uns können blinde und sehbehinderte Senioren selbstständig und geborgen wohnen. Diese Grundpfeiler von Lebensqualität im dritten Lebensabschnitt stellen wegen der Sehbeeinträchtigung besondere Anforderungen da, auf die wir im Senator-Ernst-Weiß-Haus bestens eingestellt sind. Das Haus gewährleistet sowohl Sicherheit als auch Privatheit in der persönlichen Atmosphäre des eigenen Apartments. Erfahrenes und besonders geschultes Personal umsorgt, pflegt und berät Sie. Alten- und Ergotherapeuten sowie Alltagsbegleiter stehen Ihnen zur Seite. Zum therapeutischen Angebot zählt bei uns auch das Orientierungstraining. Zu unserer Konzeption gehört es, Gemeinschaft und Kontakte zu fördern, aber auch den Wunsch nach Alleinsein zu akzeptieren.*
>
> Petra Koalick, Leiterin

## Matthias-Claudius-Heim

**Anschrift:** Walther-Mahlau-Stieg 8
22041 Hamburg-Wandsbek
**Heimleitung:** Veronika Lattrich
☏ 040/696 95 30, www.matthias-claudius-heim.de
Diakoniestiftung Alt-Hamburg
Alten- und Pflegeheim mit 146 Plätzen, Dementenbereich
**Wohnen:** Alten- und Pflegeheim
- Unterkunft in Einzel- und Doppelzimmern
- Verpflegung mit 3 Mahlzeiten
- Aufenthalts- und Veranstaltungsräume, Speisesaal, Treffpunkte, Therapie- und Demenzgarten
- Ausflüge, jahreszeitliche Feste, Wunschkonzerte, Gymnastik und Krafttraining, Erzähl-Café, Spielen mit der

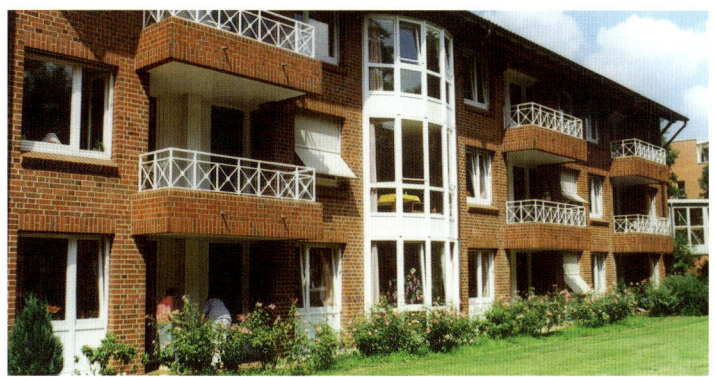

Spielekonsole, Gartenaktionen, Gottesdienste, Kaffee- und Klönstunden, Männerstammtisch, Aquarellmalen
**Ausstattung:** Die Einzelzimmer haben Pflegebett, Nachttisch, WC und barrierefreie Dusche, Balkon oder Terrasse, Notruf, Telefon- und TV-Anschluss. Die Bewohner richten sich mit eigenen Möbeln ein. Die Doppelzimmer sind inklusive Einbauschrank bereits vollständig eingerichtet.

**Monatliche Kosten:**

|    | Grad 1 | Grad 2 | Grad 3 | Grad 4 | Grad 5 |
|---|---|---|---|---|---|
| H: | 2.009,25 | 2.749,06 | 3.241,26 | 3.754,14 | 3.984,11 |
| P: | −125,00 | −770,00 | −1.262,00 | −1.775,00 | −2.005,00 |
| **Z:** | **1.884,25** | **1.979,06** | **1.979,26** | **1.979,14** | **1.979,11** |

**Nahverkehr:** Eichtalstraße, Bus: 9, 262
Walddörferstraße, Bus: 8, 116
**Lage:** Wohngebiet, Eichtalpark. Zwei Supermärkte und kleine Geschäfte in der Nähe, gemeinsame Einkaufsfahrten

*»Wandsbeker Bote« nannte der Dichter Matthias Claudius sich selbst. Bote einer guten, menschenfreundlichen Einstellung wollte er sein. Vielen hat er die Augen geöffnet*

**Alten- und Pflegeheime**

*für das Wunderbare in unserer Welt. Seine Gedanken und Worte sind kostbares literarisches Erbe. Unser Haus trägt seinen Namen. Seinem guten Geist fühlen wir uns verpflichtet. Er ermutigt uns zum Dienst am Menschen, besonders im Alter, bei Krankheit und in Todesnähe. Die Gastfreundschaft im Hause Claudius war hoch geschätzt. Die Freude an der Gemeinschaft, am Teilen und Mitteilen, öffnete die Tür. So ist auch bei uns die Tür offen für jeden, der hier eintreten möchte. Er ist willkommen als Gast, der hier eine Heimstatt findet, bis sie ihm ein Zuhause wird. Unser besonderer Dementenwohnbereich ist von Behörden und Kassen anerkannt.*

*Veronika Lattrich, Heimleiterin*

## Alsterdomizil
## Seniorenpflege Gut Wellingsbüttel

**Anschrift:** Wellingsbüttler Weg 71
22391 Hamburg-Wellingsbüttel
**Direktion:** Diaz Liedicke, ☎ 040/970 70-0
**Vermietung:** Angela Gutknecht, ☎ 040/970 70 970
www.alsterdomizil.de
14 Appartements und Seniorenpflegeeinrichtung mit 179 Plätzen, Kurzzeitpflege, Dementenwohnbereich
**Wohnen:** Betreuung in Hausgemeinschaften
- Unterkunft in Einzel- und Doppelappartements
- Verpflegung mit 4 Mahlzeiten in Buffetform, mittags Salatbuffet
- Lobby, Restaurant, Sonnen- und Dachterrasse, Klönecken, Parkanlage, Wassertretbecken, Therapie- und Aufenthaltsräume, Snoezelen-Raum, Kiosk

**Alten- und Pflegeheime**

## Wandsbek

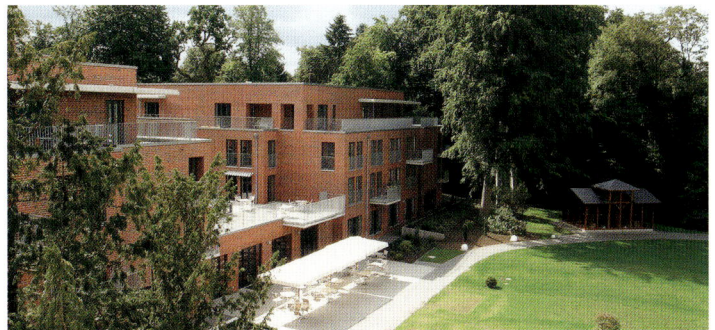

- Café und Restaurant gegen Bezahlung im Herrenhaus
- Bewohnerurlaub, Ausflüge, jahreszeitliche Feste, Livemusik, Kino, Gärtnern, Fortbildung für Angehörige
- Angeschlossene Kurzzeitpflege, siehe Seite 166
- Angeschlossene Residenz, siehe Seite 310

**Pflegenoten:**

| Pflege | Demenz | Betreuung | Wohnen | **Gesamt** | Bewohner |
|---|---|---|---|---|---|
| 1,4 | 1,0 | 1,0 | 1,0 | **1,2** | 1,0 |

**Ausstattung:** Die Appartements haben Pflegebett, Nachttisch, Tisch und Stühle, Schrank, barrierefreies Bad mit WC, teilweise Balkon oder Terrasse, Notruf, Telefon- und TV-Anschluss. Kleinmöbel können mitgebracht werden.

**Monatliche Kosten:**

|  | Grad 2 | Grad 3 | Grad 4 | Grad 5 |
|---|---|---|---|---|
| Heimentgelt: | 3.178,66 | 3.670,66 | 4.183,66 | 4.413,66 |
| Pflegekasse: | −770,00 | −1.262,00 | −1.775,00 | −2.005,00 |
| **Zu zahlen:** | **2.408,66** | **2.408,66** | **2.408,66** | **2.408,66** |

**Zuschlag:** für besondere Komfortleistungen (z. B. zusätzliche Wohnfläche) von € 50,– bis € 550,–
**Nahverkehr:** S-Bahnhof Wellingsbüttel, Linie: S1
**Lage:** Wohngebiet, Parkanlage, Alsterwanderweg. Kiosk im Haus, kleine Geschäfte und Wochenmarkt in der Nähe

**Alten- und Pflegeheime**

*Mit dem Alsterdomizil haben wir uns den Traum einer ganz besonderen Wohnform für pflegebedürftige Senioren erfüllt: Für den Bewohner entsteht der Eindruck, dass die Pflege zur Nebensache wird. Die Aktivitäten des täglichen Lebens orientieren sich an Hausgemeinschaften mit Gruppen und einem Höchstmaß an Normalität. Die Anlage besteht aus vier Pflegevillen, überwiegend mit Einzelzimmern. In allen Häusern befinden sich im Erdgeschoss die Wohnzimmer mit Sonnenterrasse, Küche und Gäste-WC. In den beiden Etagen darüber liegen die Wohn- und Schlafräume, die das Konzept des Hauses begründen: »Oben wird geschlafen, unten wird gelebt«. Jedes einzelne Haus ist spezialisiert: stationäre Altenpflege, professionelle Dementenbetreuung oder hochklassiges Service-Wohnen im Herrenhaus. Erleben Sie unser Verständnis von professioneller und liebevoller Pflege. Wir freuen uns auf Ihren Besuch.*

*Diaz Liedicke, Direktor*

## Altersheim am Rabenhorst Wellingsbüttel

**Anschrift:** Rabenhorst 39, 22391 Hamburg-Wellingsbüttel
**Heimleitung:** Rita Beschoner, ☎ 040/53 69 74-0
www.diakonie-alten-eichen.de
Alten- und Pflegeheim mit 107 Plätzen, Kurzzeitpflege, Dementenwohnbereich
**Wohnen:** Alten- und Pflegeheim
- Unterkunft in 1- und 1,5-Zimmer-Apartments
- Verpflegung mit 3 Mahlzeiten aus eigener Küche, nachmittags Kaffee
- Gemeinschaftsräume, Café, Festsaal, Terrasse, Wintergärten, Raum der Stille, Garten

Alten- und Pflegeheime

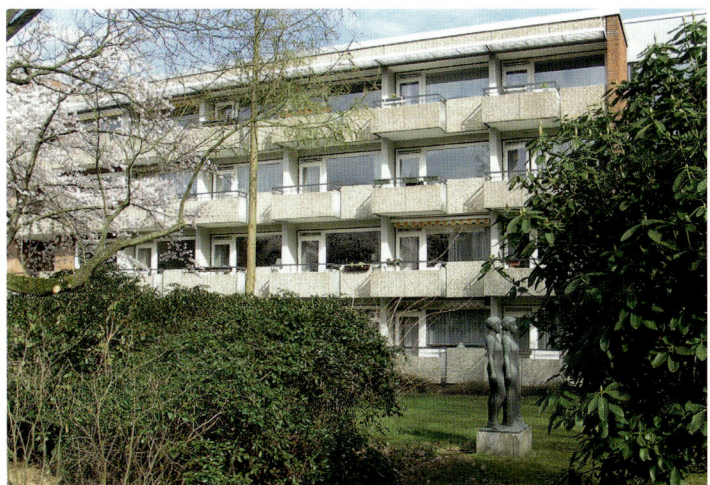

- Ausflüge, jahreszeitliche Feste, Malen, Singen, Musizieren, Basteln, Vorlesen, Dianachmittage, Gottesdienste

**Pflegenoten:**

| Pflege | Demenz | Betreuung | Wohnen | **Gesamt** | Bewohner |
|--------|--------|-----------|--------|------------|----------|
| 1,5 | 1,0 | 1,0 | 1,0 | **1,2** | 1,0 |

**Ausstattung:** Die Zimmer haben Pflegebett, WC, Duschbad, teilweise barrierefreie Dusche, Notruf, Telefon- und TV-Anschluss, Balkon bzw. Terrasse, teilweise Küchenzeile. Die Bewohner richten sich mit eigenen Möbeln ein.

**Monatliche Kosten:**

|    | Grad 1 | Grad 2 | Grad 3 | Grad 4 | Grad 5 |
|----|--------|--------|--------|--------|--------|
| H: | 2.125,88 | 2.696,65 | 3.188,65 | 3.701,65 | 3.931,65 |
| P: | −125,00 | −770,00 | −1.262,00 | −1.775,00 | −2.005,00 |
| **Z:** | **2.000,88** | **1.926,65** | **1.926,65** | **1.926,65** | **1.926,65** |

**Nahverkehr:** Rolfinckstraße, Bus: 8, 27, 168, 368
S-Bahnhof Wellingsbüttel, Linie: S1
**Lage:** Wohngebiet, Wald, Biotop. Kiosk, Einkaufsfahrten, Geschäfte in der Nähe

> *Wir nehmen unsere Bewohnerinnen und Bewohner als ganze Person wahr. Ihr Wohlbefinden steht im Mittelpunkt unserer Arbeit. Wir arbeiten nach einem erprobten Pflegekonzept (Juchli). Wir respektieren das Recht auf Selbstbestimmung unserer Bewohner und setzen uns für körperliche und seelische Integrität ein. Wir achten die Persönlichkeit eines Jeden unabhängig von Alter, Geschlecht, Nationalität, Religion, politischer Gesinnung und sozialer Stellung. Wir berücksichtigen die Privatsphäre unserer Bewohner und haben ein »offenes Ohr« für ihre Ängste und Hoffnungen. Als diakonische Einrichtung begleiten wir Menschen seelsorgerlich und gehen auf Fragen des persönlichen Glaubens ein. Wir ermöglichen Sterbenden einen würdevollen Tod und ihren Angehörigen einen angemessenen Abschied.*
>
> Rita Beschoner, Heimleiterin

## Rosenhof Ahrensburg

**Anschrift:** Lübecker Straße 3–11, 22926 Ahrensburg
**Vermietung:** Beate Wierhake, ☏ 04102/49 04 90
www.rosenhof.de
347 Komfort-Appartements und 49 Pflegeplätze
**Wohnen:** Pflegewohnbereich
- Unterkunft in Einzel- und Doppelzimmern
- Verpflegung mit 4 Mahlzeiten im Pflege-Restaurant
- Restaurant/Café, Bibliothek, Weißer Salon, weitere Veranstaltungsräume
- Kulinarische und kulturelle Angebote sowie Hobbygruppen, Veranstaltungen
- Angeschlossene Residenz, siehe Seite 313

**Alten- und Pflegeheime**

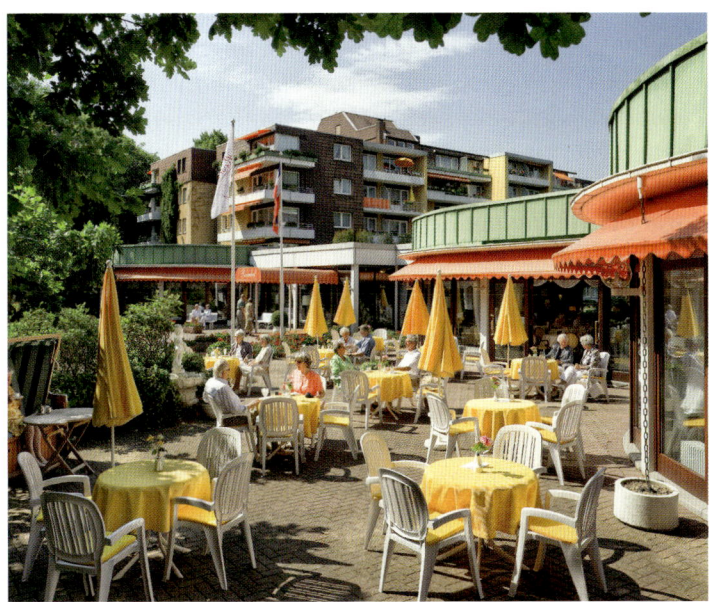

**Pflegenoten:**

| Pflege | Demenz | Betreuung | Wohnen | **Gesamt** | Bewohner |
|---|---|---|---|---|---|
| 1,0 | 1,0 | 1,0 | 1,0 | **1,0** | 1,0 |

**Ausstattung:** Die Zimmer haben Pflegebett, Nachttisch, Kleiderschrank, Sideboard, Tisch und Stühle, WC und Dusche, Notruf, Telefon- und TV-Anschluss, Balkon oder Terrasse. Kleinmöbel können mitgebracht werden.

**Monatliche Kosten im Doppelzimmer:**

|  | Grad 2 | Grad 3 | Grad 4 | Grad 5 |
|---|---|---|---|---|
| Heimentgelt: | 2.321,12 | 2.813,12 | 3.326,12 | 3.556,12 |
| Pflegekasse: | −770,00 | −1.262,00 | −1.775,00 | −2.005,00 |
| **Zu zahlen:** | **1.551,12** | **1.551,12** | **1.551,12** | **1.551,12** |

Energieausweis: 218,7 kWh/(m$^2$a), Energieeffizienzklasse G

**Nahverkehr:** Rosenhof, Bus: 476, 569, 8110

**Lage:** Ahrensburger Schloss. Werktags Supermarkt auf Rädern

Alten- und Pflegeheime

> Unser Ziel ist es, den Bewohnerinnen und Bewohnern des stationären Pflegewohnbereiches einen individuellen Privatbereich zu bewahren und in familiärer Atmosphäre ihre Eigenständigkeit soweit wie möglich zu erhalten und zu fördern. Qualifizierte und engagierte Pflegekräfte sowie Beschäftigungstherapeutinnen fördern die Alltagsfähigkeiten unter Berücksichtigung der persönlichen Situation. So gehören Spiele, Hand- und Sprachübungen, kreative Arbeiten, Singen und Gedächtnistraining zu den Leistungen der Pflegestation.
>
> Sebastian Nimmesgern, Direktor

## Senioren-Zentrum »An der Alten Wache«

**Anschrift:** An der alten Wache 2, 21509 Glinde
**Direktion:** Gerhard Frerker, ☏ 040/209 495 0
KerVita Betriebs GmbH, www.kervita.de
Seniorenzentrum mit 113 Plätzen, Kurzzeitpflege, Dementenwohnbereich
**Wohnen:** Seniorenzentrum
- Unterkunft in Einzel- und Doppelzimmern
- Verpflegung mit 4 Mahlzeiten aus hauseigener Küche, mittags Menüwahl, nachmittags Kaffee und Kuchen
- Cafeteria, Veranstaltungsraum, Bibliothek, Terrasse, parkähnliche Gartenanlage
- Ausflüge, jahreszeitliche Feste, Backen, Basteln, Bingo, Singen, Malen, Tanzveranstaltungen, Vorlesungen, Kaminabende, Andachten

**Pflegenoten:**

| Pflege | Demenz | Betreuung | Wohnen | **Gesamt** | Bewohner |
|---|---|---|---|---|---|
| 2,4 | 1,8 | 1,0 | 1,0 | **1,8** | 1,0 |

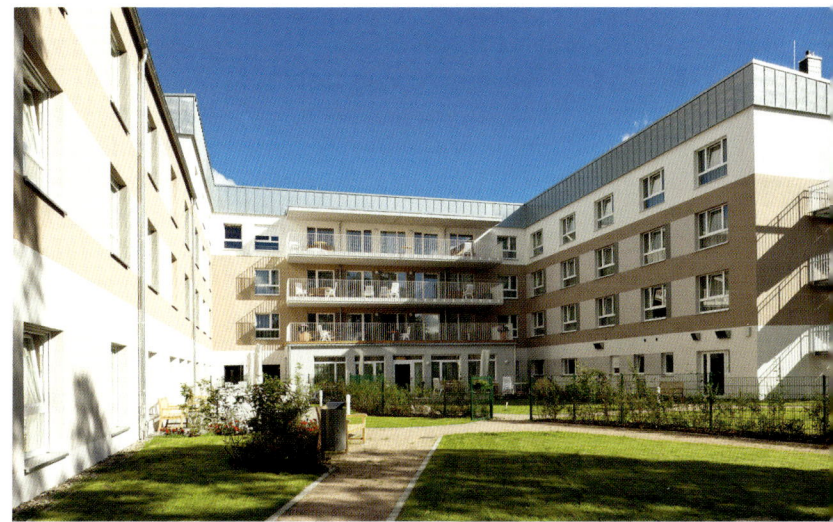

**Ausstattung:** Die Zimmer haben Pflegebett, Nachttisch, Schrank, WC und barrierefreie Dusche, Notruf, Telefon- und TV-Anschluss. Auf Wunsch können eigene Möbel mitgebracht werden.

**Monatliche Kosten:**

|    | Grad 1   | Grad 2   | Grad 3    | Grad 4    | Grad 5    |
|----|----------|----------|-----------|-----------|-----------|
| H: | 2.212,25 | 2.431,24 | 2.923,24  | 3.436,24  | 3.666,24  |
| P: | −125,00  | −770,00  | −1.262,00 | −1.775,00 | −2.005,00 |
| Z: | 2.087,25 | 1.661,24 | 1.661,24  | 1.661,24  | 1.661,24  |

**Nahverkehr:** An der alten Wache, Bus: 133, 776
**Lage:** Wohngebiet, Zentrum. Geschäfte in der Nähe

*In unserem KerVita Senioren-Zentrum »An der alten Wache« geht es uns um Ihr Wohlergehen und eine hohe Lebensqualität im Alter. Das Senioren-Zentrum »An der alten Wache« wird durch die Lebensgeschichte seiner Be-*

*wohner –Ihre Lebensgeschichte– lebendig! Wir möchten für Sie einen neuen Lebensmittelpunkt schaffen, den Sie als Ihr Zuhause schätzen lernen und bieten Ihnen die Freiräume, die Sie sich wünschen, ohne Sie dabei allein zu lassen. Bei uns finden Sie eine starke Gemeinschaft und ein sympathisches Umfeld, in dem Sie sich rundum geborgen fühlen können. Dafür sorgt unser qualifiziertes Pflegepersonal mit seiner hohen Sozial- und Fachkompetenz. Wir kümmern uns liebevoll rund um die Uhr um Sie und schenken Ihnen gerne jederzeit ein offenes Ohr.*

Gerhard Frerker, Direktor

## Rosenhof Großhansdorf 1

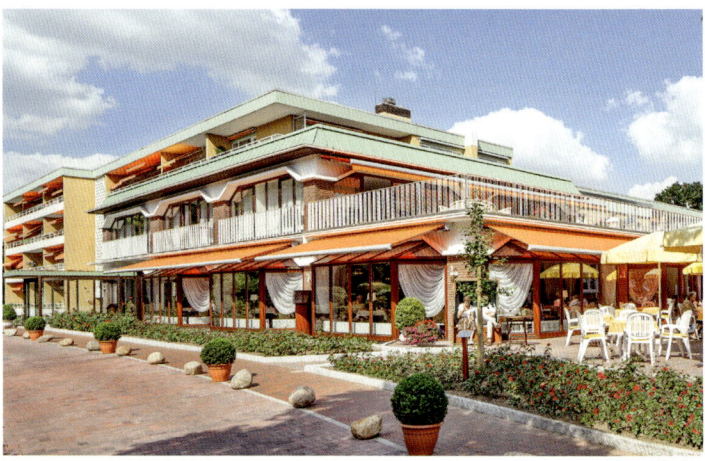

**Anschrift:** Hoisdorfer Landstraße 61, 22927 Großhansdorf
**Vermietung:** Bettina Statz, ☎ 04102/69 86 69
www.rosenhof.de
246 Komfort-Appartements und 47 Pflegeplätze

**Alten- und Pflegeheime**

**Wohnen:** Pflegewohnbereich
- Unterkunft in Einzel- und Doppelzimmern
- Verpflegung mit 4 Mahlzeiten im Pflege-Restaurant
- Restaurant/Café, Bibliothek, Weißer Salon, weitere Veranstaltungsräume
- Kulinarische und kulturelle Angebote sowie Hobbygruppen, Veranstaltungen
- Angeschlossene Residenz, siehe Seite 315

**Pflegenoten:**

| Pflege | Demenz | Betreuung | Wohnen | **Gesamt** | Bewohner |
|---|---|---|---|---|---|
| 1,7 | 1,0 | 1,0 | 1,0 | **1,3** | 1,0 |

**Ausstattung:** Die Pflegezimmer haben Pflegebett, Nachttisch, Kleiderschrank, Sideboard, Tisch und Stühle, WC und Dusche, Notruf, Telefon- und TV-Anschluss, Balkon. Im Einzel- oder Doppelzimmer können sich die Bewohner mit eigenen Kleinmöbeln einrichten.

**Monatliche Kosten im Doppelzimmer:**

|  | Grad 2 | Grad 3 | Grad 4 | Grad 5 |
|---|---|---|---|---|
| Heimentgelt: | 2.232,43 | 2.724,43 | 3.237,43 | 3.467,43 |
| Pflegekasse: | –770,00 | –1.262,00 | –1.775,00 | –2.005,00 |
| **Zu zahlen:** | **1.462,43** | **1.462,43** | **1.462,43** | **1.462,43** |

Energieausweis: 267,9 kWh/(m²a), Energieeffizienzklasse H

**Zuschlag:** Einzelzimmer monatlich ab € 760,50
**Nahverkehr:** U-Bahnhof Großhansdorf, Linie: U1
**Lage:** waldreiche Umgebung. Geschäfte in der Nähe, Supermarkt auf Rädern

*Mit einer personenbezogenen Pflege wird den Pflegebewohnerinnen und -bewohnern ein individueller Privatbereich bewahrt und in einer familiären Atmosphäre ihre Eigenständigkeit erhalten und gefördert. Durch kulinari-*

*sche und kulturelle Angebote wird eine Integration in die Gemeinschaft erlangt. Mit Gedächtnistraining, Spielen und Gymnastik sorgen Beschäftigungstherapeuten für den Erhalt geistiger und körperlicher Fähigkeiten.*

Engelbert Kammann, Direktor

## Rosenhof Großhansdorf 2

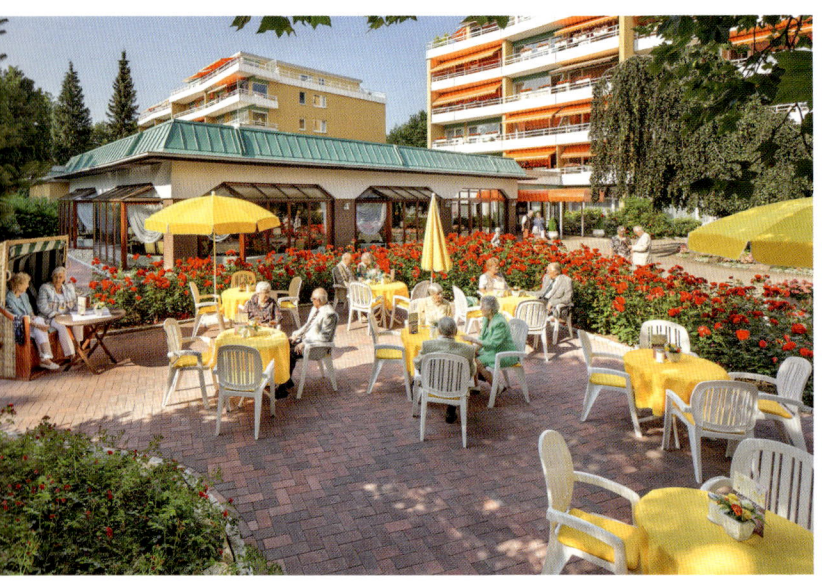

**Anschrift:** Hoisdorfer Landstraße 72, 22927 Großhansdorf
**Vermietung:** Beatrix Scholz, ☎ 04102/69 90 69
www.rosenhof.de
257 Komfort-Appartements und 49 Pflegeplätze
**Wohnen:** Pflegewohnbereich
- Unterkunft in Einzel- und Doppelzimmern
- Verpflegung mit 4 Mahlzeiten im Pflege-Restaurant

Alten- und Pflegeheime

- Restaurant/Café, Bibliothek, Weißer Salon, weitere Veranstaltungsräume
- Kulinarische und kulturelle Angebote sowie Hobbygruppen, Veranstaltungen
- Angeschlossene Residenz, siehe Seite 317

**Pflegenoten:**

| Pflege | Demenz | Betreuung | Wohnen | **Gesamt** | Bewohner |
|---|---|---|---|---|---|
| 1,2 | 1,0 | 1,0 | 1,0 | **1,1** | 1,0 |

**Ausstattung:** Die Pflegezimmer haben Pflegebett, Nachttisch, Kleiderschrank, Sideboard, Tisch und Stühle, WC und Dusche, Notruf, Telefon- und TV-Anschluss, Balkon oder Terrasse. Kleinmöbel können mitgebracht werden.

**Monatliche Kosten:**

|  | Grad 2 | Grad 3 | Grad 4 | Grad 5 |
|---|---|---|---|---|
| Heimentgelt: | 2.270,65 | 2.762,65 | 3.275,65 | 3.505,65 |
| Pflegekasse: | −770,00 | −1.262,00 | −1.775,00 | −2.005,00 |
| **Zu zahlen:** | **1.500,65** | **1.500,65** | **1.500,65** | **1.500,65** |

Energieausweis: 249,9 kWh/(m²a), Energieeffizienzklasse G

**Zuschlag:** Einzelzimmer monatlich ab € 760,42
**Nahverkehr:** U-Bahnhof Großhansdorf, Linie: U1
**Lage:** waldreiche Umgebung. Geschäfte in der Nähe, Supermarkt auf Rädern

*Unser Ziel und unsere Aufgabe ist es, den Bewohnerinnen und Bewohnern einen individuellen Privatbereich zu bewahren und in familiärer Atmosphäre ihre Eigenständigkeit soweit wie möglich zu erhalten und zu fördern. Unsere Beschäftigungstherapeuten kümmern sich um die Förderung von Alltagsfertigkeiten unter Berücksichtigung der persönlichen Lebenssituation des Bewohners. So gehören Sprachübungen, Gedächtnistraining und gemeinsame*

*Spiele ebenfalls zu den Leistungen des stationären Pflegewohnbereichs, die dazu beitragen sollen, Ihre persönliche Lebensqualität zu erhalten.*

Stefan Riefenstahl, Direktor

### Senioren-Zentrum »Lühmann-Park«

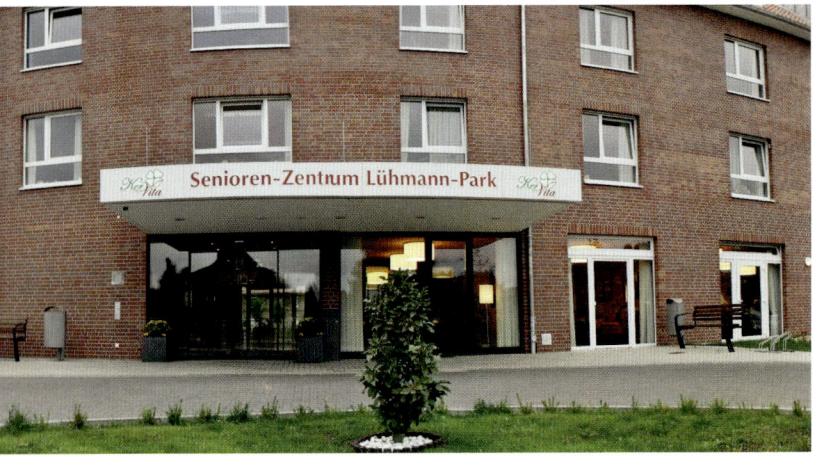

**Anschrift:** Lühmannstraße 11, 24558 Henstedt-Ulzburg
**Direktion:** Doreen Fischer, ☏ 04193/75 18 0
KerVita Betriebs GmbH, www.kervita.de
Seniorenzentrum mit 104 Plätzen, Kurzzeitpflege, Dementenwohnbereich
**Wohnen:** Seniorenzentrum
- Unterkunft in Einzel- und Doppelzimmern
- Verpflegung mit 4 Mahlzeiten aus hauseigener Küche, mittags Menüwahl, nachmittags Kaffee und Kuchen
- Cafeteria, Veranstaltungsraum, Bibliothek, Terrasse, parkähnliche Gartenanlage

**Alten- und Pflegeheime**

- Ausflüge, jahreszeitliche Feste, Backen, Basteln, Bingo, Singen, Malen, Tanzveranstaltungen, Vorlesungen, Kaminabende, Andachten

**Pflegenoten:**

| Pflege | Demenz | Betreuung | Wohnen | **Gesamt** | Bewohner |
|---|---|---|---|---|---|
| 1,0 | 1,0 | 1,0 | 1,0 | **1,0** | 1,6 |

**Ausstattung:** Die Zimmer haben Pflegebett, Nachttisch, Schrank, WC und barrierefreie Dusche, Notruf, Telefon- und TV-Anschluss. Auf Wunsch können eigene Möbel mitgebracht werden.

**Monatliche Kosten:**

|    | Grad 1 | Grad 2 | Grad 3 | Grad 4 | Grad 5 |
|---|---|---|---|---|---|
| H: | 2.101,18 | 2.286,96 | 2.778,96 | 3.291,96 | 3.521,96 |
| P: | −125,00 | −770,00 | −1.262,00 | −1.775,00 | −2.005,00 |
| **Z:** | **1.976,18** | **1.516,96** | **1.516,96** | **1.516,96** | **1.516,96** |

**Nahverkehr:** Bahnhof Henstedt-Ulzburg
Regionalbahn: A1, A2, A3
**Lage:** Wohngebiet. Einkaufsfahrten, Geschäfte in der Nähe

*Bei uns im KerVita Senioren-Zentrum »Lühmann-Park« pflegen wir mit unseren Bewohnern einen wertschätzenden und liebevollen Umgang. Hierbei sind Vertrauen, persönliche Nähe durch unsere liebenswürdigen Pflegekräfte jeden Tag sichergestellt und von größter Bedeutung. Bei uns wird niemand allein gelassen, sondern wir nehmen uns viel Zeit, um auf Ihre individuellen Belange und Wünsche einzugehen. Dafür steht unser qualifiziertes Pflegeteam rund um die Uhr zur Verfügung. Erst das Zusammenspiel aus hochwertiger Ausstattung und menschlicher Zuwendung schafft Ihnen ein Lebensumfeld, in dem Sie sich zu Hause fühlen. Damit wir jederzeit optimal auf Ihre individuellen Bedürfnisse eingehen können, rundet ein regelmäßiger Austausch mit Ihren behandelnden Ärzten unser fürsorgliches Pflegeangebot ab. Herzlichkeit und menschliche Zuwendung sind dabei unser höchster Anspruch.*

Doreen Fischer, Direktorin

## Senioren-Zentrum »Zur Pulvermühle«

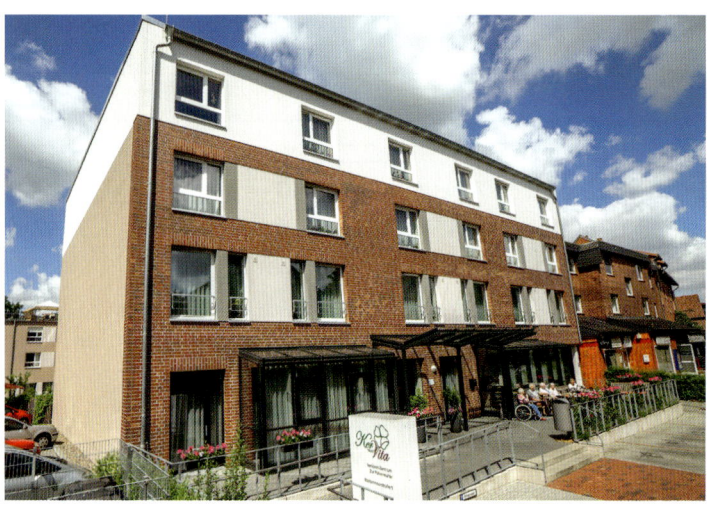

**Anschrift:** Mattenmoorstraße 5, 21217 Seevetal-Meckelfeld
**Direktion:** Emanuel Völkert, ☎ 040/253 325 0
KerVita Betriebs GmbH, www.kervita.de
Seniorenzentrum mit 113 Plätzen, Kurzzeitpflege, Dementenwohnbereich
**Wohnen:** Seniorenzentrum
- Unterkunft in Einzel- und Doppelzimmern
- Verpflegung mit 4 Mahlzeiten aus hauseigener Küche, mittags Menüwahl, nachmittags Kaffee und Kuchen

**Alten- und Pflegeheime**

- Cafeteria, Veranstaltungsraum, Bibliothek, Terrasse, parkähnliche Gartenanlage
- Ausflüge, jahreszeitliche Feste, Backen, Basteln, Bingo, Singen, Malen, Tanzveranstaltungen, Vorlesungen, Kaminabende, Andachten

**Pflegenoten:**

| Pflege | Demenz | Betreuung | Wohnen | **Gesamt** | Bewohner |
|---|---|---|---|---|---|
| 1,4 | 1,0 | 1,0 | 1,0 | **1,2** | 1,4 |

**Ausstattung:** Die Zimmer haben Pflegebett, Nachttisch, Schrank, WC und barrierefreie Dusche, Notruf, Telefon- und TV-Anschluss. Auf Wunsch können eigene Möbel mitgebracht werden.

**Monatliche Kosten:**

|  | Grad 1 | Grad 2 | Grad 3 | Grad 4 | Grad 5 |
|---|---|---|---|---|---|
| H: | 2.245,80 | 2.503,94 | 2.995,94 | 3.508,94 | 3.738,94 |
| P: | −125,00 | −770,00 | −1.262,00 | −1.775,00 | −2.005,00 |
| Z: | 2.120,80 | 1.733,94 | 1.733,94 | 1.733,94 | 1.733,94 |

**Nahverkehr:** Mattenmoorstraße, Bus: 248, 443
**Lage:** Wohngebiet. Einkaufsfahrten, Geschäfte in der Nähe

*Bei uns im Kervita Senioren-Zentrum »Zur Pulvermühle« können sie Ihren Lebensabend in einem geselligen Umfeld genießen und sich auf die angenehmen Dinge des Lebens konzentrieren. Wenn Sie so etwas suchen, dann sind Sie bei uns genau richtig. Die besondere Lage des Senioren-Zentrums »Zur Pulvermühle« ermöglicht es den Bewohnern sich in ruhiger und dennoch zentraler Lage zu entspannen, gleichzeitig aber weiterhin am städtischen Leben teilhaben zu können und selbst zu dessen Vielfalt beizutragen. In unserem Haus kommen sowohl aktive als auch ruhesuchende Senioren auf Ihre Kosten. Unsere motivier-*

*ten Pflegekräfte sorgen dafür, dass Sie sich vom ersten Moment an gut aufgehoben fühlen. Wir nehmen uns viel Zeit für Sie und Ihre individuellen Belange. Herzlichkeit und menschliche Zuwendung sind dabei unser höchster Anspruch.*

Emanuel Völkert, Direktor

## Rosenhof Travemünde

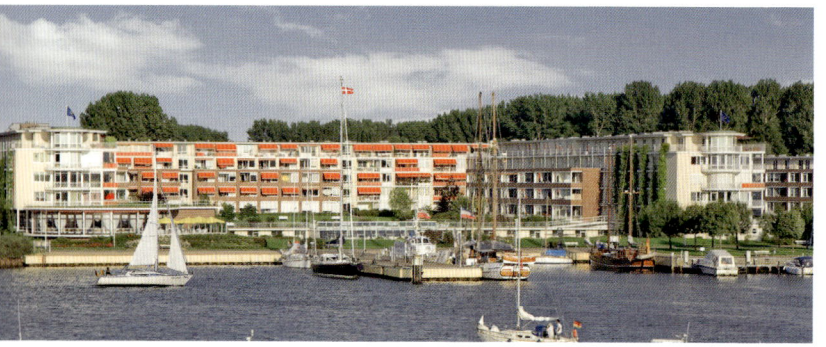

**Anschrift:** Mecklenburger Landstraße 2–12, 23570 Lübeck
**Pflegesekretariat:** Silvia Massa, ☎ 04502/86 03 22
www.rosenhof.de
409 Komfort-Appartements und 71 Pflegeplätze
**Wohnen:** Pflegewohnbereich
- Unterkunft in Einzel- und Doppelzimmern
- Verpflegung mit 4 Mahlzeiten im Pflege-Restaurant
- Restaurant/Café, Bibliothek, Weißer Salon, Billard- und Gymnastikraum, Gästezimmer, Ferienwohnungen
- Kulinarische und kulturelle Angebote sowie Hobbygruppen, Veranstaltungen
- Angeschlossene Residenz, siehe Seite 319

**Alten- und Pflegeheime**

**Pflegenoten:**

| Pflege | Demenz | Betreuung | Wohnen | **Gesamt** | Bewohner |
|--------|--------|-----------|--------|------------|----------|
| 1,4    | 1,0    | 1,0       | 1,0    | **1,2**    | 1,6      |

**Ausstattung:** Die Pflegezimmer haben Pflegebett, Nachttisch, Kleiderschrank, Sideboard, Tisch und Stühle, WC und Dusche, Notruf, Telefon- und TV-Anschluss, Balkon oder Terrasse. Kleinmöbel können mitgebracht werden.

**Monatliche Kosten im Doppelzimmer:**

|              | Grad 2    | Grad 3    | Grad 4    | Grad 5    |
|--------------|-----------|-----------|-----------|-----------|
| Heimentgelt: | 2.297,39  | 2.789,39  | 3.302,39  | 3.532,39  |
| Pflegekasse: | −770,00   | −1.262,00 | −1.775,00 | −2.005,00 |
| **Zu zahlen:** | **1.527,39** | **1.527,39** | **1.527,39** | **1.527,39** |

Energieausweis: 195,8 kWh/(m²a), Energieeffizienzklasse F

**Zuschlag:** Einzelzimmer monatlich ab € 760,50

**Nahverkehr:** Priwallfähre, Bus: 30, 31, 33, 35, 36

**Lage:** Trave, Ostseestrand, Yachthafen, Naturschutzgebiet. Lebensmittelladen und Bank im Haus, Lieferservice, Geschäfte in Travemünde

> *Die Sicherheit, rund um die Uhr professionell umsorgt und gepflegt zu werden, ohne auf einen individuellen Privatbereich verzichten zu müssen, genau darauf ist auch die Rosenhof-Philosophie ausgerichtet. Dass sich beides harmonisch ineinanderfügen kann, erfahre ich im täglichen Miteinander. Die rege Beteiligung an unseren Freizeitaktivitäten macht deutlich, dass auch in einem stationären Pflegewohnbereich Interesse an schönen Dingen und Unternehmungsgeist keine Fremdwörter sind. Sie gehören zu der Lebensqualität – und das macht mich froh.*
>
> Claudia Borgert, Pflegedienstleitung

## **Kursana Residenz Wedel**

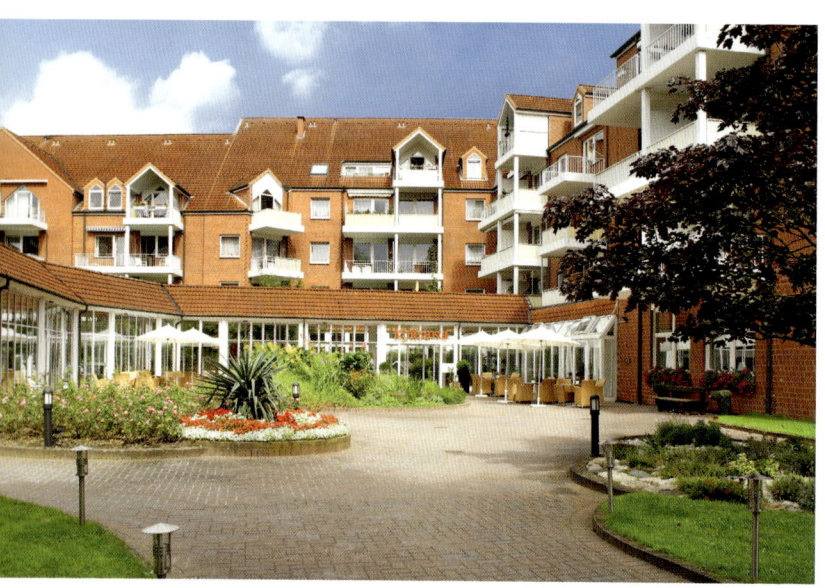

**Anschrift:** Gorch-Fock-Straße 4, 22880 Wedel
**Vermietung:** Sven Witte, ☎ 04103/12 0-0
www.kursana.de
140 Appartements und Pflegebereich mit 28 Plätzen
**Wohnen:** Pflegebereich
- Unterkunft in Einzel- und Doppelzimmern
- Verpflegung mit allen Mahlzeiten
- Schwimmbad, physikalische Therapieabteilung, Café, Theatersaal, Bibliothek, Gartenanlage
- Kulturelle Veranstaltungen, Handarbeit, Wassergymnastik, Andachten, Singkreis
- Angeschlossene Residenz, siehe Seite 321

**Pflegenoten:**

| Pflege | Demenz | Betreuung | Wohnen | **Gesamt** | Bewohner |
|---|---|---|---|---|---|
| 1,4 | 1,0 | 1,0 | 1,0 | **1,2** | 1,0 |

Alten- und Pflegeheime

**Ausstattung:** Die Pflegezimmer haben Pflegebett, Nachttisch, Notruf, Telefonanlage mit Durchwahl, Kabelfernsehen, WC und Dusche, teilweise Balkon. Persönliche Möbelstücke können mitgebracht werden.

**Monatliche Kosten:**

|    | Grad 1   | Grad 2   | Grad 3    | Grad 4    | Grad 5    |
|----|----------|----------|-----------|-----------|-----------|
| H: | 2.540,96 | 2.641,57 | 3.133,57  | 3.646,57  | 3.876,57  |
| P: | −125,00  | −770,00  | −1.262,00 | −1.775,00 | −2.005,00 |
| Z: | 2.415,96 | 1.871,57 | 1.871,57  | 1.871,57  | 1.871,57  |

**Zuschlag:** für ein Einzelzimmer monatlich € 91,26
**Nahverkehr:** S-Bahnhof Wedel, Linie: S1
**Lage:** Citylage, Wohngebiet, Wedeler Marsch

*Das Residenzwohnen bei Kursana ermöglicht Ihnen ein komfortables und unabhängiges Leben. Sie wohnen privat und ungestört in Ihrem eigenen Appartement und gestalten Ihr Leben, wie Sie es gern möchten. Genießen Sie die zahlreichen Serviceleistungen, die Ihnen den Alltag erleichtern, oder erfreuen Sie sich am breiten Spektrum kultureller Angebote und interessanter Freizeitaktivitäten. Wir sind in jeder Lebenssituation für Sie da. Auch dann, wenn Sie mehr Unterstützung benötigen sollten. Unsere umfangreiche Betreuung und Pflege im Appartement oder die Möglichkeit der Versorgung im Pflegewohnbereich geben Ihnen die Gewissheit, bestens versorgt zu sein. Wenn Sie uns testen möchten, stehen Ihnen unsere schönen Gästeappartements zur Verfügung. Wir freuen uns, Sie in unserem Haus begrüßen zu dürfen.*

*Sven Witte, Direktor*

# Facheinrichtungen

Man kann und mag es sich nicht vorstellen, einmal so krank und hilfsbedürftig zu werden, dass man in einer Wachkomaabteilung leben muss oder auf Heimbeatmung angewiesen ist. Doch die Angst davor ist weitgehend unbegründet: Erstens finden die Menschen hier genau die Unterstützung und die therapeutischen Angebote, die auf ihre Bedürfnisse zugeschnitten sind. Zweitens sind nur sehr wenige Menschen auf solche speziellen Einrichtungen angewiesen, sodass die Wahrscheinlichkeit, selbst einmal betroffen zu sein, eher gering ist. Doch wenn eine Familie durch eine schwere Erkrankung eines Angehörigen überfordert ist und es zu Hause nicht mehr schafft, ist der Rat von Fachleuten gefragt. Im Gespräch lässt sich klären, wie eine Lösung aussehen kann und ob eine Facheinrichtung dabei die richtige Hilfe ist. Nähere Informationen gibt es bei folgenden Häusern und Pflegediensten:

**Abteilung für Wachkoma-Patienten:**
Pro Seniore Residenz Hamburg, Seite 401
**Abteilung für Heimbeatmung:**
Aktiv-Pflege Ambulanter Pflegedienst
Netzeband Behrmann, Seite 186
Pro Seniore Residenz Hamburg, Seite 401
**Abteilung für Sucht- und psychisch Kranke:**
Alten- und Pflegeheim Kinne, Seite 482
Villa Eilersweg, Seite 489
**Pflege junger Menschen:**
Pro Seniore Residenz Hamburg, Seite 401
**Blindeneinrichtung:**
Hamburger Blindenstiftung, Seite 494

## Alten- und Pflegeheime

# Bildnachweis

Albertinen-Diakoniewerk e.V.: 146, 227, 411
Alsterdomizil: 311, 499
Alten- und Pflegeheim Haus Wittenbergen: 377
Appartement-Residenz NewLivingHome: 297
Asklepios: 56, 72, 82
Auguste-Viktoria-Stiftung: 376
Bethanien-Höfe Eppendorf: 442
Bolte, Manuela: 67
Deh, Sabine: 43, 48, 339, 340, 341, 342, 346, 348
Diakoniestiftung Alt-Hamburg: 417, 438, 451, 474
Diakonissenanstalt Alten Eichen: 144, 148, 154, 217
Diesterweg-Stiftung: 414
ELIM Seniorencentrum Bergedorf: 390
Elisabeth Alten- und Pflegeheim der Freimaurer von 1795 e.V.: 385
Else Voss Stiftung: 218
Evangelisches Altenwohnheim Billwerder Bucht: 234, 425
f & w fördern und wohnen: 212, 247
Geschwister Jensen GmbH: 215, 372, 392, 394
Fahrenkroen: 462
Hamburger Abendblatt: 84
Hartwig-Hesse-Stiftung: 150, 184, 379
Haus Alstertal: 156, 449
Haus Birkengrund: 484
Haus Fröhlich: 459
Haus Sieberling: 374
Haus St. Hildegard: 236, 423
Haus Volksdorf: 491
Haus Weinberg: 163, 419
Heidmann, Jan: 258, 470
Heuchert, Heike: 271, 273
Hospital zum Heiligen Geist: 152, 165, 171, 193, 263, 480
k+m Werbegesellschaft: 299, 407
Kai Abresch Photography: 315, 317, 506, 508
KerVita: 415, 428, 434, 505, 510, 512
Köpcke, Heiner: 93, 123, 200, 277, 329
Kramer, Henning: 292
Kuhn, M.: 61
Kursana Wedel: 321, 516
Laible, Andreas: 11

Malteserstift: 222, 364, 396
Metzner, Felix: 351
Parkdomizil Am Bahrenfelder See: 366
Parkresidenz Rahlstedt: 307, 486
Pflege-in.hamburg: 189
Philipp F. Reemtsma Stiftung: 381
Pro Seniore: 401
PTW Pflegeteam: 195
Residenz am Wiesenkamp: 309, 493
Residenz an der Mühlenau: 295, 397
Rosenhof: 287, 290, 313, 319, 370, 503, 514
Sauerwein, Jan: 136
Senioren-Assistenz Hamburg: 132, 135
Senioren- & Pflegeheim Margarethenhof: 461
Senioren-Pflegepension Dieter Wurm: 464, 478
Seniorenresidenz Bramfeld: 305
Seniorensitz am Hegen : 487
Seniorenzentrum Kapernaum: 421
Spielmann, Christian: 4, 21, 24, 27, 69, 89, 96, 109, 197, 198/199, 274/275, 355, 356, 359
Stiftung Anscharhöhe: 245, 444
Stiftung Hanna Reemtsma Haus: 220, 383
Theodor-Fliedner-Haus: 466
Umsorgt wohnen: 2, 17, 19, 22, 28, 33, 34, 36, 39, 41, 47, 50, 52, 54, 58, 62, 64, 77, 78, 81, 103, 104, 113, 117, 120/121, 127, 129, 131, 133, 138, 140, 142, 143, 153, 158, 159, 160, 167, 170, 174, 176, 180, 182, 183, 187, 191, 202, 204, 205, 207, 209, 214, 229, 231, 233, 238, 239, 241, 250, 255, 256, 265, 266, 268, 269, 281, 282, 283, 284, 288, 326/327, 331, 333, 334, 336, 344, 352, 361, 362/363, 368, 388, 399, 405, 409, 427, 433, 436, 445, 447, 453, 455, 468, 476, 482, 489, 494, 497, 501
Vereinigte Hamburger Wohnungsbaugenossenschaft eG: 224, 225, 243, 248, 251, 254, 260, 262, 301, 303, 324, 403, 430, 440, 457, 472

# Pflege zu Hause von A–Z

## Senioren-Assistenten ab Seite 139

## Pflegedienste ab Seite 186

| Einrichtung | Bezirk/Ort | Stadtteil | Seite |
|---|---|---|---|
| Aktiv-Pflege Ambulanter Pflegedienst Netzeband Behrmann | Hamburg-Nord | Langenhorn | 186 |
| Ambulanter Pflegedienst der Hartwig-Hesse-Stiftung | Hamburg-Nord | Barmbek/Süd | 184 |
| Hospital zum Heiligen Geist Ambulante Pflege Heilig Geist | Wandsbek | Poppenbüttel | 193 |
| pflege-in.hamburg | Wandsbek | Bramfeld | 188 |
| PTH Pflegeteam »to huus« | Wandsbek | Bramfeld | 191 |
| PTW Pflegeteam | Wandsbek | Volksdorf | 195 |

## Tagespflege ab Seite 146

| Einrichtung | Bezirk/Ort | Stadtteil | Seite |
|---|---|---|---|
| Hartwig-Hesse-Stiftung Tagespflege Parkquartier Hohenfelde | Hamburg-Nord | Hohenfelde | 150 |
| Hospital zum Heiligen Geist Tagespflege Heilig Geist | Wandsbek | Poppenbüttel | 152 |
| Tagespflege im Max Herz-Haus am Albertinen-Haus | Eimsbüttel | Schnelsen | 146 |
| Tagespflege Ottensen | Altona | Othmarschen | 144 |
| Tagespflege St. Georg/Hamburg-Mitte | Hamburg-Mitte | St. Georg | 148 |
| Tagespflege Wellingsbüttel | Wandsbek | Wellingsbüttel | 154 |

## Kurzzeitpflege ab Seite 164

| Einrichtung | Bezirk/Ort | Stadtteil | Seite |
|---|---|---|---|
| Alsterdomizil Seniorenpflege Gut Wellingsbüttel | Wandsbek | Wellingsbüttel | 166 |
| Hospital zum Heiligen Geist Kurzzeitpflege Heilig Geist | Wandsbek | Poppenbüttel | 164 |
| Kurzzeitpflege Haus Weinberg | Hamburg-Mitte | Horn | 162 |
| Stadtdomizil Altenpflege-Zentrum | Altona | Sternschanze | 160 |

## Die Häuser von A–Z

| Einrichtung | Bezirk/Ort | Stadtteil | Seite |
|---|---|---|---|
| Albertinen-Haus Service-Wohnanlage | Eimsbüttel | Schnelsen | 227 |
| Alsterdomizil Herrenhaus Gut Wellingsbüttel | Wandsbek | Wellingsbüttel | 310 |
| Alsterdomizil Seniorenpflege Gut Wellingsbüttel | Wandsbek | Wellingsbüttel | 498 |
| Alten- und Pflegeheim Haus Wittenbergen | Altona | Rissen | 377 |
| Alten- und Pflegeheim Kinne | Wandsbek | Rahlstedt | 482 |
| Altenheim St. Johannis St. Nikolai | Eimsbüttel | Harvestehude | 399 |
| Altenzentrum Ansgar | Hamburg-Nord | Barmbek/Süd | 445 |
| Altersheim am Rabenhorst Wellingsbüttel | Wandsbek | Wellingsbüttel | 500 |
| Appartement-Residenz NewLivingHome | Eimsbüttel | Lokstedt | 296 |
| Auguste-Viktoria-Stiftung | Altona | Ottensen | 375 |
| Augustinum Hamburg | Altona | Ottensen | 292 |
| Bodemann-Heim Finkenwerder | Hamburg-Mitte | Finkenwerder | 417 |
| Christophorus Haus | Wandsbek | Hummelsbüttel | 474 |
| Das Epiphanienhaus in Winterhude | Hamburg-Nord | Winterhude | 451 |
| Diesterweg-Stiftung | Eimsbüttel | Stellingen | 413 |

# Die Häuser von A–Z

| Einrichtung | Bezirk/Ort | Stadtteil | Seite |
|---|---|---|---|
| ELIM Seniorencentrum Bergedorf | Bergedorf | Bergedorf | 389 |
| ELIM Seniorencentrum Eppendorf | Hamburg-Nord | Eppendorf | 441 |
| ELIM Seniorencentrum Niendorf | Eimsbüttel | Niendorf | 405 |
| Elisabeth Alten- und Pflegeheim der Freimaurer von 1795 e.V. | Altona | Sternschanze | 385 |
| Else Voss Stiftung | Altona | Rissen | 218 |
| EMMAPLAMBECKHAUS | Norderstedt | Garstedt | 270 |
| Evangelisches Altenwohnheim Billwerder Bucht | Hamburg-Mitte | Rothenburgsort | 234 |
| Evangelisches Altenwohnheim Billwerder Bucht | Hamburg-Mitte | Rothenburgsort | 425 |
| Evangelisch-reformierte Stiftung Altenhof | Hamburg-Nord | Barmbek/Süd | 240 |
| Evangelisch-reformierte Stiftung Altenhof | Hamburg-Nord | Barmbek/Süd | 436 |
| f & w Betreutes Wohnen für Senioren in Groß Borstel | Hamburg-Nord | Groß Borstel | 246 |
| f & w Betreutes Wohnen für Senioren Reventlowstift in Altona | Altona | Altona/Altstadt | 212 |
| Fahrenkroen | Wandsbek | Bramfeld | 462 |
| Hamburger Blindenstiftung Senator-Ernst-Weiß-Haus | Wandsbek | Wandsbek | 494 |
| Hartwig Hesse Haus am Klövensteen | Altona | Rissen | 379 |
| Haus Alstertal | Hamburg-Nord | Ohlsdorf | 449 |
| Haus Birkengrund | Wandsbek | Rahlstedt | 483 |
| Haus Fröhlich | Wandsbek | Bergstedt | 458 |
| Haus Marienthal Seniorenpflegepension | Wandsbek | Marienthal | 476 |
| Haus Sieberling | Altona | Nienstedten | 371 |
| Haus St. Hildegard | Hamburg-Mitte | Rothenburgsort | 236 |
| Haus St. Hildegard | Hamburg-Mitte | Rothenburgsort | 423 |
| Haus Volksdorf | Wandsbek | Volksdorf | 491 |
| Haus Weinberg | Hamburg-Mitte | Horn | 419 |

# Die Häuser von A–Z

| Einrichtung | Bezirk/Ort | Stadtteil | Seite |
|---|---|---|---|
| Heinrich-Sengelmann-Haus | Hamburg-Mitte | St. Georg | 426 |
| Hesse-Diederichsen-Heim | Hamburg-Nord | Barmbek/Nord | 432 |
| Hospital zum Heiligen Geist Rundum-Pflege Heilig Geist | Wandsbek | Poppenbüttel | 480 |
| Hospital zum Heiligen Geist Wohnen mit Service Heilig Geist | Wandsbek | Poppenbüttel | 263 |
| Kursana Residenz Hamburg-Niendorf | Eimsbüttel | Niendorf | 298 |
| Kursana Residenz Hamburg-Niendorf | Eimsbüttel | Niendorf | 407 |
| Kursana Residenz Wedel | Wedel | Wedel | 321 |
| Kursana Residenz Wedel | Wedel | Wedel | 516 |
| Malteserstift Bischof-Ketteler-Haus | Eimsbüttel | Schnelsen | 229 |
| Malteserstift Bischof-Ketteler-Haus | Eimsbüttel | Schnelsen | 409 |
| Malteserstift Johannes XXIII. | Bergedorf | Lohbrügge | 222 |
| Malteserstift Johannes XXIII. | Bergedorf | Lohbrügge | 395 |
| Malteserstift St. Elisabeth | Wandsbek | Farmsen/Berne | 257 |
| Malteserstift St. Elisabeth | Wandsbek | Farmsen/Berne | 470 |
| Malteserstift St. Theresien | Altona | Altona/Altstadt | 364 |
| Matthias-Claudius-Heim | Wandsbek | Wandsbek | 496 |
| Parkdomizil Am Bahrenfelder See | Altona | Bahrenfeld | 366 |
| Parkresidenz Rahlstedt | Wandsbek | Rahlstedt | 307 |
| Parkresidenz Rahlstedt | Wandsbek | Rahlstedt | 485 |
| Philipp F. Reemtsma Stiftung | Altona | Rissen | 381 |
| Pro Seniore Residenz Hamburg | Eimsbüttel | Lokstedt | 401 |
| Reincke-Gedächtnis-Haus | Altona | Othmarschen | 216 |
| Residenz am Wiesenkamp | Wandsbek | Volksdorf | 309 |
| Residenz am Wiesenkamp | Wandsbek | Volksdorf | 492 |
| Residenz an der Mühlenau | Eimsbüttel | Eidelstedt | 294 |
| Residenz an der Mühlenau | Eimsbüttel | Eidelstedt | 397 |
| Rosendomizil | Altona | Groß Flottbek | 368 |
| Rosenhof Ahrensburg | Ahrensburg | Ahrensburg | 313 |
| Rosenhof Ahrensburg | Ahrensburg | Ahrensburg | 502 |
| Rosenhof Großhansdorf 1 | Großhansdorf | Großhansdorf | 315 |

| Einrichtung | Bezirk/Ort | Stadtteil | Seite |
|---|---|---|---|
| Rosenhof Großhansdorf 1 | Großhansdorf | Großhansdorf | 506 |
| Rosenhof Großhansdorf 2 | Großhansdorf | Großhansdorf | 317 |
| Rosenhof Großhansdorf 2 | Großhansdorf | Großhansdorf | 508 |
| Rosenhof Hamburg | Altona | Iserbrook | 290 |
| Rosenhof Hamburg | Altona | Iserbrook | 370 |
| Rosenhof Travemünde | Travemünde | Lübeck-Travemünde | 319 |
| Rosenhof Travemünde | Travemünde | Lübeck-Travemünde | 514 |
| Ruckteschell-Heim der Stiftung Eilbeker Gemeindehaus | Wandsbek | Eilbek | 256 |
| Ruckteschell-Heim der Stiftung Eilbeker Gemeindehaus | Wandsbek | Eilbek | 468 |
| Senioren- & Pflegeheim Margarethenhof | Wandsbek | Bergstedt | 460 |
| Seniorenhaus Matthäus | Hamburg-Nord | Winterhude | 453 |
| Senioren-Pflegepension Bärenallee Dieter Wurm | Wandsbek | Marienthal | 478 |
| Senioren-Pflegepension Mützendorpsteed Dieter Wurm | Wandsbek | Bramfeld | 464 |
| Seniorenresidenz Alsterpark | Hamburg-Nord | Alsterdorf | 300 |
| Seniorenresidenz Alsterpark | Hamburg-Nord | Alsterdorf | 430 |
| Seniorenresidenz Bramfeld | Wandsbek | Bramfeld | 305 |
| Seniorenresidenz Graf Luckner Haus | Wedel | Wedel | 323 |
| Seniorenresidenz Neugraben | Harburg | Neugraben | 302 |
| Seniorenresidenz Neugraben | Harburg | Neugraben | 456 |
| Seniorensitz am Hegen | Wandsbek | Rahlstedt | 487 |
| Seniorenwohnanlage Kiefhörn | Hamburg-Nord | Dulsberg | 242 |
| Seniorenwohnanlage Kiefhörn | Hamburg-Nord | Dulsberg | 439 |

## Die Häuser von A–Z

| Einrichtung | Bezirk/Ort | Stadtteil | Seite |
|---|---|---|---|
| Seniorenwohnanlage Langenhorn | Hamburg-Nord | Langenhorn | 248 |
| Seniorenwohnanlage Langenhorn | Hamburg-Nord | Langenhorn | 447 |
| Seniorenwohnanlage Lokstedt | Eimsbüttel | Lokstedt | 225 |
| Seniorenwohnanlage Lokstedt | Eimsbüttel | Lokstedt | 403 |
| Seniorenwohnanlage Neuwiedenthal | Harburg | Hausbruch | 251 |
| Seniorenwohnanlage Neuwiedenthal | Harburg | Hausbruch | 454 |
| Seniorenwohnanlage Pöhlshof | Norderstedt | Norderstedt | 272 |
| Seniorenwohnanlage Walddörfer | Wandsbek | Farmsen/Berne | 259 |
| Seniorenwohnanlage Walddörfer | Wandsbek | Farmsen/Berne | 472 |
| Seniorenwohnanlage Wohnpark Eichenhöhe | Harburg | Eißendorf | 250 |
| Seniorenwohnungen Bahrenfeld | Altona | Bahrenfeld | 214 |
| Seniorenwohnungen Lohbrügge | Bergedorf | Lohbrügge | 223 |
| Seniorenwohnungen Neugraben | Harburg | Neugraben/Fischbek | 255 |
| Seniorenwohnungen Wilhelmsburg | Hamburg-Mitte | Wilhelmsburg | 238 |
| Senioren-Zentrum "Am Inselpark" | Hamburg-Mitte | Wilhelmsburg | 428 |
| Senioren-Zentrum "Am Osterbekkanal" | Hamburg-Nord | Barmbek/Nord | 434 |
| Senioren-Zentrum "An der Alten Wache" | Glinde | Glinde | 504 |
| Senioren-Zentrum "An der Jütländer Allee" | Eimsbüttel | Stellingen | 415 |
| Senioren-Zentrum "Lühmann-Park" | Henstedt-Ulzburg | Henstedt-Ulzburg | 510 |
| Senioren-Zentrum "Zur Pulvermühle" | Seevetal-Meckelfeld | Seevetal-Meckelfeld | 512 |
| Seniorenzentrum Böttcherkamp | Altona | Osdorf | 215 |
| Seniorenzentrum Böttcherkamp | Altona | Osdorf | 373 |
| Seniorenzentrum Dr. Carl Kellinghusen | Bergedorf | Bergedorf | 391 |
| Seniorenzentrum Kapernaum | Hamburg-Mitte | Horn | 421 |
| Seniorenzentrum St.Klara | Bergedorf | Bergedorf | 393 |

| Einrichtung | Bezirk/Ort | Stadtteil | Seite |
|---|---|---|---|
| Servicewohnen Alsterdorf | Hamburg-Nord | Alsterdorf | 239 |
| Servicewohnen Am Schleemer Bach | Hamburg-Mitte | Billstedt | 231 |
| Servicewohnen Bullenkoppel | Wandsbek | Wandsbek | 269 |
| Servicewohnen Charlottenburger Straße | Wandsbek | Jenfeld | 261 |
| Servicewohnen Luisenhofstieg | Hamburg-Mitte | Billstedt | 232 |
| Servicewohnen Meiendorf | Wandsbek | Rahlstedt | 265 |
| Servicewohnen Neu-Rahlstedt | Wandsbek | Rahlstedt | 266 |
| Servicewohnen Scharnhorst Höhe | Harburg | Heimfeld | 253 |
| Servicewohnen Theodor-Storm-Straße | Wandsbek | Rahlstedt | 267 |
| St. Gertrud Gemeindepflege Alten- und Pflegeheim | Hamburg-Nord | Barmbek/Süd | 438 |
| Stadtdomizil Altenpflege-Zentrum | Altona | Sternschanze | 387 |
| Stiftung Anscharhöhe | Hamburg-Nord | Eppendorf | 244 |
| Stiftung Anscharhöhe Carl-Ninck-Haus | Hamburg-Nord | Eppendorf | 443 |
| Stiftung Hanna Reemtsma Haus Wohnen im Park | Altona | Rissen | 220 |
| Stiftung Hanna Reemtsma Haus Wohnen im Park | Altona | Rissen | 383 |
| Theodor-Fliedner-Haus | Wandsbek | Bramfeld | 466 |
| Villa Eilersweg | Wandsbek | Rahlstedt | 489 |
| Wohn-Pflegeeinrichtung im Albertinen-Haus und Max Herz-Haus | Eimsbüttel | Schnelsen | 411 |

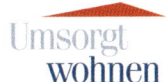

## Impressum

Copyright © 2017 by Umsorgt wohnen
Jochen Mertens e.K.
Papenstraße 33, 22089 Hamburg
Telefon: 040/600 898 40, Telefax: 040/600 898 50
E-Mail: info@umsorgt-wohnen.de
www.umsorgt-wohnen.de

11., aktualisierte und erweiterte Auflage, März 2017

Lektorat: Andrea Sach, Imke Sörensen
Co-Autorin: Sabine Deh
Korrektorat: Sabine Deh, Claudia Schindler
Umschlaggestaltung: Falko Schröer, Design Concept
Titelfoto: Yuri Arcurs, fotolia.com
Herstellung, Satz: Umsorgt wohnen, Jochen Mertens e.K.
Druck und Bindearbeiten: Westermann Druck, Zwickau
Printed in Germany

ISBN 978-3-941891-16-6